Historia cultural de la medicina

Medicina moderna

PUNTO DE VISTA EDITORES

Orlando Mejía Rivera

Historia cultural de la medicina

Medicina moderna

De William Harvey
al descubrimiento de los gérmenes

Vol. 4

PUNTO DE VISTA EDITORES

Colección Historia y pensamiento, 51

Primera edición: abril, 2025

Publicado por Punto de Vista Editores
C/ Mesón de Paredes, 73
28012 (Madrid, España)

info@puntodevistaeditores.com
puntodevistaeditores.com
@puntodevistaed

Coordinación editorial: Miguel S. Salas
Corrección: Luis Porras Vila
Diseño de cubierta: Ezequiel Cafaro

ISBN: 978-84-129012-7-6
ISBN obra completa: 978-84-18322-81-5
Thema: MBX, NHTB, NHTF, 3ML, 3MN
Depósito legal: M-2214-2025

Impreso en España – *Printed in Spain*

Artes Gráficas Cofás, Móstoles (Madrid)

Este libro ha sido impreso en papel ecológico, cuya materia prima proviene de una gestión forestal sostenible.

Sumario

Para el joven médico Matías Mejía Chaves, que ya pertenece a la vocación, al arte y a la profesión más antigua de la humanidad: la medicina como luz y cántaro de benevolencias y combates contra el dolor; el conocimiento al servicio del enfermo para curarlo, aliviarlo y consolarlo. Con el amor incondicional de su padre.

Toda discusión teórica debe cesar a la cabecera del enfermo.

HERMAN BOERHAAVE, *Aforismos* (1730)

Los griegos nos han dado una de las palabras más bellas de nuestro lenguaje, la palabra «entusiasmo» (un dios dentro). La grandeza de los actos de los hombres se mide por la inspiración de quienes brota. ¡Feliz aquel que lleva un dios dentro de sí!

LOUIS PASTEUR, *Carta* (1845)

Para entender una ciencia es necesario conocer su historia.

AUGUSTE COMTE, *Discurso sobre el espíritu positivo* (1844)

La historia debe aprenderse a trozos fragmentados. En parte es así porque solo contamos con pedazos del pasado: esquirlas, estratos, palimpsestos, códices desmoronados con páginas desaparecidas, recortes de noticiarios, fragmentos de canciones, rostros de ídolos cuyos cuerpos hace tiempo se convirtieron en polvo, y que nos ofrecen solo atisbos de lo que sucedió, pero no la realidad completa. ¿Pero cómo podrían hacerlo? No podemos abarcar ni siquiera la realidad completa de los tiempos que vivimos. Los seres humanos nunca podremos conocer más que una porción, como si viéramos por entre «un cristal oscurecido». Todo el conocimiento nos llega a pedazos. Así, con frecuencia resulta más fácil abarcar el pasado que el presente, en tanto que es pasado, y entonces sus piezas se pueden poner una al lado de la otra, se pueden examinar, contrastar y comparar, hasta cuando se logra tener una visión de conjunto.

THOMAS CAHILL, *Navegando por el mar de vino. Por qué los griegos son importantes* (2003)

Se ha demostrado que es casi más útil averiguar cosas sobre los errores y las hipótesis equivocadas de los científicos más antiguos, examinar las murallas intelectuales que parecían infranqueables en períodos determinados, e incluso seguir las líneas de desarrollo científico que acabaron en callejones sin salida, pero que ejercieron una influencia cierta sobre el progreso de la ciencia en general [...]. No basta que leamos a Galileo con los ojos del siglo XX, ni que le interpretemos en términos modernos; no seremos capaces de comprender su obra más que si sabemos algo del sistema que estaba atacando, y tenemos que estar enterados de lo que era aquel sistema y saber algo más de lo que decían sobre él los que no eran partidarios del mismo. En todo caso, no basta describir y exponer los descubrimientos; es necesario investigar más a fondo los procesos históricos y averiguar algo sobre la forma en que se relacionaban unos sucesos con otros, así como poner todo nuestro empeño en comprender a los hombres que pensaban de modo distinto a nosotros.

H. Butterfield, *Los orígenes de la ciencia moderna* (1951)

Los epistemólogos a veces tienden a olvidarlo, pero la tarea de los historiadores ha sido siempre la de mostrar que lo que aparece como obvio y natural es, en cambio, el resultado de procesos complicados, de decisiones difíciles, de opciones realizadas en situaciones diferentes de las actuales.

Paolo Rossi, *Las arañas y las hormigas. Una apología de la historia de la ciencia* (1986)

Nota del autor

En la novela *El siglo de las luces*, Alejo Carpentier pone un único epígrafe —tomado del libro cabalístico de *El Zohar*— que siempre me ha fascinado: «Las palabras no caen en el vacío». En este libro, forjado por más de tres décadas en el día a día de mi docencia universitaria, comparto al lector media vida de lecturas, traducciones e interpretaciones en torno a la historia de la medicina occidental. He pretendido que los antiguos médicos que escribieron en latín, francés, alemán, italiano e inglés nos revelen de manera directa sus hallazgos, y por ello hay más de cincuenta fragmentos de obras clásicas de la anatomía, la histología, la fisiología, la patología, la terapéutica, la clínica, la cirugía, la anestesia, la psiquiatría, la obstetricia y la salud pública, que nunca habían sido traducidas al español. Resalto cuatro: el tratadito *De peste* del gran médico y escritor Thomas Browne; la conferencia de Johann Peter Frank dictada en la Facultad de Medicina de Pavía, en el año de 1790, y que tituló *De populorum miseria: morborum genitrice* (*La miseria del pueblo: madre de las enfermedades*); un fragmento de la monografía clásica de James Parkinson sobre la «Parálisis agitante», y la primera descripción clínica de una nueva enfermedad que descubrió Jean-Martin Charcot: la esclerosis lateral amiotrófica. Además, transcribo completa la versión en español de la extraordinaria descripción clínica de la pelagra que hizo en latín el médico Gaspar Casal Julián, a la cual denominó «mal de rosas». También podrá encontrar el lector interesado —que no tiene que ser médico, sino cualquier «amante» del conocimiento y la cultura general— la reciente revelación, debida a investigaciones de genética molecular, de que la vacuna usada por Edward Jenner, en realidad, no provenía de la viruela de las vacas.

La medicina moderna nació en el siglo XVII y las huellas conceptuales de Galileo Galilei, Francis Bacon y René Descartes han llegado hasta las orillas de este siglo XXI. De igual manera, las contradicciones del iluminismo del siglo XVIII, con la liberación de la razón del yugo religioso y el paradójico brote de crueldad humana, que se reflejan en los grandes adelantos de la fisiología experimental por medio de las vivisecciones de animales. En el siglo XIX, el Romanticismo y el positivismo dejaron su marca en la profesión: la búsqueda del origen de la vida en el laboratorio, la revelación de las nuevas energías. La electricidad que movió las ancas de las ranas muertas de Galvani también encarnó en el sueño de Mary Shelley y su criatura Frankenstein. El cuerpo hecho máquina y la negación de los pobres de carne y hueso, parias de una revolución industrial cuya máquina de vapor y el ferrocarril anunciaron la degradación del valor de la vida humana.

Con esta obra continúo mi personal visión de la historia cultural de la medicina, en la que intento reflexionar acerca de los principales acontecimientos de la ciencia médica, sin olvidar a los individuos que entregaron sus vidas a su desarrollo. Pero no he buscado caer en las hagiografías anacrónicas, sino hacer un acto de justicia poética. Espero que este texto le aporte al lector, pues no es una simple recopilación erudita de datos, sino el libro de un autor humano que ha decidido morirse en su ley, sin usar a las inteligencias artificiales, para dejar su propio testimonio y reflejar su profundo amor por una profesión que ejerció desde la juventud. Además, ese viejo autor y médico que acaba de jubilarse está más convencido que nunca de que «las palabras no caen en el vacío».

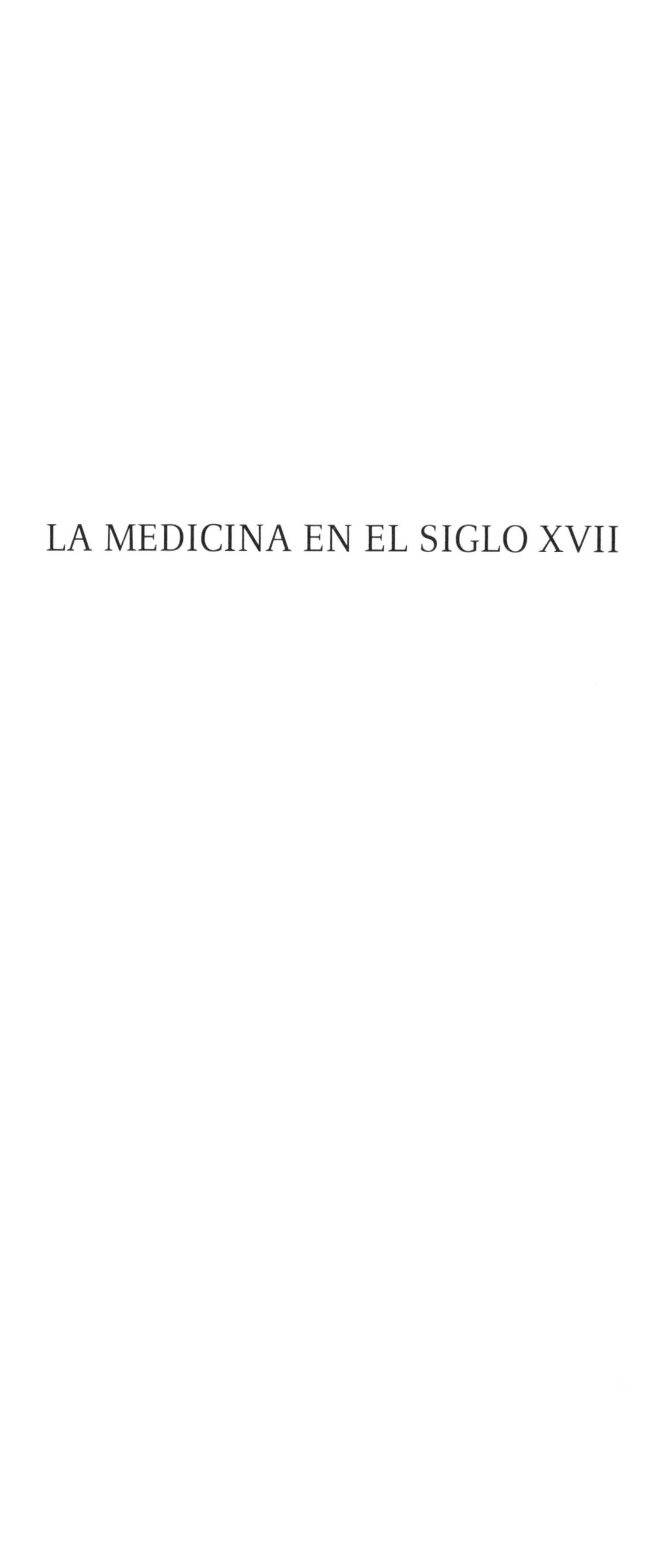

LA MEDICINA EN EL SIGLO XVII

Todo el mundo admite que el siglo XVII sufrió y llevó a cabo una revolución espiritual muy radical de la que la ciencia moderna es a la vez raíz y fruto.

ALEXANDRE KOYRÉ, *Del mundo cerrado al universo infinito* (1957)

El siglo del Barroco atrapado en sus aromas en el cuadro *La incredulidad de Santo Tomás* de Caravaggio (Fig. 1). Las oscuridades y las luces; los apóstoles que han perdido su halo de santidad y reflejan sus rostros exhaustos, avejentados, escépticos. El Cristo —humano demasiado humano— que toma la mano del incrédulo y la introduce en la herida de su costado. La fe en lo inefable está ausente, solo existe lo que se toca y se ve. El cuerpo ha dejado de ser el vaso del espíritu. Las correspondencias místicas y simbólicas entre los planetas, los órganos y las estrellas se van diluyendo. El dedo del apóstol encarnará en las manos de los anatomistas, su mirada inquisitiva guiará a los fisiólogos y a los nuevos microscopistas. El silencio de los personajes anticipa el ruido que vendrá: los sonidos ásperos de las máquinas del cosmos y del interior de los cuerpos. El lenguaje críptico de los números y las formas geométricas. Se revela la belleza enigmática de una naturaleza desacralizada; se escalan las cumbres de montañas ignotas, se mide la profundidad de los lagos, se revelan las estructuras íntimas de las paredes del corazón y los alveolos pulmonares. Se descubren las lunas jupiterianas y los glóbulos rojos, los cuales giran —al unísono— en un movimiento circular continuo, al igual que los relojes que surgen en las fachadas de las catedrales y de los palacios. El tiempo de la eternidad medieval ha sido aprisionado con una fórmula matemática y despedazado en segundos por el péndulo galileano. Los «espacios insondables» de Pascal también están reflejados en el trasfondo azabache de la pintura de Caravaggio. Recorreremos —a vuelo de águila— el siglo de Harvey y de Rembrandt, de Leeuwenhoek y de Vermeer. La época vislumbrada por Cervantes y Shakespeare.

1
La Revolución científica y la medicina

El siglo XVII fue paradójico. En medio de las guerras (la de los «treinta años» entre católicos y protestantes, la anglo-española, la franco-neerlandesa, las revueltas civiles de Inglaterra), las epidemias (la gran peste de Florencia, Londres, Sevilla y Viena), las hambrunas y el cambio climático (inviernos severos y largos, veranos breves y lluviosos: Pequeña Edad de Hielo), surgió una profunda revolución en la ciencia: se abandonó el cosmos ptolemaico y se impuso el modelo astronómico heliocéntrico de Copérnico; se derrumbó la inercial física aristotélica y se construyó una nueva física en movimiento gracias a Galileo, Kepler y Newton. Las leyes matemáticas reemplazaron a las «correspondencias» místicas renacentistas en la explicación del mundo. Del universo concebido por Giordano Bruno como un «animal gigantesco» se pasó al universo como una «gran máquina» sofisticada creada por un «Dios» geómetra, que se fue alejando de su creación y entregó al ser humano el ingenio y el libre albedrío para que conociera y dominara a la naturaleza.

Se miró al mundo con otros ojos. Se abandonó la búsqueda metafísica del origen de las cosas, las «causas finales» de los fenómenos dejaron de importar, y la pregunta del «por qué» existen los seres y los objetos se transformó en «cómo» funcionan. La metáfora del reloj se hizo central en el nacimiento de una visión mecanicista de la materia celeste y terrestre que ya no eran diferentes en sus elementos constitutivos. Conocer, por tanto, es medir y calcular. El desarrollo de los instrumentos de precisión amplió la mirada y la percepción humana: el telescopio, el microscopio, el termómetro, el barómetro, el higrómetro.

En la medicina, la huella de esta tormenta cognitiva —iniciada en los cielos por las transformaciones físico-matemáticas y astronómicas— se evidenció, en especial, en la anatomía, la fisiología, la fisiopatología y la patología del cuerpo humano. Las explicaciones hipocrático-galénicas de la teoría humoral dieron paso a paradigmas mecanicistas de predominio hidráulico: tubos, fluidos, bombas; o también palancas, ruedas dentadas y poleas. Es notoria la influencia de la filosofía mecanicista de René Descartes y su modelo de una fisiología en la que los cuerpos animales y del ser humano eran máquinas complejas. Ahora bien, la herencia renacentista de Paracelso encarnó en el movimiento iatroquímico de este siglo, que concibió al cuerpo humano como una compleja maquinaria de procesos químicos y originó la transformación de la alquimia mística y cualitativa a la química racional y cuantitativa de los laboratorios. Veamos —de forma sintética— de qué manera los principales precursores de la revolución científica influyeron en la medicina.

Francis Bacon y una nueva propuesta epistemológica

La vida y la obra de Bacon (1561-1626) abunda en equívocos y mitificaciones. Ha sido invalidado porque no fue científico, experimentador práctico, matemático. Alguna secta contemporánea lo ha inmortalizado como el supuesto autor de la obra de Shakespeare, y otros le han atribuido el fracaso de su proyecto intelectual de reorientar la ciencia, por haberlo dejado incompleto. En realidad, fue el primer gran pensador occidental que destruyó la visión de una «filosofía naturalista» de estirpe aristotélica y medieval y la transformó en los fundamentos de la «ciencia moderna»: observación empírica de los hechos de la naturaleza, aplicación inicial del método inductivo al conocimiento de la realidad, rechazo a las teorías y las deducciones *a priori*, postulación de leyes de la naturaleza a partir de una combinación de los resultados empíricos probados y el razonamiento lógico ulterior.[1]

En sus obras *Advancement of Learning* (1605) y *Novum Organum* (1620), establece las bases conceptuales de una nueva interpretación de la naturaleza y su relación con el conocimiento humano. La naturaleza debe perder su halo sagrado y dejar de ser contemplada. Los científicos deben experimentar y arrancarle sus «secretos», incluso, por medio del «arte de la tortura» (*vexationes artium*). Una vez conocidos se usarán para mejorar las condiciones materiales de la humanidad. De esta reflexión nació *in nuce* la justificación, la manipulación y el dominio de la tecnocracia vigente.

No obstante, es cierto que la influencia de la obra de Bacon en sus contemporáneos fue débil y poco valorada. En la medicina, su presencia fue todavía menor y es famoso el comentario de William Harvey —quien fue su médico personal— citado por Aubrey: «Escribe filosofía como un Lord canciller» (Aubrey, 1898, vol. 1: 299). Él estaba aludiendo, con ironía, al cargo político que recibió del rey Jacobo I en 1618. En efecto, aunque Bacon se interesó en la medicina, su posición ante la profesión se puede sintetizar en el comentario que hizo en el *Avance del saber*: «La medicina es una ciencia que ha sido, como hemos dicho, más profesada que trabajada, y aun así más trabajada que adelantada; habiendo sido el trabajo hecho, a mi juicio, más en círculo que en progresión» (Bacon, 1988: 122). Critica que los médicos de su tiempo han olvidado

1 Este último concepto lo plasmó en una famosa analogía que aparece en el fragmento 95 del *Novum Organum*: «Las ciencias han sido tratadas o por los empíricos o por los dogmáticos. Los empíricos, semejantes a las hormigas, solo deben recoger y gastar; los racionalistas, semejantes a las arañas, forman telas que sacan de sí mismos; el procedimiento de la abeja ocupa el término medio entre los dos; la abeja recoge sus materiales en las flores de los jardines y los campos, pero los transforma y los destila por una virtud que le es propia. Esta es la imagen del verdadero trabajo de la filosofía, que no se fía exclusivamente de las fuerzas de la humana inteligencia y ni siquiera hace de ella su principal apoyo; que no se contenta tampoco con depositar en la memoria, sin cambiarlos, los materiales recogidos en la historia natural y en las artes mecánicas, sino que los lleva hasta la inteligencia modificados y transformados. Por esto todo debe esperarse de una alianza íntima y sagrada de esas dos facultades experimental y racional, alianza que aún no se ha verificado» (Bacon, 1991: 69-70).

la elaboración de historias clínicas detalladas como las hacían los hipocráticos; que sus remedios son genéricos y no específicos para cada enfermo; y que se han quedado con la descripción de las viejas enfermedades de los libros y no han investigado en las nuevas patologías. Por eso, simpatizó con el atrevimiento de Paracelso de indagar en la naturaleza por medicamentos desconocidos.

Sin embargo, Bacon no comprendió que se estaba gestando una revolución biológica y que el modelo hipocrático-galénico estaba agonizando en su propio siglo. Claro que el «método baconiano» tuvo algunos seguidores importantes: el clínico Thomas Sydenham, y los investigadores Robert Boyle y Robert Hooke, quienes al estar vinculados a la Royal Society promovieron sus ideas al interior de esta influyente sociedad académica. El mayor ascendiente de Francis Bacon en la medicina está plasmado en su utopía de ficción titulada *La nueva Atlántida* (1627). En ella la sociedad está dirigida por una comunidad de científicos denominada la Casa de Salomón, en la que «El fin de nuestro establecimiento es el conocimiento de las Causas, y de los movimientos ocultos de las cosas; y el engrandecimiento de los límites del imperio humano para efectuar todas las cosas posibles» (Bacon, 1991: 205). Los adelantos científicos de la medicina descritos incluyen, de manera asombrosa, la manipulación «génica» de especies vegetales, animales y humanos; nuevos medicamentos para curar todas las enfermedades existentes; medidas higiénicas y dietéticas para la preservación de la salud; drogas y «aguas» que prolongan «la vida». En síntesis, la manipulación del «cuerpo humano» en la isla de la Nueva Atlántida anticipó la revolución genética de este siglo XXI.

Por último, en un curioso texto póstumo de Bacon publicado en inglés con el título de *Medical Remains* aparecen diversas recetas y medicamentos que agrupó indicando sus acciones y efectos. Por ejemplo, refiere la existencia «del Agua de Matusalén. Contra toda aspereza y torrefacción de las entrañas, y toda adustación de la sangre, y en general contra la sequedad de la edad» (Bacon, 1803: 219). El «agua de Matusalén» es una buena metáfora para comprender, también, que la propuesta epistemológica baconiana poseía los elementos conceptuales del futuro, aunque siguió teniendo profundos nexos con las ideas mágico-alquímicas (Rossi, 1990) y los movimientos rosacruces (Yates, 2008) de su época.

Galileo Galilei y el método experimental

Galileo (1564-1642) —inicial estudiante de medicina en Pisa— estableció las bases teóricas y prácticas de la ciencia moderna. Su método de investigación se puede sintetizar en las siguientes características: 1) observación de ciertas propiedades primarias de las cosas y rechazo a la búsqueda de sus esencias;[2] 2) experimentos (mentales y reales) de lo estudiado que a través de la repetición podían confirmar o no una hipótesis teórica previa; 3) la utilización de la matemática para formular leyes naturales surgidas de los experimentos exitosos; 4) desestimación del «principio de autoridad» de los antiguos (Aristóteles y Ptolomeo); 5) separación entre la fe de las «verdades teológicas» de la Biblia y las leyes de la naturaleza derivadas de la investigación (Cohen, 2002; Musso, 2022).

La solidez y perseverancia en la práctica de este método lo condujo a sus grandes descubrimientos: la ley de la oscilación pendular, la nueva ciencia de la física del movimiento, la teoría de la consistencia de la materia, los adelantos de

2 Galileo expone un elemento fundamental en la nueva concepción mecanicista de la materia: «Así, pues, que en los cuerpos externos, para excitar en nosotros los sabores, los olores y los sonidos, se requiera algo más que magnitudes, formas, cantidades y movimientos lentos o veloces, yo no lo creo; considero que, eliminados los oídos, la lengua y las narices, solo quedan las figuras, los números y los movimientos, pero no los olores, ni los sabores, ni los sonidos, los cuales, sin el animal viviente, no creo que sean otra cosa sino nombres» (Galileo, 1981: 297). Es decir, él está señalando las diferencias entre las cualidades primarias y secundarias. La filosofía corpuscular considera que solo las cualidades primarias (tamaño, formas, disposiciones y movimiento) constituyen los cuerpos y son susceptibles de ser investigadas. Esta división es clave para comprender la revolución científica biológica y sus repercusiones en Descartes, Locke y Boyle, entre otros. Locke, en su *Ensayo sobre el entendimiento humano* (1689), dice: «En los cuerpos mismos no existe nada parecido a nuestras ideas de los cuerpos».

la balística, la creación de una mecánica dinámica. Su genio práctico le permitió perfeccionar el telescopio, el microscopio compuesto e inventar el termómetro y el reloj hidráulico.

Sus observaciones astronómicas —las montañas de la luna, las manchas solares, las fases de Venus, los satélites de Júpiter, las estrellas de la vía láctea— consignadas en su opúsculo *Sidereus Nuncius* (1610) lo llevaron a refutar la división aristotélica entre la materia celeste y sublunar, y a promulgar la unidad de la naturaleza; al igual que a confirmar y defender la realidad del sistema heliocéntrico de Copérnico. Esta posición sería la que le generaría la persecución y condena en su vejez por parte del Santo Oficio de la Iglesia católica. En el año 1616 fue a Roma a defender la teoría copernicana como una realidad natural y no solo como una hipótesis matemática. Fue derrotado, amonestado por el papa Pablo V y se le prohibió sustentar de forma pública que la tierra se movía y giraba alrededor del sol inmóvil. Unos meses después, el libro de Copérnico fue incluido en el Índex de las obras prohibidas por la Inquisición.

En 1632, Galileo publicó su texto *Diálogo sobre los dos máximos sistemas del mundo* (1995). En este defiende el sistema copernicano encarnado en el personaje Salviati y ridiculiza a los teólogos por medio de Simplicio, el radical guardián del sistema aristotélico-ptolemaico. La ira del Santo Oficio y del papa Urbano VIII se concretó en el juicio en su contra en el que se le prohibió la difusión de la obra; fue obligado a abjurar de su copernicanismo y condenado a prisión, conmutada por la reclusión en su residencia hasta el final de su vida (Finocchiaro, 2005; Beltrán, 2007).

La influencia del pensamiento de Galileo en la medicina fue significativa (Castiglioni, 1942). Por un lado, contribuyó a la reaparición del atomismo democratiano en la explicación de la materia y, por ende, en las nuevas teorías de la constitución y el funcionamiento de los órganos del cuerpo humano. La física del movimiento inspiró a los anatomistas a desarrollar una anatomía funcional imaginando los órganos en acción y no la mera descripción de las estructuras quietas del cadáver (un buen ejemplo son los experimentos de la contractilidad muscular de Steno) (Bertolini, 2008). Su énfasis en detallar a la naturaleza con el lenguaje matemático estimuló el movimiento fisiológico de la iatromatemática liderado por su discípulo Borelli. Pero también inspiró —de manera indirecta— las mediciones y conclusiones cuantitativas de William Harvey en sus investigaciones acerca de la circulación de la sangre. Además, generó la necesidad de mejorar o crear instrumentos de precisión que midieran de manera más certera las funciones orgánicas. Su otro seguidor Santorio se encargaría de ello. La poderosa belleza de la convincente escritura galileana —que usó el italiano y abandonó el latín— convirtió a la matemática en una obligación a tener en cuenta para cualquier investigador de la fisiología, la patología o la clínica. Basta recordar este célebre pasaje de su libro *El ensayador* (1623):

> La filosofía natural (la ciencia) está escrita en ese grandísimo libro que tenemos abierto ante los ojos, quiero decir, el universo, pero no se puede entender si antes no se aprende a entender la lengua, a conocer los caracteres en los que está escrito. Está escrito en lengua matemática y sus caracteres son triángulos, círculos y otras figuras geométricas, sin las cuales es imposible entender ni una palabra; sin ellos es como girar vanamente en un oscuro laberinto. (Galileo, 1981: 63)

No es relevante si ese énfasis de Galileo en la matemática se debió a la influencia del neoplatonismo renacentista (Olschki, 1943; Koyré, 1977; 1980), pues lo fundamental es que la matemática inmersa en su método experimental dio origen a la ciencia moderna. Aunque Galileo fue sano la mayor parte de su vida adulta —tuvo episodios de malaria a los cuarenta años—, después de los cincuenta sufrió de reumatismo, cálculos renales, hemorroides y una arritmia cardiaca (una posible fibrilación auricular) diagnosticada en 1632 como «pulso intermitente». También presentó vértigo, una hernia abdominal y dolor difuso en las extremidades inferiores. En 1637 sintió disminución bilateral de la visión, sequedad en los ojos y episodios recurrentes de irritación conjuntival. El mal evolucionó a una ceguera completa diez meses después. Se le diagnosticó con uveítis, pero no se descarta que pudo tener cataratas, glaucoma, degeneración macular o un síndrome de Reiter (poliartritis, uveítis anterior y una uretritis no confesada) (Watson, 2009;Thiene, 2011; Asorey-García, 2013).

René Descartes y la filosofía mecanicista

Descartes (1596-1650) transformó a la naturaleza en una gran máquina que podía ser comprendida con las leyes de la matemática y la geometría. Además, invirtió el sentido místico de la frase hermética «Lo que es arriba es abajo», y de ahí que los cielos y la tierra, como los planetas, los cuerpos y los objetos, estén constituidos por átomos y corpúsculos de idéntica materialidad. El universo cartesiano fue creado por las leyes de un Dios que formó la materia y el movimiento eterno de su máquina compleja y luego se alejó para siempre de su creación. La deidad de Descartes es un «Dios ausente» para decirlo en los términos de Mircea Eliade.

En sus obras más famosas *El discurso del método* (1637) y *Las meditaciones metafísicas* (1641), propuso el dualismo radical entre la *Res cogitans* (el yo que piensa) y la *Res extensa* (el cuerpo). El yo cartesiano existe sin necesidad de un cuerpo, por tanto:

> Con Descartes la modernidad filosófica niega, por completo, el cuerpo como elemento fundamental para ser considerado en la pregunta por la esencia del hombre. De ahí que de manera paradójica la propuesta de una antropología filosófica, desde el mismo Kant, excluye el cuerpo humano concreto, porque el sujeto de Descartes no es el cuerpo del hombre. Si el sujeto humano no es el cuerpo humano, entonces el cuerpo, eso que parece un cadáver, esa máquina de órganos

> insensibles, puede ser transformada en cualquier otra cosa, pues, en últimas, no hace parte de la naturaleza humana. (Mejía Rivera, 2010: 31)[3]

No obstante, Descartes se interesó por las estructuras y el funcionamiento del cuerpo. De ahí la elaboración de sus obras de anatomía (*La descripción del cuerpo humano,* 1648), embriología (*Tratado de la formación del feto,* 1664), psicología (*Las pasiones del alma,* 1649) y fisiología (*Tratado del hombre,* 1662). Él mismo realizó disecciones en animales e hizo correlaciones de anatomía comparada con el cuerpo humano. Algunas de sus conclusiones fueron, entre otras, la analogía maquínica con los autómatas, los movimientos del cuerpo equiparados al de los mecanismos de relojería, la acción refleja involuntaria, la comparación del ojo a la cámara oscura, la metáfora de tubos, sifones y desagües para explicar el sistema arterio-venoso, la glándula pineal como el único órgano en el que se «conectaban» el alma inmortal e inmaterial y el cuerpo. El pensamiento, el lenguaje y los actos voluntarios evidenciaban la manifestación del «alma racional» en la «máquina humana» y no existían en la «máquina animal» (Carter, 1983; Des Chene, 2001; Aucante, 2006; Baldassarri, 2023).

Sin embargo, la fisiología mecanicista cartesiana contiene, de manera paradójica, viejas ideas galénicas. Siguió creyendo en los humores y en «los espíritus animales» que van por los nervios huecos provenientes del cerebro y transmiten «un vapor» que mueve los músculos y da sensibilidad al cuerpo. Incluso, aunque él defendió la teoría de la circulación sanguínea de Harvey, no aceptó la explicación del corazón como una «bomba contra incendios» que expulsaba la sangre al contraerse en sístole, sino lo asimiló a un «motor de agua» que al calentarse en diástole y dilatarse hacía fluir la sangre (Fuchs, 2001; Bertoloni, 2015).

3 De hecho, Descartes habla de manera peyorativa de su cuerpo en la segunda de sus *Meditaciones metafísicas*: «Yo me consideraba ante todo poseedor de un rostro, de manos y brazos, de toda esa máquina compuesta de huesos y carne, tal como aparece en un cadáver, a la cual designaba con el nombre de cuerpo» (Descartes, 1986: 36).

Es decir, el corazón para Descartes continuó siendo, en parte, el «atanor calórico» de la medicina medieval. El «calor innato» está asociado al movimiento vorticial de los corpúsculos y a los mecanismos de fermentación, digestión y metabolismo. Esta mezcla de galenismo medieval y mecanicismo moderno abunda en su *Tratado del hombre*. De hecho, se encontraba ya presente en el mismo *Discurso del método*:

> ¿Cómo podría hacerse la cocción de los alimentos en el estómago si el corazón no enviase calor a esta víscera por medio de las arterias, añadiéndose algunas de las más suaves partes de la sangre, que ayudan a disolver las viandas? Y la acción que convierte en sangre el jugo de esas viandas, ¿no es fácil de conocer si se considera que, al pasar una y otra vez por el corazón, se destila quizá más de cien o doscientas veces al día? Y para explicar la nutrición y la producción de los varios humores que hay en el cuerpo, ¿qué necesidad hay de otra cosa, sino decir que la fuerza con que la sangre, al dilatarse, pasa del corazón a las extremidades de las arterias es causa de que algunas de sus partes se detienen entre las partes de los miembros, en donde se hallan, tomando el lugar de otras que expulsan, y que, según la situación o la figura, o la pequeñez de los poros que encuentran, van unas a alojarse en ciertos lugares y otras en ciertos otros, del mismo modo como hacen las cribas que, por estar agujereadas de diferente modo, sirven para separar unos de otros los granos de varios tamaños? Y, por último, lo que hay de más notable en todo esto es la generación de los espíritus animales, que son como un sutilísimo viento, o más bien como una purísima y vivísima llama, la cual asciende de continuo muy abundante desde el corazón al cerebro y se corre luego por los nervios a los músculos y pone en movimiento todos los miembros; y para explicar cómo las partes de la sangre más agitadas y penetrantes van hacia el cerebro, más bien que a otro lugar cualquiera, no es necesario imaginar otra causa sino que las arterias que las conducen son las que salen del corazón en

> línea más recta, y, según las reglas de los mecanismos, que son las mismas que las de la naturaleza, cuando varias cosas tienden juntas a moverse hacia un mismo lado, sin que haya espacio bastante para recibirlas todas, como ocurre a las partes de la sangre que salen de la concavidad izquierda del corazón y tienden todas hacia el cerebro, las más fuertes deben dar de lado a las más endebles y menos agitadas y, por lo tanto, ser las únicas que lleguen. (Descartes, 2011: 137)

Entonces, se explica que la influencia del pensamiento cartesiano en la ciencia médica de su siglo abarque, de forma predominante, a los anatomistas y fisiólogos iatromecánicos, pero también a ciertos iatroquímicos —como Thomas Willis— y a clínicos menores (Regius, Hogelande). Aunque la idea del «cuerpo-máquina» triunfaría, de manera estruendosa, con su énfasis mecánico en los siguientes siglos. Sin duda, el cuerpo humano en este siglo XXI, entendido, incluso, como un objeto de diseño tecnológico (ingeniería genética, cibernética, nanotecnología), es la herencia de la filosofía mecanicista de René Descartes y la «expulsión» del cuerpo en la definición de la naturaleza humana.

2
William Harvey y la circulación de la sangre

Harvey (1578-1657) nació en Folkestone y murió en Roehampton (Londres). Hijo de un hacendado de clase media —el cual se enriqueció con el negocio de mensajería de cartas—, estudió en el colegio Gonville & Caius, de Cambridge, que había sido refundado por el médico John Caius, editor y traductor de Galeno. Ganó la beca Matthew Parker en 1593 y obtuvo su título de bachiller en Artes en 1597. Luego inició allí mismo su formación en medicina. Predominaba el estudio teórico de las obras galénicas, y el currículo de la facultad era conservador y escolástico. Por ello, decidió irse a la Universidad de Padua, en donde estudiaría desde finales del año 1599 hasta el 25 de abril de 1602, día en que recibió su título de doctor en Medicina. En la facultad aprendió la filosofía naturalista aristotélica y la intensa práctica de la experiencia clínica y la disección anatómica. Su gran maestro y tutor fue Girolamo Fabricio de Aquapendente (1537-1619), excelso anatomista y tratadista, quien realizó trabajos pioneros en embriología, los sistemas visual y auditivo, y redescubrió las «válvulas venosas» (*ostiola venarum*), pero no comprendió su verdadera función. Esto quedó descrito en su tratado *De Venarum Ostiolis* (1603) (Power, 1897; Keele, 1965; Keynes, 1966; Wright, 2016).

Al volver a su patria, Harvey fue aceptado en el Colegio Real de Médicos de Londres y se casó, en 1604, con Elizabeth, hija del médico Lancelot Browne, miembro poderoso del Colegio y con vínculos sólidos con la aristocracia y la realeza. Este matrimonio le abrió las puertas del éxito social y económico. En 1610 fue nombrado médico del Hospital de San

Bartolomé, y en 1618 recibió el cargo de «médico extraordinario» del rey Jacobo I. Sin embargo, el nombramiento que cambiaría su destino lo había hecho el Colegio de Médicos en 1615, cuando le fue asignada la cátedra «lumleiana» de anatomía. Esta consistía en dar lecciones de anatomía a cirujanos y barberos dos veces a la semana, y una vez al año se diseccionaba un cadáver humano completo durante cinco días seguidos. Además, la pasión por la investigación anatómica lo llevó a construir su propio anfiteatro en su casa y a utilizar más de ochenta especies diferentes de animales en sus vivisecciones y disecciones, que incluyeron animales exóticos, como los ciervos que el rey le obsequiaba de su parque y zoológico propio.

¿Cuál fue la razón del especial interés de Harvey por los movimientos del corazón? La explicación tiene diversas aristas. Por un lado, Harvey quiso continuar las investigaciones de su maestro Fabricio, quien había disecado la mayoría de los órganos del cuerpo —de manera aislada— y trataba de dar una explicación aristotélica de su función última a partir de la forma y estructura. Es decir, defendía una orientación teleológica del estudio de los órganos. Pero él había expresado la dificultad de conocer el corazón y, de hecho, Fracastoro llegó a escribir que la explicación del funcionamiento del corazón le estaba reservado a Dios.

Entonces, el reto intelectual y experimental lo motivó. Desde su época de estudiante, estaba convencido de haber nacido para lograr grandes descubrimientos en la medicina. Diseñó su propio método comparativo usando animales de sangre fría (sapos, peces, serpientes, caracoles) y de sangre caliente moribundos, cuyo latido cardiaco era más lento y le permitía visualizar mejor la sístole y la diástole del corazón y su relación con el pulso arterial. La teoría aceptada era la galénica: el corazón en diástole recibía la sangre de manera pasiva, y la «fuerza atractiva» de los órganos y la «fuerza pulsátil» de las arterias explicaban el flujo de la sangre. Por tanto, el pulso estaba dado por la contracción arterial y ello coincidía con la diástole cardiaca. Sus múltiples experimentos lo condujeron a demostrar lo contrario: el corazón era un músculo que se contraía en sístole y expulsaba la sangre a través de las arterias, y la fuerza cardiaca similar a «una bomba hidráulica» explicaba el flujo sanguíneo y el pulso arterial (la pared arterial se distendía por el torrente de la sangre).

Este hallazgo lo llevaría luego al descubrimiento de la circulación sanguínea, pero él no tenía esa intención en primera instancia. Harvey, al principio, estaba de acuerdo con la fisiología galénica del corazón como un «horno calórico» y los dos sistemas independientes y abiertos de las venas y las arterias,[4] aunque ya había conocido y aceptado en Padua la «circulación pulmonar menor» descrita por Realdo Colombo en *De Re Anatomica* (1599).

Hoy sabemos que el 16 de abril del 1616 ya tenía clara la circulación mayor de la sangre y, sin proponérselo, derrumbaría casi por completo el vetusto edificio de la fisiología galénica, pues en sus notas anatómicas (*Praelectiones anatomiae*) esto quedó consignado con claridad (Harvey, 1964). Durante los siguientes doce años repitió los experimentos una y otra vez, en privado y en público, hasta que estuvo tan seguro de la fuerza argumentativa y la contundencia empírica de las demostraciones que se decidió a difundir sus descubrimientos.

La obra titulada *Exercitatio Anatomica de Motu Cordis et Sanguinis in Animalibus* (*Ejercitación anatómica sobre el movimiento del corazón y de la sangre en los animales*) se publicó en el otoño de 1628 en Fráncfort. La publicación estuvo a cargo del editor William Fitzer, y fue una edición de baja calidad tipográfica, en tamaño cuarto, que tenía setenta y dos páginas, dos ilustraciones y una hoja aparte inserta con 126 erratas. Sin embargo, como lo esperaba su autor, causó en la comunidad médica y universitaria de Europa un gran revuelo. Analicemos en detalle uno de los libros fundamentales de

4 El sistema galénico se ha descrito y analizado en el volumen 3 de la *Historia cultural de la medicina* (Mejía Rivera, 2022: 170-172).

la historia de la medicina occidental (Kilgour, 1957; Buess, 1970; Shackelford, 2003).

El índice completo se compone de la Dedicatoria al rey Carlos I —de quien era su médico personal desde 1632— y al Dr. Argent, presidente del Colegio Médico de Londres, y a los médicos que fueron testigos de sus lecciones de anatomía. La dedicatoria al rey está inmersa en la tradición renacentista de las correspondencias entre macrocosmos y microcosmos:

> El corazón de los animales es el fundamento de la vida, el principio de todas las cosas, el sol del microcosmos; de él depende todo crecimiento y emana todo vigor y toda fuerza. De la misma manera el Rey, fundamento de su reino y sol de su microcosmos, es el corazón de la república, y de él emana toda potestad y proviene toda gracia. (Harvey, 1948: 179).

La dedicatoria a los médicos busca ponerlos ante el lector como testigos oculares de los experimentos que describirá. Luego, en el Proemio, deja clara la intencionalidad del libro y su método investigativo: «para que lo que está bien dicho reciba su confirmación, y lo falso su rectificación mediante la disección anatómica, múltiples experimentos y diligente y cuidada observación» (Harvey, 1948: 185).

Los capítulos, breves, concisos, sin retórica, de un estilo moderno, son diecisiete:

I. *Causas que movieron al autor a escribir.* Es explícito en indicar que para él fue estimulante la confusión del movimiento cardiaco y que su maestro Fabricio «solo dejó intacto el corazón».

II. *Naturaleza del movimiento del corazón según la disección de animales vivos.* Describe los experimentos con animales de sangre fría y llega a la correcta descripción de la contracción cardiaca.

III. *Naturaleza del movimiento de las arterias según la disección de animales vivos.* Rebate «la fuerza pulsátil» galénica con una metáfora genial: «las arterias se distienden porque se llenan, como unos odres o una vejiga, no se llenan porque se distienden como un fuelle» (Harvey, 1948: 209).

IV. *Naturaleza del movimiento del corazón y de las aurículas según la disección de animales vivos.* Acepta que Riolano y Hofmann están en lo cierto cuando refieren cuatro movimientos del corazón en el «lugar», pero no en el «tiempo», pues «las dos aurículas se mueven a la vez y los dos ventrículos a la vez, de suerte que hay cuatro movimientos distintos por el lugar, pero solo en dos tiempos» (Harvey, 1948: 213). Esto lo corroboró con fetos humanos e incluso «avispas, tábanos y moscas sirviéndome de instrumentos para discernir las cosas más pequeñas» (Harvey, 1948: 217). Debieron ser lentes de aumento, pues no existe ninguna constancia histórica de que él haya usado el microscopio.

V. *Movimiento, acción y función del corazón.* Explica de manera mecánica la función del corazón y su responsabilidad en el movimiento de la sangre. Agrega que, si tiene otra función como añadir «otra cosa a la sangre, sea calor, sea espíritu, sea perfección», lo investigará luego. Es decir, el aristotélico Harvey está diciendo aquí que su libro indaga por la causa material del movimiento (de qué está hecho el corazón) y por la causa formal (cómo se mueve el corazón), pero no aborda la causa eficiente (por qué se mueve) ni la causa final (para qué se mueve).

VI. *Por qué pasa la sangre de la vena cava a las arterias, o del ventrículo derecho del corazón al izquierdo.* Acá la presencia de Aristóteles y su obra *Generación de los animales* es evidente para sus explicaciones del corazón fetal y demostrar que la existencia de los ventrículos no depende de la funcionalidad de los pulmones: «Así en los embriones, mientras los pulmones están ociosos y no tienen acción ni movimiento alguno como si no existieran, la naturaleza se sirve de los dos ventrículos del corazón como de uno solo para transmitir la sangre» (Harvey, 1948: 230).

VII. *La sangre pasa del ventrículo derecho a la arteria venosa y al ventrículo izquierdo a través del parénquima pulmonar.* Alude al descubrimiento de Colombo e, incluso, cita un fragmento de *Del uso de las partes* de Galeno en el que reconoce que una porción pequeña de sangre pasa de la vena arteriosa (arteria pulmonar) a la arteria venosa (vena pulmonar) por la pulsación cardiaca. Con ello estaba siendo prudente también ante el riesgo de ser acusado de refutar por completo a Galeno, pues en los estatutos del Colegio Médico se contemplaba la expulsión y sanción a los que «atacaran» los fundamentos galénicos.

VIII. *De la cantidad de sangre que pasa por el corazón de las venas a las arterias y del movimiento circular de la sangre.* Este es el capítulo conceptual clave y novedoso de la obra. Con cierto temor —consciente de estar confrontando una teoría de siglos— propone la circulación de la sangre en un único sistema cerrado y continuo en el que el corazón, sus válvulas, las venas y las arterias tendrán una interpretación desde la mecánica hidráulica. No obstante, para justificar esa circulación no recurre a la nueva física y cosmología galileana y kepleriana, sino a su admirado maestro Aristóteles:

> Séanos permitido llamar circular a este movimiento, en el sentido en que Aristóteles dijo que el aire y la lluvia imitan el movimiento circular de los cuerpos celestes. Así, la tierra húmeda se evapora al ser calentada por el sol, esos vapores al elevarse se condensan, y al condensarse descienden de nuevo en forma de lluvia, y humedecen la tierra, y así tiene lugar aquí las generaciones, el nacimiento de las tempestades y de los meteoros, de acuerdo con el movimiento circular del sol, su aproximación y su alejamiento. Lo mismo puede ocurrir verosímilmente en el cuerpo por el

> movimiento de la sangre: todas las partes se nutren, se calientan y crecen con la sangre más cálida, perfecta, vaporosa, espirituosa y, por así decirlo, alimentativa; y, por el contrario, en las partes la sangre se enfría, se coagula y se agota; por lo cual vuelve al principio, a saber, al corazón como al manantial o el hogar del cuerpo, para recuperar su perfección: allí, con su calor natural, poderoso, férvido, que es como el tesoro de vida, recobra su fluidez, impregnándose de espíritus y, por así decirlo, de bálsamo; desde allí se distribuye de nuevo y todo esto depende del movimiento y pulso del corazón. Así el corazón es principio de vida y sol del microcosmos de la misma manera que, proporcionalmente, el sol merece llamarse corazón del mundo. Por su virtud y pulso la sangre se mueve, se perfecciona, se vigoriza y escapa a la corrupción y a la coagulación; y este lar familiar, fundamento de la vida y autor de todas las cosas, presta sus servicios a todo el cuerpo, dándole alimento, calor y vigor. (Harvey, 1948: 242)

En este fragmento es evidente la paradoja de Harvey: su método experimental funda la fisiología mecanicista, pero sus principios filosóficos son aristotélicos. Recurre a citar el «ciclo del agua» del tratado *Los Meteorológicos* para justificar la circularidad de la sangre de forma analógica, lo que implica que él seguía fiel a la división entre los cuerpos celestes y el mundo sublunar, en el que el círculo perfecto solo era propiedad de los primeros. Además, el simbolismo del corazón como «manantial o el hogar del cuerpo» está en concordancia con la teoría cardiocéntrica de Aristóteles, que había propuesto que era en el corazón donde se alojaban los sentimientos y las emociones de los seres humanos. El corazón «sol del microcosmos» es el corazón sintiente de Aristóteles y de los grupos herméticos que pervivían en el siglo XVII. De allí que fuera Robert Fludd —médico, filósofo rosacruz y alquimista— el primero en defender la teoría de la circulación de Harvey, y vates místicos como John Donne la anticipó en su poema *El progreso del alma* (1611): «Knowst thou how blood, which to the hart doth flow / Doth from one ventricle to th'other go?» (¿Sabes tú cómo la sangre, que al corazón fluye, / De un ventrículo al otro pasa?») (Donne, 1995: 270) (Pagel, 1944, 1951, 1976; Poynter, 1960; Debus, 1979; Gregory, 2001).

IX. *La existencia de la circulación de la sangre se deduce de la demostración de una primera tesis.* En este capítulo, Harvey introduce en la fisiología occidental pruebas cuantitativas, cuando demuestra que es imposible que el hígado produzca una cantidad tan grande de sangre a partir del quimo y que esta sea absorbida —por los tejidos y órganos— y renovada de forma cíclica (Webster, 1965).

> Así supongamos que en el hombre se arrojan, con cada pulsación del corazón, media onza, o tres dracmas, o una dracma de sangre que no puede volver al corazón debido al impedimento de las válvulas. El corazón en media hora da más de mil pulsaciones, en algunos, y algunas veces, dos, tres o cuatro mil. Multiplicando por esta cifra los dracmas, se verá que en una media hora pasan del corazón a las arterias tres mil dracmas, o dos mil, o quinientas onzas, o una proporción semejante de sangre, siempre una cantidad mayor de la que puede hallarse en todo el cuerpo. [...] Y así, haciendo el cálculo según la cantidad de sangre transmitida, que podemos conjeturar de modo seguro, y contando las pulsaciones parecería que toda la cantidad de la masa sanguínea pasa en media hora de las venas a las arterias a través del corazón y, del mismo modo, a través de los pulmones. Supongamos que esto no ocurre en media hora, sino en una hora, o en un día. En todo caso resulta manifiesto que el corazón transmite continuamente, mediante su pulsación, más sangre de la que puede suministrar el alimento ingerido o de la que las venas contienen a la vez. (Harvey, 1948: 245-246)

X. *Se rebaten las objeciones en contra del primer supuesto sobre la cantidad de sangre que pasa de las venas a las arterias y la existencia de la circulación de la sangre, y se confirma ulteriormente con experimentos.* Se enfatizan las consecuencias del experimento anterior.

XI. *Demostración del segundo supuesto.* Usando la experiencia que tenía como clínico para hacer sangrías, realiza ligaduras apretadas y medianas en los brazos para demostrar el flujo centrífugo de la sangre por las arterias y el flujo centrípeto sanguíneo por las venas. Además, plantea la hipótesis de que debe existir una unión entre los vasos que cierre el circuito. Supone que puede darse «ya inmediatamente por una anastomosis, ya mediatamente por las porosidades de la carne, ya de ambos modos, la sangre pasa de las arterias a las venas, como antes, en el corazón y en el tórax, pasó de las venas a las arterias» (Harvey, 1948: 254). La investigación ulterior de Malpighi confirmaría la existencia de los capilares.

XII. *De la demostración del segundo supuesto se deduce la circulación de la sangre.* Insiste, poniendo ejemplos de flebotomías, que la sangre es impulsada solo por la contracción ventricular del corazón.

XIII. *Se demuestra el tercer supuesto y con él la circulación de la sangre.* Recordando el descubrimiento de su maestro Fabricio, pero aceptando la tesis de Riolano de que también fueron halladas por Jacobo Silvio, Harvey explica la verdadera función de las válvulas venosas membranosas y sus formas sigmoideas o semilunares, que impiden el paso centrífugo de la sangre y favorecen su flujo centrípeto hacia el corazón. La famosa ilustración de los antebrazos y los torniquetes (Fig. 8) ayuda a visualizar los experimentos manuales que confirmaron esa función valvular. De hecho, Robert Boyle ha descrito que un poco antes de la muerte de Harvey lo visitó y le preguntó qué lo llevó a pensar en la circulación sanguínea, a lo que él respondió que

> cuando supo de que las válvulas de las venas de tantas partes del cuerpo estaban puestas de manera que daban paso libre a la sangre hacia el corazón, alentado a imaginar que una causa tan propicia como la naturaleza no había colocado tantas válvulas sin ningún propósito; y ningún propósito parecía más presumible, puesto que la sangre, a causa de las válvulas interpuestas, no podía ser enviada por las venas a los miembros, debía serlo por las arterias, y volver por las venas, cuyas válvulas no se oponían a su curso en esa dirección. (Boyle, 1772: 427)

Queda claro que, una vez más, la influencia aristotélica de la biología teleológica orientaba el pensamiento de Harvey.

XIV. *Conclusión de la demostración de la circulación de la sangre.* Refiere que «ha quedado demostrado tanto racional como experimentalmente» el movimiento circular de la sangre.

XV. *Se confirma la circulación de la sangre mediante razonamientos verosímiles.* Es explícito en que ha seguido los tratados *De Respiratione* y *De Partibus Animalium* de Aristóteles y enfatiza en el corazón sintiente de la teoría cardiocéntrica.

XVI. *Se prueba la circulación de la sangre y sus consecuencias.* Explica que el contagio generalizado en enfermedades como la lúes, la rabia y las fiebres se deben a que se genera por su expansión desde el corazón y la sangre. Además, más adelante acepta que la circulación sanguínea demostrada no es incompatible con la conservación del hígado como un órgano hematopoyético. Con esto intentó conciliar su revolucionario hallazgo y la preservación de la clínica y la terapéutica galénica, que incluso siguió ejerciendo en su calidad de médico real. Ahora bien, debió estar convencido de ello porque, cuando se descubrieron los vasos quilíferos y su circulación no hepática, no aceptó dicho descubrimiento.

XVII. *Se confirma el movimiento y la circulación de la sangre por lo que se observa en el corazón y lo que hace evidente la disección anatómica.* Concluye evocando y citando a su maestro Aristóteles (*De Spiritu*) en la importancia del corazón, no solo como órgano anatómico, sino como fuente vital. Casi al final afirma:

> El corazón, fabricados sus propios órganos por el movimiento, se constituye anteriormente, como una especie de animal interno; quiso la Naturaleza que él se formara primero, y que después, y por él, fuera formado, nutrido, conservado y llevado a su perfección el animal entero como su obra y domicilio. El corazón (como en la república el príncipe, a quien corresponde la potestad primera y suprema) lo gobierna todo, y de él, como de su origen y fundamento, se deriva y depende toda potestad en el animal. (Harvey, 1948: 295)

Harvey en *De Motu Cordis* generó la revolución de la fisiología mecanicista con sus demostraciones empíricas y cuantitativas del corazón y el sistema vascular comprendidos con la analogía de la ciencia hidráulica. Sin embargo, nunca dejó de ser aristotélico y, aunque lo parezca, le debe poco al método galileano y nada al inductivismo de Bacon. Su mezcla de empirismo y deductivismo racional surgió de las antiguas fuentes de Aristóteles, a quien renovó en la práctica. Es decir, para hacer una paráfrasis de estirpe bíblica, usó los «viejos odres» de los conceptos y la lógica aristotélica para introducir «el nuevo vino» de la circulación sanguínea y su explicación mecánica.

La oposición científica fue, en realidad, moderada. Es cierto que perdió clientela y algunos galenistas radicales le pusieron el apodo despectivo de «circulador», que significaba en su tiempo «charlatán». Sin embargo, las refutaciones médicas fueron débiles y escasas (Primirose, Parisano, Hoffmann, Riolano); solo se dignó responderle al último, en 1649, en su obra *Exercitationes anatomicae prima et altera de circulatione sanguinis ad Joannem Riolanum filium* (Harvey, 1847). De manera paradójica, lo terminó agobiando más el apoyo de René Descartes. Como ya se mencionó, el filósofo aceptó la circulación sanguínea de Harvey, pero la comprendió de manera diferente. En el fondo, los pensamientos de ambos eran casi opuestos. Harvey defendió la teoría cardiocéntrica aristotélica y estaba convencido de la unidad entre el alma y el cuerpo. Para él no había duda en la definición de «alma»: «es la forma de un cuerpo natural que tiene en potencia la vida» (Aristóteles, *De Anima*). Por el contrario, Descartes fue un rabioso antiaristotélico y despojó al corazón de cualquier connotación simbólica y vitalista. Él tomó la analogía mecanicista de Harvey y la vació de cualquier contenido metafísico. Harvey se dio cuenta de que el éxito de su teoría de la circulación se debió, en buena parte, a que fue trasplantada al cuerpo máquina cartesiano. De hecho, en su tratado de embriología titulado *Exercitationes de generatione animalium, quibus accedunt quaedam de partu, de membranis ac humoribus uteri, et de conceptione* (1651) rechaza la filosofía mecanicista y afirma que existe un «flujo vital» en la sangre y no solo en el corazón. Sin embargo, el modelo hidráulico circulatorio harvesiano triunfó como el paradigma de la fisiología mecanicista y sería fundamental en el desarrollo de la iatromecánica (Gorham, 1994; Hutchins, 2015; Bohórquez, 2019; Eriksen, 2022).

En 1642 se inició la guerra civil en Inglaterra entre la monarquía y los parlamentarios dirigidos por Cromwell. Harvey apoyó a su rey Carlos I, quien fue decapitado en 1649. Su casa fue incendiada y varios de sus manuscritos y la biblioteca se incineraron. Los últimos años estuvo retirado, luchando en los estrados judiciales para que no le confiscaran sus propiedades, y muy enfermo debido a severos ataques de gota recurrentes. El 3 de junio de 1657 murió de un accidente cerebrovascular. Tenía setenta y nueve años.

3
Sistemas fisiológicos y fisiopatológicos en disputa: iatromecánica y iatroquímica

La iatromecánica

La iatromecánica o iatromatemática —inspirada en Galileo y Descartes— postuló que el cuerpo estaba sometido a las leyes de la física. La investigación de sus funciones normales y anormales implicaba la medición exacta de los fenómenos encontrados y la identificación de «principios matemáticos». La acción de los músculos se comprendió como un sistema de palancas y poleas; la digestión, como un procedimiento de trituración mecánica; las secreciones dependían de la tensión y resistencia del aparato vascular; las fricciones entre los glóbulos rojos explicaban el calor corporal; los flujos venosos y arteriales se fundamentaban en la hidrostática; las vísceras eran tamices de filtración; los pulmones semejaban fuelles.

La salud dependía de la adecuada interrelación entre los átomos, los corpúsculos y los poros que constituían la estructura íntima de los órganos y sistemas corporales. Las enfermedades surgían de trastornos mecánicos específicos y podían afectar a todo el cuerpo. Un ejemplo fue la idea de que la sangre —en condiciones patológicas— contenía cristales puntiagudos y angulosos que irritaban los tejidos al pasar por los poros o se atrancaban y producían turbulencias y daños. El movimiento iatromecánico fue notorio e influyente en Italia (Santorio, Borelli, Bellini, Baglivi), en menor proporción en Inglaterra (Cole, Pitcairn, Cheyne, Keill, Hales); tuvo algunos seguidores en Francia (Dodart) y Dinamarca (Stenon), y en el resto de Europa su presencia fue marginal.

Entre los principales representantes de este movimiento se encontraban Santorio Santorio, Giovanni Alfonso Borelli y Giorgio Baglivi.

Santorio Santorio (1561-1636) nació en Capodistria y desde niño mostró sus talentos intelectuales. Ingresó a la Universidad de Padua con catorce años y se graduó con honores en filosofía y medicina en 1582, con solo 21 años. Luego conocería a Galileo y se haría su discípulo y amigo. Durante 14 años fue médico en Polonia bajo el reinado de Maximiliano —en donde obtuvo fama de gran clínico— y regresó a Italia para ser nombrado profesor de la cátedra de Medicina teórica en Padua, en donde permanecería entre 1611 y 1624 (Castiglioni, 1920; Major, 1938).

El horizonte conceptual de su trabajo investigativo se puede sintetizar como el intento de conocer de manera cuantitativa diversas funciones del cuerpo humano y así obtener elementos objetivos para diagnosticar y tratar sus enfermedades. Su capacidad creativa —usando el método galileano— lo condujo a la invención de varios instrumentos de precisión de los cuales dejó constancia en las distintas obras de teoría médica que fue publicando. Él mismo los denominó «De novis instrumentis medicis non amplius visis» (nuevos instrumentos médicos que ya no se ven) (Bigotti, 2016; Hollerbach, 2023).

En su libro *Methodus vitandorum errorum omnium qui in arte medica contingunt* (1602) (*Método para combatir todos los errores que ocurren en el arte de la medicina*), describe el «pulsilogium»: una especie de reloj de pulso que medía la frecuencia de las pulsaciones arteriales, basado en los principios de la ley del péndulo de Galileo. En *Commentaria in artem medicinalem Galeni* (1612) (*Comentarios al arte médico de Galeno*), inventa el termómetro clínico, al ponerle escala numérica al termoscopio galileano. La obra que lo llevaría a la fama histórica es el tratado *Ars De Statica Medicina* (1614), donde detalla sus investigaciones de más de treinta años con él mismo y otros (archivos clínicos que se perdieron) sobre la medición sistemática y diaria del peso corporal luego de la ingesta de comida y bebida, de la eliminación por las heces y la orina, y de la diferencia que explica por medio de lo que denominó «perspiratio insensibilis». Es decir, las pérdidas insensibles que se daban a través de la transpiración y la ventilación respiratoria.

Para lograr estas mediciones, diseñó una balanza gigantesca que contenía una mesa, una silla y una cama, en las cuales se registraba el peso de quien las estaba usando. La ilustración del propio Santorio sentado a la mesa con viandas se ha convertido en un paradigma de la iconografía médica (Fig. 3). Estableció una ecuación básica que lo convirtió en el padre del metabolismo: la «perspiración insensible» era el resultado de la diferencia entre lo ingerido y lo excretado. Se encontraba aumentada en la fiebre y disminuía con el frío. Pero lo fundamental era que su cuantificación sistemática permitiría la investigación clínica en las distintas enfermedades humanas. Este propósito práctico lo expuso con orgullo en la carta personal con la que acompañó un ejemplar para su maestro y amigo Galileo, fechada el 9 de febrero de 1615. Allí le dice, entre otros comentarios, que ha corroborado sus experimentos de «estática» con más de 10 000 pacientes durante 25 años; y agrega:

> Este libro es una colección de aforismos que se derivan de dos principios muy ciertos. El primero es la definición de medicina como escribió Hipócrates en su libro *De Flatus*: «medicina significa sumar y restar, es decir, sumar lo que antes faltaba y restar lo que sobraba». El segundo principio de este arte es la experiencia, que luego se convierte en la prueba de todo lo demás. Está claro que este arte, inventado por mí, es realmente muy importante porque puede medir con precisión la transpiración que no podemos ver. Hipócrates y Galeno consideraban que la transpiración, cuando estaba alterada o impedida, era la causa de

> casi todas las enfermedades. La transpiración imperceptible por sí sola es mayor que todas las excreciones perceptibles de nuestro cuerpo juntas, como sostuve en el cuarto aforismo del primer libro de esta obra. (Galilei, 1902: 142)

Ars de Statica Medicina tuvo más de treinta ediciones en vida del autor y fue traducida al francés, inglés, alemán e italiano. La obra está escrita en aforismos y dividida en siete partes: I. Del peso corporal y la perspiración insensible; II. De los aires y las aguas; III. Del comer y el beber; IV. Del sueño y la vigilia; V. El ejercicio y el descanso; VI. Las relaciones sexuales, y VII. Las emociones. La primera parte está conformada por ciento cuarenta fragmentos aforísticos; algunos de ellos son los siguientes:

> A I. La perspiración, tanto en cuanto a la materia como a su cantidad, es tan absolutamente necesaria para el bienestar de un cuerpo humano que no se puede eliminar una enfermedad ni mantener la salud sin que se realice correctamente; y, cuando es así, debe haber un desperdicio continuo de sustancia y un suministro proporcionado: el primero es ocasionado por las constantes circulaciones de los fluidos animales y las contracciones y atracciones forzadas de los sólidos, por las cuales las partes que se encuentran no aptas para el crecimiento y nutrición del cuerpo al final se vuelven tan pequeñas que salen arrojadas por los conductos que por naturaleza están previstos para ese propósito; y esto hace necesario que haya un reclutamiento proporcionado por la alimentación diaria.
>
> A IV. La perspiración insensible por sí sola descarga mucho más que todas las evacuaciones sensibles juntas.
>
> A V. La perspiración insensible es producida por los poros del cuerpo, que es completamente transpirable y está cubierto por una piel como una red; o se realiza mediante la respiración a través de la boca, que normalmente, en el espacio de un día, equivale

aproximadamente a la cantidad de media libra, como se puede ver claramente al respirar sobre un vaso.

A VIII. Si se pesa el cuerpo por la mañana, antes y después de una evacuación sensible, será fácil determinar la cantidad que se desperdicia esa noche por la perspiración.

A XV. Si un cuerpo regresa al mismo estándar todos los días, sin que ningún cambio en la cantidad de perspiración debilite el promedio, se conservará constantemente una salud perfecta y no habrá necesidad de evacuaciones críticas. (Santorio, 1657: 1-5)

Más allá de la validez actual de los datos consignados, la importancia del libro de Santorio radicó en la exposición de una investigación cuantitativa del equilibrio metabólico orgánico y en el énfasis de que la práctica clínica debía estar sustentada en realidades fisiológicas descubiertas por la experimentación rigurosa. Además, su análisis del atomismo y la acción a distancia de las partículas transformó las teorías corpusculares aristotélicas en nuevas interpretaciones inmersas en la nueva física del movimiento de Galileo. La inventiva de Santorio lo acompañó hasta su muerte. Por ello, realizó otros inventos que incluyen un higrómetro, un trocar para realizar paracentesis abdominal y torácica, una jeringa uretral para extraer cálculos vesicales, un dispositivo para aspirar cuerpos extraños del oído, una cánula para la traqueostomía, un aparato —*balnearotium instrumentum*— para disminuir la fiebre de los pacientes en cama mediante agua a la cual se le podía graduar la temperatura. La influencia de Santorio en la medicina y la ciencia de su tiempo fue notable y basta recordar el comentario que Leibniz hizo de él en una carta a Herman Conring:

los anatomistas han descubierto muchas cosas elegantes, pero la mayoría parecen ser más cosas curiosas que útiles, y el origen de las enfermedades debería buscarse no tanto en la práctica médica, sino adoptando una

> lógica precisa que, excepto Santorio entre los primeros y Descartes entre los más recientes, lo encuentro en muy pocos autores. (Bigotti, 2022: 1)

Giovanni Alfonso Borelli (1608-1679) nació en Nápoles —su padre fue un militar español de nombre Miguel Alonso, y su madre, una joven llamada Laura Porello— y aunque algunos biógrafos aseveran que inició estudios médicos en la facultad napolitana, lo cierto es que a los veinte años viajó a Roma y se convirtió en el discípulo preferido de Benedetto Castelli, alumno de Galileo, matemático brillante y pionero de la ciencia de la hidráulica. Con él profundizó en la obra galileana y luego fue nombrado profesor de Matemáticas en la Universidad de Messina (1643-1655) (Barbensi, 1947; Balaguer, 1974).

En febrero de 1556, Giovanni Alfonso Borelli fue a la Universidad de Pisa como profesor de Matemáticas y su vida dio un giro intelectual y científico. Se hizo miembro fundador de la Academia del Cimento —auspiciada por los Medici—, en la cual diversos investigadores realizaban experimentos conjuntos que incluyeron estudios sobre la propagación del sonido, presión del aire, resistencia de los materiales, hidráulica, observaciones astronómicas, disecciones anatómicas y experimentos fisiológicos con animales, gracias a que él mismo introdujo en el grupo a Marcello Malpighi[5] (Baldini, 1974; Bertolini, 2001; Favino, 2022).

Entonces, aplicó su formación en matemática y en física al estudio de la fisiología animal, intentando equiparar la interpretación mecánica galileana del cosmos y la tierra al movimiento animal. Realizó un amplio análisis matemático del movimiento terrestre en dos textos: *Sobre la fuerza de la percusión* (1667) y *Sobre los movimientos naturales resultantes de la gravedad* (1670). Ambos fueron el anticipo de su obra maestra en fisiología —que lo erigió como el padre de la biomecánica— titulada *De Motu Animalium* (*Sobre el movimiento de los animales*) y publicada de forma póstuma

5 Véase el capítulo 4.

en dos partes (1680 y 1681). La primera parte examina los movimientos externos del sistema musculoesquelético en animales desde un punto de vista mecánico; tiene 23 capítulos y 224 proposiciones. La segunda parte estudia los movimientos internos, como la fisiología de los músculos, la circulación, la respiración, el sistema digestivo, renal y nervioso; contiene 21 capítulos y 234 proposiciones. Existe una edición contemporánea de la obra traducida al inglés por Paul Maquet (Borelli, 1989).

Giovanni Alfonso Borelli comprendió que las palancas del sistema musculoesquelético magnifican el movimiento en lugar de la fuerza, de modo que los músculos debían producir fuerzas mucho mayores que las que resisten el movimiento. Calculó las fuerzas necesarias para el equilibrio estático en varias articulaciones del cuerpo humano mucho antes de que Newton publicara *Las leyes del movimiento*. Estableció que los músculos actúan como brazos de palanca cortos de modo que la articulación intermedia transmite una fuerza de magnitud superior al peso de la carga. Clasificó las estructuras musculares en «cinco especies»: decusadas, radiadas, orbiculares, peniformes y circulares. Además, fue el primero en entender la biomecánica de la columna vertebral. Propuso que los discos debían compartir cierta carga porque sus cálculos revelaron una incapacidad de la musculatura espinal por sí sola para soportar pesos pesados. También sostuvo que los discos intervertebrales tenían ciertas propiedades de viscoelasticidad, amortiguaban los huesos y actuaban como resortes. Efectuó cálculos detallados que describen las fuerzas sobre las vértebras individuales cuando se llevaba una carga sobre el cuello (Gaizo, 1908; Pope, 2005).

Derrumbó dos dogmas galénicos: el «calor innato» del corazón y la «facultad atractiva» para explicar el movimiento sanguíneo. En el primero midió la temperatura del ventrículo izquierdo y lo relacionó con la respiración. En el segundo demostró que la tensión de las paredes verticales del corazón y la relación con la resistencia arterial confirmaban su efectividad hemodinámica de bomba muscular; de ahí su reconocimiento explícito a la investigación de Harvey. Calculó y midió los volúmenes de aire inspirado y muerto, y demostró que la inspiración era impulsada por la contracción de los músculos intercostales y la espiración es el resultado de la elasticidad del tejido pulmonar. Midió la fuerza trituradora de los movimientos peristálticos del estómago e identificó un «jugo corrosivo estomacal» que disolvía el alimento en «partículas» (*machinae*)[6] (Borelli, 1681; 1989).

Ahora bien, Giovanni Alfonso Borelli cometió el error de explicar la contracción muscular por un aumento de volumen debido a la «fermentación» generada por una sustancia —el *succus nerveus*— que provenía de los nervios. Aun así, estableció una asociación entre el sistema nervioso y las contracciones musculares, dando origen a la teoría neurogénica de la acción cardiaca. Stenon, que al parecer conocía la teoría de la contracción muscular de Borelli antes de ser publicada, la corrigió en su obra *Elementorum myologiae Specimen* (1666). En síntesis, la obra de Borelli explicó el movimiento muscular y otras funciones corporales usando la geometría euclidiana y siguiendo las leyes de la estática y de la dinámica propuestas por Galileo. Sus investigaciones iatromecánicas dieron un gran respaldo a la teoría de la circulación de Harvey, pero él fue irónico y desdeñoso con las hipótesis fisiológicas que expresó Descartes en su *Tratado del hombre*.

Giorgio Baglivi (1668-1707) —discípulo de Malpighi y Bellini— fue iatromecánico en fisiología e hipocrático en la clínica. Esta dualidad está justificada en su obra *De Praxi Medica* (1669): «El arte de curar los cuerpos humanos se adquiere solo con la observación y el ejercicio clínico constante; y en consecuencia esa práctica es más importante que cualquier teoría». Él defendió la teoría fibrilar para explicar la fisiología

6 El contexto del vocablo latino *machinae* usado por él significaba «pequeñas máquinas»; puede considerarse como sinónimo de «partículas» y enfatiza, sin duda, la estructura mecánica que Borelli asignaba al movimiento natural corpuscular.

y la fisiopatología. Propuso que existían fibras motrices (tendones, músculos, huesos) y fibras membranosas (vísceras). A su vez, las fibras musculares eran lisas y estriadas. Los individuos podían desarrollar patologías derivadas de la laxitud o la tensión exagerada de las fibras. Sin embargo, su modelo iatromecánico lo condujo también —al igual que Descartes— a imaginar que cada órgano y estructura del cuerpo estaba formado por otras pequeñas máquinas.

La importancia fundamental del movimiento iatromecánico consistió en superar la fisiología aristotélica-galénica formada por elementos y cualidades humorales, para dar paso a una fisiología cuantitativa y mensurable; conformada por una materia corpuscular en movimiento regida por las leyes de la matemática y la nueva física galileana, kepleriana y newtoniana. En otro sentido —racional y no místico—, la revolución mecánica del universo macrocósmico se reflejó, de igual manera, en la dimensión microcósmica del cuerpo humano.

La iatroquímica

El movimiento iatroquímico recogió la concepción renacentista paracelsiana de comprender al cuerpo humano como una máquina bioquímica. Esta idea estaba acompañada de una tradición práctica proveniente de los alquimistas. En este siglo se pueden identificar dos vertientes de la fisiología y la fisiopatología: la explicación química inmersa en una cosmogonía con huellas mágico-alquímicas (Van Helmont, Sennert, Fludd) y la interpretación química como una herramienta del desarrollo racional de la medicina (La Boé, Stenson, De Graaf, Willis, Swammerdam). Otra presencia de la química son las investigaciones de la combustión en los procesos de la respiración y la circulación (Boyle, Hooke, Lower); y, por último, el éxito de la terapéutica químico-mineral, basada en el legado de los «específicos paracélsicos». Ahora bien, ni los investigadores del laboratorio ni los clínicos que formulaban estas drogas deben considerarse iatroquímicos en sentido estricto.

Johann Baptista van Helmont (1577-1644) nació en Bruselas y estudió medicina en la Universidad de Lovaina. Influido por la vida y la obra de Paracelso viajó durante una década conociendo los métodos de curación de alquimistas, médicos y herbolarios. Luego se casó con una aristócrata de inmensa riqueza y adquirió una propiedad rural en Vilvorde, en donde se dedicaría el resto de su existencia a escribir, imaginar e investigar los fenómenos bioquímicos. Publicó muy poco en vida (*Opuscula Medica Inaudita*, 1644) y fue su hijo quien editó de manera póstuma sus obras con el título de *Ortus Medicinae* (1648).

Para él, existía un «blas humanum» o «arqueo influus» que era una energía espiritual invisible o al menos inmaterial que dirigía y gobernaba los procesos y cambios materiales del cuerpo. A la vez, cada órgano y estructura poseían un «blas menor» que incidía en los procesos orgánicos a través de la «fermentación». Por ejemplo, en el proceso de la digestión se establecían seis reacciones químicas: la primera sucedía en el estómago en la que un elemento ácido —proveniente del bazo— degradaba los alimentos; la segunda, en el duodeno, en donde la bilis mezclándose con el bolo alimenticio transformaba el ácido en una sal; la tercera, en las venas mesentéricas, el hígado y la vena cava, en donde el quilo se convertía en sangre venosa; la cuarta, en el corazón por medio del calor, de la agitación y de un fermento del aire que transformaban la sangre venosa en arterial; la quinta, en el cerebro en donde se extraía el «espíritu vital» de la sangre arterial; y la sexta se daba en cada tejido o miembro (Mévergnies, 1935).

Además, cada «blas» se podía alterar por una causa externa (ideas) y albergaba una «semilla morbosa» que iba creciendo como un «embrión» y generaba en cada órgano la enfermedad, de ahí que se refiera a ellas como «huéspedes extraños». Planteó la existencia de diversas enfermedades locales determinadas que se combatían con medicamentos químicos específicos —los «arcana paracelsi»— que restituían el orden del «blas» al destruir las «semini morbi».

Estas teorías surgidas de su fantasía no tendrían mayor incidencia en la fisiología médica, pero sí sus experimentos químicos: reconoció la aparición de «humos» luego de la combustión a los cuales denominó gases y los diferenció del aire y de los vapores; identificó, al parecer, los óxidos de azufre, nitrógeno y el anhídrido carbónico (lo llamó «espíritu de la madera»); investigó las reacciones con álcalis y ácidos, y acuñó la palabra *álcali*; fue el primero en realizar el análisis gravimétrico de la orina recogida en 24 horas; consideró a la fiebre debida a una reacción corporal y no ocasionada por la putrefacción humoral; como clínico identificó el broncoespasmo en el asma generado por el polvo y el polen de las flores; vinculó la aparición de edemas y la hidropesía a daños en los riñones; y postuló que la sal estaba involucrada en el origen de la patología; además, describió el efecto narcótico del éter sulfúrico.

Aunque se ha discutido la importancia de Van Helmont en la historia de la medicina, es cierto que su propuesta iatroquímica implicó ubicar a la fisiología en el ámbito de los procesos químicos orgánicos, y la cualificación e intento de cuantificación de sus reacciones y transformaciones. De acuerdo con Walter Pagel:

> Fácilmente podrían aumentarse los ejemplos de observaciones, experimentos, conceptos y argumentos originales de Van Helmont que han preparado o contribuido directamente a los estándares modernos de la ciencia y la medicina. La lista ya dada sugiere una conclusión clara, simple y directa: que Van Helmont pertenece al grupo de ilustres pioneros y brillantes innovadores de principios del siglo XVII, que tiene participación en la peripecia que provocó el alejamiento de la antiguos maestros, desde la filosofía irreal y la imaginación hacia la realidad y el conocimiento verdadero. (Pagel, 2002: 203)

Franz de le Boë (1614-1672) —latinizado con el nombre de Silvio— fue profesor de Medicina en Leiden y destacó en el campo de la anatomía, la patología y la clínica. Amigo de Descartes, tuvo un espíritu sincrético y conciliador, en el que trató de integrar el galenismo, la teoría de la circulación de la sangre de Harvey y la iatroquímica. Su aporte a este movimiento está plasmado en su obra *Disputationes Medicae* (1663). Allí explica la digestión como un proceso de fermentación de los alimentos orientado por la saliva, la bilis y el jugo pancreático. La saliva y el agua ingerida transformaba el bolo alimenticio en quimo al interior del estómago. La bilis (alcalina) y el jugo pancreático (ácido) convertía el quimo en quilo en el duodeno. El quilo en la sangre adquiría propiedades nutricionales por la acción de una «tintura» producida por el bazo, que era para él una glándula «conglobada». Por último, este quilo modificado iba al hígado y se daba allí la hematogénesis. En conclusión, persistió en la teoría fisiológica galénica, a pesar de conocer el descubrimiento de los vasos quilíferos (Beukers, 1999; Debus, 2002).

Además, propuso que las enfermedades se debían a un desorden fermentativo que podía generar un exceso de acidez (acrimonia ácida) o de alcalinidad (acrimonia lixiviosa). Por ejemplo, las fiebres benignas tenían un exceso ácido, y las fiebres malignas, un exceso alcalino. De allí sus tratamientos con sales de amonio para las patologías con acrimonia ácida y los drogas acidificantes para las enfermedades por acrimonia lixividosa. En 1671, un año antes de morir en una epidemia de peste, publicó el primer libro de su patología especial —titulado *Praxeos Medicae e Idea Nova*— en el que aplicaba sus ideas iatroquímicas. En él aparece la descripción de los tubérculos pulmonares y su asociación con la tisis:

> Hallé en los pulmones tubérculos grandes y pequeños, los cuales al seccionarlos era manifiesto el contenido de pus. Yo pienso que estos tubérculos se hacen luego todos purulentos y que de ellos se forman todas las cavernas que se encuentran cerradas por una membrana tenue. De estos tubérculos creo que no es raro que se origine la tisis. (Boë, 1681: 731)

Thomas Willis fue el iatroquímico más importante de Inglaterra. Su teoría une el atomismo con la fermentación. Los átomos estaban conformados por el «espíritu», la sal, el agua, la tierra y el azufre. Estos chocan entre sí por medio del proceso químico de la fermentación, y esta es la que genera el crecimiento de los seres vivos y luego su descomposición después de la muerte por medio de la putrefacción. Los alimentos «sutiles» son fermentados en el estómago, y los «gruesos», en los vasos quilíferos. La respiración, la sangre, los «espíritus animales» del cerebro también se generan mediante procesos de fermentación. En esta visión hay un intento de integrar el mecanicismo cartesiano corpuscular y la iatroquímica. La teoría iatroquímica de Willis está condensada en su texto *De Fermentatione*, incluido en su primera *Diatribae* (1659) (Clericuzio, 2012; 2023).

Existen otros médicos y fisiólogos seguidores de la corriente iatroquímica entre los cuales están los franceses Charles Barbeirac, Raymond Vieussens y François Calmette; los italianos Otto Tachen, Alessandro Pascoli y Pompeio Saccho; y los españoles Juan de Cabriada y Juan Bautista Juanini. Cabriada publicó la *Carta filosófica, médico-chymica* (1687), y Juanini, la *Nueva Idea Physica Natural* (1685) y *Cartas en las cuales se dice, que el sal ázido y Álcali es la materia que construye los espíritus animales* (1691) (López Piñero, 1993; 2006).

Ahora bien, la iatroquímica fue un movimiento efímero que tuvo mayor presencia en los ámbitos protestantes y calvinistas (Holanda e Inglaterra), pero que se extinguió a comienzos del siglo siguiente. En realidad, no antagonizó con la iatromecánica, sino con los vestigios todavía poderosos del galenismo medieval. De manera paradójica, en apariencia, fue el desarrollo de la química experimental de Robert Boyle y sus continuadores en el siglo XVIII los que extinguieron las teorías cualitativas de la «fermentación» e hicieron prevalecer los descubrimientos medibles y constatables de los nuevos elementos en los procesos químico-orgánicos.

4
La anatomía del Barroco

Los anatomistas del siglo XVII siguieron siendo discípulos intelectuales de la monumental *De Humani Corporis Fabrica* (1543) de Andrés Vesalio. Es decir, continuaron con un método de disección en el cual las observaciones de las estructuras corporales debían identificar su forma, la textura, la consistencia, el tamaño y las relaciones con otros órganos. Las antiguas simbologías de correspondencias místicas entre el universo como macrocosmos y el cuerpo humano como microcosmos eran un asunto ya superado de la herencia medieval. Ahora bien, ellos sabían que Vesalio también se había equivocado en detalles y que le faltó descubrir otras partes y sistemas del cuerpo. Entonces, se dieron a la tarea de completar la obra que inició el bruselense y, para ello, desarrollaron nuevas técnicas de coloración, de inyección de vasos, de utilización de lupas y del perfeccionamiento de los instrumentos de disección.

También fueron más allá del horizonte vesaliano. Si en *De Humani Corporis Fabrica* estaba plasmada la investigación de un cadáver humano estático, ahora se intentaría comprender cómo esos órganos y esas estructuras se movían en el ser humano vivo. Es decir, la anatomía amplió sus límites conceptuales al ámbito de la fisiología y la dinámica. La anatomía del Barroco buscó a partir del descubrimiento de los órganos y sus interconexiones la comprensión de una nueva visión del funcionamiento del cuerpo que implicó, en varios de ellos, la rebeldía explícita y atrevida contra el legado de la fisiología antigua proveniente de la influencia aristotélica y galénica. En otros, su revolución metodológica se acompañó de un paradójico conservadurismo teórico. Por otro lado, el auge de la anatomía comparada barroca y las técnicas de vivisección animal les deben bastante al mecanicismo cartesiano, pues la propuesta de la similitud entre los cuerpos de los animales y el cuerpo humano estimuló la investigación de las estructuras orgánicas en diversas especies.

Durante este siglo, la anatomía se desplazó desde los teatros anatómicos de Padua, Pavía y Nápoles hacia los de Leiden, Londres, Basilea y Copenhague. De igual manera, nuevos órganos y estructuras fueron el foco del interés investigativo: las glándulas, los genitales, los vasos linfáticos, los quilíferos, el sistema capilar, el oído y el sistema nervioso central.

Vasos quilíferos y sistema linfático

Aunque Galeno refiere en sus *Procedimientos anatómicos* que Erasístrato demostró, al abrir el abdomen de un cabrito lactante, la existencia de «vasos llenos de leche» y posiblemente eran los vasos quilíferos, este hecho solo fue una anécdota. El 23 de julio de 1622, Gaspar Aselli (1581-1626), profesor de Anatomía de la Universidad de Pavía, disecó un perro, que se había alimentado de manera reciente, para experimentar con los nervios recurrentes. Notó entonces la existencia de unos cordones blanquecinos en el mesenterio y el intestino, que pensó que eran nervios. Sin embargo, al abrirlos surgió un líquido lechoso que denominó «venae albae et lactae». Supo que eran estructuras diferentes a las venas y las arterias, y además descubrió válvulas en su interior (Ducceschi, 1922).

La descripción de su hallazgo salió publicada de manera póstuma en su obra *De Lactibus Sive Lacteis Venis Quarto Vasorum Mesaraicorum Genere, Novo Invento, Dissertatio* (1627), gracias a sus colegas y amigos Tadino y Settala, quienes habían sido testigos presenciales de su primer descubrimiento. El texto consta de 79 páginas, en cuarto, y aparecen cuatro ilustraciones a color (Fig. 4), siendo el primer libro publicado de anatomía en hacerlo (Aselli, 1627). La interpretación de

Aselli sobre los «lácteos» estuvo influida por la fisiología galénica; de allí el error cometido al describir que estos vasos que conducían el quilo desembocaban en el hígado, en cuyo interior se transformaba en sangre.

El hallazgo de los quilíferos en el ser humano fue confirmado por Nicolas-Claude de Peiresec en 1634 (Gassendi, 2003), y ratificado por, entre otros, Jean Riolano (1577-1657), Johan Vesling (1598-1649), Nicolás Pieterz Tulpe (1606-1678) y Nathaniel Highmore (1613-1685) (Suy, 2016). No obstante, todos ellos siguieron pensando y aceptando la explicación de Galeno con relación al hígado y su función hematopoyética.

Para llegar a entender las verdaderas implicaciones fisiológicas de los vasos quilíferos, se debió esperar la aparición del francés Jean Pecquet (1622-1674). Él se formó con los jesuitas del famoso colegio Clermont de París; además, estudió medicina en la Universidad de París, y se graduó en Montpellier. Su precocidad intelectual fue reconocida, y fue nombrado miembro de la famosa Academia Parisiense, fundada por Mersenne en 1634. Fue amigo de Pascal y Torricelli. Llegó a ser médico del rey Luis XIV y de la escritora Madame de Sévigny. Estuvo recluido en la cárcel de la Bastilla por su voluntad durante cuatro años, acompañando a su protector Nicolás Fouquet —superintendente de finanzas del rey—, condenado por fraude (Bentata, 1932; Ferrandez, 2006; Fominykh, 2023). Fue protegido por el obispo François Fouquet, y desde estudiante realizó múltiples disecciones en animales; en 1647 abrió un perro vivo.

> De un perro seccionado totalmente vivo, había sacado el corazón, para observar los latidos sobre una mesa. Solo pensaba contar las sístoles y diástoles que los últimos esfuerzos de su espíritu le hacían producir, cuando observé una sustancia blanca como leche, que desde la vena cava ascendente caía en el pericardio, en el punto ya ocupado por el ventrículo derecho del corazón. Me di cuenta de que esta sustancia —que, por sabor, olor, color y consistencia, podía compararse

> a la leche o quilo que había visto salir de las venas lácteas— provenía de las ramas subclavias, en las que encontré, un poco por encima de las yugulares, los orificios por las que este líquido lechoso penetraba en la vena cava. (Trainini, 2023: 90)

Este descubrimiento casual le permitió hallar la cisterna del quilo e identificar el conducto torácico. Así estableció de manera correcta el flujo de los quilíferos: iban a la cisterna (localizada a la altura de la segunda vértebra lumbar) y de allí subían por el conducto torácico y desembocaban en la vena subclavia izquierda para mezclarse con la sangre del corazón. La investigación salió publicada en 1651 en su obra *Experimenta nova anatomica, quibus incognitum hactenus chyli receptaculum, et ab eo per thoracem in ramos usque subclavios vasa lactea deteguntur. Ejusdem Dissertatio anatomica de circulatione sanguinis et chyli motu. Accedunt clarissimorum virorum perelegantes ad authorem epistolae.*

En esta obra quedaron claras las consecuencias de sus hallazgos: los vasos quilíferos no desembocaban en el hígado; por lo tanto, el dogma galénico de que era el órgano en donde el quilo se transformaba en sangre se derrumbó. Para Pecquet la función del hígado quedaba reducida a «expulsar la sangre de la bilis que se mezcla con ella» (Pecquet, 1700: 165). Además, defendió la teoría de la circulación de la sangre de Harvey y entendió que la circulación del quilo apoyaba la demostración del inglés. Luego otros autores como Van Horne, Rudbeck y Bartholin también encontraron el conducto torácico y aceptaron las implicaciones revolucionarias del circuito de los quilíferos y la catástrofe que implicaba para los defensores de la fisiología galénica (Suy, 2016a; Tonetti, 2017). De allí el reclamo angustiado del galenista Riolano a Bartholin y a todos los defensores de la nueva teoría:

> Quien despoje al hígado de su poder hematopoyético destruye nuestra medicina y tiene que crear una nueva desde sus cimientos, porque nuestra anatomía,

> fisiología, patología y tratamiento de las enfermedades serían ridículos si el hígado fuera un órgano ocioso despojado de su formación sanguínea. (Riolan, 1653: 52)

El danés Thomas Bartholin (1616-1680) y el sueco Olaf Rudbeck (1630-1702) hicieron un descubrimiento complementario y en apariencia independiente (aunque Rudbeck acusó siempre a Bartholin de plagio): los quilíferos hacían parte de un sistema de vasos que se conectaban entre sí en casi todo el cuerpo, se relacionaban con los ganglios y drenaban al conducto torácico y de allí al sistema venoso de la yugular y la subclavia izquierdas (Chikly, 1997; Ambrose, 2006; Suy, 2016).

Bartholin (Kumar, 2017) publicó en mayo de 1653 su obra titulada *Vasa lymphatica, nuper Hafaniae in animantibus inventa et hepatis exsequiae* (*Los vasos linfáticos recientemente descubiertos en los animales de Copenhague y los funerales del hígado*). Allí denominó por primera vez a este sistema de vasos, diferentes a las venas, las arterias y los nervios, como «linfáticos». El nombre se basó en el líquido acuoso y transparente que conducía y que le recordó a las «ninfas», criaturas mitológicas griegas que habitaban las corrientes de agua limpia. Además, corrigió una idea anterior y reafirmó que ni los quilíferos ni los linfáticos iban al hígado. Por tanto, el hepatocentrismo como una de las teorías centrales de la fisiología galénica debía ser enterrado y también el órgano entendido como productor de la sangre.

Olaf Rudbeck (Larsell, 1928; Fulton, 1938) demostró en abril de 1652 ante la reina Cristina de Suecia, en el castillo de Upsala, el resultado de sus investigaciones con más de 400 animales de diversas especies: el sistema de vasos linfáticos. En el verano de 1653 publicó una monografía titulada *Nova Excercitatio Anatomica Exhibens Ductus Hepaticus Aquosus et Vasa Glandularum Serosa* (*Un nuevo ejercicio anatómico que demuestra los ductos hepáticos acuosos y los vasos glandulares serosos*), donde demuestra de manera detallada la existencia de los vasos linfáticos hepáticos, renales, pulmonares, mesentéricos, etcétera, sus nexos con los nódulos linfáticos, su flujo unidireccional de los órganos a los vasos y, quizá lo más importante, postula que debe ser comprendido como otro sistema circulatorio del cuerpo. Bartholin y Rudbeck ya eran defensores de la teoría de la circulación sanguínea de Harvey, pero lo inexplicable es que el propio William Harvey nunca comprendió bien que el descubrimiento del sistema linfático reafirmaba su propia teoría (Lindroth, 1957; Loukas, 2011).

Para aumentar la polémica de quién fue el primero en identificar el sistema linfático, el prestigioso médico y anatomista inglés Thomas Glisson (1621-1675) afirmó que su discípulo George Joylifle (1621-1658) lo describió en 1652, pero nunca publicó sus hallazgos (Natale, 2017).

Glándulas, órganos de la reproducción, aparato auditivo

Las nuevas estructuras del cuerpo descubiertas condujeron a investigar sobre las glándulas y la existencia en varias de ellas de conductos secretores, que fueron comprendidos en términos iatromecánicos (filtrados) o también iatroquímicos (humores). Entre estos últimos se encontraba Francisco de le Boë (1614-1672), conocido como Sylvius, quien las clasificó y estudió siguiendo la denominación inicial de Stensen de *Conglomeratae* y *Conglobatae*; las primeras eran auténticas estructuras secretoras (como la parótida y el páncreas), mientras que las segundas no tenían conductos y estaban formadas por ganglios linfáticos. Los investigadores anatómicos se dieron a la tarea de encontrar dichos conductos, y los éxitos fueron abrumadores: en 1642, Johan Georg Wirsung (1589-1643) halló el conducto pancreático al disecar el cadáver de un hombre de treinta años ejecutado por asesinato; Nathanael Highmore (1613-1685) descubrió el conducto testicular en 1651; Niels Stensen (1638-1686) encontró, en 1660, de manera serendípica el conducto paratiroideo al disecar la cabeza y la cara de un cordero. La descripción de las glándulas salivares y sus conductos de debe a Anton Nuck (1650-1692) y su obra *De Ducto Salivali Novo* (1686).

La obra más trascendente de esta época sobre la anatomía de las glándulas y sus funciones excretoras es la del inglés Thomas Wharton, quien publicó *Adenographia, sive Glandularum Totius Corporis Descriptio* en 1656. Allí enfatiza en que la única función de las glándulas es la secretoria. Niega que el cerebro, la lengua y el bazo sean glándulas. Descubre el conducto paratiroideo, describe de manera impecable la tiroides (y también el bocio tiroideo) y las suprarrenales; al analizar la glándula pineal —llamada así por los griegos por su forma de piña—, rechazó el argumento cartesiano de que ella era la sede del alma racional o *anima*. Modificó la antigua visión de que la glándula pituitaria era una simple estación de paso para el moco proveniente del sistema nervioso central, que supuestamente se descargaba a través de la lámina cribosa del etmoides en la nariz.[7] Los testículos en los hombres están bien descritos y su secreción, el líquido seminal, la concibe como una mezcla del «extracto arterial» y el líquido «más noble» de los nervios. Aunque no supo de la naturaleza de la secreción testicular, pensó que la procreación no se producía a menos que el líquido de los testículos se combinara con el de las vesículas seminales y la próstata. Los «testículos» en las mujeres, como denomina a los ovarios, tenían una función incierta, pero estaba claro para él que también eran necesarios para la reproducción. El texto de Wharton fue muy influyente hasta finales del siglo XVIII (Wharton, 1996; Cook, 1998).

Reinier de Graaf (1641-1673) —discípulo de Van Horne y de Sylvius— incrementó y aclaró el conocimiento anatómico de los órganos de la reproducción gracias a la publicación

7 De hecho, Konrad Víctor Schneider demostró luego en su monografía *Liber de Catarrhis Specialissimus* (1660) que el moco o pituita no era una secreción del cerebro —como se pensaba desde los griegos y que era una concepción esencial en la teoría humoral—, sino que se producía en la mucosa nasal.

de sus dos monografías: *Tractus de Virorum Organis Generationi Inservenientibus* (1668) y *De Mulierum Generationi Inservenientibus Tractatus Novus* (1672). En la primera describió los túbulos testiculares y los vasos espermáticos, usando inyecciones con mercurio. En la segunda detalló los ovarios, caracterizó por primera vez los folículos, y estableció sus relaciones con las trompas de Falopio y el útero. De allí que pudo demostrar de forma adecuada el mecanismo de la generación de los mamíferos (Ankum, 1996; Houtzager, 2000). En su tiempo otros anatomistas —como el famoso Riolano— no habían comprendido bien el papel de las trompas y asumieron que los ligamentos ováricos eran los oviductos que estaban conectados tanto a las trompas como a las arterias uterinas. De Graaf lo refutó de manera concisa: «Tampoco se encuentran allí los conductos que, según Riolano, salen de las trompas del útero. Es posible que él haya confundido las ramificaciones de las arterias espermáticas que van hacia los tubos con estos conductos» (De Graaf, 1972).

El aparato auditivo había sido bien explorado en el siglo XVI por los anatomistas Gabriel Falopio, Bartolomeo Eustaquio y Volcher Coiter. Joseph Du Verney (1648-1730) publicó en francés el *Traite de l'organe de l'oui'e, contenant la structure, les usages, et les maladies de toutes les parties de l'oreille* en 1663 y un año después en latín. A pesar de que no usó el microscopio, logró varios aportes novedosos: describió el tensor del tímpano y el músculo estapedio en detalle, y añadió un tercero, al que llamó músculo externo del martillo, pero que probablemente era el ligamento anterior; observó que los canales semicirculares ingresaban al vestíbulo a través de cinco aberturas y describió correctamente la cóclea; sin embargo, no reconoció bien las estructuras membranosas y supuso —de manera errónea— que el laberinto estaba lleno de aire, al igual que sus contemporáneos. Sus observaciones e hipótesis fisiológicas fueron interesantes. Postuló que la función de la trompa de Eustaquio era renovar el aire en el tímpano de vez en cuando, y no estuvo de acuerdo con la opinión generalizada de que la audición o la respiración se realizaban a través de la trompa. Pero observó que las personas sordas podían oír mejor si sostenían el mango de un instrumento entre los dientes.

Su teoría de la audición se anticipó —en parte— a la que Von Helmholtz propondría dos siglos después (Wallace Teed, 1936). Supuso que la lámina espiral era el cuerpo vibrante que conducía a la percepción del sonido, ya que por ella se conducían las ramas del nervio acústico. Creyó que los impulsos sonoros eran transmitidos al laberinto por la cadena de huesecillos y ponían en movimiento la lámina espiral ósea. Además, sostuvo que los impulsos también entraban a la cóclea a través de la membrana timpánica secundaria, y aumentaban el efecto de los que entraban por la ventana oval.

No obstante, el gran renovador del conocimiento del oído fue el italiano Antonio María Valsalva (1666-1723). Discípulo de Malpighi y maestro de Morgagni, luego de investigar durante dieciséis años y diseccionar más de mil oídos humanos, publicó su famosa obra *De Aure Humana Tractatus* en 1704. Fue el primero en describir claramente la anatomía, fisiología y patología del oído, y también en establecer su división en parte interna, media y externa, la cual se utiliza hasta la actualidad. Comprendió mejor que nadie las relaciones entre la trompa de Eustaquio (a quien dio el nombre), el oído medio y la nasofaringe. Se le deben las investigaciones sobre la función del tímpano, de los huesecillos del oído medio y de los canales semicirculares. Identificó los músculos del oído externo —ignorados por los investigadores anteriores a él— e inventó la maniobra que lleva su apellido (Meirelles, 2008; Fughelli, 2019a). El drenaje de un absceso cerebral o de una hemorragia traumática a través del oído le hizo pensar a Valsalva en la existencia de unos agujeros desconocidos, que conectaban el cerebro con las trompas de Eustaquio, y de allí con el oído y la nasofaringe. Por eso creyó que el aire saludable podría subir a las meninges y favorecer el drenaje del material infectado y de la sangre desde el cerebro y desde el oído medio cuando el aire se fuerza hacia adentro con las fosas nasales y la boca ocluidas. Entonces, refiere que «Si se vierte un fluido medicinal en la cavidad timpánica o en la zona de una llaga o en la porción externa del meato auditivo, y si con la boca y la nariz cerradas se intenta comprimir el aire el fluido manará copiosamente desde el meato auditivo» (Valsalva, 1704: 84).

Thomas Willis y el cerebro

El inglés Willis (1621-1675) fue el mejor anatomista del cerebro, además de un clínico famoso, defensor de la iatroquímica y de las teorías neurológicas de René Descartes. Uno de los fundadores de la Royal Society. Su obra más significativa es *Cerebri Anatome cui Accessit Nervorum Descriptio et Usus* (1664). Este texto —con las ilustraciones de Christopher Wren y la ayuda de Richard Lower— superó la neuroanatomía de Vesalio. Sus principales hallazgos y aportes fueron la explicación funcional de las arterias y sus anastomosis en la base del cerebro (el círculo de Willis); la descripción de la cápsula interna, el núcleo estriado, los pedúnculos cerebelosos, la comisura anterior, el claustrum, el núcleo olivar inferior, las pirámides, el tálamo, la estría terminal y los cuerpos mamilares; la clasificación moderna de los nervios craneales (I a IX); la identificación funcional del nervio espinal accesorio (XI); y una mayor exactitud en los detalles del sistema nervioso autónomo (origen craneal de los nervios simpáticos) (Hierons, 1962; Finger, 1994).

Además, planteó la hipótesis de la localización funcional cerebral: el cerebelo y los movimientos involuntarios; la corteza cerebral y los movimientos voluntarios; la sustancia blanca como lugar de la memoria; la sustancia gris asociada al control de la memoria, la voluntad y la imaginación; la zona estriada con un papel esencial en la sensibilidad y la coordinación de los movimientos. Acuñó el término *neurología* en la medicina occidental. Como clínico, identificó el sabor dulce de la orina de los diabéticos y le dio el nombre de «Diabetes Mellitus» a la entidad (Mejía Rivera, 2023a); asoció el espasmo bronquial al asma y describió la hiperacusia y la miastenia gravis (Hughes, 1991; Arráez-Aybar, 2015). El espíritu moderno de Thomas Willis quedó reflejado en el prefacio de su *Anatomía cerebral*:

> Decidí no basar mi fe en las opiniones recibidas de otros, ni en las sospechas y conjeturas de mi propia mente, sino creer en el futuro en la Naturaleza y en las demostraciones oculares. Por lo tanto, a partir de entonces me dediqué por completo al estudio de la anatomía y, como principalmente investigaba las funciones y usos del cerebro y su apéndice nervioso, me entregué a la disección intensa de cerebros, especialmente para inspeccionar tanto como pudiera con frecuencia y seriedad los contenidos. (Willis, 1684)

Otros anatomistas y descubrimientos

El belga Adrian van Spieghel (1578-1625) describió el lóbulo caudado del hígado en su atlas anatómico *Humana Corporis Fabrica Libri Decem* (1627); el alemán Johann Vesling publicó su *Syntagma Anatomicum* (1647) y logró la correcta representación de la vena porta dividiéndose en sus dos ramas principales en el hígado; el inglés Francis Glisson (1598-1677), profesor en Cambridge, publicó el primer tratado completo dedicado al órgano con el título *Anatomia Hepatis* (1654) en el que realizó la primera descripción exacta de la cápsula hepática recubriendo el sistema venoso portal, y también estableció la conexión entre este y la vena cava inferior; para ello, inyectó con agua y leche las venas y removió el tejido hepático.

El suizo Johann Conrad Peyer describió los nódulos linfáticos del intestino delgado en su obra *De Glandulis Intestinorum* (1677); por otro lado, el suizo Johann Conrad Brunner descubrió las glándulas duodenales en su libro *Glandulae*

Duodeni seu Pancreas Secundarium, in Intestino Duodeno Hominis Primùm (1687). Tanto Peyer como Brunner pensaron que estas estructuras producían un jugo similar al pancreático, que ayudaba a la digestión de los alimentos. De hecho, Brunner las llamó «pancreas secundarium» (Brunner, 1715: 127). Reinier de Graaf inició el estudio del jugo del páncreas al generar una fístula pancreática temporal en un perro.

El italiano Giulio Casserio (1552-1616), discípulo de Fabricio de Aquapendente, evidenció los músculos y los cartílagos de la laringe en su obra *De Vocis Auditusque Organis Historia Anatomica* (1600); también describió el nervio musculocutáneo del brazo, la fontanela mastoidea, y en su publicación póstuma, el atlas *Tabulae Anatomicae* (1627), aparece el mejor grabado conocido y la descripción detallada del cuerpo calloso, la glándula pineal, el acueducto cerebral, el tálamo y la aracnoides. Los grabados en cobre —noventa y siete ilustraciones— fueron realizados por Francesco Valesio e inspirados en el pintor Odoardo Fialetti, miembro de la escuela de Tintoretto.

Marcello Malpighi y la anatomía microscópica: del sistema capilar a la arquitectura renal

Malpighi (1628-1694) nació en Crevalcore, cerca de Bolonia, y murió en Roma. Hijo de un granjero acomodado, estudió filosofía y medicina en la Universidad de Bolonia; se graduó en ambas en abril de 1653. Tuvo como maestro destacado a Bartolomeo Massari, quien tenía un grupo de disección y vivisección de animales. Allí aprendió el arte de la anatomía comparada (Foster, 1903). Inició su actividad docente en 1656 como lector de lógica en Bolonia, pero en 1659 fue nombrado profesor de la cátedra de Medicina Teórica en la Universidad de Pisa. Allí estaría durante tres años y fue fundamental para él conocer a Giovanni Alfonso Borelli, quien lo inició en el conocimiento de la obra de Galileo y en la fisiología mecanicista de René Descartes (Ghosh, 2018; Fughelli, 2019).

Además, lo hizo miembro de la Academia del Cimento, fundada en Florencia, en la que intelectuales y filósofos naturalistas discutían las implicaciones culturales de los descubrimientos de la nueva física y de la cosmología galileana. Pero lo trascendental para su vida es que fue allí en donde conoció el microscopio compuesto y lo comenzó a utilizar en sus investigaciones anatómicas. Volvió a su ciudad natal, pero luego fue nombrado titular de la cátedra de Medicina Práctica en Messina; tras cuatro años ejerciendo allí, retornó a Bolonia y comenzó a publicar sus hallazgos con los que revolucionaría el saber de las estructuras del cuerpo.

Pese a que su horizonte conceptual partió de la iatromecánica y el atomismo democritano (Piccolino, 1999), su énfasis en la observación lo llevó a conclusiones novedosas que superaron las teorías iniciales y, por ello, él se apartó del estricto modelo mecanicista y matemático derivado de Borelli y también de la fisiología mecanicista de Descartes. Aunque los órganos animales y humanos tenían analogías con la máquinas, ciertas funciones de la materia viva poseían sus propias leyes morfológicas. Ese espíritu de no atarse a ningún dogma teórico e indagar en la observación de la naturaleza lo plasmó en la introducción de su *Opera Posthuma*:

> Los conceptos humanos son tan falaces cuando no se derivan de las enseñanzas de la Naturaleza que sería mejor que investigáramos por nosotros mismos el cuerpo de los animales o de los hombres, en lugar de confiar en lo que está escrito en los libros. (Malpighi, 1697)

En 1661 publicó las epístolas *De Pulmonibus Observationes Anatomicae* y *De Pulmonibus Epistola Altera*, dirigidas a su amigo y maestro Borelli, y en las que revela dos de sus principales descubrimientos: la existencia de los capilares que unen las arterias y las venas, y que confirman la circulación de la sangre (Pearce, 2007); y que la estructura del pulmón no es parenquimatosa, sino que está conformada por estructuras vesiculares —similares a panales de abejas—

repletas de aire (West, 2013). Esto transformaría para siempre la fisiología de la respiración (Wilson, 1960). Por ejemplo, en el siguiente fragmento, se muestra la descripción del sistema capilar hallado en los pulmones de una rana y confirmado en los de una tortuga.

> Yo observé la sangre que pasaba a través de las arterias en finísimas corrientes, como si fuera una inundación, y pude haber creído que ella caía en un espacio vacío y era de nuevo recogida por un vaso abierto; pero esta opinión se vio objetada por el hecho de que el movimiento de la sangre era tortuoso y se distribuía en diversas direcciones, para volver a reunirse en un sitio determinado. Mi duda se convirtió en certeza por el pulmón reseco de una rana que había conservado en forma apreciable lo rojizo de la sangre en finísimos trazos, identificados luego como vasos, donde con la ayuda de una lente vi que en vez de puntos dispersos eran vasos unidos en forma de anillo. Y es tan sinuoso el recorrido de estos vasos, cuando se originan en este lado de las venas y en el otro de las arterias, que ya no conservan una dirección rectilínea, y forman una red con las prolongaciones de esos dos vasos. Esta red, además de ocupar toda la superficie, se extiende a las paredes, y está sujeta a los vasos que salen, según pude apreciar, en mayor número pero con mucha dificultad, en el oblongo pulmón de la tortuga, que posee en forma análoga un carácter membranoso y transparente. Es por lo tanto claro a los sentidos que la sangre fluye a través de vasos sinuosos y, en vez de ser vertida en los espacios, está siempre contenida en tubos, debiéndose su dispersión a las múltiples arrolladuras de sus vasos. De la simpleza que la naturaleza emplea en todas sus obras, se puede deducir de este resultado que la red que yo una vez creí que era de carácter nervioso es en realidad un vaso adherido a las vesículas y cavidades, que lleva y trae la masa de la sangre, y a pesar de que en los pulmones de los animales más perfectos parece a veces que un vaso es discontinuo y que se abre en el

> centro de la red de anillos es, sin embargo, probable, como en la rana y la tortuga, que el vaso en cuestión se siga prolongando y reduciendo a vasos más pequeños que forman una red y que debido a su extrema finura escapen a nuestros sentidos. (Malpighi, 1661: 5-6)

Otros hallazgos importantes de Malpighi fueron la descripción en su tratado titulado *De Renibus* (1666) de los glomérulos renales, a los cuales denominó «minimae glandulae» (glándulas diminutas) y que luego fueron nombrados como los «corpúsculos renales de Malpighi»; además, concibió al riñón como una glándula con una función secretora y excretora, identificando también los túbulos renales (Fogazzi, 1997). También consideró al hígado, bazo y cerebro como órganos «glandulares», que para él equivalían a «máquinas secretoras» como cedazos por los cuales los distintos fluidos y partículas corporales circulaban y se depuraban de toxinas (Gross, 2011). Identificó las papilas gustativas de la lengua, las terminaciones táctiles en la piel, la materia blanca y gris del cerebro (Meyer, 1967), los glóbulos rojos de la sangre y su participación en la coagulación; refutó la existencia de una bilis amarilla y otra negra; y demostró que la bilis tenía una única coloración, producida por el hígado y no por la vesícula biliar (Romero, 2011); detalló los nódulos linfoides del bazo y fue un pionero en el estudio de la anatomía de las plantas.

Sus investigaciones embriológicas fueron las más importantes del siglo XVII y algunos de sus descubrimientos solo fueron superados hasta finales del siglo XIX. En sus libros *De Ovo Incubatio* (1673) y *Dissertatio Epistolica Deformatione Pulli in Ovo* (1675) (*Disertación epistolar sobre la formación de la gallina en el huevo*), estudió la formación del embrión desde que aparece como una mancha fecundada hasta su desarrollo pleno. Describió —de manera acertada— los arcos aórticos, el surco neural, el repliegue cardiaco y las vesículas cerebrales y ópticas, entre otras estructuras. Aunque numerosos historiadores de la medicina han afirmado que defendió la teoría preformacionista del embrión, el máximo erudito de su obra embriológica, el médico Howard Adelmann, indicó que él nunca tomó partido de manera explícita en la polémica entre el preformacionismo y el epigenismo, y agregó:

> Ciertamente, la noción de cambio y desarrollo progresivos está implícita en sus descripciones del sistema nervioso central y el corazón, en diversas etapas. Sin embargo, en ninguna parte deja claro cómo el corazón tubular que describe en el embrión se convierte en el corazón de cuatro cámaras del adulto, pero seguramente sería una reflexión injustificada sobre su inteligencia suponer que imaginó el corazón embrionario como el corazón adulto en miniatura. (Adelmann, 1967, vol. 1: 885)

De hecho, Adelmann piensa que no solo no fue preformacionista, sino que se acercó más a la teoría de la epigénesis en el desarrollo del embrión.

La vida académica y científica de Malpighi fue difícil porque los galenistas italianos lo atacaron de manera despiadada escribiendo panfletos en su contra e, incluso, llegaron a golpearlo e incendiarle su casa. En 1691, su antiguo paciente, el cardenal Antonio Pignatelli, fue designado como el papa Inocencio XII y lo llevó a Roma como su médico personal (Bresadola, 2011). En julio de 1694, sufrió un episodio de apoplejía moderada, y un segundo evento cerebrovascular sufrido el 28 de noviembre del mismo año le provocó la muerte. Malpighi contribuyó de forma esencial a la revolución científica de su tiempo (Bertoloni, 2011) y comprendió la importancia de los nuevos inventos:

> Al conocimiento de la naturaleza se llega más fácilmente con el sentido ayudado por el arte, por medio de los valiosos instrumentos descubiertos en el presente siglo, que con dos miradas del inmortal Galileo ha descubierto más de lo que todos los milenios pasados han contemplado. (Malpighi, 1700: 184)

Existió una dicotomía y brecha conceptual entre los nuevos conocimientos anatómico-fisiológicos y el ejercicio de la medicina. La aniquilación de la teoría hepatocéntrica del órgano hematopoyético primordial, la teoría de la circulación de la sangre, la demostración del sistema capilar, la duda en los espíritus animales y el escepticismo creciente ante la existencia de humores separados y en equilibro, como del calor innato del corazón, contrastan con la clínica y la terapéutica del siglo XVII, que siguieron siendo galénicas; de allí la insistencia de los médicos en aplicar sangrías, purgas y enemas. Esta falta de sustentación científica de la práctica médica fue percibida por los enfermos y la ciudadanía. La desconfianza y el rechazo al gremio de los médicos quedarían bien plasmados en las obras literarias de varios autores como Molière y Quevedo.

Observaciones de anatomía patológica

En su obra *El diagnóstico clínico,* Laín Entralgo señala que «En la literatura médica de los siglos XVI y XVII ocupan un lugar muy honorable las colecciones de historias clínicas (*observationes*) seguidas de protocolo de autopsia» (Laín Entralgo, 1982: 36). Con ello enfatizaba en que todavía no se había llegado a la anatomía patológica científica, en la que la lesión interna del cuerpo era comprendida de una forma sistemática, primordial y causal con relación a la nosología. Se iba de la clínica a la lesión anatómica y no del hallazgo central de patología a su correlación semiológica. Además, apenas se estaban conociendo los órganos y las estructuras sanas, y sus «desviaciones» eran difíciles de apreciar y valorar. No obstante, en ocasiones se dieron asociaciones y descubrimientos significativos que fueron preparando el terreno para llegar a la madurez de la obra de Morgagni en el siglo siguiente.

Entre las «observaciones» más acertadas, realizadas —en ocasiones— por los mismos médicos, anatomistas y fisiólogos que ya hemos mencionado, se encuentra el trabajo de William Harvey, quien describió la hipertrofia cardiaca por insuficiencia aórtica y la ruptura de corazón. Por otro lado, en sus *Observationes Medicae* (1641), Nicolás Tulp realizó la mejor descripción de un carcinoma de vejiga, relacionó el hallazgo *post mortem* de una fístula vésico-intestinal con la salida de orina por el recto en vida del paciente; también realizó semblanzas del cáncer de esófago, la espina bífida, los quistes ováricos, la hidrocefalia, los tumores oculares, la gangrena de miembros inferiores. De igual manera, Marco Aurelio Severino (1580-1656) en su texto *De Recondita Abscessuum Natura* (1632) —primer libro de patología quirúrgica— detalló los tumores genitales masculinos y femeninos, los sarcomas óseos gigantescos, y clasificó los tumores de mama en cuatro grupos, tratando de diferenciar los benignos (*strumae*) y los malignos (*scirrhis*). Otras «observaciones» son las de Johann Jakob Wepfer (1620-1695), quien fue pionero en el estudio de las lesiones anatómicas de la apoplejía, descritas en su texto *Observationes anatomicae ex cadaveribus eorum quos sustulit apoplexia* (1658); y Richard Lower, quien, en *Phthisiologia* (1689), caracterizó los nódulos caseosos pulmonares y las ulceraciones renales de la tuberculosis.

También se conoce a Theóphile Bonet (1620-1689), quien nació en Ginebra y se doctoró en Medicina en 1643 en Bolonia. Se dedicó a la práctica médica y en 1675 se retiró por un accidente que lo condujo a una sordera bilateral completa. Entonces, decidió recopilar todas las historias clínicas acompañadas de las autopsias, que existían en la literatura médica de todas las épocas. Le agregó su propia experiencia a cerca de trescientos casos de un total de 2934 pertenecientes a 496 médicos. El resultado fue un texto de 1700 páginas titulado *Sepulchretum sive Anatomia Practica ex Cadaveribis Morbo Denatis* (1679). La segunda edición apareció en el año de 1700, editada y revisada por el médico Johannes Jacobus Mangetus. La obra estudia desde la cabeza hasta los pies, con subdivisiones a partir de los síntomas de los enfermos vivos y no de los hallazgos patológicos del cadáver. Los aportes científicos de esta monstruosidad bibliográfica barroca son pobres, y el valor histórico del libro radica en recuperar el material de la antigüedad y haber estimulado a Morgagni a escribir su obra magna (Irons, 1932; Buess, 1951).

Asimismo, Pietro de Marchetti (1598-1673), profesor en Padua, recopiló en *Observationum Medico-Chirurgicarum Sylloge* (1664) alrededor de cincuenta casos en los que sobresale la descripción de un aneurisma aórtico —posiblemente sifilítico— en un docente universitario que padeció de pulsaciones anormales en la región izquierda del tórax durante más de una década. Finalmente, otras obras similares son el *Specilegium Anatomicum* de Theodore Kerkring (1640-1693), y *Anatomia Practica* de Steven Blankaart (1650-1702) (Long, 1965; Sacino, 1967).

5
Rembrandt van Rijn y la lección de anatomía del doctor Tulp

El artista holandés Rembrandt (1606-1669) pintó su famoso cuadro *La lección de anatomía del Dr. Nicolaes Tulp* (Fig. 5) en 1632. Tenía 25 años y había llegado un año antes desde Leiden a Ámsterdam. La ciudad se había convertido en un emblema del éxito social, cultural y económico de una comunidad protestante que albergaba a cientos de exiliados librepensadores provenientes de la Europa dominada todavía por el espíritu persecutor de la contrarreforma católica y su peligroso brazo de la Inquisición. Este contexto histórico se ve reflejado en la composición del óleo del artista y ha eternizado lo que significó la anatomía humana y la ciencia de su época.

El cuadro fue el primer encargo importante que él tuvo. El Colegio de Cirujanos quería una obra que «inmortalizara» la fama de sus cirujanos y del «prelector» de la ciudad que tenía la función de enseñar y evaluar a los miembros del Colegio. La obra representa un acontecimiento concreto: el día 31 de enero de 1632 murió condenado a la horca el delincuente de 41 años Adriann Adriaanszoom. Su cuerpo fue donado al Colegio para que se realizara una disección pública de su cadáver a cargo del doctor Nicolás Tulp (su nombre verdadero era Claes Pietersz). Esto se hacía en el «Teatro anatómico» una vez al año —en el invierno— y era un espectáculo social: se vendían entradas a precios altos, estaban invitadas las autoridades políticas y, luego de la disección (que duraba tres días), había una comida y se acompañaba de música y bebidas. Sin embargo, el evento tenía un tono de solemnidad; antes de iniciar la disección y al final de ella se guardaba un minuto de silencio y durante el procedimiento no se aceptaban gritos o comentarios disonantes.

Ahora bien, Rembrandt no pintó un «retrato fiel» de lo sucedido, sino realizó una obra que desde el naturalismo de los personajes muestra alegorías y símbolos que aluden a la nueva filosofía de su tiempo y a la anatomía moderna. De hecho, Rembrandt pinta su obra en contraste con la famosa ilustración del *Fasciculus Medicinae* (1507) de Khetam, que representa la anatomía galénica medieval en la cual el profesor Mondino de Luzi está sentado arriba leyendo la obra anatómica de Galeno y abajo un prosector se dispone a abrir un cadáver para señalar lo que él describa; mientras, alrededor varios acompañantes hablan entre sí y ni siquiera miran el cuerpo muerto. Rembrandt desaparece al prosector; es el profesor Tulp quien manipula el cuerpo y enseña los detalles a los observadores, que guardan gran atención a sus palabras y a las estructuras anatómicas del antebrazo cogidas con sus pinzas. Un grueso volumen de anatomía está abierto en un atril, pero a los pies del muerto y ninguno lo está viendo ni leyendo. Se enseña lo que se observa, no lo que está descrito en el libro.

El cuadro está repleto de alegorías, guiños culturales y científicos que han venido siendo estudiados por una legión de eruditos e historiadores (Heckscher, 1958; Schupbach, 1982; Mee, 1988; Bal, 1991; Hansen, 1996). Sintetizaremos lo más fundamental y válido a partir de la observación y contextualización histórica.

La obra es un montaje alegórico. Las disecciones comenzaban el primer día por el abdomen y se extraían sus órganos internos; el segundo día se estudiaba el cerebro y se extraía; el tercer día se disecaban los miembros superiores e inferiores. ¿Por qué Tulp comienza por el miembro superior izquierdo? ¿Qué está enseñando? Él muestra los músculos flexores y al jalarlos vemos el movimiento de los dedos de la mano.

El brazo no pertenece al cadáver, está superpuesto, su tamaño y grosor son mucho más grandes que el brazo derecho. En realidad, es una pieza dibujada de un atlas anatómico o calcada de una estructura anatómica disecada. Durante varias décadas diversos estudiosos pensaron que existía un error anatómico: el músculo flexor se insertaba en el epicóndilo lateral y debía hacerlo en el epicóndilo medial del húmero. El cirujano Frank Ijpma disecó el miembro superior de un cadáver siguiendo en detalle los pasos de Tulp, y observando de nuevo la pintura concluye:

> En esta posición, el epicóndilo lateral del húmero está alejado del cadáver y, por tanto, no es visible en la pintura. El Dr. Tulp muestra los músculos flexores del antebrazo que se originan en el epicóndilo medial del húmero. La intersección de los tendones flexores superficiales y profundos es claramente visible en los dedos. El supuesto error anatómico acerca del epicóndilo lateral del húmero como origen de los músculos flexores en las pinzas del Dr. Tulp debe abandonarse con respecto a la posición del antebrazo disecado en la pintura. (Ijpma, 2006: 888)

El doctor Tulp conocía a fondo la obra anatómica de Andrés Vesalio y era considerado el «Vesalio de Ámsterdam». Luego es de suponer que Rembrandt lo quiso inmortalizar así. El antebrazo que diseca Tulp evoca la ilustración del libro séptimo de *De Humani Corporis Fabrica* en la que Vesalio sostiene y muestra un antebrazo y los músculos. No obstante, mientras ese antebrazo es una evidencia de la anatomía descriptiva del bruselense, el miembro que estudia Tulp y la demostración del movimiento de los flexores es la evolución anatómica de su siglo: la anatomía funcional (Afek, 2009). La obra del cuadro debe ser la obra vesaliana. Incluso, Aldersey-Williams refiere, en su magnífico libro *Anatomies. A Cultural History of The Human Body*, que un anticuario fue a la casa del pintor unos días antes de su muerte y encontró allí «cuatro brazos y piernas desollados y anatomizados por Vesalio» (Aldersey-Williams, 2013: 6).

En otro contexto, la mano es el órgano que simboliza la sabiduría divina regalada a los seres humanos. Con la mano surgen los inventos y estos modifican a la naturaleza. La deidad del siglo XVII se revela desde la lejanía en la complejidad y la perfección de los cuerpos. Por eso la anatomía engrandece a una nueva imagen de Dios que ha creado sus criaturas con mecanismos asombrosos que los investigadores van descubriendo. No en vano, uno de los grandes orgullos del Dr. Tulp fue encontrar y describir la válvula ileocecal. También fue autor del libro *Observationes Medicae* (análisis de las historias clínicas y respectivas autopsias de 231 pacientes) y del manual de terapéutica *Pharmacopea Amstelredamensis* (Goldwyn, 1961).

El cadáver de Adriann también refleja la influencia de la fisiología mecanicista cartesiana en Rembrandt: el cuerpo es una máquina que está regida por las leyes de la física. Sin el alma, este se transforma en un objeto científico que debe ser estudiado con la atención que los observadores ponen a las explicaciones racionales de Tulp (Wright, 2007; Steiner, 2010). Rembrandt conoció la obra *Las pasiones del alma* (1649) de René Descartes, y en su cuadro *La lección de anatomía del doctor Joan Deijman* (Fig. 6) de 1656 es más evidente la presencia del pensamiento del filósofo; el cadáver de otro delincuente —Joris Fonteyn— ha sido ya abierto en el abdomen y se nos muestra el momento en que el Dr. Deijman levanta el cuero cabelludo y ante el cerebro desnudo sus manos parecen estar buscando algo. La mirada de su ayudante —Gijsbert Kalkoen—, con la bóveda craneana en su mano izquierda, es una mezcla de temor y expectación. ¿Qué esperan al hurgar dentro del cerebro? Quizá encontrar la glándula pineal, a la cual Descartes le atribuyó el don único de conectar el alma con el cuerpo humano.

No obstante, los dos cadáveres de las lecciones de anatomía de Rembrandt también reflejan, en medio de su condición de objetos inertes de carne y huesos, una cierta aura de misterio. La exquisita técnica del tenebrismo de Rembrandt evidencia su admiración por Caravaggio. Las sombras sobre ambos rostros invitan a una meditación sobre la muerte humana. De hecho, los eruditos han visto que la posición del cadáver de Adriann evoca al Jesús fallecido del cuadro *Lamentación sobre Cristo muerto* de Andrea Mantegna. Entonces, los cuerpos límpidos de las lecciones de anatomía, a pesar de ser expresiones seculares de la nueva ciencia, guardan los símbolos de lo que significa el *memento mori* y se explica la teatralización de las autopsias como una manera de invitar a los ciudadanos a que recordaran que también morirían algún día.

La temática artística de las «lecciones de anatomía» se convirtió en una expresión popular de este tiempo y basta recordar a otros pintores que la aplicaron, como Pietersz (1603), Keiijzer (1619), Eliasz (1625), Backer (1670), Neck (1683), entre otros (Baljet, 2000). Sin embargo, la perfección pictórica de Rembrandt es insuperable. Los dos muertos de sus lecciones anatómicas han quedado en la memoria de la humanidad, representando una época que inició el camino de la secularización científica, pero que nunca extinguirá por completo el misterio de la muerte humana. De hecho, la fascinación por *La lección de anatomía del Dr. Nicolaes Tulp* sigue siendo inagotable, y el gran escritor contemporáneo W. G. Sebald especula, en su inclasificable obra *Los anillos de Saturno* (2008), que en la fecha memorable en la que se realizó la disección debieron estar, entre los ansiosos espectadores, el médico y escritor Thomas Browne y el filósofo Descartes.

6
La microscopía

La invención del microscopio compuesto y también la mejoría en la magnificación de las lentes del microscopio simple abrió un nuevo mundo en el siglo XVII. Como ya hemos visto, estimuló la ruptura con la visión aristotélica de una materia homogénea y continua; permitió la reincorporación del atomismo griego y la constitución de un modelo corpuscular renovado cuyo movimiento mecánico se explicaba con las leyes de la nueva física y la matemática. Sin embargo, en los comienzos se rechazó a los microscopistas con el argumento de que veían más con los ojos de su imaginación. Además, las aberraciones cromáticas de los primeros microscopios llevaban a confusiones entre ellos mismos. Instituciones científicas como la Academia Linceana (1603) reafirmaron no solo la existencia de un mundo invisible que se hacía visible por medio del microscopio, sino validaron la interpretación de sus hallazgos a la luz de la nueva ciencia. No en vano, la denominación de «lince», acuñada por su fundador Federico Cesi, nació de la figura mitológica de Linceo, uno de los héroes de los argonautas que tenía una visión lejana prodigiosa y era capaz también de penetrar y ver en el interior de las cosas (Emerton, 1984; Wilson, 1995; Lüthy, 1996)

El pionero en el uso médico del microscopio fue Pierre Borel (1620-1671), matemático y clínico francés, quien en su libro *Historiarum et Observationum Medico-Physicarum* (1653) refiere —en la «Centuria III, Observatio IV» titulada *Infecta Baleniformia in Sanguine Humano*— que

> Animales con forma de ballenas o delfines nadan en la sangre humana como en un océano rojo. Se puede

> suponer que estas criaturas (ya que ellas mismas carecen de pies) fueron formadas para el uso corporal de los animales más perfectos en los que están contenidas, y que debían consumir los elementos depravados de la sangre. (Borel, 1653: 198)

En una obra posterior titulada *Observationum Microscopicarum Centuria* (1656), describió las estructuras del corazón, los testículos, los riñones, el hígado y los pulmones, el material pustuloso de la varicela, la descarga venérea de la blenorragia, y afirmó, con acierto premonitorio: «Estos microscopios podrán utilizarse en nuevas materias como la observación de los signos de enfermedad» (Borel, 1656: 89). Por ejemplo, el alemán August Hauptmann fue el primero en dibujar el *Acarus Scabiei*, en su obra *Warmer Bad und Wasser Schaltz* (1657), luego de observarlo en el microscopio, pero sin relacionarlo con la sarna (Singer, 1914).

Athanasius Kircher (1602-1680) —sabio jesuita alemán— fue un auténtico polímata. Escribió más de cuarenta obras en diversos campos del conocimiento: la lingüística, la geología, la vulcanología, el magnetismo, la música, la matemática, la óptica, el mundo oriental (China), los jeroglíficos egipcios, el hermetismo (Gómez de Liaño, 2019). No es gratuito que haya sido admirado, en nuestro tiempo, por autores como Borges, Italo Calvino y Umberto Eco. En la medicina sobresalen sus investigaciones microscópicas. En su libro *Ars Magna Lucis et Umbrae* (1646) usó el microscopio simple para detectar y describir los «gusanos» de la putrefacción de la carne, la leche y el queso.

Su tratado *Scrutinium Physico-Medicum 'Contagiosae' Luis 'Quae' Pestis Dicitur* (*Examen físico-médico de la contagiosa pestilencia llamada peste*), publicado en 1658, lo hizo merecedor de un lugar en la historia de la medicina. Allí describe el brote de peste ocurrido en Roma en el período 1556-1557. Detalla los síntomas y signos de numerosos enfermos; luego toma muestras de sangre de ellos; y, utilizando al parecer un modelo de microscopio simple de alta resolución —o quizá uno de los primeros microscopios compuestos— elaborado por Eustachio Divini, que según el mismo Kircher «magnificaba en mil aumentos» (Findlen, 2022: 12), encontró los «contagium animatum». Es decir, los bacilos y postuló que eran los causantes de la enfermedad.

Entonces, fue el primero en señalar el origen infeccioso de la peste bubónica y de cualquier enfermedad humana, pues en la teoría renacentista del «Contagio» de Fracastoro las «semina morbi» no eran entidades vivas. Aunque es cierto que Kircher pensó que estos «contagium animatum» habían surgido por generación espontánea de la putrefacción de los humores corporales.

> Que los «animata efluvia» están compuestos de corpúsculos vivos invisibles es evidente por la multitud de gusanos que suelen salir en enjambre de los mismos cuerpos. Algunos crecen lo suficiente como para ser vistos; otros permanecen invisibles. En número, igualan a los corpúsculos o partículas que componen el efluvio, que en verdad son incontables. (Kircher, 1671: 95)

La mayoría de historiadores de la medicina han afirmado que, en realidad, Kircher debió observar glóbulos rojos o secreción purulenta, pues era imposible que con un microscopio de «treinta y dos diámetros de ampliación» pudiera ver los bacilos de la peste (Torrey, 1938; Major, 1939; Findlen, 2004). A excepción de Garrison (1921), nadie le creyó o desconocieron su testimonio de los «mil aumentos», el cual sin duda fue una exageración. Sin embargo, lo fundamental no es si los «contagium animatum» que identificó eran o no los bacilos, sino que estableció una relación causal etiológica entre un microorganismo vivo y la generación de la patología. Su hipótesis correcta anticipó los descubrimientos de la «teoría del germen» de finales del siglo XIX y comienzos del siglo XX.

Anton van Leeuwenhoek (1632-1723) nació en Delft (Holanda), en una familia modesta de fabricantes de cestos y cerveza. Huérfano de padre, a los dieciséis años viajó a Ámsterdam en calidad de aprendiz del negocio de los paños. Regresó a su ciudad natal seis años después, se casó y tuvo cinco hijos con Barbara de Mey; abrió un almacén de telas y debió complementar su trabajo siendo el conserje del Concejo Municipal, luego inspector de vinos y agrimensor de tierras. No estudió en la universidad y, por tanto, jamás aprendió latín (Dobell, 1932; Robertson, 2016). Vivió a pocas cuadras de la casa del pintor Vermeer, pero al parecer nunca se conocieron, aunque él fue albacea de la herencia del pintor cuando murió (Snyder, 2017).

La afición de Leeuwenhoek por la talla y el pulimiento de lentes lo condujo a convertirse, de manera autodidacta, en inventor de poderosos microscopios simples de lentes biconvexas, con cristales de cuarzo, que fue perfeccionado hasta alcanzar aumentos de 274 diámetros y construir cerca de quinientos aparatos. Su celo ante la técnica de construcción lo llevó a mantener en secreto, durante varias décadas, los detalles de su elaboración. Pero lo que hizo público fue el resultado de sus miles de observaciones —inspirado en la *Micrographia* de Hooke— y luego sus descripciones y dibujos de lo visto. En 1673 —gracias a la traducción de Reiner de Graaf del holandés al latín—, envió la primera «carta» de sus hallazgos a Henry Oldemburg, secretario de la Royal Society de Londres y comenzó a ser publicado en la revista *Philosophical Transactions*. Su última «comunicación» —de casi cuatrocientas— la hizo unos meses antes de su muerte. En estos cincuenta años él realizó múltiples descubrimientos y los más importantes para la medicina fueron, entre otros, los siguientes: los glóbulos rojos sanguíneos, los espermatozoides, los capilares, el cristalino, la fibra muscular estriada, las capas epidérmicas, microrganismos de la flora intestinal normal, las bacterias (animálculos, *Kleijne dierkens*) identificadas por los dibujos como probables espiroquetas, tricobacterias, selenomonas, protozoos (Giardias). Reconoció el mecanismo reproductivo de la partenogénesis en los áfidos de las rosas. Rechazó la teoría de la generación espontánea y propuso que todos los seres vivos surgían de los espermatozoides del macho (Meyer, 1937; Porter, 1976; Ruestow, 1983; Davis, 2022; Robertson, 2023). Este mundo nuevo de minúsculos seres y estructuras lo visibilizó usando su propio cuerpo (sarro dentario, materia fecal, piel, saliva, lágrimas) y su casa (agua de la bañera, moho de las paredes, óxido de las tuberías, pantano de las tejas del techo).

Es decir, Leeuwenhoek hizo real la intuición poética de William Blake: «Para ver el mundo en un grano de arena, / Y el Cielo en una flor silvestre, / Abarca el infinito en la palma de tu mano / Y la eternidad en una hora» (Blake, 2009). En 1680, la Royal Society lo hizo miembro honorario. Filósofos y realeza lo visitaban en su casa y se deslumbraban ante los maravillosos ojos de las abejas o las moscas. Intercambió correspondencia con genios de su época como Leibniz, Boyle y Hooke. Sus cartas fueron reunidas, traducidas al latín, y publicadas en 1695, con el título de *Arcana Naturae Detecta*.

Jan Swammerdam (1637-1680) nació en Ámsterdam y estudió medicina en Leiden y París. Fue seguidor de la filosofía mecanicista cartesiana desde los tiempos estudiantiles; ello se vio reflejado en sus descubrimientos y detalles microscópicos de los glóbulos rojos (1658), las válvulas de los linfáticos (1664) y la estructura del ovario (1672). Publicó el *Tractatus Physico-Anatomico-Medicus de Respiratione Usuque Pulmonum* (1669) donde aportó al movimiento de los pulmones y al mecanismo de la respiración. Además, proporcionó la prueba forense de la docimasia, en la cual si los pulmones de un feto flotan en el agua, significa que nació vivo y murió después. Ahora bien, su obra más importante fue *Historia Insectorum Generalis* (1669) con la revelación de las inéditas estructuras microscópicas de las hormigas, abejas, moscas, pulgas, etcétera; y, en especial, describió las etapas del desarrollo embrionario de estas criaturas, adhiriéndose a la teoría preformacionista. Inventó también una técnica de inyección de cera líquida para estudiar mejor los órganos. A los cuarenta años tuvo una crisis religiosa y abrazó las ideas de la mística Antoinette Bourignon, quien le aconsejó abandonar la ciencia y dedicarse a la contemplación de la «imitación de Cristo». En 1733 el clínico Boerhaave reeditó su trabajo sobre los insectos, agregándole 53 láminas dibujadas por Jan, con el título *Bybel der Natuure of Historie der Insecten* (*Biblia de la naturaleza. Historia de los insectos*) (Schierbeek, 1967; Fournier, 1990; Cobb, 2000).

Robert Hooke (1635-1703) fue un inventor genial, experimentador de planta de la Royal Society, empleado de Robert Boyle, que contribuyó a campos del conocimiento tan diversos como lo fueron la astronomía, la física, la química, la óptica y la medicina: fisiología de la respiración y la circulación, mecanismos de contracción muscular, estructuras fibrilares, musculatura vesical, análisis químico de la orina, estudio de la visión y la audición, análisis bioquímico del gusto, fisiología de la olfacción, defectos de refracción ocular, y la idea anticipatoria de la auscultación cardiaca (Middleton, 1927). También fue un polemista feroz y susceptible, con ciertos rasgos paranoides, que lo incitaron a denunciar a Newton porque supuestamente le había «hurtado» la formulación de la «ley de gravitación universal» (Inwood, 2002; Jardine, 2004; Gest, 2005; Lawson, 2020).

Construyó el más sofisticado microscopio compuesto de su tiempo, superando los modelos existentes. El resultado se vio reflejado en la publicación de su monumental tratado *Micrographia. Some Physiological Descriptions of Minute Bodies Made by Magnifying Glasses with Observations and Inquiries Thereupon* (1665) (*Micrografía o Algunas descripciones fisiológicas de los cuerpos diminutos realizadas mediante cristales de aumento con observaciones y disquisiciones sobre ellas*). Describe mejor que nadie los tejidos anatómicos orgánicos y las estructuras del corcho, de donde nacerá el término *célula*, como en el siguiente fragmento, clave en la historia de la microscopía, que aparece en la «Observación XVIII. De la estructura o textura del corcho y de las celdas y poros de algunos otros cuerpos esponjosos semejantes».

> Sin embargo, juzgando por la ligereza y blandura del corcho que sin duda su textura no podía ser tan delicada que, de recurrir a una mayor diligencia, no pudiera quizá hallar el modo de discernirla con un microscopio, con el mismo cortaplumas afilado separé de la anterior superficie lisa un trozo extraordinariamente delgado y, colocándolo en un portaobjetos negro, dado que se trataba de un cuerpo blanco, y proyectando sobre él la luz con una gruesa lente plano-convexa, pude percibir con enorme claridad que estaba todo perforado y poroso, muy a la manera de un panal, aunque sus poros no eran regulares, si bien no difería de un panal en los siguientes aspectos: primero, en que tenía muy poca sustancia sólida en comparación con la cavidad vacía contenida en medio, tal y como aparece de manera más clara en las Figuras A y B de la Plancha XI, pues los intersticios o paredes (como se pueden denominar) o particiones de dichos poros eran casi tan delgados con relación a sus poros como esas láminas delgadas de cera de un panal (que encierran y constituyen las celdas exangulares) respecto a los suyos.
>
> Luego, en que los poros o celdas no eran muy profundos, sino que constaban de muchísimas cajitas separadas en un poro largo y continuado mediante determinados diafragmas, tal como se ve en la Figura B [de la Plancha XI], que representa una vista de esos poros separados longitudinalmente. [...] Mas, volviendo a nuestra observación, conté varias líneas de esos poros y hallé que había usualmente unas sesenta de esas celdillas, puestas una a continuación de otra, en el espacio de una dieciochava parte de pulgada [1,4 mm], de donde concluí que tenía que haber cerca de once

> centenares de ellas, o algo más de un millar, en el espacio de una pulgada [2,54 cm]. Por tanto, en una pulgada cuadrada [6,45 cm^2], más de un millón o 1 166 400, y en una pulgada cúbica [16,39 cm^3], más de doce centenares de millones o 1 259 712 000, algo casi increíble si no fuese porque nuestro microscopio nos asegura de ello por demostración ocular; es más, si no fuera que nos descubre los poros de un cuerpo, diafragmados como los del corcho, nos suministraría en una pulgada cúbica más de diez veces tantas celdillas como es evidente en diversos vegetales carbonizados; tan prodigiosamente delicadas son las obras de la naturaleza que incluso estos poros conspicuos de los cuerpos que parecen ser los canales o tubos a través de los cuales se comunica la savia nutrida o jugos naturales de los vegetales, pareciendo corresponder a las venas, arterias y otros vasos de las criaturas sensibles, que estos poros, digo, que parecen ser los vasos de nutrición del más vasto cuerpo del mundo, son con todo tan extraordinariamente pequeños que los átomos imaginados por Epicuro andarían cerca de resultar demasiado grandes para penetrar por ellos y mucho más para constituir un cuerpo fluido en su interior. (Hooke, 1989: 344, 346)

La microscopía abrió la puerta a una dimensión desconocida e invisible que fascinó a sus primeros «tripulantes», pioneros en un mundo de formas impensadas, que al principio dudaron entre las aberraciones cromáticas de sus lentes y la extrañeza de lo que veían. Sin embargo, poco a poco, aprendieron a mirar de otra manera, se acostumbraron a reflexionar y, como refiere el mismo Hooke, «Hay un nuevo mundo visible que se ha descubierto para el entendimiento». Fue el inicio de un camino sin retorno, que siguió penetrando en lo diminuto hasta llegar a los «espacios insondables» de la nanotecnología de este siglo XXI.

7
Clínica y terapéutica

La práctica clínica no tuvo una correlación con los adelantos de la anatomía, la fisiología, la fisiopatología y la microscopía. Incluso, los mismos médicos que investigaban y descubrían novedades en los laboratorios ejercían la clínica con idéntica ortodoxia galénica y sometidos en sus razonamientos a la hegemonía de la teoría humoral. Además, las disputas públicas entre los partidarios de Galeno y de Paracelso generaban en los ciudadanos una gran desconfianza en un gremio cuyos miembros se pavoneaban por las calles en sus carruajes lujosos o montados en sus mulas finas, vestidos con capas rojas de satín, pelucas entalcadas y anillos ostentosos en los dedos. Abusaban de las sangrías, los enemas y los purgantes; descuidaban la anamnesis y el examen físico al enfermo era mínimo; cobraban cifras exorbitantes por adelantado y el ánimo de lucro los motivaba más que el deseo genuino de curar a los pacientes.

En este contexto social se explica la reacción en su contra que se inmortalizó en la creación literaria. El dramaturgo Molière (1622-1673) —protegido del rey Luis XIV— fustigó la arrogancia, la grandilocuencia vacua y la desfachatez de los médicos en sus obras *Don Juan*, *El amor médico*, *El médico a palos* y *El enfermo imaginario*. Basta recordar las palabras de su personaje el doctor Diarreus, de *El enfermo imaginario*, para captar su sátira quemante: «El vulgo es cómodo. No tenéis que responder de vuestros actos a nadie, y, con tal de seguir la corriente de las reglas del arte, no hay que preocuparse de nada de lo que pueda pasar. Pero, con los grandes, lo enojoso es que, cuando caen enfermos, pretenden por encima de todo que sus médicos los curen» (Molière, 2021: 388). Lope de Vega (1562-1635) —aunque defiende los buenos médicos— ataca los continuos fracasos que llevan a la muerte de sus pacientes en *El cuerdo loco*: «No tienen tantos difuntos / las espadas y las manos, / todos los fieros tiranos, / todos los médicos juntos» (De Vega, 1917: 399). Luis de Góngora (1561-1627) los satiriza con saña: «Que el médico laureado / En sus curas salga cierto / Más por los hombres que ha muerto / Que no por los que ha sanado; / Que de un dolor de costado / Con ventosas y sangrías / Despache un hombre en tres días / Y que le paguen la cura, / ¡Válgame Dios, qué ventura!» (Góngora, 1820: 146). Sin embargo, el más cruel y mordaz —de todos los poetas del Siglo de Oro español— es don Francisco de Quevedo (1580-1645), quien arremete contra su indumentaria lujosa, su ignorancia e incompetencia clínica, sus apestosas fórmulas magistrales, su codicia. Además, pocos se han burlado de manera tan punzante de su jerga pomposa en latín macarrónico y de su mala fe, como él lo hace en *El sueño de la muerte*:

> Y bien mirado, si así se toca la tecla de las purgas, sus tiendas son purgatorios y ellos los infiernos, los enfermos los condenados y los médicos los diablos; y es cierto que son diablos los médicos, pues unos y otros andan tras los malos y huyen de los buenos, y todo su fin es que los buenos sean malos y que los malos no sean buenos jamás. Venían todos vestidos de recetas y coronados de reales erres asaeteadas con que empiezan las recetas. Y consideré que los dotores hablan a los boticarios diciendo «Recipe», que quiere decir recibe. De la misma suerte habla la mala madre a la hija y la codicia al mal ministro. ¡Pues decir que en la receta hay otra cosa que erres asaeteadas por delincuentes, y luego «ana, ana», que juntas hacen un Anás para condenar a un justo! Síguense uncias y más onzas: ¡qué alivio para desollar un cordero enfermo! Y luego ensartan nombres de simples que parecen invocaciones de demonios: *buphthalmos, opopanax,*

> *leontopetalon, tragoriganum, potamogeton, senipugino, diacathalicon, petroselinum, scilla, rapa.* Y sabido qué quiere decir esta espantosa barahúnda de voces tan rellenas de letrones, son zanahoria, rábanos y perejil, y otras suciedades. Y como han oído decir que quien no te conoce te compre, disfrazan las legumbres porque no sean conocidas y las compren los enfermos. *Elingatis* dicen lo que es lamer, *catapotia* las píldoras, *clíster* la melecina, *glans o balanus* la cala, *errhina* el moquear. Y son tales los nombres de sus recetas y tales sus medicinas que las más veces de asco de sus porquerías y hediondeces con que persiguen a los enfermos, se huyen las enfermedades.
>
> ¿Qué dolor habrá de tan mal gusto que no se huya de los tuétanos por no aguardar el emplastro de Guillén Servén, y verse convertir en baúl una pierna o muslo donde él está? Cuando vi a estos y a los dotores, entendí cuán mal se dice para notar diferencia aquel asqueroso refrán: «Mucho va del culo al pulso», que antes no va nada, y solo van los médicos, pues inmediatamente desde él van al servicio y al orinal a preguntar a los meados lo que no saben, porque Galeno los remitió a la cámara y a la orina, y como si el orinal les hablase al oído, se le llegan a la oreja avahándose los barbones con su niebla. ¡Pues verles hacer que se entienden con la cámara por señas, y tomar su parecer al bacín y su dicho a la hedentina! No les esperara un diablo. ¡Oh, malditos pesquisidores contra la vida, pues ahorcan con el garrotillo, degüellan con sangrías, azotan con ventosas, destierran las almas, pues las sacan de la tierra de sus cuerpos sin alma y sin conciencia! (Quevedo, 1941: 209)

Por último, René Lesage (1668-1747) creó la inolvidable y caricaturesca figura del doctor Sangrado en su novela picaresca *Gil Blas de Santillana* (1715).

De hecho, los propios médicos y amigos de médicos veían la necesidad de una transformación profunda en la enseñanza y el ejercicio de la medicina clínica. En este sentido se publicaron tratados como *Las confusiones de los médicos, en las que se descubren los errores y engaños de estos* (1633) atribuido a Antonio Carera; y, en especial, la obra del médico toscano Josef Gazola titulada *El mundo engañado por los falsos médicos* (1716). Este último está dedicado a «los buenos médicos» y está dividido en cinco discursos: I. Más vale estar sin médico, que no tenerle bueno; II. La medicina sirve, pero cada uno puede ser médico de sí mismo; III. De la dificultad de la medicina, y del engaño de las más famosas sectas de médicos, y particularmente de los Dogmáticos, y secuaces de los antiguos; IV. En el cual se contienen algunas advertencias para vivir y conservar la salud mucho tiempo; V. Si es mejor valerse de médicos modernos o galénicos. En el siguiente fragmento cuestiona la persistencia del currículo escolástico de las escuelas de medicina y la facilidad con que los estudiantes logran graduarse de médicos:

> Y sin entender de buena Filosofía, de Matemática, de Química, de Anatomía, de Botánica; sin haber estudiado ni la Diagnosis, ni la Dietética, ni la Semiótica, ni la Fisiología, cualquiera puede ser Médico. No se necesita otra cosa, para ser uno de esos médicos vulgares, que saber de memoria cuatro aforismos de Hipócrates, una docena de textos de Galeno, y algunas otras citas de cualquier autor clásico; y la nomenclatura de varias y distintas enfermedades, cuya teoría se podría reducir toda en una hoja. Le bastaría saber decir a los enfermos que la fiebre es un calor extraordinario del corazón; que la causa de las otras indisposiciones procede de la intemperie de las entrañas, o de la corrupción, o de la plétora; otras veces de calor del hígado, o de obstrucción del bazo, o del mesenterio; o por debilitación del calor natural o de vicio facultativo. Si son hombres achacarlo al instante a las fumosidades y vapores que nacen de los hipocondrios; si son mujeres, que es cosa del útero, y que siendo según Galeno una «calabaza», se recogen allí los humores y se convierten en catarros, flemas, pituita, fluxiones;

y conforme al miembro en que caen, bautizar la enfermedad con su poco de nombre griego o arábico.

En cuanto a la práctica, no se requiere otra cosa que saber recetar, si es bebida, seis onzas de jarabe áureo, o maná desleído; y si es de otra forma, una onza de Casia, o de lenitivo. Hacer que siga el servicial a la sangría, alternando, un pisto de confección de jacintos, al dulce y al bizcocho; y finalmente saber preferir otras poquísimas recetas ordinarias, cuyo método diario aprenderá fácilmente cualquiera que no fuere muy duro de cascos. Sobre esto, dar a entender a los enfermos, que se les quiere corroborar el estómago, desopilar el bazo, refrescar el hígado, purificar la sangre, y purgar de los malos humores: si hipocondriacos, de la melancolía; si coléricos, de la bilis; si flemáticos, de la pituita. En suma, ofrecerles hacer todo aquello que imaginan ser conducente a recobrar la salud. He aquí epilogada toda la enciclopedia de la secta común de los Médicos; y a esto en fin se reduce todo su arte, toda su ciencia, y toda su doctrina. ¿Y qué mayor riqueza que esta? Si con el simple capital de cuatro recetas viejas puede cualquiera correr todo el mundo, y ganar su vida sin peligro alguno. Con esto creo, que siempre que os acordéis cuan fácil cosa es hacerse médico, ya no os causará admiración la multitud de curanderos que veréis cada día, que ejerce semejante profesión: ermitaños, herbolarios, cirujanos, boticarios, saltimbanquis, judíos. (Gazola, 1745: 25-27)[8]

La alusión de Gazola a la «multitud de curanderos» era cierta. La quiromancia diagnóstica, los elíxires alquímicos que curaban cualquier enfermedad, los anillos y talismanes protectores. El noble inglés Kenelm Digby aseguró haber descubierto los «polvos de la simpatía» —que en realidad eran sulfato de hierro— y se ponían en las armas causantes de las lesiones o en la ropa ensangrentada de los heridos

8 Se ha adecuado la ortografía al español contemporáneo.

y con eso se les «quitaba el dolor» en las áreas lesionadas. No obstante, el evento más famoso fue la persistencia del ritual del «mal del rey», que se había iniciado en el siglo XIII en la Francia medieval y que en este siglo lo continuaron, con gran éxito público, Luis XIV y Carlos II de Inglaterra. Consistía en que una o dos veces al año los enfermos de escrófulas (tuberculosis en los ganglios del cuello) hacían fila a la entrada de la corte para que el rey los tocara con su mano en la lesión mientras invocaba el poder sanador de Dios a través de él, y les regalaba una medalla de oro. Se calcula que Luis, el Rey Sol, tocó a casi 4000 enfermos, y Carlos II, durante todo su reinado —entre 1660 y 1685— realizó 92 107 «toques» (Crawfurd, 1911). Shakespeare retrata el ritual en *Macbeth* (Acto IV, escena 3) cuando su personaje Malcolm conversa con Macduff:

> La llaman «el mal del rey». Es una cura milagrosa de este virtuoso príncipe, que varias veces, desde que vine a Inglaterra, se la he visto hacer. De cómo se entiende con el cielo, mejor lo sabe él que nosotros; pero personas atacadas de extrañas dolencias, hinchadas y cubiertas de úlceras que daba lástima verlas, desahuciadas de la medicina, las cura colgándoles del cuello una medalla de oro mientras recita piadosas oraciones. Se dice que legará a los reyes que le sucedan este sagrado poder de curar. Con otra rara virtud: que posee el don celeste de la profecía, y las muchas bendiciones que rodean su trono nos hablan de hallarse en estado de gracia. (Shakespeare, 1920: 138)

La profundidad antropológica de este ritual ha sido estudiada de manera impecable por Marc Bloch (2006) en su libro *Los reyes taumaturgos* (1924).

Ahora bien, también existieron clínicos honrados y capaces que más allá de ser galénicos, iatromecánicos o iatroquímicos, examinaron, diagnosticaron y trataron a los enfermos con sentido común e inteligencia. Algunos de ellos fueron, entre otros, Cristóbal Pérez de Herrera (1558-1620), Theodore

Turquet de Mayerne (1573-1655), Daniel Sennert (1572-1637), Juan de Villarreal (¿1572-1633?), Jacob Bontius (1598-1631), Robert Sibbald (1643-1712), Giovanni María Lancisi (1655-1720), Giorgio Baglivi (1668-1706), John Floyer (1649-1744), Pierre Chirac (1650-1732), Friedrich Hoffmann (1626-1675), Melchior Frick (1651-1703), Georges Wolfgang Wedel (1645-1721), Nicolaus de Blégny (1652-1722), Friedrich Schrader (1657-1704).

Aunque lo contradictorio es que en un siglo de cierto estancamiento de la clínica surgiera el «genio» de un nuevo método de diagnóstico clínico y de una clasificación nosológica innovadora, que superaría a la concepción hipocrático-galénica de las enfermedades. Me refiero al inglés Thomas Sydenham (1624-1689). Ingresó al Magdalene-Collegue de Oxford en 1642, pero se retiró a los dos años para alistarse en las tropas del Parlamento dirigidas por Cromwell. Su padre y dos hermanos también combatieron. Regresó a la universidad cuatro años después y tras un corto período en donde retomó los estudios le fue dado el título de bachiller en Medicina en 1648, por la escuela de Oxford. Entonces, se dedicó a la práctica clínica de tiempo completo —primero en Westminster y luego en Londres—, pues no hay pruebas sólidas de que haya viajado a especializarse en Montpellier (Meynell, 1988), como afirman varios de sus biógrafos (Payne, 1900). Casi tres décadas después era considerado el mejor clínico de Inglaterra y recibió con honores el título de doctor en Medicina por la Universidad de Cambridge en 1676. ¿Cuál fue el secreto de su éxito? La primera y más importante influencia que tuvo fueron las historias clínicas hipocráticas. Él decidió recuperar —en una época de teóricos— el arte de la semiología, el diálogo y la compasión con los enfermos, la observación minuciosa de los signos patológicos en el cuerpo y la indagación de los síntomas a través de una anamnesis detallada y atenta. De allí resultaron las mejores y más fidedignas descripciones clínicas —en la historia de la medicina— de diversas entidades como el paludismo, la litiasis renal, la gota, el reumatismo, la bronconeumonía, la pleuresía, la fiebre escarlatina, la erisipela, el sarampión, la nefritis aguda, el cólico renal, la hidropesía, la histeria, la diarrea del cólera, la blenorragia, la corea que lleva su nombre y que se continuaba denominando en su tiempo como danza de San Vito:

> Es una especie de convulsión que ataca a niños y niñas desde el décimo año hasta la pubertad. Primero se manifiesta por cojera o inestabilidad en una de las piernas, que el paciente arrastra. La mano no puede permanecer firme ni por un momento. Pasa de una posición a otra mediante un movimiento convulsivo, por mucho que el paciente se esfuerce por evitarlo. Puede llevarse una taza a los labios, pero hace tantas gesticulaciones como un saltimbanqui; ya que no la mueve en línea recta, sino que los espasmos le apartan la mano, hasta que por alguna buena suerte finalmente se lo lleva a la boca. Luego ingiere su contenido de inmediato, tan repentina y con tanta avidez que parece como si estuviera tratando de divertir a los espectadores. (Sydenham, 1850: 257-258)

Esta experiencia clínica y su método semiológico los sistematizó, en especial, en su obra más importante *Observationes Medicae Circa Morborum Acutorum* (1676) (*Observaciones médicas acerca de la historia y curación de las enfermedades agudas*). Allí propone la existencia de las «especies morbosas» que son las enfermedades con síntomas y signos específicos —que aparecen en una disposición cronológica determinada— y que el médico puede identificar luego de observar múltiples enfermos con la misma entidad e inferir de manera empírica cuáles son sus características patognomónicas y cuáles los signos accidentales. Es decir, para él las enfermedades humanas surgen de un esfuerzo ordenado y activo de la naturaleza por recuperar la salud perdida. Al contrario de la nosología galénica, esencialista y pasiva, él propone una concepción fenoménica y activa.

El médico descubrirá cada especie morbosa por medio de sus sentidos y no recurrirá a explicaciones fisiológicas o fisiopatológicas. De allí su comparación con la clasificación botánica de su tiempo en la que sobresalió John Ray (1627-1705). Además, para él las enfermedades no dependen de los individuos enfermos (un concepto plasmado en el aforismo hipocrático de «no existen enfermedades, sino enfermos»), sino que ellas tienen una existencia «ontológica» independiente de los pacientes. Son «formas» de la naturaleza que los médicos deben descubrir, agrupar y correlacionar. En este modelo se evidencian, sin duda, las huellas del método experimental inductivo de Francis Bacon. A él debió llegar por sus nexos con Robert Boyle y John Locke (1632-1704). Con este último estableció una relación de amistad intelectual profunda en la cual los dos se influyeron mutuamente (Brown, 1886; Keele, 1974). Locke aprendió el arte semiológico de Sydenham y este le inspiró también el parentesco epistemológico indiscutible entre su concepción de «especie morbosa» y el de «esencia nominal» que el médico y filósofo propuso en su famoso libro *Ensayo del entendimiento humano* (1690). Incluso, Locke se convirtió en el amanuense de las obras inéditas de Sydenham y ambos escribieron a dos manos un breve ensayo sobre la anatomía humana titulado *Anatomie* (1668) (Sydenham y Locke, 2009).

En síntesis, el arte de la clínica concebido por Sydenham fue una influencia fundamental en el nacimiento de la semiología sistemática de los siglos XVIII y XIX. De hecho, las reflexiones del prefacio de la tercera edición de sus *Observaciones médicas* serían una guía esencial para los clínicos de la Ilustración.

> Conviene asimismo al escribir la historia de las enfermedades prescindir por completo de cualquiera hipótesis fisiológica que pudiera preocupar la inteligencia del escritor, solamente después de lo cual se anotarán diligentísimamente los fenómenos claros y naturales de las enfermedades, por pequeños que

sean, imitando el fino proceder de los pintores que retratan en la imagen hasta los lunares y manchas menos perceptibles. Y en verdad que apenas pueden enumerarse los errores a que han dado lugar tales hipótesis fisiológicas por haber asignado a las enfermedades los escritores, imbuidos por aquellas de ideas equivocadas, fenómenos tales cuales jamás han tenido lugar sino en su propio cerebro, aunque debieran haberse presentado, de ser verdadera la hipótesis que daban por supuesta y confirmada. Añádase a esto el que, cuando por causalidad pertenece realmente a la enfermedad que ha de describirse algún síntoma que se aviene bien con dicha hipótesis, le dan una importancia extraordinaria, haciendo claramente de un ratón un elefante, como si consistiese en él todo el fundamento del objeto: mientras que, si no se adapta a la hipótesis, entonces le pasan en silencio, o le indican solo ligerísimamente, si no es por acaso puede sistematizarse y acomodarse de cualquier manera a beneficio de alguna sutileza filosófica.

Es preciso, en tercer lugar, que en la descripción de cada enfermedad se expongan separadamente los fenómenos peculiares y constantes y los accidentales y adventicios, los cuales son los que aparecen de diversa manera, no solo según el temperamento y edad de los enfermos, sino también por razón del diferente método curativo. Sucede, en efecto, muchas veces que varía el aspecto de la enfermedad según el método curativo empleado, y algunos síntomas se deben no tanto a la enfermedad cuanto al médico, hasta el punto de que enfermos de una misma dolencia, pero tratados de distinta manera, presentan síntomas también distintos. Por esta razón, a no proceder con cautela, resultará necesariamente vago e incierto el juicio que se forme de los síntomas de las enfermedades. Paso por alto el que los casos raros en la práctica no pertenecen propiamente a la historia de las enfermedades, del mismo modo que en la descripción de la salvia, por ejemplo, no se cuentan en manera alguna entre

> los signos distintivos de esta planta las mordeduras de las orugas. Deben, por último, observarse con sumo cuidado las diversas estaciones del año, según que favorezcan especialmente a una o a otra clase de enfermedades. Reconozco que hay algunas propias de todos los tiempos; pero otras, y son en no pequeño número, se presentan merced a un impulso oculto de la naturaleza, en determinadas épocas del año, no de otro modo que ciertas aves y plantas. (Sydenham, 1961: 71-72)

La empatía de Sydenham con sus pacientes tuvo que ver con su propia condición de enfermo crónico, pues desde la treintena sufrió de litiasis renal y de intensos episodios de gota que lo terminaron incapacitando en sus últimos años. Sin embargo, nunca perdió la bonhomía, el ingenio y cierto humor irónico; existe una famosa anécdota cuando el joven médico Richard Blackmore le pidió que le aconsejara qué libros debía leer para mejorar en su práctica, Sydenham le contestó: «Read Don Quixote, it is a very good Book, I read it still» (Edelstein, 1944). Es decir, Sydenham estaba afirmando que no solo había leído la obra, sino que el *Quijote* era un texto que releía todavía. Entonces, estoy de acuerdo con la interpretación de Edelstein de tomarse en serio su respuesta y no considerarla una burla a su interlocutor, aunque así se la tomó Blackmore.

La importancia del libro para Sydenham no pareció estar en los conocimientos médicos hallados en sus páginas, sino en la interpretación de la analogía del hidalgo andante. Este buscaba encontrar en la realidad lo que había leído en los libros de caballería, al igual que la mayoría de los médicos de su época —pertenecientes a las corrientes iatroquímicas y iatromecánicas— que no observaban los síntomas y signos de los enfermos y trataban de acomodar sus previas hipótesis fisiopatológicas al examinar a sus pacientes y así distorsionaban los hechos. Es decir, Sydenham —apodado como el Hipócrates inglés por Boerhaave— estaba señalando, como hemos enfatizado, que la observación clínica precedía a la información teórica y no lo contrario.

En la «materia médica» o terapéutica continuó predominando la orientación galénica: la sangría, los enemas, las purgaciones, que pretendían restablecer el desequilibrio patológico de los humores. Las polémicas con el uso del antimonio se fueron atenuando y, luego de que Luis XIV fuera curado en 1657 de una fiebre tifoidea con el denominado «tártaro emético», la escuela de medicina de París, con su ortodoxo decano galenista Guy Patin (1601-1672), aceptó a regañadientes su utilización a pesar de ser un fármaco de estirpe paracélsica. Con la publicación de la *Pharmacopeia Londinensis* (1618) se actualizó la terapéutica europea mediante la eliminación de alguna parte de la coprofarmacia medieval (heces, orina, moco, tanto humana como animal), y se combinaron las drogas de origen vegetal con los minerales y los metales. Es decir, se intentó establecer una armonía entre la terapéutica galénica (sintomática y polifármica) y la paracélsica (específica y única). En total contiene cerca de 1960 remedios (1028 simples, 91 animales y 271 vegetales) (Wootton, 1910). Esta modernización farmacológica se acentuó con las nuevas ediciones de 1650 y 1677. En este siglo se publicaron otras farmacopeas en Augsburgo, París, Edimburgo, Venecia, Ámsterdam, y nuevas reimpresiones de las renacentistas de Florencia, Nuremberg y Barcelona.

La introducción de nuevas drogas americanas fue importante y renovador: la quina, la coloquíntida, la ipecacuana, el tabaco. La historia —difundida por el médico Sebastián Bado en su libro *Anastasis Corticis Peruvia* (1663)— de que la quina se conoció por la cura de las tercianas de la condesa Chinchón, esposa del virrey del Perú, carece de veracidad (Haggis, 1941). En realidad, su efecto en las fiebres palúdicas es mencionado, por primera vez, por el sacerdote Antonio de la Calancha en su libro *Chrónica moralizada del orden de San Agustín en el Perú* (1631), pero es el médico sevillano Gaspar Caldera de Heredia (1591-1669) —en su obra *De Pulvere Febrifugo*

Occidentalis Indiae (1663)— quien refiere que fue Juan de Vega, médico del virrey del Perú, el que llevó la quina a España en 1641 y trató con ella a enfermos de paludismo. Otros médicos como Gaspar Bravo de Sobremonte (1661) y Pedro Miguel Heredia (1673) reafirmaron las propiedades curativas de la droga en las tercianas y cuartanas (Guerra, 1977). Sin embargo, durante varias décadas se polemizó sobre su efectividad o no. En general, el rechazo provino de los médicos de los países protestantes que veían con desconfianza una sustancia comercializada por los jesuitas. Además, los resultados terapéuticos erráticos se debían a que importaban el bálsamo del Perú u otros cortezas amargas como si fueran la corteza de la quina, o se daban dosis menores a 7,6 gramos que eran las indicadas para lograr efectos curativos. Sin embargo, los éxitos terapéuticos obtenidos por el charlatán Robert Talbor (Siegel, 1962) y luego el apoyo explícito de Sydenham a su uso como una droga específica contra las fiebres tercianas permitieron su aceptación total y la incorporación de la quina en las nuevas farmacopeas de Europa. Incluso, los médicos seguidores del galenismo intentaron explicar y justificar por qué una droga caliente en tercer grado podía servir para tratar las fiebres. En su Tratado («Capítulo IV. Donde se da la conclusión de la duda»), Gaspar Caldera indicaba lo siguiente

> Así pues, de estos principios universales del arte médico y de Galeno se saca la razón formal y la conclusión fundamental de por qué desaparece el escalofrío al comienzo de la cuartana y la terciana con el polvo febrífugo, de por qué en unos cesa la fiebre y en otros vuelve a los pocos días. La primera parte de esta conclusión se demuestra por el efecto de la cualidad contraria. En efecto, esos polvos son calientes en torno al tercer grado, por lo que el frío es eliminado, disuelto y destruido, sobre todo cuando el escalofrío es producido por un frío intenso o por un humor tenue, acre, fácilmente penetrable. Mientras el polvo entra en las venas, se difunde circularmente en una substancia

> apropiada por ser tenue y penetrable, con lo que deshace los vapores y las exhalaciones y con ellos desaparecen también los temblores. O bien porque, debilitados por el propio calor esos vapores y exhalaciones se deshacen fácilmente y son expulsados a través de los poros del cuerpo. Esto lo experimentan también los indios mientras se van recalentando después de quedarse temblando por el agua en el paso de los ríos y, con el aumento del calor de los polvos y del suyo propio, se restablecen.
>
> En las fiebres esto se ve ayudado también por otro principio, es decir, al comienzo del acceso, los humores, puestos ya en movimiento y esparcidos asimismo circularmente, al debilitarlos, cortarlos y deshacerlos en hálito el calor por la potencia del polvo, son expulsados y también se disipan fácilmente por el hálito en proporción a la cantidad puesta en movimiento al principio. Sin embargo, si no se deshace solamente la parte puesta ya en movimiento, sino también la cercana a ella, preparada para los siguientes accesos, no se producen el segundo, tercero y cuarto accesos, y con posterioridad vuelve el acceso de la cuartana o de la terciana espuria a partir del humor putrefacto poco antes. Esta es la razón por la que en algunos vuelve el acceso o, al menos, no desaparece por completo. Esto ocurre cuando los polvos no se administran de acuerdo con el arte médico, esto es, según el principio universal de la no cocción, o sea, cuando se constituye la enfermedad y, sobre todo, cuando la fuerza de disminuir o eliminar los calores opera en una esfera limitada y no alcanza el dispositivo de venas restantes. Los médicos vulgares e incultos, seducidos y completamente atónitos por la desaparición de la fiebre y el escalofrío, dieron a este remedio el nombre de febrífugo, como si actuase por una fuerza completamente desconocida para nosotros. (Caldera de Heredia, 1992: 42-43)

Las propiedades de la coloquíntida como purgante, laxante y secretagogo las refirieron Juan Sala en *Tres discursos del uso de la Coloquíntida* (1610) y Jerónimo Valero en *Disputatio de vera et legitima Colocynthidis* (1611). En realidad, la denominada tuera (*Citrullus colocynthis*) provenía del África y había llegado a las tierras ibéricas desde tiempos remotos introducida por los árabes, y por su sabor amargo era un motivo literario común: se encontraba en *El collar de la paloma* (siglo XI) de Ibn Hazm, en *El cancionero general de Hernando del Castillo* (1511) y en los escritores del Siglo de Oro como Lope de Vega y Miguel de Cervantes (Beltrán, 2021). La ipecacuana como excelente droga para tratar la disentería fue mencionada por Samuel Purchas en *Hakluytus posthumus* (1625), y sus indicaciones detalladas y dosis de uso las hicieron Georg Markgraf (1610-1644) en *Historia Rerum Naturalie Brasiliae* (1648) y William Pies (1611-1678) en *Historia Naturalis Brasilae* (1648). Sin embargo, fue aceptada —sin dudas— por los médicos luego de que Helvetius curara con ella la diarrea del joven delfín Luis de Francia, en 1688.

El tabaco se introdujo en Europa en la mitad del siglo XVI, pero su auge apareció en el siglo XVII. Miguel de Cervantes en su *Viaje al Parnaso* dice:

> Esto que se recoge es el tabaco,
> que a los váguidos sirve de cabeza
> de algún poeta de celebro flaco;
> Urania de tal modo lo adereza,
> que, puesto a las narices del doliente,
> cobra salud y vuelve a su entereza. (Cervantes, 2016: 169)

En estos versos están descritas, de manera impecable, las indicaciones terapéuticas del tabaco en su época: estimulante del pensamiento y la imaginación cerebral, usado para la fatiga intelectual (el «celebro flaco»). ¿Dónde conoció o leyó Cervantes la terapia con el tabaco? Es muy posible que hubiese conocido el libro del médico sevillano Nicolás Monardes, titulado *Historia medicinal de las cosas que se traen de nuestras Indias occidentales que sirven en medicina* y publicado en 1574. Lo digo por los vínculos tan estrechos de Cervantes con la ciudad de Sevilla en la que Monardes era muy conocido y respetado. Además, él había creado un jardín botánico en el que sembraba y aclimataba las plantas traídas del nuevo continente (Olmedilla y Puig, 1897).

Monardes describe de manera detallada las propiedades e indicaciones del tabaco al comienzo del segundo libro de su obra, dedicándole ocho folios de extensión. Recuerda que los indígenas lo denominaban «picielt» y menciona sus usos para la curación de heridas, llagas antiguas, dolores de articulaciones y quijada, dolores de muela, en el «mal de madre», para curar las «lombrices», para deshinchar los «sabañones», contra las heridas venenosas, para el cansancio del cuerpo y el cerebro, estimular la imaginación (con el riesgo de ver «fantasmas»), quitar la jaqueca. Sobre todo esto, refiere lo siguiente:

> Usan los indios de nuestras Indias Occidentales del Tabaco, para quitar el cansancio, y para tomar alivio del trabajo, que como en sus arrebatos o bailes trabajan y se cansan tanto, quedan sin poder menear, y para poder otro día trabajar, y tornar a hazer aquel desatinado excercicio: toman por las narizes y boca el humo del Tabaco, y quedan como muertos, y estando así, descansan de tal manera, que quando recuerdan, quedan tan descansados que pueden tornar a trabajar otro tanto, y así lo hazen siempre que lo han menester: porque con aquel sueño recuperan las fuerzas y se alientan mucho. (Monardes, 1580: f 37)

La hidroterapia se popularizó luego de la publicación de obras como *A Discourse of Natural Bathes and Mineral Waters Wherein the Original off Fountains in General is Declared. The Nature and Diference of Minerals, with Examples of Particular bathes* (1631) de Edward Jorden; *Les secrets des Eaux Minérals* (1667) de Pierre Le Grive; *Aquarum Salubrium* (1687) de Rosinus Lentilius, y *Espejo cristalino de las aguas de España* (1697) de Alfonso Limón Montero. La mayoría de ellos eran médicos que seguían la terapéutica paracelsiana y la teoría médica de Van Helmont.

Un intento novedoso de la terapéutica del Barroco fue la utilización de inyecciones intravenosas y la transfusión sanguínea. Se elaboraron cánulas de plata e, incluso, un aparato de perfusión y una bomba hidráulica que impulsaba la sangre inventado por Robert Des Gabets en 1653. Fueron pioneros de las inyecciones y la transfusión sanguínea en animales y también en los seres humanos —que conocemos por sus descripciones experimentales y los testimonios detallados— los médicos Andreas Livanius (1546-1616) en *Syntagma Arcanorum et Commentationum Chymicorum* (1613) y en *Appendix Necessaria Syntagmatis Arcanorum Chymicorum* (1615); Giovanni Colle (1558-1631) en *Methodus Facile Parandi Jucunda, Tuta et Nova Medicamenta* (1628); Moritz Hoffmann (1622-1698) en *Synopsis Institutionum Medicinae ex Sanguinis Natura Vitam Longiorem Artem Breviorem Promittentis* (1661); Sigismund Elshotz (1623-1688) en *Clysmatica Nova Sive Ratio, Qua in Venam Sectam Medicamenta Immitti Possint, ut Eodem Modo, Ac Sie Per Os Assumta Fuissent, Operentur: Addita Etiam Omnibus Seculis Inaudita Sanguinis Transfusione* (1661); Johann Daniel Major (1634-1693) en *Chirurgica Infusoria* (1667); Richard Lower (1631-1691) en *An Account of the Experiment of Transfusion, Practiced upon a Man in London* (1667); Jean Baptiste Denis (1640-1704) en *Lettre écrite à Monsieur Sorbière touchant l'origine de la transfusion du sang et la manière de la pratiquer sur les hommes* (1667);[9] Paolo Manfredi (1640-1716) en *De Nova et Inaudita Medico-Chyrurgica Operatione Sanguinem Transfundente de Individuo ad Individuum; Prius in Brutis et Deinde in Homine Romae Experta* (1668); y Francesco Folli (1624-1685) en *Stadera Medica Nella Quale Oltre la Medicina Infusoria ed Altre Novità si Bilanciano le Ragioni Favorevoli e Contrarie Alla Trasfusione del Sangue* (1680) (Maluf, 1954; Keynes, 1967; Walton, 1974; Learoyd, 2012).

9 La polémica de si fue Lower o Denis el primero en transfundir sangre a un ser humano ha sido resuelta a favor de Denis y su transfusión con sangre de oveja a un adolescente de quince años. Véase a Chin-Yee (2016).

Este interés se relacionó con los descubrimientos anatómicos y fisiológicos de Harvey, Malpighi, Aselli, pero los resultados fueron muy pobres y en el siguiente siglo se abandonarían, casi por completo, los intentos terapéuticos con las transfusiones sanguíneas.

8

Cambio climático, epidemias, salud pública

Entre 1550 y 1700, la temperatura descendió en Europa y en el resto del mundo. La disminución más crítica se dio entre los años 1640 y 1690 (Lamb, 2002; Grove, 2013). Se calcula un descenso medio de dos grados Celsius que generó inviernos severos y heladas, alteración de las corrientes oceánicas, el incremento de inundaciones, terremotos y la destrucción de las cosechas. A este período se le ha denominado como Pequeña Edad de Hielo, e historiadores como Geoffrey Parker (2013) y Philipp Blom (2023) han intentado relacionar este fenómeno climático con la crisis política, social y bélica del siglo XVII.

Las hambrunas severas condujeron al incremento de la miseria en la población rural y urbana, a la migración obligada del campo a las ciudades, al aumento del hacinamiento en las grandes capitales con el agravamiento de la insalubridad, la suciedad extrema en casas y calles, la legión de pordioseros que pululaban como moscas. Las tasas de mortalidad infantil llegaron al 50 % (Flinn, 1981) y casi un tercio de la población falleció durante el siglo XVII por viejas enfermedades y nuevas patologías que se manifestaron en la población como epidemias graves que causaron millones de muertos y generaron un pánico social en los individuos, ante la fragilidad de seguir con vida en el día a día.

¿Existió una relación entre el incremento de estas epidemias y la crisis climática? Para autores como Appleby (1981), no es fácil establecer nexos evidentes de causalidad entre los brotes de peste bubónica o de malaria con los cambios climáticos helados, pues —por ejemplo— la fertilidad de los huevos de la pulga *Xenopsylla cheopis* o el número de mosquitos *Anopheles* aumentan con las temperaturas cálidas y disminuyen con las frías. Sin embargo, la relación no es directa, sino indirecta. El acrecentamiento de la morbilidad y mortalidad se debió —de manera principal— a la desnutrición severa de la población más pobre, que no podía pagar el pan diario para sobrevivir, pues los costos por la aniquilación de las cosechas elevaron su precio hasta cinco veces más. La explicación fisiopatológica entre desnutrición grave y disminución de la capacidad de respuesta inmunológica ante las infecciones es un hecho indiscutible en la medicina contemporánea (Kumar, 1992; Franca, 2009; Bourke, 2016).

Las principales epidemias en este siglo fueron por peste bubónica, malaria (fiebres tercianas y cuartanas), viruela, tifo (tabardillo), influenza (gripe), difteria (garrotillo), tuberculosis (tisis) y fiebre escarlatina. La sífilis disminuyó en su mortalidad y se fue transformando en una patología endémica. A diferencia del siglo XVI, los Estados comenzaron a responsabilizarse por la salud de sus comunidades y surgieron las medidas institucionalizadas de higiene en toda Europa. En España, la monarquía de los Habsburgo decidió intervenir directamente en los asuntos de la salud pública. De hecho, como lo ha analizado con brillantez José Antonio Maravall en su obra *Estado moderno y mentalidad social. Siglos XV a XVIII* (1972), el Estado decidió intervenir en esferas que se consideraban privadas y se tornaron públicas, y acompañadas de directrices burocráticas de vigilancia y control.

Las medidas de salud pública tomadas fueron bien sintetizadas por el investigador Gerard Jori así: «1) la prevención colectiva de las enfermedades; 2) la regulación del ejercicio de las profesiones y ocupaciones sanitarias; 3) la reforma de la beneficencia; 4) la asistencia hospitalaria; y 5) la recogida de datos de interés sanitario» (Jori, 2012: 68).

Con relación al control de las epidemias, la institución del protomedicato nombraba representantes del monarca en las «juntas del morbo» de las ciudades y poblaciones, que decidían medidas de estricto cumplimiento que incluían 1) aislamiento de los enfermos y cordón sanitario en las zonas afectadas de la ciudad; 2) envío de enfermos a centros específicos de asistencia; 3) alimentación de los afectados y sus familias subsidiada por el Estado; 4) cremación de los cadáveres; 5) limpieza de la basura de las calles; 6) cierre de las puertas de la ciudad y solo se podía entrar o salir si se presentaba un salvoconducto de sanidad.

Se creó el cargo de «almotacén» (López Piñero, 2006), que era el funcionario responsable de la calidad de los alimentos que se vendían en las plazas y de la limpieza del espacio urbano. Además, la delicada cuestión de las masas de pobres, mendigos y vagabundos que deambulaban por el territorio del reino se tornó crítica (Maza Zorrilla, 1987; Woolf, 1989). De allí la creación del cargo de «procurador general de los pobres de España», que recayó en Cristóbal Pérez de Herrera, prestigioso médico de cámara de Felipe II. El problema central que abordó fue diferenciar entre los falsos menesterosos y los auténticos pobres. A estos últimos los debía proteger el Estado, pues no solo era una obligación de caridad cristiana, sino que esta legión de vagabundos se había convertido en un peligro para la salud pública, pues llevaban consigo los miasmas putrefactos de las epidemias.

En su obra *Discursos del amparo de los legítimos pobres y reducción de los fingidos* la advertencia es diáfana:

> la corrupción y coinquinación de aire que causa esta gente por ser tanta y andar tan sucia por su culpa y vicio, como dije, y de industria, al frío y al sol, y mantenerse, por ahorrar o no trabajar algunos, de mantenimientos muy dañosos, comiendo las carnes corrompidas, y otros malos y podridos que se desechan de las casa, y bebiendo malas aguas y malos vinos, y en mucha cantidad; la cual corrupción y hediondez, saliendo en sus alientos y sudores sucios, y de las llagas corrompidas por su invención y culpa, de verano particularmente, alteran y corrompen el aire,

> engendrando tabardillos, y a veces pestes, principalmente en Andalucía, y en tierras calientes y húmedas, como es Sevilla, y puertos de mar; y así mismo otras enfermedades de mala calidad, de que algunas veces sucede y se enciende mucho daño; y tengo por cierto, que la gente delicada y regalada, y que están en las iglesias apretujadas entre ellos, enferman y van a sus casas con grandes tabardillos, sin otras causas exteriores, o procatárticas que llamamos los médicos, de que mueren de algunos años a esta parte mucha gente de estos Reinos, y en particular de este lugar y otros grandes. (Pérez de Herrera, 1598: 14-15)[10]

Esta decisión quedará reflejada en la fundación de hospitales para pobres con enfermedades infecciosas y epidémicas, o en la creación de secciones especiales de los hospitales generales, como las de los enfermos «bubosos» en los hospitales de Valencia, Valladolid, Sevilla, Madrid, entre otros. Cervantes amplió el horizonte de los vagabundos de su tiempo. El can Berganza, de *El coloquio de los perros*, evoca a uno de los antiguos amos con estas duras palabras:

> que esto del ganar de comer holgando tiene muchos aficionados y golosos: por esto hay tantos titereros en España, tantos que muestran retablos, tantos que venden alfileres y coplas, que todo su caudal, aunque lo vendiesen todo, no llega á poderse sustentar un día; y con esto los unos y los otros no salen de los bodegones y tabernas en todo el año: por do me doy á entender que de otra parte que de la de sus oficios sale la corriente de sus borracheras. Toda esta gente es vagamunda, inútil, y sin provecho, esponjas del vino, y gorgojos del pan. (Cervantes, 2005: 586)

A continuación, realizaremos un breve análisis de la peste bubónica en este siglo —denominado por varios de sus ciudadanos como la «época de hierro»—, la cual originó que,

10 Se ha adecuado la ortografía al español contemporáneo.

al lado de los adelantos tecnológicos de la revolución científica, se reavivaran las tendencias apocalípticas colectivas, la caza de brujas, las matanzas religiosas con extrema crueldad, las creencias en el demonio, los progromos antisemitas, la premonición nefasta por el paso de los cometas, la supuesta «ira de Dios» expresada en los incendios citadinos y en las nieves y granizos que cubrieron campos y bosques.

Las tres oleadas más graves de la peste bubónica se dieron en los períodos 1630-1631, 1647-1657 y 1665-1670. La primera comenzó en el norte de Francia, Holanda y Renania; se extendió, en 1625, a Inglaterra y al centro-norte de Alemania. Luego avanzó hacia el sur, a través del este de Francia y el sur de Alemania. Entre 1628 y 1629, una zona desde los Pirineos hasta Baviera y Suiza quedó infectada. En 1629, la peste entró en el norte de Italia y se extendió a Toscana en 1631, pero no entró al resto del país. Desde Lombardía, la peste se extendió a Cataluña, que fue asolada durante los años 1629 a 1630. Dejó dos millones de muertos en Italia, un millón ciento cincuenta mil en Francia, doscientos cincuenta mil en Suiza y ciento sesenta mil en Holanda. La tasa de mortalidad fue del 35 % en Italia, 25 % en Suiza, 15 % en el sur de Alemania y Alsacia, y el 11 % en Holanda.

La segunda oleada quizá vino procedente del norte de África. Luego afectó a Andalucía y otras zonas de España, así como al archipiélago balear. En 1652, se extendió a Cerdeña, y en 1656, al reino de Nápoles. Durante 1656-1657, todo el sur de Italia (excepto Sicilia) quedó infectado, así como el centro de Italia (excepto Toscana y Liguria al norte). Dejó 150 000 muertos en Nápoles y 500 000 en España. La tasa de mortalidad en Nápoles osciló entre el 30 % y el 43 %; en Andalucía fue del 25 %, y en Cataluña entre el 20 % y el 25 % (Cipolla, 1981; Alfani, 2017).

La tercera oleada afectó a grandes ciudades como Milán, Ámsterdam, Leiden y, sobre todo, Londres. Allí el brote de 1665-1666 produjo entre 70 000 y 100 000 fallecidos, con una tasa de mortalidad del 15 %. Sin embargo, en las primeras dos semanas llegaron a morir casi 16 000 personas y esa impresión generó un temor colectivo que se guardaría en la memoria histórica de la ciudad (Slack, 1990; Twigg, 1993; Newton, 2011). El libro de Daniel Defoe, *El diario del año de la peste* (1722), recrea —desde el contexto de la ficción— los sucesos de la plaga londinense de 1665, siendo fidedigno en las estadísticas y los detalles clínicos y epidemiológicos tomados de las crónicas de la época: el diario (1660-1669) de Samuel Pepys y, en especial, la obra *Loimologia* (1672) del médico Nathaniel Hodges (1629-1688).

Al contrario de la peste negra medieval, en la que los muertos pertenecían a todas las clases sociales, en este siglo XVII, del 70 % al 80 % de los fallecidos en los brotes pestíferos se encontraban en los estratos más pobres, reafirmando la hipótesis de la desnutrición por las hambrunas como la principal causa del incremento de la mortalidad.

El manejo no varió casi con respecto a la peste negra medieval (1347-1350): cuarentena, incineración de cadáveres, perfumes y vinagre, medidas preventivas dietéticas y farmacológicas, sangrías, énfasis en desterrar la suciedad de las casas y las calles. La teoría miasmática seguía predominando en la etiología y esto terminó llevando a una trasformación profunda de la higiene pública que mejoró en el siguiente siglo y generó la construcción de acueductos, manejo adecuado de las excretas, aireación de las viviendas y un retorno lento de los individuos al aseo personal del baño con agua y no solo las costumbres secas del talco, las esencias perfumadas y las ropas almidonadas.

Para finales del siglo disminuyeron los brotes de peste y dejaron de ser significativos en el siglo XVIII. No hay un consenso epidemiológico de los motivos de ello, pero coincide con la finalización de la Pequeña Edad de Hielo, la normalización de las cosechas, las innovaciones tecnológicas en la agricultura, el abaratamiento de los alimentos básicos, la efectividad de los controles institucionales de salud pública (cuarentena, registro, carnets de movilización), y las nuevas medidas y conductas de aseo e higiene que debieron incidir en la disminución de la infestación de pulgas y en las poblaciones de la rata negra en las ciudades (Appleby, 1980; Cipolla, 1993; Alfani, 2013).

9
Robert Burton y la *Anatomía de la melancolía*

El inglés Robert Burton (1577-1640) nació en Lindley y murió en Oxford. Entró a estudiar teología al Christ Church de Oxford en 1599 y se graduó quince años después. Deslumbrado con la calidad y cantidad de libros de la biblioteca del colegio comenzó en 1603 la elaboración de su obra *Anatomía de la melancolía* (Fig. 7). La publicó en 1621 y dijo en el prefacio: «Escribo sobre la melancolía para estar ocupado en la manera de evitar la melancolía». En 1624 fue nombrado bibliotecario vitalicio del mismo colegio en el que estudió y se editó la segunda edición. Tuvo tres ediciones más durante su vida: 1628, 1632 y 1638 (Jordan-Smith, 1931). Cada edición tenía más referencias y digresiones. De las casi 900 páginas de la primera, la última que corrigió llegaba a las 1400. Su vida fue, en buena medida, su libro, al cual dedicó treinta y siete años. Obra prodigiosa y monstruosa, infinita enciclopedia taxonómica de la tristeza humana. Una extraña flor barroca, en la que cita a 1600 autores, desde la antigüedad hasta el Renacimiento: médicos, poetas, filósofos, teólogos, salmistas, místicos (Nicol, 1948; Lund, 2013).

La posteridad del libro se fundamenta en dos pilares: su estilo literario y su conocimiento médico. El primero cautivó a escritores como Laurence Sterne, Samuel Johnson, John Keats, Charles Baudelaire y Jorge Luis Borges. El segundo es el que analizaré de manera sucinta aquí. La obra se divide en tres partes: el diagnóstico clínico y las causas de la melancolía; la curación de la enfermedad, y la caracterización de la melancolía religiosa y amorosa. Burton domina el tema clínico a fondo y sabe diferenciar entre la enfermedad por exceso y transformación de la bilis negra, en una evidente explicación hipocrático-galénica, pero también distingue el humor melancólico y el temperamento, que deben ser considerados una expresión psicológica normal y natural. Además, incorpora a su libro la visión renacentista de Marsilio Ficino y el vínculo entre melancolía y genialidad, retomado del Problema XXX del Pseudo Aristóteles.

En la primera parte describe —de manera acertada— la mayoría de los síntomas y signos de la enfermedad. La clasifica en causas naturales y sobrenaturales; en causas específicas de la cabeza, de todo el cuerpo y en la hipocondriaca; y en las causas «necesarias» a partir las seis causas preternaturales: dieta, retención y evacuación, aire, ejercicio, sueño, pasiones o concupiscencia. También la diferencia de la locura y el frenesí. Sus fuentes médicas principales son Galeno, Timothy Bright y el *Tratado de la melancolía* (1586), y André Du Laurens y su libro *Discurso sobre la conservación de la vista, las enfermedades melancólicas, los catarros y la vejez.*

Burton enfatiza en el equilibrio vital entre el alma y el cuerpo, lo cual lo lleva a darle valor a las terapias usuales con el eléboro, la borraja, la dieta, al igual que el apoyo psicológico y espiritual, la propiedad curativa de la música y, en especial, establece a la ociosidad como el origen y perpetuación de los melancólicos:

> Al igual que el helecho y todo tipo de hierbas crecen en campos sin cultivar, también lo hacen los humores espesos en un cuerpo ocioso. Un caballo que nunca viaja, que está metido en un establo, un halcón que pocas veces vuela, enjaulado, están ambos sujetos a enfermedades; estos, si se les suelta, están muy libres de cualquiera de esos impedimentos. Un perro ocioso estará sarnoso, ¿cómo pensará escapar una persona ociosa? La ociosidad mental es mucho peor que la corporal; el ingenio sin empleo es una enfermedad, «la herrumbre del alma, una plaga, el mismo infierno», «el mayor perjuicio para el alma», lo llama Galeno.

«Al igual que en un charco estancado aumentan los gusanos y reptiles sucios» (el agua se pudre, y lo mismo el aire, si no lo agita continuamente el viento), «del mismo modo lo hacen el mal y los pensamientos corruptos en las personas ociosas», el alma se contamina. En una república donde no hay un enemigo público, hay, probablemente, guerras civiles y se enfurecen contra ellos mismos. Este nuestro cuerpo, cuando está ocioso y no sabe cómo emplearse, se atormenta y mortifica con preocupaciones, penas, falsos temores, descontentos, y sospechas, se tortura y se consume en sus propios intestinos, y nunca descansa. Me atrevo a afirmar que el o la que está ocioso, sea de la condición que sea, nunca será tan rico, tan bien allegado, afortunado, feliz, aunque tenga en abundancia y felicidad todo lo que su corazón pueda querer y desear, toda la satisfacción; mientras que él o ella o ellos estén ociosos, nunca estarán complacidos, nunca estarán bien en el cuerpo o en la mente, sino siempre cansados, siempre enfermizos, siempre molestos, siempre a disgusto, lamentándose, suspirando, afligiéndose, sospechando, irritados contra el mundo, con todo objeto, deseando consumirse o morirse, o si no se dejan llevar por una u otra fantasía insensata. (Burton, 1997: 242-243)

La ociosidad se acompaña de la soledad, la misantropía, la bellaquería. Por eso, aunque el exceso de estudios puede generar melancolía en ocasiones,[11] en realidad es una de las terapias más efectivas para combatirla. Burton ya nos contó en su prólogo satírico —bajo el seudónimo de Demócrito el Joven— que él escribió su enciclopedia de la melancolía para vencer la ociosidad y superar la tendencia a la tristeza.

11 Burton, sorprendente lector temprano de Cervantes, dice: «o que no haga como esos enamorados que no leen más que dramas, ociosos poemas, chanzas, Amadís de Gaula, el Caballero del Sol, Los siete adalides, Palmerín de Oliva, Huon de Burdeos, etc., lo que muchas veces hace que terminen tan locos como Don Quijote» (Burton, 1998: 96). Thomas Shelton tradujo la primera parte del *Quijote* al inglés en 1612, y en 1620 publicó la segunda parte. En *Anatomía de la melancolía* de 1624 ya aparece la alusión a don Quijote (Burton, 1624: 235).

De ahí que, a pesar de que reconozca que los estudiantes de teología y filosofía, como los eruditos, no son valorados en la sociedad y están condenados a la pobreza, al desprecio, al escarnio público de los poderosos y ricos, deben persistir en su oficio y arte:

> Y lo que concluye Marsilio Ficino en una epístola a Bernard Canisianus y a algunos otros de sus amigos, se lo deseo en este libro a todos los buenos estudiantes: «vivid alegremente, oh, mis amigos, libres de preocupaciones, perplejidad, angustia, sufrimiento mental, vivid alegremente, el cielo os ha creado para el gozo. Una y otra vez os pido que seáis felices; si cualquier cosa altera vuestros corazones o angustia vuestras almas, ignoradla y condenadla, dejadla pasar. Y esto os lo prescribo yo, no solo como sacerdote, sino como médico, porque sin esta alegría que es la vida y quintaesencia de la medicina, las medicinas y cualquier cosa que se utilice y aplique para prolongar la vida del hombre son algo torpe, muerto y sin fuerza». (Burton, 1998: 124)

Burton rechazó las etiologías mágicas y demoniacas de la enfermedad, combatió a los charlatanes, alquimistas, hechiceros, exorcistas y dio esperanza a los enfermos a través de las acciones de los médicos auténticos, que estudiaban a los maestros y deseaban con fervor la curación de los pacientes. En este sentido, su texto fue contemporáneo a la racionalización de la medicina y ratificó que los aquejados con alteraciones emocionales y mentales debían ser tratados con humanidad y con la óptica médica. La teoría humoral galénica predominó en su comprensión de la entidad, pero este paradigma siguió siendo dominante durante el resto del siglo XVII y parte del siglo XVIII, aunque iatroquímicos como Thomas Willis intentaron construir otras explicaciones fisiopatológicas (Jackson, 1986, 1989; Cox-Maxsimov, 1996, 1996a).

Sin ser médico, se le reconoce a Burton la introducción en la medicina occidental del subtipo de la «melancolía religiosa», caracterizado por exceso (miedo a la condenación eterna, a la perdición del alma, al infierno, al silencio de Dios) o por defecto (la desesperación e incredulidad de los ateos y la terrible expectativa de una muerte definitiva del cuerpo, sin la posibilidad de la inmortalidad espiritual). En este subtipo melancólico sí acepta que su principal causa es el maligno: « El instrumento que emplea habitualmente para producir tal efecto es el humor melancólico, que es el «baño del demonio». Y, como en el caso de Saúl, «los malos espíritus se introducen en nosotros» (Burton, 2002: 381).

El sugestivo nombre de la *Anatomía de la melancolía* surgió de su homenaje a Demócrito de Abdera, quien es dibujado en la epístola apócrifa de Hipócrates a Damageto, como un hombre acusado de locura por sus conciudadanos, pero que el famoso médico de Cos luego de hablar con él, se da cuenta de que no está loco, sino que es un sabio, que diseca cabras y otros animales para encontrar la causa de la melancolía, y escribir un libro que revele su curación. Demócrito no escribió la obra, pero Burton (Demócrito el Joven) lo hará en su lugar. Además, Demócrito representa —en la cultura occidental—, con su risa sarcástica ante la locura universal, la figura del sabio escéptico que descubre «el mundo al revés» de los melancólicos y los locos, que es también el mundo de la estulticia generalizada del *Elogio de la locura* de Erasmo y esta *Anatomía* de Burton en la que indica lo siguiente:

> Así, tú te ríes de mí, y yo de ti, los dos de un tercero, y él vuelve lo del poeta contra nosotros de nuevo; «acusamos a los otros de locura, de necedad, y nosotros mismos somos los más tontos». Pues es un gran signo y propiedad del necio (apuntado por el Eclesiastés 10, 3) insultar con orgullo y presunción, difamar, condenar, censurar, y llamar a los otros necios («no vemos lo que contiene la mochila que llevamos a la espalda»), tachar en otros aquello en lo que nosotros somos muy defectuosos; enseñar lo que no seguimos nosotros mismos: que un hombre inconstante escriba de

> constancia, que un vividor profano prescriba reglas de santidad y piedad, que un tonto incluso haga un tratado sobre sabiduría, o quien con Salustio injurie a los ladrones de países, y sin embargo él mismo sea por oficio uno de los más lastimosos saqueadores. Esto demuestra su debilidad, y es un signo evidente de indiscreción de tales individuos. «¿Quién de nosotros merece más ser crucificado?». «¿Quién es el loco ahora?». O quizá en algunos sitios «estamos todos locos en compañía y así no se ve la locura»; «la conjunción del error y de la locura llevan igualmente a lo absurdo y lo extraño». (Burton, 1997: 85)

Burton creía en los horóscopos astrológicos y al hacer el suyo anunció con años de anticipación la fecha de su probable muerte: el 25 de enero de 1640. Ese día murió, con 62 años de edad. Se ha sospechado que se suicidó para conservar el prestigio de su profecía. Su obra se reeditó en 1651, 1671 y 1678. Luego entró al purgatorio del olvido hasta que fue publicada de nuevo en 1800 y redescubierta por los románticos. En los siglos XX y XXI ha tenido un auge ascendente de lectores. Por un lado, desde William Osler (1926), los médicos han escudriñado en ella la sabiduría atemporal de la palabra consoladora y terapéutica de la relación médico-paciente. Por otra parte, los críticos literarios (Manguel, 2006; Shirilan, 2015) han vislumbrado su género de «centón»: una obra literaria construida de fragmentos y citas de otros, en un juego intertextual inmerso en la ironía, que también fue el proyecto del filósofo Walter Benjamin al escribir *El libro de los pasajes. Anatomía de la melancolía* es una enciclopedia de saberes abismales que perdurará en la memoria de la humanidad lectora; su mayor homenaje contemporáneo lo realizó Borges al poner como epígrafe de su cuento *La biblioteca de Babel* esta frase tomada de la obra: «By this art you may contemplate the variation of the 23 letters» (Burton, 1883: 322).

10
Thomas Browne, *De Religio Medici* y el tratadito *De Peste*

Browne (1605-1682) nació en Londres y murió en Norwich un 19 de octubre. La creencia en los «círculos herméticos» se manifestó en la cronología de su existencia (Livingston, 1953). Su itinerario vital es, ante todo, el de un médico práctico que ejerció su profesión hasta la muerte, pero su fama póstuma se debe más a su inclasificable y poderosa escritura, que fascinó a los poetas ingleses del Romanticismo (Coleridge, Wordsworth), a narradores decimonónicos como Thomas de Quincey, Herman Melville, y a escritores contemporáneos de matices diversos como Virginia Woolf, James Joyce, Jorge Luis Borges, W. G. Sebald y Javier Marías. Borges lo descubrió en su adolescencia y su influencia sería perenne. Su huella está presente en los cuentos *Tlön, Uqbar, Orbis Tertius, La muerte y la brújula, El Aleph* y *La rosa de Paracelso*; y en ensayos como *Historia de la eternidad* y el *Libro de los seres imaginarios* (Mejía Rivera, 2012; Maurette, 2016, 2021).

La admiración de Borges por Thomas Browne quedó cristalizada en su poema «Religio Medici, 1643», de su libro *El oro de los tigres* (1972):

> Defiéndeme, Señor. (El vocativo
> no implica a Nadie. Es solo una palabra
> de este ejercicio que el desgano labra
> y que en la tarde del temor escribo.)
> Defiéndeme de mí. Ya lo dijeron
> Montaigne y Browne y un español que ignoro;
> algo me queda aún de todo ese oro
> que mis ojos de sombra recogieron.

Defiéndeme, Señor, del impaciente
apetito de ser mármol y olvido;
defiéndeme de ser el que ya he sido,
el que ya he sido irreparablemente.
No de la espada o de la roja lanza
defiéndeme, sino de la esperanza.

Browne estudió en Oxford, luego viajó a formarse en medicina en Montpellier, Padua y Leiden. En esta última facultad recibió el título de doctor en Medicina en 1633 y retornó a Inglaterra en donde luego de cuatro años de práctica supervisada en Halifax la Universidad de Oxford le convalidó su título. En el otoño de 1637 se trasladó a la ciudad de Norwich a ejercer su profesión y allí permanecería hasta el final de su vida. Se casó en 1641 con Dorothy Mileham, con quien tuvo doce hijos, de los cuales ocho murieron en la infancia y la juventud. Su hijo Edward estudió medicina y logró pertenecer al Colegio Médico de Londres y a la Royal Society (Gosse, 1905; Hughes, 2001).

Browne escribió *De Religio Medici* en 1635 como un ejercicio privado de escritura que compartió con algunos de sus amigos. Pero una de las copias del manuscrito fue conocido por el impresor Andrew Crooke, quien lo editó, en 1642, sin permiso del autor. En 1643 Browne publicó su versión autorizada (Osler, 1906; Bennett, 1956; Conti, 2006). *Religio Medici* (*La religión de un médico*) es un ensayo dividido en dos partes y fragmentado en sesenta textos la primera y en quince la segunda. Se percibe el aire de Montaigne, pero Browne negó haberlo leído. El joven médico reflexiona sobre sus lecturas e ideas personales más profundas, pero quizá sin proponérselo escribió el primer manifiesto implícito de ética y deontología médica de la civilización occidental moderna y me recuerda a la *Guía de perplejos* de Maimónides.

En tiempos de gran irritación y fanatismo religioso, él aboga por la tolerancia ante las creencias e ideas ajenas, y enfatiza en que se puede conciliar la investigación del cuerpo con las convicciones de la fe. Para él la medicina no conduce al ateísmo, sino a una nueva religiosidad en la que el estudio profundo de la naturaleza revela los secretos de Dios, pues «En suma, todas las cosas son artificiales porque la naturaleza es el arte de Dios» (Browne, 2002: 59). Esta visión, sin embargo, es sincrética: en él se mezclan el viejo aristotelismo, el galenismo de estirpe medieval, el microcosmos renacentista de filiación paracélsica, el hermetismo alquímico de Fludd y la medicina mágica de Kircher, la iatroquímica y la iatromecánica, al igual que la aceptación de los nuevos hallazgos como la circulación de la sangre de Harvey, del cual dijo que era un descubrimiento más importante que el de Cristóbal Colón.

Browne inculcó la compasión por los enfermos, y que el arte de la curación requería de una intención amorosa y no de lucro. De igual manera, rechazó la discriminación de cualquier paciente por el tipo de enfermedad que tuviese. Desde los cuerpos llagados de los sifilíticos hasta los infantes malformados. De hecho, pensó que todo era bello y que las deformidades eran otra expresión de la belleza: «no existe la deformidad en ninguna clase de especie o de criatura: no sé yo qué lógica nos hace decir de un sapo, un oso o un elefante que son feos» (59). Reflexionó sobre la constitución antropológica del ser humano y acuñó el concepto de especie «anfibia»: «nosotros somos la única obra anfibia, que se halla entre una esencia corpórea y una espiritual, somos esa forma intermedia que une ambas esencias» (91). La «escala o cadena de los seres» que provenía de Platón y de su interpretación cristiana medieval fue crucial en su idea del orden cósmico de las criaturas: piedras, plantas, animales, seres humanos, ángeles, demonios y deidad. Por eso creyó en el diablo y en las brujas.[12] Este horizonte mental lo hizo comparar las trasformaciones del gusano de seda y las posibilidades de

12 Browne fue llamado, en 1664, a testificar en un juicio por brujería a dos jóvenes del pueblo de Bury St Edmunds. Las dos fueron condenadas a la hoguera, aunque él no declaró contra ellas, sino en su calidad de médico famoso y autoridad científica afirmó que las brujas sí existían y dio algunos ejemplos de casos conocidos antes por él (Knott, 1905).

la reencarnación del alma humana, aceptar la «teoría de las signaturas» de Paracelso y las propiedades terapéuticas de plantas y minerales (Merton, 1956).

Fue consciente de las fuerzas contradictorias que dirigían la mente humana. La pasión, la fe y la razón: «Somos hombres y no sabemos cómo ni por qué». De ahí sus ocasionales expresiones de antisemitismo y misoginia, no tanto por motivos personales, sino asumidos como una herencia cultural de su tiempo. No obstante, el mayor aporte moral de *Religio Medici* a la medicina fue insistir en que los médicos no debían ser nacionalistas, ni actuar de manera diferente frente a enfermos de distintos países. Esta idea fue la semilla de una futura ética médica transnacional y de un gremio inspirado en el juramento hipocrático. El corazón del médico solo debía albergar tolerancia y amor por sus pacientes. Él lo supo expresar de forma personal, indirecta y poética:

> En lo que respecta a esa otra virtud de la caridad, sin la que la fe es una mera noción inexistente, siempre me he esforzado por fomentar la misericordiosa disposición y humanitaria inclinación que de mis padres tomé prestada, y regularla según las escritas y prescritas leyes de la caridad. Y si considero mi verdadera anatomía, estoy delineado y naturalmente construido de acuerdo con esa virtud; pues soy de una constitución tan general que concuerda y simpatiza con todas las cosas. No tengo antipatía —o más bien idiosincrasia— en lo referente a alimentación, humor, aires, a nada. No me asombro de los franceses por sus platos de ranas, caracoles y setas, ni de los judíos por sus langostas y saltamontes, sino que, al estar entre ellos, hago de tales cosas mis comunes viandas; y encuentro que sientan a mi estómago tan bien como al suyo; podría digerir una ensalada recogida lo mismo en un cementerio que en un huerto. No logro sobresaltarme ante la presencia de una serpiente, escorpión, lagarto o salamandra; ante la visión de un sapo o víbora no hallo en mí ningún

> deseo de coger una piedra y matarlos. No siento en mí esas aversiones corrientes que puedo descubrir en otros. Esas repugnancias nacionales no me afectan, y no miro con prejuicio a los franceses, italianos, españoles u holandeses; sino que allí donde sus actos me parecen equilibrados con los de mis compatriotas los quiero, honro y abrazo en igual medida. Yo nací en el octavo clima, pero parezco construido y estrellado de acuerdo con todos; no soy planta que no prosperará fuera de un jardín; todos los lugares, todos los aires forman para mí un solo país: estoy en Inglaterra en todas partes y bajo cualquier meridiano. Yo he naufragado, sin embargo no soy enemigo del mar o los vientos; puedo estudiar, jugar o dormir en medio de una tempestad. En suma, no soy contrario a nada: mi conciencia me daría el mentís si dijera que detesto u odio de manera absoluta ninguna esencia a excepción del diablo; o que al menos aborrezco algo tanto como para que no pudiéramos llegar a un compromiso. (Browne, 2002: 135-136)

Religio Medici fue un éxito bibliográfico y, luego de su traducción al latín en 1644, convirtió a Browne en una figura de fama europea. No obstante, su *best seller* fue *Pseudodoxia Epidemica* (1646), una especie de enciclopedia de los errores humanos, nacidos de la superstición y la ignorancia humana. En 1658 publicó en un solo volumen dos ensayos: *Hydriothapia* y *El jardín de Ciro*. El primero es una magnífica reflexión sobre la muerte humana y la banalidad de la posteridad histórica. El segundo es un extraño texto en el que él descubre que la figura geométrica del «quinque» (cuatro y uno) está esparcida por toda la naturaleza —en las cortezas de los árboles, en los cálices de las flores, en las entrañas de las salamandras— como si fuera la llave simbólica de un jeroglífico que contenía los secretos de la divinidad (Calasso, 2010).

Thomas Browne no hizo descubrimientos importantes en medicina (con excepción de la grasa cadavérica y la descripción de una entidad clínica que se ha denominado síndrome de Morgellons), pero mantuvo correspondencia y era respetado por los médicos e investigadores de la Royal Society, en especial por Robert Boyle (Kellett, 1935; Chalmers, 1936; Merton, 1949, 1952, 1966; Debus, 1962; Preston, 2005; Young, 2018). El resto de su obra se publicó de manera póstuma.

Como la mayoría de los médicos que ejercieron en su época, Thomas Browne tuvo un conocimiento teórico profundo de las epidemias de peste bubónica, pero la experiencia clínica le debió demostrar que los antídotos y los remedios contra la enfermedad servían muy poco para aliviar a los enfermos. Desde su estadía estudiantil en Padua, en 1632, conoció las polémicas entre los teólogos, los filósofos y sus profesores de medicina. Los primeros seguían defendiendo la idea medieval del «castigo de Dios» y filósofos naturalistas como Pietro Pomponnazi la explicaban a partir de los ritmos naturales y cíclicos de la generación y la corrupción. Sus maestros enfatizaron en la teoría miasmática hipocrática y en la hipótesis galénica de la susceptibilidad preexistente de un desequilibrio humoral en los enfermos.

Aunque él debió seguir de cerca los sucesos de la mortal plaga de Londres del período 1665-1666, solo menciona de manera explícita en una carta a su hijo médico Edward del brote pestífero que llegó a su ciudad Norwich en septiembre de 1665 y que lo llevó a tener la intención de enviar a su familia y amigos al pueblo de Claxton. Sin embargo, él se quedó atendiendo a los enfermos y trataba de aislar a los sanos para que no tuvieran contacto con los apestados (Barbour, 2016). En 1753 se dieron a conocer los manuscritos inéditos de Browne, que estaban guardados en la colección Hans Slone del Museo Británico. Allí se encontró un breve tratadito titulado *De Peste* que fue publicado por primera vez en 1835, en el cuarto volumen de sus *Obras completas*, editadas por Simon Wilkin. Se desconoce la fecha en que fue redactado, aunque tuvo que ser después de 1658, cuando se publicó la obra de Kircher a la que alude Browne, y antes del

27 de noviembre de 1680, día en el que murió, pues Thomas refiere que «aún vive».

A continuación, transcribimos la traducción del texto completo, el cual nunca ha sido publicado con anterioridad en español.[13] Browne lo escribió en inglés, pero las citas de los autores y las preguntas finales del tratadito están en latín. Se incluyen notas aclaratorias a pie de página para una mejor contextualización de la obra.

Anexo 1
De la peste

El erudito Kircher en su libro *De Peste*,[14] cap. 7, describe en particular las medicinas que utilizó Hipócrates en la gran plaga de Atenas, y menciona específicamente el azufre, la asafétida y las víboras, como se puede ver en ese tratado; lo cual no se encuentra en las obras de Hipócrates; la pregunta es: «¿qué hay qué decir aquí?».

Cuando leí el capítulo séptimo de Kircher antes mencionado, lo encontré muy extraño; ni pude confirmarlo por ningún autor antiguo. Y, puesto que, al indagar, encuentro que su propia expresión es cierta y que son «poco conocidas», pues no hallo nada al respecto en ningún autor que pudiera mencionar lo mismo; ni en Hipócrates,[15] Galeno,[16]

13 Esta afirmación surge luego de una pesquisa exhaustiva de las fuentes bibliográficas disponibles en los catálogos generales y especializados, tanto físicos como digitalizados.

14 Athanasius Kircher publicó *Scrutinium physico-medicum 'contagiosae' luis 'quae' pestis dicitur quo origo, causae, signa, prognostica Pestis, nec non involentes malignantis Naturae effectus, qui statis temporibus, caelestium influxuum, virtute et eficacea, tum in elementis; tum in epidemiis hominum animantiumque morbis elucescunt, una cum appropriatis remediorum Antidotis nova doctrina in lucem eruuntur*, en 1658 en la imprenta romana de Mascardi.

15 La teoría miasmática de las epidemias se encuentra, con mayor profundidad, en el tratado hipocrático *Aires, aguas y lugares*.

16 Galeno se enfrentó a la «peste antonina» que se piensa fue el primer brote de peste bubónica en el mundo occidental. Aunque trata de la patología en varias partes de su extensa obra, es en el tratado *De Methodo Medendi* (*Sobre los métodos de curación*) en donde mejor profundiza en ella.

Aecio,[17] Aegineta,[18] Massarias,[19] Jordano[20] y otros que han escrito particularmente sobre la peste; ni en Paulino,[21] que ha comentado ampliamente la narración de Tucídides[22] sobre la plaga de Atenas. Ni en Nardio,[23] ni en ningún comentario sobre Lucrecio,[24] quien hace una amplia descripción de esta plaga, concebida como la misma en la que Hipócrates ejerció esta cura.

Francisco Rota,[25] un erudito italiano, habiendo leído en Marini,[26] un eminente poeta de Italia, que Averroes fue

17 Aecio de Amida fue un médico que trabajó en la corte bizantina de Justiniano. Su obra se publicó en Occidente con el título de *Rerum Medicinalium Libri XVI* en 1522. Los cuatro últimos libros se conocieron con el título de *Tetrabiblos* y fueron publicados luego de manera independiente. Aecio se refiere en su obra a la terapéutica hipocrático-galénica contra la peste.

18 La obra médica de Paulus Aegineta fue traducida del griego al latín, en 1532, con el título de *Pauli Aeginetae Opus De Re Medica, Nunc Primum Integrum Latinitate Donatum, Per Ioannem Guinterium Andernacum, Doctorem Medicum. Parisiis Apud Simonem Colinaeum.* Recoge sus siete libros médicos y es el segundo el dedicado a la peste en donde retoma las descripciones clínicas y los tratamientos que realizó antes Rufo de Efeso.

19 Massarias fue un médico italiano que escribió un famoso *Tratado sobre la peste* a partir de su experiencia personal en el brote pestífero de la ciudad de Vicenzia en 1577.

20 Jordano relató su experiencia clínica en las epidemias de peste de la región de Moravia del año 1577, en su libro *Luis novae: in Moravia exortae descriptio* (1580). Él demuestra en su texto que tenía el conocimiento de la teoría de las «semillas del contagio» planteadas por Fracastoro en su obra *De Contagione et Contagiosis Morbis* (1546).

21 Fabio Paulino —médico, filósofo, filólogo— publicó su comentario de Tucídides en *Prœlectiones marciae, siue Commentaria in Thvcydidis Historiam, sev narrationem de peste Atheniensivm* (1603).

22 El historiador griego Tucídides escribió sus inmortales páginas sobre la peste de Atenas en su obra *Historia de la guerra del Peloponeso* (Ἱστορία τοῦ Πελοποννησιακοῦ Πολέμου).

23 Nardio fue un afamado clínico —apodado como el Esculapio florentino— y editó la obra de Lucrecio con una introducción inicial extensa, la cual se publicó en Florencia, en 1647, con el título de *Titi Lucreti Cari De rerum libri sex. Una cum Paraphrastica Explanatione et Animadversionibus D. Joannis Nardii Florentini.*

24 Lucrecio describe la peste ateniense en el libro VI de su poema *De Rerum Natura*, recreando los conceptos del médico griego Asclepíades de Bitinia, quien ejerció su profesión en Roma.

25 Francisco Rota fue un médico y cirujano de Bolonia, reconocido por su obra de terapéutica titulada *Commentarius sane in Galeni Librum Primum de Compositione Medicamentorum per Genera* (1553).

26 El comentario al que alude Browne lo hizo Marini en una epístola del 19 de junio de 1518 titulada *Castigationum Adversus Averroem*, la cual dedicó a Giovanni di Lorenzo de Medici, quien fue conocido como León X, papa entre 1513 y 1521, cuando murió aparentemente envenenado.

ejecutado mediante la cruel muerte de la rueda, consultó a muchos eruditos de Europa dónde podría encontrarse tal pasaje en algún otro escritor; y ninguno pudo satisfacer su pregunta. Pero este erudito autor,[27] que aún vive, es capaz de proporcionar una solución, y probablemente pueda hacerlo en las siguientes ediciones de esta u otra obra, que publicará más adelante, aunque no lo ha hecho en su *Mundus Subterraneus*,[28] donde discurre ampliamente sobre el azufre.

Mientras tanto, remitiéndonos a una investigación más profunda, este relato puede estar tomado de algún manuscrito inusual, de algún comentario antiguo sobre Hipócrates o de alguna obra atribuida a él o a sus sucesores, conocida solo en algunas bibliotecas, o bien de algún escritor árabe; los árabes son muy cuidadosos en preservar las obras de los antiguos griegos, que a menudo traducían, y a veces engendraban otras obras sobre las mejores de ellas, que ahora son muy raras o están completamente perdidas entre nosotros.

Ahora bien, aunque se admita toda la relación y se aprueben los remedios, sin embargo, si estos fueron los secretos de Hipócrates en la peste de Atenas, o si tuvieron tanto éxito en esa peste, se puede admitir alguna duda; porque Tucídides, que conoció la misma enfermedad, afirma que no había ningún remedio (probablemente queriendo decir interno) que hiciera algún bien; sino que lo que beneficiaba a uno perjudicaba a otro: «No se encontró ni un solo remedio, por así decir, con cuya aplicación se lograra alivio (pues lo que remediaba a uno, eso mismo dañaba a otro). Y ningún organismo, fuera robusto o débil, se mostró capaz de resistir por sí la enfermedad, sino que a todos aniquilaba fuera el que fuera el régimen terapéutico con que se le atendía». De cuya descripción puede surgir la duda de si Hipócrates no llegó a Atenas más bien en el declive, que en la época de furor de la enfermedad.

Galeno, en su tratado *De Theriaca ad Pisonem*, atribuye esta curación de Hipócrates solo a sus fuegos: «Alabo y

27 Se refiere a Kircher.
28 Atanasius Kircher publicó *Mundus subterraneus* en 1664.

admiro con vehemencia a Hipócrates, que se encargó de aquella pestilencia que invadió a los griegos desde Etiopía, sin otro medio que cambiando el aire. Por lo tanto, ordenó que se encendiera un fuego en toda la ciudad, que no debía tener material simple para arder, sino coronas y flores con olores muy fragantes. A estas las usó para alimentar el fuego, y también para rociar con perfumes del más dulce olor». Y el mismo método pusieron en práctica en Venecia, en la gran plaga que ocurrió bajo el duque Foscaro, hace unos doscientos años.

Además, si este relato de la curación de Hipócrates, establecido por Kircher, es antiguo, y en esos tiempos podría haber sido mejor conocido, sería sorpresivo el cómo escapó de la pluma de Galeno, un admirador superlativo de él, y que tuvo buena oportunidad de conocer lo que las épocas más remotas habían entregado sobre este tema; pues Tésalo, el hijo de Hipócrates, dejó exposiciones sobre sus epidemias.

Licos, Sabino, Sátiro y Quinto, los preceptores de Galeno, también habían dejado tratados sobre la narración de Tucídides; y Galeno mismo había escrito un discurso sobre el mismo, como él atestigua en su texto περὶ δυσπνοίας (*Sobre la dificultad para respirar*). Actuario,[29] un autor de buena estima, que escribió hace varios cientos de años, se atrevió a establecer el antídoto de Hipócrates que usó contra la peste; que él creía que estaba compuesto por cañas aromáticas, juncos aromáticos, sábila, cardamomo, ciprés, nardo céltico, rocío de ciprés, incienso, mirra, enebro, trementina y vino añejo.[30] Afirmó que esto es lo mismo que usó en la plaga de Atenas; *et cujus causa coronatus fuit* (y por cuya causa fue coronado). Esto, aunque aprendido por él, es admitido por Massarias y otros, y es una medicina muy diferente de aquellas tan

29 Johannes Zacharias Actuarius (1275-1328) fue un médico bizantino que ejerció su profesión en Constantinopla. La fórmula que menciona Browne debió provenir de su terapéutica, compuesta por seis libros y que se tradujo al latín como *De Methodo Medendi* en 1554.

30 Aunque Browne transcribe la proporcionalidad numérica de la fórmula, me pareció irrelevante hacerlo en esta traducción y solo menciono los componentes de la misma.

elogiadas por Kircher, quien en justicia está obligado a hacer uso de algún autor de igual crédito y autoridad como él.

Ahora bien, mientras hablo de esta oscuridad, surgen algunas otras que no puedo omitir proponeros particularmente, ¿por qué Hipócrates no dejó ninguna descripción distinta de esta plaga, junto con sus remedios? ¿Por qué Tucídides, en su amplia descripción de la peste de Atenas, no menciona a Hipócrates? y también se puede considerar que esta cura de la plaga por el fuego, e incluso en la misma Atenas, era más antigua que Hipócrates, y practicada por Acron Agrigentinus[31] (como atestiguan Plinio, Ietio, Paulo) y también utilizada por Jachen el médico egipcio, que vivió en los días de Senies, rey de Egipto, según Suidas,[32] y puede deducirse de la práctica posterior de los sacerdotes egipcios, de encender su fuego en la tumba de Jachen y así difundirlo por la ciudad; y de lo que dice Plutarco, acerca de los sacerdotes egipcios: «de nocte soliti consurgere et inquinatum aerem odoratis incendiis purgare» (solían levantarse por la noche y purificar el aire contaminado con fuegos aromáticos).[33] Sus humos purificadores de composición olorosa, que contenían entre veintiocho y treinta y seis ingredientes, los usaban en sus sacrificios diarios al sol y a la luna. Pero antes de despedirme no omitiré entretenerles con algunas otras preguntas, a las que quizá no hayan prestado mucha atención.

¿Si la pestilencia proviene de la ley de la naturaleza, como duda Cardano; es decir, debido a que la Tierra no sea suficiente para el número de hombres?[34]

¿O se da una pestilencia artificial, «para ser utilizada en polvo pestilente y ungüento en la plaga de Milán»?

31 Médico griego del siglo v a. n. e. que nació en Sicilia y al parecer fundó una escuela empírica en Atenas. Murió un poco antes de iniciarse la guerra del Peloponeso.

32 Lexicógrafo griego que vivió a mediados del siglo x en Constantinopla y se le atribuye la autoría de una gran enciclopedia: La Suda.

33 La cita proviene del libro de Plutarco titulado *De Iside Et Osiride*.

34 Todas las siguientes preguntas de Browne están escritas en latín. Son escuetas, casi en tono de acertijos, a veces irónicas, pero detrás de cada una de ellas se refleja un profundo conocimiento del autor sobre las discusiones de su tiempo acerca del origen, etiología, evolución y tratamiento de la peste bubónica.

¿Son los peces inmunes a la plaga?

¿Es el fuego la mayor pestilencia?

¿Hubo una plaga antes del diluvio?

¿Ha matado más la peste o la espada desde la fundación del mundo?

¿Son los átomos animales nocivos, como quiere Kircher?

¿O son dados ungüentos a temperamentos con poca o ninguna sujeción a la plaga?

¿Por qué, entre las grandes ciudades de Europa, la peste es menos frecuente en París?

Dado que es mejor hablar de la plaga de los sudores, ¿por qué se da la plaga de los sudores, como el sudor inglés?

¿O la pestilencia camina perpetuamente y nunca se extinguirá?

¿O dondequiera que ande la pestilencia completará manifiestamente las cuatro estaciones, es decir, el estado del principio de crecimiento y decadencia?

¿No es tan extraño cómo termina la plaga y cómo comienza?

¿Por qué en la peste hebrea no se menciona la separación entre los sanos y los infectados, algo que, sin embargo, se nota especialmente en la lepra?

¿De ahí la palabra *plaga*, que significa enfáticamente *pestilencia* en inglés?

¿La música contribuye a curar la peste? La pregunta surge a partir de la práctica de Tales de Creta, de quien se dice que curó la plaga espartana con música (Plutarco).

¿O los que se libran de la peste con carbunclos y bubones, son curados al mismo tiempo de la lúes venérea?

¿Hay alguien que trate con la viruela y la peste?

¿No sirven los sulfurados, al purificar el aire contaminado, como aromáticos? Sin embargo, ¿cuál, según Galeno, utilizó más Hipócrates?

¿No se debería añadir bálsamo de azufre a la triaca?

¿Se debe confiar demasiado en el opio compuesto como un antídoto? (Browne, 1835: 277-280)

LA MEDICINA EN EL SIGLO XVIII

Si es lícito hacer una comparación entre los ambientes intelectuales de épocas diferentes, puede decirse que el siglo XVIII fue en Europa la perfecta antítesis de la Edad Media [...]. La Edad Media se halla obsesionada por el deseo de racionalizar lo infinito: los hombres del siglo XVIII racionalizaban la vida social de los grupos humanos modernos y basaban sus teorías sociológicas haciendo apelación a los hechos de la naturaleza. De esos dos períodos, el primero fue la edad de la fe basada en la razón; el segundo, dejó tranquilos a los perros dormidos: fue la edad de la razón basada en la fe. [...] Su aversión hacia la arquitectura gótica refleja su poca simpatía por las perspectivas confusas. Era la edad de la razón, de la razón sana, viril, egregia; pero de una razón que solo tenía un ojo y condenada por ello a percibir de un modo deficiente el relieve de las cosas. [...] El buen sentido del siglo XVIII, su captación de los hechos evidentes del sufrimiento humano y de las necesidades evidentes de la naturaleza humana, obraron sobre el mundo a modo de baño de limpieza. Voltaire tiene el mérito de haber odiado la injusticia, de haber odiado la crueldad, de haber odiado la opresión absurda y de haber odiado la superchería. [...] El esquema de conceptos del siglo XVII demostraba ser un instrumento de investigación perfecto. Este triunfo del materialismo se operó principalmente en las ciencias de la dinámica, física y química racionales. En cuanto a la dinámica y a la física, el progreso se logró en forma de desarrollos directos de las ideas principales de la época precedente. Nada nuevo se creó en este sentido, pero se llevó a cabo un inmenso desarrollo de detalle.

ALFRED NORTH WHITEHEAD,
La ciencia y el mundo moderno (1925)

El Siglo de las Luces: ilustración, sistemas racionales, pensamiento crítico. La religión y las monarquías —agotadas en las guerras y los odios del siglo precedente— pierden el predominio simbólico sobre la ciudadanía. Surge una burguesía fuerte y una economía basada en el comercio y la explotación de las colonias. La minoría intelectual comienza a hablar con independencia y se atreve a cuestionar las injusticias sociales y políticas. Se busca un nuevo orden en la sociedad (Montesquieu y *El espíritu de las leyes*) y en la naturaleza (Linneo y su taxonomía botánica). Los dominios de la razón se extienden a través del ordenamiento sistemático y va apareciendo la monumental *Enciclopedia* dirigida por D'Alembert y Diderot. Veintiocho tomos,[35] de la A a la Z, publicados entre 1851 y 1772, con la colaboración de 160 expertos en las ciencias, las artes y los oficios. Las páginas de la *Encyclopedie* son la contraparte a las hojas bíblicas. Los descubrimientos e invenciones de la razón humana deben diferenciarse de las verdades espirituales de la fe religiosa. Dos libros distintos equiparados en importancia. Algunos guardan su corazón en la Biblia, pero usan su cerebro para aprender en la *Enciclopedia.* Otros olvidan y entierran el arcano libro de la palabra de Dios y hallan la divinidad en la revelación de los secretos de la naturaleza. El deísmo y el ateísmo predominan en los filósofos y enciclopedistas de la Ilustración.

La física, la matemática y la química se consolidan como áreas de la razón y la cuantificación; el sistema métrico decimal surge y se impone sobre el caos de la diversidad. La

35 Al final, en 1780, fueron 35 volúmenes: 17 de textos, 5 de suplementos, 11 de láminas y 2 de índices.

máquina de vapor de Watt es el aparato central de la revolución industrial. En la medicina predomina el mecanicismo, pero también afloran las teorías vitalistas; la nosología sydenhamiana orienta la práctica médica y la experimentación clínica; la consolidación del diagnóstico anatomoclínico y de la anatomía patológica (Morgagni); el nacimiento de la fisiopatología de concepción histológica (Bichat); las nuevas investigaciones basadas en el empirismo de espíritu baconiano llevan a la revolución de la vacuna de Jenner y a los digitálicos de Whitering; la novedad de la electricidad se estudia en la fisiología. De otro lado, nace la responsabilidad social de la salud pública por los pobres, los trabajadores, el pueblo. La secularización científica y académica de los hospitales, la identificación de las enfermedades de origen laboral (Ramazzoti), la obligación del Estado ante la higiene pública y la educación sanitaria (Frank), la humanización de los enfermos mentales en los frenocomios (Pinel). Sin embargo, esta última dimensión también tiene otros rostros: el inicio de la medicalización de la sociedad, la aparición de la imposición de normas higiénicas sustentadas en una policía médica, la exigencia a los individuos de formas de vida saludables, la estigmatización de costumbres «malsanas»: ingesta de alcohol, consumo de opio y absenta, el ejercicio de la prostitución, la suciedad extrema.

El artículo de «Medicina» de la *Enciclopedia* inicia así:

> La medicina es el arte de aplicar remedios cuyo efecto preserva la vida sana y devuelve la salud a los enfermos. Así, la vida, la salud, las enfermedades, la muerte del hombre, las causas que las producen, los medios que las dirigen, son objeto de la Medicina. Los daños y vicisitudes de un aire tan necesario como inevitable, la naturaleza de los alimentos sólidos y líquidos, la impresión vívida de los cuerpos externos, las acciones de la vida, la estructura del cuerpo humano, han producido enfermedades, tan pronto como han llegado. Cuando nuestro cuerpo sufre alguna dolencia, está

> mecánicamente decidido a buscar medios para remediarla, sin por ello conocerlos. Esto se nota en los animales, como en el hombre, aunque la razón no puede entender cómo se hace; porque todo lo que se dice es que tales son las leyes del autor de la naturaleza, de la cual dependen todas las causas primeras. La percepción desagradable o molesta de un movimiento impedido en ciertos miembros, el dolor producido por la lesión de cualquier parte, los males de que el alma se ve abrumada por los del cuerpo, han llevado al hombre a buscar y aplicar los remedios adecuados para disipar estos males, y esto por un deseo espontáneo, o gracias a una vaga experiencia. Este es el origen primero de la Medicina, que tomada por el arte de curar ha sido practicada en todos los tiempos y en todos los lugares. (*Encyclopedie*, 1765, vol. X: 260)

Es decir, para los enciclopedistas la medicina es arte y ciencia racional con objetivos concretos y pragmáticos: la curación de la enfermedad y la preservación de la salud. Los mecanismos que generan las enfermedades son naturales, y los remanentes medievales del castigo divino, o las posesiones demoniacas, han sido abandonadas por la clínica científica. Estas concepciones mágicas y sobrenaturales sobrevivirán en los nichos de la credulidad popular. No obstante, el espíritu hipocrático de la *Vis Medicatrix Naturae* (el poder curativo de la naturaleza) persistirá al lado de las viejas y las nuevas terapéuticas.

Las luces de la razón desembocaron, en ocasiones, en sombras teñidas de irracionalidad. El extremo mecanicismo del médico y filósofo Julien Offray de La Mettrie (1709-1751) en su obra *L'homme machine* (*El hombre máquina*); la terapéutica simplista de «tónicos» y «relajantes» de John Browne (1735-1788) —de su texto *Elementa Medicinae* (1780)— que según el historiador Baas destruyó más vidas que las guerras napoleónicas. Ni qué decir del desenlace de la Revolución francesa, que promulgó la Declaración de los Derechos del Hombre y del Ciudadano (1789), nombró en los cargos públicos a pensadores y científicos, pero terminó asesinando al médico Marat (1743-1793) y decapitando al químico Lavoisier (1743-1794), entre otros, por medio de la guillotina, inventada por el también médico Joseph-Ignace Guillotin (1738-1814).

Aun así, en el siglo XVIII se logró, en un balance demográfico y global, superar la precariedad del crecimiento poblacional del siglo anterior, y la población mundial pasó de los 460 millones a los 900 al finalizar la centuria. Aunque la percepción contradictoria del progreso humano quedaría reflejada en la famosa polémica entre el filósofo Gottfried Leibniz, y su optimista creencia de estar viviendo en «el mejor de los mundos posibles», y la feroz respuesta satírica de Voltaire —en su novela *Cándido*— de vivir, quizá, en el peor de los mundos. Su personaje protagónico, en medio de la devastación del terremoto de Lisboa (1755), se pregunta de forma irónica: «Si este es, ciertamente, el mejor de los mundos, ¿cómo serán los otros?».

11
Boerhaave y la clínica neohipocrática

Herman Boerhaave (1668-1738) nació en Voorhout, un pueblo cercano a Leiden (Holanda). Hijo de un clérigo protestante, ingresó a los 16 años a estudiar filosofía y teología en la Universidad de Leiden. Demostró gran avidez intelectual, aprendió griego, latín, hebreo, inglés, francés, español, alemán, italiano y la escritura cuneiforme sumero-acádica. Estudió en profundidad la obra de Newton y Descartes (Parker, 2010). En 1690 se graduó en filosofía con una tesis titulada *De Distinctione Mentis a Corpore* (*La distinción entre mente y cuerpo*); aunque su proyecto era buscar el doctorado en teología, al parecer un malentendido en el que fue acusado de seguir las ideas heterodoxas de Baruch de Spinoza lo orientó a leer de manera autodidacta a Hipócrates, Galeno, Sydenham, a asistir a las lecturas médicas de Drélincourt y a participar en las disecciones anatómicas de Antonio Nuck. En 1693 obtuvo el título de médico —en la poco afamada Universidad de Harderwijk— con una exposición acerca de la utilidad del análisis de los excrementos en las enfermedades. Entonces, se dedicó al ejercicio privado de su profesión y también editó las obras de Eustaquio, Areteo de Capadocia, *Fabrica* de Vesalio y *Botánica* de Vailant. Inició su actividad de profesor privado de medicina y química, y su fama lo llevó a ser nombrado en Leiden lector de la cátedra de teoría médica (1701), y luego profesor titular de Botánica (1709), Medicina Clínica (1714) y Química (1718). Además, fue rector de la universidad en dos períodos: 1714 y 1730. Sufrió de ataques de gota desde la treintena y, luego, de cálculos renales, con episodios de hematuria que lo postraban varias semanas.

Murió, al parecer, de una insuficiencia cardiaca complicada con un absceso pulmonar (Burton, 1743; Lindeboom, 1974; Knoeff, 2002).

En vida publicó las obras *Institutiones Medicae* (1707), *Aphorismi de Congnoscendis et Curandis Morbis* (1709), *Index Alter Plantarum Quae in Horto Academico Lugduno-Batavo Aluntur* (1710), *Libellus de Materia Medica et Remediorum Formulis* (1719), *Atrocis, nec Descripti Prius Morbi Historia, Secundum Medicae Artis Leges Conscripta* (1724), *Atrocis, Rarissimique Morbi Historia Altera* (1728) y su texto *Elementa Chemicae* (1732), que contiene diversos experimentos químicos, los cuales evidencian la influencia del empirismo baconiano (Klein, 2003). La razón por la que merece perdurar en la historia de la medicina es por su labor de profesor y su legado académico en la formación de discípulos brillantes, la transformación del currículo de la enseñanza médica europea, la sistematización del legado clínico hipocrático y su actualización de acuerdo a la propuesta de las «especies morbosas» de Sydenham y a los conocimientos modernos de la anatomía, la fisiología y la química. Además, su fama de gran clínico lo convirtió en un «oráculo» de su época, consultado por la realeza, colegas y enfermos de todo el mundo a través de cartas (Puschmann, 1891; Riesman, 1919; Risse, 1989).

Boerhaave enseñó la clínica en el Hospital de Santa Cecilia, con doce camas a su disposición, seis de hombres y seis de mujeres. Allí insistió en que las teorías no debían nublar la observación del enfermo, ni la anamnesis, ni el examen físico. Introdujo la toma de temperatura con el termómetro diseñado por Fahrenheit. Diferenció con claridad los síntomas (subjetivos) de los signos clínicos (objetivos), y luego de recopilar lo oído, visto y examinado, establecía un diagnóstico (la especie morbosa), el estado actual de la enfermedad, la estructura orgánica dañada y la causa probable de la patología. Luego promulgaba un tratamiento conservador, enfatizando en la dieta, el ejercicio y el uso prudente de los medicamentos. Estaba convencido de la «capacidad curativa» de la naturaleza y su lema preferido en la práctica médica era *simplex veri sigillum* (la simplicidad es el sello de la verdad). El modelo de la historia clínica de Boerhaave es el origen de la semiología contemporánea.

La influencia de su «neohipocratismo» perduró en sus discípulos: Albrecht von Haller, Gerard van Swieten, Lorenz Heister, Johann Eller, Anton de Haen, Benjamin Rush. Ellos llevaron sus trasformaciones del currículo médico a las escuelas de Viena, Edimburgo, Glasgow, Alemania y los Estados Unidos. Hallller refirió que Boerhaave había sido «el maestro de todos en Europa» (Hull, 1997). No obstante, desde el historiador Charles Daremberg en su libro clásico *Histoire des Sciencies Medicales* (1870) hasta autores contemporáneos como Harold Cook (2010) y Patrick J. Fiddes (2023) han cuestionado la real importancia de él como clínico y el valor y la novedad de sus libros. De hecho, Fiddes ha arremetido contra la biografía escrita por Gerrit Lindeboom (1968) y lo ha acusado de construir una hagiografía falsa de Boerhaave. Sin embargo, aunque es cierto que en sus obras no hay descubrimientos trascendentales, realizó aportes significativos en la clínica de las enfermedades oftalmológicas, la dilatación cardiaca, el contagio por viruela, la interpretación de la sudoración, la diferenciación entre la artritis gotosa y reumática, la epilepsia, las manifestaciones neurológicas de la histeria, el cólico saturnino, la parálisis laríngea, y la relación del pulso con la fiebre y la inflamación. Tampoco debe minimizarse su más original descubrimiento clínico: la ruptura espontánea del esófago por un esfuerzo esofágico intenso (arcadas, vómitos), que se conoce desde 1959 como el síndrome de Boerhaave (Bruno, 1963; Henderson, 1989; Janjua, 1997).

12
Sistemas médicos alternativos: neoanimismo, homeopatía, magnetismo animal

El predominio de la visión mecanicista, de estirpe cartesiana, siguió predominando en la medicina del siglo XVIII. Sin embargo, existieron reacciones contrarias que fueron significativas. Georg Ernst Stahl (1659-1734) nació en Ansbach (Baviera), estudió medicina en Jena y se doctoró en 1684 con una tesis sobre las enfermedades del intestino. Fue nombrado arquiatra de Weimar y médico personal del duque. En 1694 ingresó como profesor de Medicina Clínica y Química a la Universidad de Halle. Su obra fundamental es *Theoria Medica Vera* (1708) en la que sintetiza su sistema médico. La salud depende de un equilibrio entre los líquidos y los sólidos que conforman el cuerpo, a través del *motus tonicus vitalis* (movimiento tónico vital) que regula la circulación de la sangre y los mecanismos de la secreción y la excreción. La obstrucción de los vasos, la estasis sanguínea, la relajación de las texturas y la plétora generan las enfermedades. No obstante, estos mecanismos no se explican en términos físico-químicos, porque el cuerpo humano no es una máquina, sino un organismo (Gierer, 1996; Chang, 2004).

Esta diferencia crucial lo lleva a plantear que el *anima* forma una unidad integral con el cuerpo y es el elemento inmaterial que regula el movimiento, la armonía y la vitalidad del organismo. De hecho, deja claro que «El cuerpo es el órgano real e inmediato del alma, que no solo existe para su uso, sino que también está originalmente estructurado directamente y por necesidad para este uso. [...] El alma crea su cuerpo para su uso, gobernándolo directamente y haciendo que se mueva» (Stahl, 1708: 113). Su defensa de esta visión antropológica fue controvertida por Leibniz, quien insistía en la interpretación mecanicista del cuerpo. Stahl lo refutó en su texto *Negotium Otiosum, seu, Adversus Positiones Aliquas Fundamentales Theoria Medicae Verae a Viro Quodam Celeberrimo Intentata* (1720) (Zammito, 2017).

Esta *anima* la relaciona Stahl con la *physis* de los hipocráticos y de allí su defensa del poder curador de la naturaleza y su rechazo a los tratamientos agresivos, invasivos y antinaturales. Incluso, negó la importancia de los adelantos anatómicos, fisiológicos y patológicos para el adecuado ejercicio de la práctica clínica y estuvo en contra de las terapias con opio porque paralizaban los movimientos naturales del cuerpo. Defendía la sangría moderada, pues ayudaba a la naturaleza a restituir el flujo de los líquidos obstruidos o espesados, pero recomendaba al médico prudencia, paciencia y dejar obrar al *anima*.

El mayor argumento de Stahl para justificar su unidad «alma-cuerpo» consistió en la importancia que otorgó a las emociones como causa de síntomas y patologías del cuerpo. Si bien los mecanicistas reconocían la interacción entre mente y materia, Stahl le dio un énfasis que no existía antes y por ello ha sido considerado uno de los pioneros de la psicología moderna. Psiquiatras contemporáneos como Harms (1960) vieron, con acierto, los nexos entre el *anima* de Stahl y la *psyche* de Carl Gustav Jung. Para Stahl, el *anima* determina los pensamientos conscientes que generan acciones voluntarias y también los procesos involuntarios no conscientes.

> Existe una diferencia verdadera y real entre la simple actividad de la razón (*ratio*) y el pensamiento [consciente] deliberadamente concluyente (*ratiocinatio*), implicando este último la participación de la memoria [del pasado] y la fantasía [con respecto al futuro]. Diversas acciones del cuerpo son razonables, aunque no resulten directamente del razonamiento y menos aún de la deliberación lógica [consciente]. La función más

> excelente del alma es la *ratiocinatio* [el pensamiento consciente], la capacidad de sacar conclusiones; pero la misma alma tiene también otras funciones: dirigir la percepción sensual, la volición y los procesos sustentadores de la vida de manera adecuada según su función más digna, la de la razón *(ratio)*. (Stahl, 1701: 2)

La teoría médica de Stahl se hizo muy popular al ser asumida —por la secta de la influyente religión pietista alemana— como el reconocimiento de Dios en la regulación de la salud y la enfermedad humanas. No obstante, Stahl nunca fue explícito en vincular su *anima* a un origen divino directo, aunque él sí fue un hombre religioso. El «neoanimismo» de Stahl fue comprendido en el contexto médico como una forma de «vitalismo» que se manifestaría en médicos como Cullen, Cheyne, Bonnet, Fontana y el valenciano Seguer. Stahl tuvo fama de ser antipático, amargado, terco, y escribió sus libros en un latín farragoso y complejo. Sin embargo, su defensa del cuerpo humano como un «organismo» está, de manera sorpresiva, más cerca de las visiones contemporáneas de la biología en la última década del siglo XXI, que comienza a sacudirse del paradigma hegemónico de la fisiología mecanicista. Basta señalar las observaciones del investigador Brian J. Ford, en su ensayo *On Intelligence in Cells: The Case for Whole Cell Biology* (2009) y, en especial, en su artículo titulado «The cell as secret agent-autonomy and intelligence of the living cell: driving force of development» (La célula como agente secreto: autonomía e inteligencia de la célula viva: motor del desarrollo).

> Las disciplinas relacionadas de la ecología y la evolución prestan poca atención al motor esencial del desarrollo: la célula viva singular. No podemos comprender las realidades de la dinámica poblacional y el impulso evolutivo sin que la célula esté en el centro de nuestras consideraciones. Los biólogos enfatizan la importancia del organismo, y los imperativos derivados del reduccionismo cartesiano sustentan las

> interpretaciones contemporáneas de los organismos multicelulares y la manifestación de la vida en los protistas. Buscamos mayor resolución y mayor magnificación; sin embargo, convencionalmente se pasa por alto la contribución crucial de toda célula viva. Nuestra imposibilidad a la hora de dilucidar los mecanismos que sustentan la fenomenología de la respuesta en la célula viva se considera un fracaso al intentar interpretar la física de los procesos metabólicos y sensoriales, pero la vida trasciende la física. El comportamiento receptivo de las células vivas y su capacidad para resolver problemas novedosos no se han resuelto, y nuestro modelo físico estándar no está a la altura de la tarea. Aquí se postula que los organismos vivos sobreviven y proliferan a través de mecanismos complejos contrarios al análisis científico convencional. Para observar la vida en acción lo que necesitamos es una lente de menor aumento, y no un microscopio de alta resolución. (Ford, 2023: 1)

Esta reflexión actual —de sabor «neovitalista» agnóstico— haría sonreír, por lo menos, al adusto y vilipendiado (por varias generaciones de historiadores) George Ernest Stahl.

Samuel Hahnemann (1755-1843) nació en Meissen (Alemania). Hijo de un pintor de porcelana que tuvo períodos de gran pobreza, lo obligaron a ser un niño trabajador. Se graduó del colegio a los veinte años, inició sus estudios de medicina en la Universidad de Leipzig y recibió su doctorado en Erlangen en 1779. Luego se convirtió en un trashumante que durante los siguientes seis años vivió en más de veinte sitios diferentes, ejerciendo la medicina y traduciendo libros sobre este y otros temas al alemán. Además, se hizo miembro de la masonería, se casó con Henriette Kuchler y tuvieron once hijos (Haehl, 1922). Es el fundador de la homeopatía y su inspiración le llegó en 1790 cuando leía y traducía *Lectures on the Materia Medica* (1772) de William Cullen. Allí leyó del uso de la corteza de cinchona en el tratamiento de las fiebres intermitentes y rechazó la explicación de que tuviera una acción roborante sobre el estómago. Entonces, él —que había tenido episodios maláricos en el pasado— ingirió la quina y como refiere con sus propias palabras:

> Mis pies, yemas de los dedos, primero se enfriaron, me adormecí y me sentí somnoliento, luego mi corazón comenzó a latir, mi pulso se volvió duro y rápido, una ansiedad desagradable, un temblor (pero sin escalofríos), una lasitud en mi cuerpo y en todos los miembros; luego, palpitaciones en la cabeza, enrojecimiento de las mejillas, sed; en resumen, todos los síntomas habituales en la fiebre variable aparecieron uno tras otro, pero sin fiebre escalofriante. (Hahnemann, 1852: 267)

Entonces, concluyó que las drogas que generaban los mismos síntomas de la enfermedad eran las adecuadas para el tratamiento. Inició experimentos en los que creyó acertar, como el empleo de la belladona en niños con escarlatina, que le parecía que reproducían la sintomatología de la patología y se curaron. En 1796 publicó el «Ensayo sobre un nuevo principio para determinar los poderes curativos de las drogas, con algunas miradas a las empleadas hasta ahora» en donde establece el principio esencial de la homeopatía: «Similia similibus» (Lo similar cura lo similar). En 1807 acuñó el término *homeopatía* —del griego *homoios* («similar») y *pathos* («enfermedad»)—, y en 1810 publicó su obra cumbre *Organon der Rationellen Heilkunde* (*Organon del arte de curar*) en donde sienta las bases conceptuales definitivas de la homeopatía: dosis muy pequeñas y cuasi infinitesimales (en diluciones muy altas), uso único y específico de cada medicamento, y el principio farmacológico ya mencionado. El libro está sustentado en el tratamiento homeopático a 507 pacientes dado por su autor entre 1806 y 1807. El éxito del *Organon* fue clamoroso y en vida de él tuvo cinco ediciones y dejó lista la sexta edición que se publicó de manera póstuma.

Se tradujo a diversos idiomas, incluyendo el latín. En el prólogo a la última edición refiere lo siguiente:

> La medicina antigua, que llamarémos alopatía, supone siempre para el tratamiento de las enfermedades, ó una superabundancia de sangre, que nunca existe, ó principios y acrimonias morbíficas. Consecuente con su manera de considerar las enfermedades, extrae la sangre, que tan necesaria es á la vida, y se propone por medio de vomitivos, purgantes, sialagogos, diuréticos, vegigatorios, cauterios, etc., purificar la supuesta materia morbífica, arrastrándola al esterior; pero así no logra otra cosa, sino exagerar los padecimientos del enfermo, privando al organismo de la fuerza de resistencia y de la integridad de los líquidos necesarios á la curación. Con fuertes dosis de medicamentos heroicos, continuadas por largo tiempo y renovadas ó alternadas frecuentemente, cuyos efectos, harto duraderos y temibles, le son desconocidos, desorganiza poco á poco la armonía del cuerpo humano. Queriendo disimular su ignorancia sobre las virtudes de los medicamentos, acumula en cada receta muchas sustancias heterogéneas; de donde naturalmente procede, que á la enfermedad ya existente, vienen á añadirse otras medicinales nuevas, imposibles las mas veces de curar. Con el objeto de no desacreditarse, jamás deja la alopatía, cuando puede, de emplear medios que alcancen á paliar ó suspender por algún tiempo los síntomas, pero dejando detrás de estas paliaciones ó suspensiones, mayor disposición en el organismo, para que la enfermedad se reproduzca ó exaspere. Considerando puramente locales, independientes y aisladas todas las afecciones que ocupan la parte esterior del cuerpo humano, se dá por satisfecha, suponiendo que las ha curado, cuando las ha hecho desaparecer por medio de aplicaciones tópicas, no habiendo en realidad hecho otra cosa, sino retropulsar la enfermedad esterna á un órgano, ó un aparato mas noble y mas importante á la vida. Y cuando á pesar de esto, ve crecer la intensidad de la afección,

no sabiendo ya con qué hacerla frente, intenta modificarla con el uso de los alterantes, principalmente los calomelanos, el sublimado corrosivo y las demás preparaciones mercuriales.

De esta manera y por tales medios, hace, si no inmediatamente mortales, por lo menos incurables, las noventa y nueve enfermedades de cada ciento que trata, debilitando y atormentando continuamente al enfermo, estenuado ya con sus propios males, bien renovando antiguas afecciones, ya produciéndole otras nuevas y mas funestas. El objeto que en el tratamiento de las enfermedades parece que se propone la medicina antigua con sus heroicos esfuerzos, es muy fácil de conseguir, con solo aprender un poco de los métodos acreditados, y cerrar los oídos á la voz dé la conciencia.

Jamás faltan razones sofísticas al alópata para dejar á cubierto su crédito por los daños que ocasiona: la opinion de sus maestros y la autoridad de sus libros, son su garantía y su salvaguardia. Siempre encuentra en ellos razones para justificar su conducta y sus procedimientos, por mas fatales que hayan sido en sus resultados, y aunque aquella y estos se hallen en oposicion declarada con el buen sentido. Solamente cuando una muy larga experiencia ha llegado á convencer su razón de los efectos perniciosos de su pretendido arte, se limita, aun en los casos mas graves, á la espectacion, aunque disimulada con el uso de bebidas inofensivas; siendo entonces precisamente cuando menos se agravan sus enfermos y mueren también menos.

Antes de esponer los principios y fundamentos de la nueva medicina, que esclusivamente es la única verdadera, examinaré con alguna detención ese funesto arte, que despues de una serie de siglos no interrumpida, dispone arbitrariamente de la vida y la salud del género humano, y que hace perecer diez veces mas enfermos que las mas sangrientas guerras, y mas desgraciados que ya eran á millones de otros pacientes.

Lo contrario justamente hace la Homeopatía. Palpablemente demuestra que las enfermedades no son el producto de ninguna superabundancia de sangre,

> ni están sostenidas por ninguna acrimonia en los humores, ni por principio alguno morbífico material, sino que consisten únicamente en la desarmonía dinámica de la fuerza vital, que virtualmente vivifica el cuerpo del hombre. Prueba también, que la curación de las enfermedades solo puede alcanzarse por medio de la reacción de la fuerza vital, ayudada de la virtud del medicamento apropiado; y que tanto mas segura y pronta es la curación, cuanta mayor energía conserve la fuerza vital. Por eso sustrae al enfermo de todo lo que pueda debilitarlo, y evita con gran cuidado cuanto pueda tender á disminuirle la energía de la fuerza vital, absteniéndose de escitar el dolor, porque el dolor gasta las fuerzas; no hace uso mas que de aquellos medicamentos, cuyos efectos conoce con exactitud, por su virtud de modificar dinámicamente el organismo; elige entre ellos aquel cuya virtud modificadora (enfermedad medicinal) sea susceptible de dominar la enfermedad por su analogía con ella (*similia similibus*), administrándolo á dosis suficientes para producir una reacción saludable, sin escitar dolor, ni causar debilidad. De dónde resulta, que la enfermedad natural queda extinguida, sin molestia ni tormento para el enfermo, y desde el primer instante en que el alivio aparece, empieza á recuperar las fuerzas que la enfermedad le habia quitado. Este trabajo, cuyo objeto en último término es volver la salud á los enfermos pronta, suave y completamente, que se presenta, al parecer, tan sencillo, exige mucho estudio y profundas meditaciones por parte del médico.
>
> La Homeopatía, pues, se presenta como una doctrina médica muy sencilla, proclamando la unidad entre los principios y los procedimientos, y formando un conjunto independiente, que rehusa completamente toda asociación con la perniciosa doctrina de la antigua escuela. (Hahnemann, 1853: VII-XI)

La crítica de Hahnemann a la terapéutica médica de su tiempo tenía argumentos sólidos, e incidió en ayudar a derrumbar los últimos coletazos del humoralismo galénico y sus tratamientos inespecíficos y polifarmácicos. De hecho, los mismos médicos que desconocieron la efectividad real de la homeopatía aceptaron que servía indirectamente al evitar la frecuente iatrogenia de las altas dosis de medicación alopática y el abuso de las sangrías, los enemas y los purgativos. El resto de su larga existencia lo dedicó a la investigación farmacológica homeopática y el resultado fue la publicación de seis volúmenes de sus *Reine Arzneimitteln* (*Medicamentos puros*). Además, Hahnemann también defendió —al igual que Pinel— la humanización de los enfermos con alteraciones mentales. La homeopatía es el único sistema médico alternativo del siglo XVIII que perduró; en la actualidad existen escuelas de medicina homeopática y alrededor de quinientos mil médicos homeópatas en el mundo (Borkens, 2024).

Franz Anton Mesmer (1734-1815) nació en Iznang (Alemania). Hijo de un cazador, al parecer fue becado por los jesuitas y estudió teología, filosofía y jurisprudencia. Ingresó luego a la Facultad de Medicina de Viena en donde se doctoró, en 1766, con una tesis titulada *Dissertatio Physico-Medica de Planetarum Influxu* en la cual planteaba la influencia de un «flujo sutil» (*gravitas animalis*) que penetraba en todos los seres vivos e inertes del universo. En 1678 se casó con la viuda Anna María von Bosch, de grandes riquezas y perteneciente a la aristocracia vienesa. Esto le permitió iniciar sus experimentos curativos con el uso de imanes, que venía empleando el astrónomo Hell, y también conoció los poderes curativos del sacerdote Johann Joseph Gassner (1727-1779), famoso exorcista del pueblo de Ellwangen que dividía las enfermedades en naturales y demoniacas (imitación de lo natural, obsesión y posesión). Mesmer concluyó que Gassner curaba por su «magnetismo» personal y descubrió que él también lo hacía sin necesidad de los imanes. Entonces, uniendo las piezas conformó su teoría médica: existía un flujo universal (el magnetismo animal) que los enfermos tenían disminuido y desordenado, el cual actuaba a través de los nervios del cuerpo. Algunos privilegiados como él tenían un poderoso magnetismo propio que al tocar a los enfermos era capaz de producir en ellos, al principio, una crisis específica de su patología (convulsiones al epiléptico, asfixia al asmático, tristeza al melancólico), pero luego llegaba la curación definitiva.

En la mansión de su esposa montó su centro de «curación magnética» que incluía baños en la piscina, terapia musical (Mesmer tocaba el piano, el violín y la armónica de cristal inventada por Benjamin Franklin) y la imposición de las manos o la punta de los dedos o movimientos quironímicos sobre el órgano afectado. La mayoría de los pacientes pertenecían a la clase alta de la ciudad y fue amigo de la familia Mozart, el compositor Gluck y conoció a Haydn. De hecho, la primera ópera de Wolfang Amadeus, *Bastiene y Bastienne*, la estrenó en 1768 en el teatro de la casa de Mesmer (Buranelli, 1975). Luego, en 1775 fue nombrado miembro de la Academia Bávara de Ciencias.

La debacle le llegaría cuando decidió curar a la adolescente María Teresa Paradis, ciega desde los cuatro años, pianista brillante y protegida de la emperatriz María Teresa. Se la llevó a vivir a su casa y dijo que le había devuelto la visión. Sus médicos tratantes negaron esta cura y la paciente (al parecer convertida en enamorada o amante de Mesmer) insistía en que veía cuando estaba a su lado y no quiso regresar a su casa paterna, a pesar de los ruegos de la madre. El asunto concluyó, al parecer, en un episodio policial: orden de captura para Mesmer por retenerla, su huida de Viena en 1777, solo, abandonando a su mujer y los privilegios económicos y sociales que había conseguido.

Reapareció en París en 1778, abrió una clínica de curaciones magnéticas y alcanzó un éxito asombroso: cientos de burgueses ricos y nobles se apeñuscaron para ser atendidos. Ante la magnitud de la clientela, inventó un aparato (la *baquet*) parecido a una tina gigante, de unos cincuenta centímetros de alto, que tenía en su interior agua «magnetizada» y de allí salían tubos de hierro que los pacientes apretaban con sus manos. Luego, él pasaba y los tocaba, y entre ellos se tomaban de las manos. Con ello, Mesmer creó la terapia colectiva y su invención implicaba que el flujo animal era de carácter electrofísico, pues la *baquet* era su versión de la botella de Leyden. En 1779 publicó en francés su obra *Mémoire sur la découverte du magnétisme animal* (*Memoria sobre el descubrimiento del magnetismo animal*), en la que sintetiza su sistema médico de curación y expone en veintisiete proposiciones la esencia de su método. Allí escribe el aforismo «Solo hay una enfermedad y una curación», aludiendo a la debilidad del flujo y su restitución con la cura magnética. Las diez primeras proposiciones son las siguientes:

> 1) Existe una influencia mutua entre los cuerpos celestes, la Tierra y los cuerpos animados. 2) Un fluido universalmente esparcido, y continuado de manera de no sufrir ningún vacío, cuya sutileza no permite comparación alguna y que, por su naturaleza es capaz de recibir, propagar y comunicar todas las impresiones del movimiento, es el medio de esta influencia. 3) Esta acción recíproca está sometida a leyes mecánicas, desconocidas hasta el presente. 4) Resulta de esta acción efectos alternativos, que pueden considerarse como un flujo y reflujo. 5) Este flujo y reflujo es más o menos general, más o menos particular, más o menos compuesto, según la naturaleza de las causas que lo determinan. 6) Mediante esta operación (la más universal entre las que nos ofrece la naturaleza), se ejercen las relaciones de actividad entre los cuerpos celestes, la tierra y sus partes constitutivas. 7) Las propiedades de la materia y del cuerpo organizado dependen de esta operación. 8) El cuerpo animal experimenta efectos alternativos de este agente; y, al insinuarse en la sustancia de los nervios, los afecta de inmediato. 9) Se manifiesta en particular en el cuerpo humano, con propiedades análogas a las del imán; se distinguen allí polos también diversos y opuestos, que pueden ser comunicados, intercambiado, destruidos y reforzados; el fenómeno mismo de la inclinación es

> observado allí. 10) La propiedad del cuerpo animal, que lo vuelve susceptible de la influencia de los cuerpos celestes, y de la acción recíproca de aquellos que lo rodean, puesta de manifiesto por su analogía con el imán, me determinó a llamarlo MAGNETISMO ANIMAL. (Mesmer, 2023: 75)

La reina María Antonieta le ofreció dinero para que se quedara en la ciudad, pero él exigió más y se fue en 1781 a Spaa. Retornó en 1874, pues un grupo numeroso e influyente de banqueros, aristócratas, abogados, y algunos médicos, le garantizaron altos ingresos y crearon la Sociedad de la Armonía, con centros de curación magnética en varias ciudades francesas. En ese mismo año, ante la presión de la Facultad de Medicina de París y la Academia de Ciencias, que lo acusaban de charlatán, embaucador y falsario, el rey Luis XVI creó una comisión científica que evaluara la veracidad y fundamento científico del «magnetismo» mesmeriano. Nombres tan respetados como el de Lavoisier y Benjamin Franklin integraron al grupo. El resultado fue que afirmaron que no existía evidencia de un «fluido magnético» y que las curaciones, si se daban, se debían quizá a la «imaginación» de los enfermos (Bailly, 1784).

El rechazo oficial de la ciencia de la ilustración a la «racionalidad» del «magnetismo animal» de Mesmer lo condenó a su ridiculización social y al limbo de las «seudociencias» y supersticiones. Lo intentaron continuar seguidores y discípulos como Armand J. de Chastnet y su «sonambulismo provocado» y H. D. Petetin y la «catalepsia histérica». No obstante, de su propuesta se derivaría —de manera directa— la hipnosis, la sugestión, la psicoterapia dinámica y el psicoanálisis (López Piñero, 1970; Ellenberger, 1976). Charcot y Freud reconocieron su importancia. Aunque también generó, en el siglo XIX, corrientes de espiritismo como la de Allan Kardek, la secta de la «Christian Science», e inspiró a la literatura gótica y fantástica (del *Caso del señor Valdemar* de Edgar Allan Poe al *Drácula* de Bram Stoker). Franz Anton Mesmer murió retirado, olvidado y tranquilo, con 81 años, en la población de Meersburg, cerca del lago Constansa en donde vivió su infancia. Sus analistas se dividen entre los que lo consideran un fraude (Stengers, 2003), o los que piensan que fue un gran hombre, honesto e incomprendido (Zweig, 2007). Lo cierto es que su primer biógrafo Justinus Kerner visitó el pueblo en donde murió, en el año de 1854, y se encontró todavía con algunos viejos que lo conocieron siendo jóvenes. Entonces, refiere que «ellos me contaron que cuando Mesmer visitó la isla de Mainau, volaban hacia él bandadas de pájaros, que le seguían mientras caminaba y permanecían a su alrededor cuando se sentaba» (Kerner, 1856: 198).

13
Anatomía, fisiología y experimentación en la época ilustrada

El cuerpo humano en la ilustración continúa su proceso de «objetivización». En la anatomía es el mismo cadáver vesaliano depurado de los errores galénicos y con un nuevo conocimiento acumulado por los anatomistas del siglo XVII. En este siglo la mirada de los investigadores organiza mejor las estructuras y sistemas, pero sin lograr descubrimientos revolucionarios. Se enfatiza en detallar el sistema nervioso central, el cerebro, el cerebelo, el sistema nervioso autónomo y los órganos de los sentidos. Las ilustraciones logran la perfección estética y naturalista, los atlas de anatomía son un éxito editorial. Sin embargo, se prefiere ejercer la visión sobre lo macroscópico y la obsesión por lo microscópico se atenúa. El mecanicismo elemental que equipara la «máquina corporal» a un sistema de «relojería» se complejiza y surge con más fuerza el «organismo», que va más allá del mecanicismo y del vitalismo antiguo de tintes sobrenaturales o religiosos.

En el último tercio de este siglo, el poeta alemán Johann Wolfgang von Goethe (1749-1832) descubre el hueso intermaxilar, y estimula la anatomía comparada al acuñar en 1796 el término *morfología* entendido como el estudio de las similitudes y diferencias entre las estructuras orgánicas de las diversas especies. Goethe será uno de los pioneros de la teoría evolutiva y luego Darwin usará la homología anatómica como una de las pruebas de su teoría. La concepción holística de la naturaleza en Goethe y en el movimiento de la Naturphilosophie (filosofía de la naturaleza) será una reacción poderosa contra el mecanicismo reduccionista e impulsará el Romanticismo del siglo XIX (Goethe, 1991; 2020; Wells, 1967; Opitz, 2004; Aréchiga, 2014; Levit, 2015; Bortoft, 2020).

El centro anatómico más importante estuvo en Edimburgo. Allí brilló la dinastía familiar de los Monro: Alexander Monro *primus* (1697-1767), Alexander Monro *secundus* (1733-1817) y Alexander Monro *tercius* (1773-1859). El primero fue un docente excepcional; su obra más importante fue *A treatise on the Anatomy of the Human Bones and Nerves* (1726), que tuvo veinte ediciones. Sus textos anatómicos completos fueron publicados por su hijo con el título de *The Works of Alexander Monro* (1781). Monro *secundus* publicó tratados anatómicos como *De Venis Lymphaticis Valvulosis et de Earum In Primis Origine* (1761), *Observations on the Structure and Functions of the Nervous System* (1783), *A Description of all the Bursae Mucosae of the Human Body* (1788) y *Three Treatises on The Brain, The Eye, and The Ear* (1797). También publicó una obra de anatomía comparada titulada *The Structure and Physiology of Fishes Explained and Compared with Those of Man and Other Animals* (1785). Describió por primera vez la comunicación entre los ventrículos cerebrales (el foramen de Monro) y el sulcus hipotalámico; la teoría de que la suma de los volúmenes del cerebro, líquido cefalorraquídeo (LCR) y sangre intracerebral eran constantes; postuló que la acción tóxica primaria del opio era sobre el sistema nervioso central y no sobre el sistema vascular; advirtió sobre las infecciones en las articulaciones ocasionadas luego de traumatismos. Monro *tercius* fue el menos brillante, pero dejó algunas obras de valor académico como *Outlines of the Anatomy of the Human Body* (1813) y *The Anatomy of the Urinary Bladder and Perineum of the Male* (1842) (Erlam, 1954; Taylor, 1986; Buzzi, 2016; Nas, 2024).

El abate Felice Fontana (1730-1805) —mediante coloraciones y técnicas microscópicas— identificó las vainas de mielina y el cilindroeje de los nervios; también caracterizó mejor las estructuras del músculo estriado, del iris, y describió los glóbulos rojos de la sangre, los leucocitos y el canal del cuerpo ciliar.

Además, fue un experto en la elaboración de modelos anatómicos de cera. Sus textos anatómicos más significativos son *Dei Moti dell'iride* (1765) y *Nuove osservazioni sopra i globetti rossi del sangue* (1766). Su estudio pionero sobre la estructura de los nervios y el canal ocular fue publicado como apéndice a una edición posterior de su monografía sobre los efectos biológicos del veneno de víbora (*Différentes expériences sur la reproduction des nerfs et la description d'un nouveau canal de l'oeil*, 1781) (Knoefel, 1984; Bentivoglio, 1996).

Antonio Scarpa (1752-1832) fue discípulo de Morgagni y profesor de Anatomía en Pavia; latinista, gran intelectual, cirujano y oftalmólogo; culminó la descripción del laberinto membranoso del oído interno, la endolinfa, el nervio nasopalatino, la abertura entre el tímpano y el vestíbulo y descubrió el ganglión vestibular; describió el canal inguinal y el trígono femoral; identificó el área anatómica en el muslo formada por el músculo sartorio, el músculo aductor largo y el ligamento inguinal (triangulo de Scarpa), fundamental en la anatomía quirúrgica de la hernia inguinal; estableció en detalle la inervación cardiaca; planteó que la arteriosclerosis se debía a una lesión de la túnica interna arterial. Su obra maestra en anatomía fue *Tabulae Neurologicae ad Illustrandam Historiam Anatomicam Cardiacorum Nervorum, Noni Nervorum Cerebri* (1794) (Grzybowski, 2013; Manoim, 2021)

Jacob Winslow (1669-1769), profesor en la Universidad de París, fue un gran compilador académico y su obra *Exposition Anatomique de la Structure du Corps Humain* (1732), en cuatro volúmenes, se convirtió en un referente bibliográfico indispensable. Fue uno de los pioneros en detallar el sistema nervioso simpático y denominó a sus ganglios como *cerebra secundaria.* De hecho, acuñó también el término *nervio simpático* y al quinto par craneal lo denominó nervio trigeminal. Describió y comprendió la función del seno cavernoso. Fue el primero en identificar el foramen epiploico —una abertura entre los sacos mayores y menores de la cavidad peritoneal— de gran importancia quirúrgica (punto de referencia para la maniobra de Pringle, un elemento esencial de la cirugía hepática). Además, publicó su exitosa obra *Morte Incertae Signa* (1740) (*De la incertidumbre de los signos de la muerte*), en la que afirmaba que la única certeza de la muerte humana era la evidencia de la putrefacción de los órganos. Se vivía una época del temor a ser enterrado vivo y de ahí las historias literarias de terror gótico que nacieron en este siglo (Bondeson, 2001; Thakur, 2014; Saad, 2021).

Felix Vicq d'Azyr (1748-1794), médico de María Antonieta y contradictor encubierto de la Revolución francesa, publicó la mejor obra de anatomía comparada de su tiempo con el título *Traité d'Anatomie et de Physiologie avec des Planches Coloriées Représentant au Naturel les Divers Organes de l'Homme et des Animaux* (1786), que contenía descripciones originales ilustradas mediante figuras de cerebros humanos en color y a tamaño natural, de una calidad y exactitud nunca antes alcanzadas. Su estudio detallado de los miembros superiores e inferiores del hombre en comparación con los de los cuadrúpedos le permitió detectar la influencia de la adaptación funcional, principio que se convertiría en la base de la teoría de la transformación elaborada por Jean-Baptiste Lamarck. También investigó sobre la embriología de los peces, el pollo y el pato. Sus aportes a la anatomía del cerebro (*Recherche sur la structure du cerveau, du cervelet, de la moelle allongée, de la moelle épinière; sur l'origine des nerfs de l'homme et des animaux*, 1784) fueron muy significativos: dividió la superficie convexa del cerebro en tres grandes regiones: frontal, parietal y occipital; fue el primero en darse cuenta de que la corteza cerebral humana no era igual en todas sus partes y, al hacerlo, inició la más compleja de las especialidades anatómicas, el estudio de la corteza cerebral. Identificó la cisura central y las circunvoluciones pre y poscentrales (que luego recibieron el epónimo de Luigi Rolando); reconoció con precisión el tracto mamilo-talámico y describió su recorrido a través del tálamo, como lo hizo para el fórnix y la estría medular, a la que denominó pedúnculo de la glándula pineal. Estableció la formación del hipocampo e identificó las fisuras occipitoparietal y calcarina, el giro cingulado, el precúneo y el cúneo, el uncus, las sustancias perforadas anterior y posterior, la ínsula, el tracto espinotalámico, varios surcos cerebelosos, el claustro y la estructura interna de la médula espinal. Además, fue él y no Soemmerring quien descubrió e ilustró por primera vez la *substantia nigra*. Hizo una clara distinción entre el núcleo caudado y el putamen, y observó la existencia de los dos segmentos del *globus pallidus* (Thillaud, 1986; Hannaway, 1994; Parent, 2007).

Jean Baptiste Sénac (1693-1770), médico de Luis XIV, sobresalió en la anatomía del corazón y su obra maestra —1246 páginas en dos volúmenes— es el *Traité de la Structure du Coeur, de son Action, et de ses Maladies* (1749). Este es, en realidad, un tratado de anatomía patológica en el que correlaciona las historias clínicas y las autopsias de pacientes. Entre sus principales aportes están la descripción detallada y más perfecta de las fibras del miocardio, los vasos coronarios, el músculo cardiaco, la inervación, el pericardio, las válvulas y la estructura del corazón fetal. Sus estudios de la contracción cardiaca serían fundamentales en las nuevas teorías fisiológicas. Además, refiere hallazgos patológicos como la dilatación más frecuente de la aurícula derecha, los aneurismas de las venas pulmonares y de la aorta, el hidropericardio, la «osificación» de la válvula mitral, y dedicó un capítulo entero al tema de las palpitaciones del corazón, identificando la fibrilación auricular y la fibrilación ventricular (Sénac, 1749; Valenzuela, 1986; Bowman, 1987; Karamanou, 2015).

Théophile de Bordeu (1722-1776), médico de Montpellier y gran defensor del vitalismo, en su texto *Recherches Anatomiques sur la Position des Glandes et sur Leur Action* (1751), describe la inervación de las glándulas secretoras y las características especiales de sus secreciones. Sus investigaciones incluyen a las parótidas, las salivares y lacrimales, la pituitaria, la tiroides, el timo, las suprarrenales y el testículo. Con relación al líquido seminal, refiere que «tiene la propiedad de consolidar las partes y nutrirlas. Excita y estimula todas las fibras. Es la causa de ese olor fétido que exhalan los machos vigorosos. En una palabra, debe considerarse como un estímulo especial de la máquina que los médicos no han considerado lo suficiente» (Bordeu, 1799: 206). Además, en *Recherches sur le Tissu Muqueux* (1767) señaló la existencia del tejido conectivo (Cawadias, 1949; Godonnéche, 1974; Ferrandis, 2007).

Bernhard Sigfred Albinus (1697-1770), profesor de Anatomía en Leiden— es famoso por el atlas *Tabulae Sceleti et Musculorum Corporis Humani* (1747) y las ilustraciones de perfección científica realizadas por Jan Vandelaer. Por otro lado, Pieter Camper (1722-1789), médico, excelso dibujante y pionero de la antropología médica, descubrió el proceso vaginal del peritoneo, por primera vez y en 1756, al realizar una disección anatómica de un niño que murió poco después de nacer. Ya había observado un defecto de este tipo en perros, caballos y monos. Con esto derrumbó la creencia imperante en su tiempo de que la hernia inguinal era causada por una ruptura del peritoneo. Además, describió la fascia superficial de la pared abdominal anterolateral (que lleva su nombre), detalló las estructuras del canal inguinal y observó la estructura fibrosa del cristalino. Con su libro de publicación póstuma *Icones Herniarum* (1801), ha sido considerado como el pionero en la anatomía y etiología de las hernias inguinales. Albinus y Camper tuvieron una disputa intensa en torno a la técnica pictórica de las ilustraciones anatómicas. El primero defendió la perspectiva, y el segundo, la imagen arquitectónica (Rutkow, 2003; Hildebrand, 2005; Bree, 2020).

Otros anatomistas destacados en este período fueron Samuel Sömmerring (1775-1830), con la clasificación de los nervios craneanos en su obra *Vom Baue des Menschlichen Körpers* (*Sobre la estructura del cuerpo humano*); Antonio Gimbernart (1734-1816), quien describió el ligamento lacunar en *Nuevo método de operar en la hernia crural* (1793); Johannes Lieberkühn (1711-1756), que identificó las glándulas intestinales en su texto *De Fabrica et Actione Villorum Intestinorum Tenuium Hominis* (1745); y Johann Friedrich Meckel (1724-1774), quien descubrió el ganglio esfeno-palatino, el ganglio submaxilar y pormenorizó el recorrido del nervio facial.

La fisiología ilustrada se fue independizando de la anatomía y osciló entre el mecanicismo y un vitalismo naturalista, que tomaba distancia de los fundamentos de la teología. La observación empírica se estructuró alrededor de los experimentos provocados en el laboratorio con animales, que eran repetidos, medibles y contrastados, o el análisis funcional en personas vivas de la temperatura, el ritmo cardiaco, la respiración. La embriología tuvo un nuevo impulso y las teorías de la generación fueron investigadas. La vieja fisiología galénica humoralista quedó atrás y los investigadores concibieron un nuevo horizonte cognitivo a partir de lo que veían, tocaban y medían. Surgieron novedosas teorías que estimularían el «giro copernicano» de la fisiopatología, la nosología y la terapéutica del siglo XVIII.

La figura crucial de la fisiología fue Albrecht von Haller (1708-1777). Nació en Berna y fue un niño genio que a los nueve años sabía griego, escribía poemas en latín y estudiaba gramática caldea. Inició estudios de medicina en Tubinga y luego viajó a Leiden y se graduó de médico en 1727, con escasos 18 años de edad. Fue uno de los discípulos preferidos de Boerhaave. En 1763 lo nombraron profesor de Anatomía en Gotinga y su experiencia quedó plasmada luego en la publicación de su monumental obra *Icones Anatomicae Quibus Praecipuae Aliquae Partes Corporis Humani* (1743-1756), en ocho volúmenes. De hecho, su producción académica e intelectual es asombrosa: casi catorce mil trabajos científicos (en anatomía, fisiología, embriología, clínica, botánica y mineralogía), sesenta y siete tomos de su correspondencia, y tres novelas filosóficas (*Usong, Alfred* y *Fabio y Catón*). Sus aportes en fisiología —disciplina a la cual denominó *anatomia animata*— quedaron agrupados en sus obras *Primae Lineae Physiologiae* (1747), *De Partihus Corporis Humani Sensibilibus et Irritabilibus* (1752) y en los ocho volúmenes de sus *Elementa Physiologiae Corporis Humani* (1757-1766). La síntesis de su investigación es la siguiente: 1) la estructura corporal estaba compuesta por tres tipos de fibras: la celulosa, la muscular y la nerviosa; 2) la irritabilidad es una propiedad de todas las fibras musculares y la contractilidad es la reacción ante los distintos estímulos; 3) la sensibilidad es una propiedad exclusiva de las fibras nerviosas y responde ante los estímulos dolorosos; 4) el latido cardiaco era generado por la contractilidad muscular en respuesta al estímulo del flujo sanguíneo; 5) la irritabilidad y la sensibilidad varían en los diversos órganos y en la constitución de los individuos, por lo que el temperamento de las personas dejó de tener una explicación humoral y se pasó a considerar la tonicidad mayor o menor de las fibras corporales; 6) con la evidencia de estas propiedades en las fibras musculares y nerviosas derrumbó para siempre la idea galénica y cartesiana de los «espíritus animales», los «fluidos ígneos» de Thomas Willis y el «succus nerveus» de Borelli; 7) el mecanicismo y sus elementos físicos y químicos explicaban la irritabilidad y la sensibilidad de las fibras, pero el origen de esas propiedades correspondían a una «fuerza ingénita» que luego sería equiparada a la «fuerza vital». Este vitalismo natural no estuvo ligado de forma directa a una entidad mágica o religiosa.

Por ello, quizá los intelectuales materialistas como Diderot asumieron que la fisiología de Haller respaldaba la autonomía vital de la materia sin necesidad de la existencia divina. Haller era un cristiano convencido e intentó rechazar estas interpretaciones y de allí su aceptación final del preformacionismo del embrión, a pesar de que primero defendió la teoría epigenética embrionaria. Roy Porter expresó muy bien la paradoja entre las creencias de Haller y las consecuencias de su obra experimental cuando dijo: «Su premisa organizadora fue el principio de Boerhaave de que el hombre posee un cuerpo físico, analizable en términos de materia y fuerzas, y un alma inmaterial. Irónicamente, fue el piadoso Haller quien realizó experimentos que desafiaron su dualismo religiosamente tranquilizador» (Porter, 1999: 250).

Haller usó muchas técnicas en sus experimentos sobre el sistema cardiovascular, entre ellas la microscopía, la inyección vascular, la desecación, la punción vascular y la ligadura. Fue el primero en producir una trombosis experimental y utilizó la microscopía para identificar el proceso en la vena mesentérica de la rana. Además, realizó importantes observaciones sobre la relación entre la contracción auricular y ventricular, el efecto de la respiración en el retorno venoso y el flujo sanguíneo pulmonar, y la estructura de las válvulas cardíacas (Klotz, 1936; Buess, 1959; Fye, 1995; Pavlovskiĭ, 2008).

Las investigaciones de René Reaumur (1683-1757) con las que demostró la capacidad de las pinzas de langosta para volver a crecer después de ser cortadas. Los experimentos de Abraham Trembley (1710-1784) con hidras de agua dulce, en los que descubrió que los animales completos pueden regenerarse a partir de pequeños trozos cortados de sus cuerpos o que también podían reproducirse asexualmente por gemación; y que los animales «sin ojos» eran capaces de exhibir una respuesta conductual a la luz. O los experimentos de Lazzaro Spallanzani (1729-1799), quien pudo regenerar las colas de salamandras, caracoles y renacuajos. Todos estos trabajos condujeron a complejizar la vida de los organismos y tomar distancia del mecanicismo cartesiano elemental y burdo del siglo XVII. De hecho, Spallanzani fue también el que refutó —con sus experimentos indiscutibles de laboratorio— la teoría de la generación espontánea que seguían defendiendo prestigiosos autores como John T. Needham y Comte de

Buffon. Demostró que los alimentos, cuando se colocaban en recipientes de vidrio sellados inmediatamente mediante la fusión del vidrio, no generaban microrganismos. Sugirió que estos llegaban a los alimentos desde el aire y podían ser eliminados por exposición al calor y así lo evidenció.

Lazzaro Spallanzani fue otro gran fisiólogo que descubrió la actividad digestiva de la saliva y el jugo gástrico en el proceso de la digestión, la comprobación visual de los capilares en el embrión de pollo, e investigó sobre la respiración en animales de sangre fría y caliente y su diferente resistencia a las atmósferas con oxígeno, nitrógeno y dióxido de carbono. Todo esto derivó en el hallazgo de que la combustión no se daba en los pulmones, sino en todas las partes del cuerpo a las cuales llegaba la sangre. Además, fue el primero en establecer la existencia de tejido conectivo entre venas y arterias en animales de sangre caliente. Explicó el papel de los latidos del corazón en la génesis de la presión arterial y, por lo tanto, del pulso. También estudió la producción de dióxido de carbono y oxígeno de las plantas, los patrones de migración de las golondrinas y la capacidad de los murciélagos para navegar por ecolocalización. Sus obras más significativas son *Saggio di osservazioni microscopiche concernenti il sistema della generazione de' signori di Needham e Buffon* (1765), *Dissertazioni di fisica animale, e vegetabile* (1780), y *Expériences pour servir à l'historie de la génération des animaux et des plantes* (1786), en la que por primera vez da las pruebas irrefutables de la fecundación de los óvulos por el líquido seminal (Lenhoff, 1989; Capanna, 1999; Daszkiewicz, 2016; Mazzarello, 2021; Penna, 2022). Al final de la introducción de este último libro dice, con el optimismo ilustrado de su siglo:

> Todos repiten que la generación es un misterio que parece más bien destinado a excitar nuestra admiración que a constituirse en materia de nuestras investigaciones. Esta idea favorece la inercia de los perezosos. Cuando se considera el misterio de la generación en los tiempos pasados hay que convenir que estaba envuelto

> en las más espesas tinieblas, pero Haller y Bonnet han llevado luz, y aunque estoy muy alejado de creer que las he disipado, sin embargo, quiero pensar que he disminuido su espesor y que he hecho brotar algunos rayos en esta cuestión. (Spallanzani, 1945: 10)

Robert Whytt (1714-1766) investigó el sistema nervioso y demostró, en los experimentos con una rana, que la acción refleja se conservaba si estaba preservado un pequeño segmento de la médula espinal; describió el reflejo pupilar ante la luz y su desaparición al aniquilar los tubérculos cuadrigéminos anteriores. Estos hallazgos los publicó en *An Essay on the Vital and Other Involuntary Motions of Animal* (1751). Además, elaboró una teoría de los nervios que consideraba al sistema nervioso como una unidad orgánica, que integraba continuamente los movimientos vitales y las capacidades racionales del hombre en el *Sensorium Commune*.

Stephen Hales (1677-1761) realizó valiosos experimentos cuantitativos con perros y ovejas en la fisiología hemodinámica de la circulación sanguínea e inventó el manómetro. Estableció que la presión arterial era mucho mayor que la venosa; también correlacionó la velocidad de la sangre, el tamaño del vaso y la presión hidrostática. Su obra *Statical Essays* (1731-1733), dividida en «Vegetable Staticks» y «Haemastaticks», tuvo gran fama. De otro lado, realizó muchas contribuciones a la fisiología respiratoria. Aclaró la naturaleza de los gases respiratorios, distinguiendo entre sus formas libres (gaseosas) y fijas (combinadas químicamente), demostró que la reinhalación desde un circuito cerrado podía extenderse si se incluían absorbedores de gas adecuados (para eliminar el dióxido de carbono), sugirió un dispositivo similar como respirador para atmósferas nocivas, inventó el canal neumático para recoger gases, midió el tamaño de los alvéolos, calculó la superficie del interior del pulmón, contó el tiempo que pasa la sangre en un capilar pulmonar y midió las presiones intratorácicas durante la respiración normal y forzada (West, 1984; Brown, 2011; Bassiri, 2013).

Caspar Friedrich Wolff (1733-1794) reorientó la embriología y el predominio del preformacionismo al publicar su tesis doctoral *Theoria Generationis* (1759) y luego *De formatione intestinorum* (1768), su impecable investigación sobre la formación del intestino en el embrión del pollo. Mediante una serie de observaciones muy cuidadosas sobre huevos de gallina en incubación, demostró que los diferentes órganos no están presentes en el huevo en miniatura, sino que son el resultado del crecimiento, plegamiento y fusión de unas pocas capas que hoy se conocen como capas germinales. Wolff trazó y representó el desarrollo del amnios, el estómago, el intestino y el tubo neural, y fue el verdadero fundador de la teoría de la capa germinal. Fue quien puso la epigénesis sobre una base inquebrantable de observación directa y la convirtió en una ley para muchas formas de seres. Afirmó que los diferentes órganos y sistemas de órganos se forman uno después del otro, y declaró que algunos órganos que tienen una función totalmente diferente pueden, sin embargo, surgir de la misma capa germinal. Con ambos textos hizo resurgir con demostraciones y argumentos contundentes la teoría epigenética que solo sería reconocida en el siglo XIX (Meyer, 1932; Roe, 1979; Dupont, 2007).

Los descubrimientos de Antonio Lavoisier (1743-1794) en la química condujeron a sepultar la teoría del flogisto de Stahl y a entender la verdadera naturaleza de la respiración (absorción de oxígeno por la sangre y desprendimiento del Co_2 por los pulmones) y los mecanismos de la combustión. Usando un calorímetro de hielo, demostró que la combustión y la respiración eran una misma cosa. También midió el oxígeno consumido durante la respiración y concluyó que la cantidad se modifica dependiendo de las actividades humanas: ejercicio, comida, ayuno o estar sentado en una habitación caliente o fría. Además, encontró variaciones en el pulso y la frecuencia respiratoria. Existió un antes y un después de ello en la comprensión de la fisiología respiratoria.

Aloysio Lugi Galvani (1737-1798) inició los experimentos fisiológicos con electricidad dinámica en la famosa demostración —de manera serendípica— de la contracción muscular de las extremidades inferiores de las ranas ante las descargas eléctricas. Aunque se equivocó al interpretar que el flujo eléctrico estaba en los tejidos de la rana, su obra *De Viribus Electricitatis in Motu Musculari Commentarus* (1791) (*Comentario sobre las fuerzas eléctricas que se manifiestan en el movimiento muscular*) reveló un nuevo camino en la experimentación fisiológica. Ahora bien, Alessandro Volta (1745-1827) corrigió las imprecisiones de Galvani, produjo corriente continua e inventó la pila. La electricidad se convertiría en un símbolo de la ilustración, que llevaría la «luz» a las calles e iluminaría las noches, al igual que la antorcha de la razón aclararía las sombras ancestrales de la religión y la superstición (Bresadola, 1998; Karamanou, 2013; Piccolino, 2006).

14
La consolidación de la anatomía patológica: de Morgagni a Bichat

Dos percepciones estructuralmente muy distintas: Morgagni quiere percibir bajo la superficie corporal los espesores de los órganos cuyas figuras diversas especifican la enfermedad; Bichat quiere reducir los volúmenes orgánicos a grandes superficies homogéneas de tejidos, a regiones de identidad donde las modificaciones secundarias encontrarán sus parentescos fundamentales, Bichat impone, en el *Traité des Membranes*, una lectura diagonal del cuerpo que se hace de acuerdo con capas de parecidos anatómicos, que atraviesan los órganos, los envuelven, los dividen, los componen y los descomponen, los analizan y al mismo tiempo los vinculan. Se trata del mismo modo de percepción que el que la clínica tomó a la filosofía de Condillac: sacar a la luz un elemental que es al mismo tiempo un universal, y una lectura metódica que, al recorrer las formas de la descomposición describe las leyes de la composición. Bichat es, en el sentido estricto, un analista: la reducción del volumen orgánico al espacio del tejido es probablemente de todas las aplicaciones del Análisis, la más cercana al modelo matemático que este se había dado. El ojo de Bichat es un ojo de clínico porque concede un privilegio epistemológico absoluto a la mirada de superficie.

MICHEL FOUCAULT, *El nacimiento de la clínica* (1963)

Desde los hipocráticos hasta el siglo XVI la teoría humoral se interpuso entre la mirada de los médicos y el cuerpo de los enfermos. En el siglo XVII, Sydenham con las «especies morbosas» estimuló la observación clínica y de manera tímida y errática se comenzaron a realizar autopsias buscando «evidencias» desconocidas.

Este movimiento —surgido de una concepción mecanicista del organismo humano— generó sus frutos maduros en la obra del italiano Giovanni Battista Morgagni (1682-1771). Nacido en Forli, fue un niño precoz que con catorce años escribió poemas, leyó a Homero y Dante, y estudió a Aristóteles. A los 16 años ingresó a estudiar medicina en Bolonia, y se convirtió en el discípulo preferido de Antonio Valsalva, heredero de Malpighi. Se graduó en medicina y filosofía en 1701. En 1704 editó la obra de su maestro Valsalva titulada *De Aure Humana*. Ejerció la medicina clínica con gran notoriedad y en 1711 se vinculó como profesor de Medicina Teórica en la Universidad de Padua. En 1715, gracias al éxito de su libro *Adversaria Anatomica Prima* (1706), obtuvo la Primera Cátedra de Anatomía en Padua, la que dirigieron antes Vesalio, Fallopio y Fabricio de Acquapendente. Los siguientes 56 años el profesor Morgagni madrugaría para dictar su clase y disecar cadáveres, sin faltar ni un solo día, incluyendo aquellos en que se le murió su esposa y una de sus hijas (Nuland, 1995; Osler, 2009).

En 1719 publicó en un solo tomo las *Adversaria Anatomica Ommnia*, que recogía sus seis libros sobre anatomía humana normal. Allí aparecen sus aportes, entre otros, los ventrículos laríngeos, los cartílagos cuneiformes de la laringe, las glándulas de la tráquea, la carúncula lagrimal, el tejido adiposo, los músculos esofágicos, la musculatura intestinal, la estructura pulmonar, el lóbulo medio prostático, la cripta y los senos uretrales, las columnas y los repliegues anales, el ligamento suspensorio del pene, el remanente embrionario del conducto de Müller, el lóbulo piramidal del tiroides, los nódulos de las valvas semilunares de la válvula pulmonar cardiaca, las glándulas sebáceas areolares de la mama, las hidátides del cordón espermático y de la trompa de Falopio, el ventrículo laríngeo entre la cuerda vocal superior e inferior de cada lado, el retináculo de la válvula ileocecal, el cornete superior de la nariz, el *foramen singulare* de la pirámide petrosa, los ductos menores sublinguales (Morgagni, 1719).

La fama y el reconocimiento como el príncipe de la anatomía le provino de las universidades y las academias europeas. No obstante, su posteridad en la historia de la medicina surgió de su obra maestra publicada en la vejez —tenía 79 años— y titulada *De Sedibus et Causis Morborum per Anatomen Indagatis* (1761) (*Sobre la localización y la causa de las enfermedades investigadas mediante el procedimiento anatómico*). Elaborada con paciencia y minuciosidad durante casi cuatro décadas, Morgagni recoge alrededor de setecientos casos clínicos —tomados de Valsalva y la mayoría propios— y los correlaciona con las autopsias, intentando establecer de forma sistemática una relación entre los síntomas de los enfermos en vida y los hallazgos en los órganos lesionados del cadáver. En el prefacio afirma que se inspiró en el *Sepulchretum* de Bonet, pero que él quiso corregir los errores en la descripción de las disecciones, abandonar las hipótesis y teorías de los escolios, y evitar las repeticiones y elucubraciones metafísicas. Decide, además, el empleo del género epistolar, argumentando una tradición médica antigua y la solicitud de un joven estudiante de ciencia y medicina, ávido del nuevo conocimiento. Nunca dice su nombre y es muy posible que fuera un personaje imaginario. Con esto se anticipó a un género ensayístico literario, que hizo famoso Rilke a comienzos del siglo XX con su obra *Cartas a un joven poeta.*

La estructura de la obra consta de setenta epístolas, divididas en cinco libros y un prefacio para cada libro. Además, contiene cinco índices alfabéticos temáticos, en los cuales se resalta el segundo que va del síntoma clínico al órgano anatómico afectado y el tercero que invierte la dirección: va de la lesión anatómica al síntoma. Es decir, Morgagni consolida el diagnóstico anatomoclínico y le da una relevancia no conocida antes al órgano afectado, es decir funda la patología como una ciencia clave para el conocimiento real de la medicina científica. Él no pregunta, ni especula, por el «origen» de la enfermedad, sino investiga por «dónde se localiza».

De ahí la búsqueda sistemática y ordenada de lesiones que estén siempre presentes ante los mismos síntomas y que no dependan del mal tratamiento o de complicaciones accidentales a la patología. Si Sydenham abogaba por los síntomas y signos esenciales de las enfermedades específicas, Morgagni procura que las autopsias identifiquen las lesiones anatómicas características de entidades particulares y su equivalencia con los síntomas y los signos clínicos esenciales. De allí su énfasis en realizar muchas autopsias de enfermos con las mismas patologías para ratificar la causalidad entre la lesión del órgano y los hallazgos semiológicos patognomónicos. Además, lo supo expresar con una analogía poética contundente: «Los síntomas clínicos son el llanto de los órganos que sufren».

Su método está inmerso en la tendencia del Siglo de las Luces: observaciones empíricas detalladas y repetidas para construir luego un sistema racional de interpretación. El cuerpo vivo y el cadáver son liberados, poco a poco, de las fantasías del equilibro humoral y el holismo nosológico. Las enfermedades se inician de manera localizada en un órgano y luego afectan todo el cuerpo, al igual que una máquina sufre un daño inicial en una de sus partes y al final se descompone en su totalidad. El primer índice de la obra es el siguiente:

- Libro I. Enfermedades de la cabeza (cefaleas, apoplejías, delirio, frenitis, melancolía, manía, hidrocefalia, hidrofobia, epilepsia, convulsiones, parálisis).
- Libro II. Enfermedades del tórax (alteraciones respiratorias de origen cardiaco y pulmonar, hidropesía del pericardio, aneurismas aórticos y cardiacos, sofocación, *angina pectoris,* palpitaciones, lipotimia, síncope, esputo sanguinolento y purulento, empiema, tisis, muerte súbita.
- Libro III. Enfermedades del vientre (inedia, hambre alterada, vómitos, dolor de estómago, cólicos abdominales, diarreas, estreñimiento, hidropesía, hemorroides, dolor lumbosacro, masas ventrales, uretritis, retención urinaria, gonorrea, prolapso uterino, aborto.

- Libro IV. Enfermedades quirúrgicas y de todo el cuerpo (fiebres, tumores, heridas, artritis, sífilis, fracturas, luxaciones, ulceraciones, esfacelos).
- Libro V. Adiciones a los cuatro libros precedentes (fiebre continua, angina, afonía, tumoraciones, pleuritis, ictericia, heridas craneanas).

La obra fue publicada en dos gruesos volúmenes, en Bassano, alcanzando en su totalidad 1582 páginas; luego, ese mismo año, en Venecia, en tres tomos (Morgagni, 1761). Tuvo un eco inmediato y una gran difusión. Nuevas ediciones en Venecia (1764), Nápoles (1762), Padua (1765), París (1765, 1820), Lovaina (1777), Leiden (1768) e Yverdon (1779). Traducida al inglés (1769, por Benjamin Alexander), al francés (1775, 1820, por Destouet), al alemán (1771, por Königsdörfer) y al italiano (1823-1829, por Maggesi). No se tradujo al español y solo hasta el siglo XXI se publicó la versión completa del prefacio general (Giménez, 2013).

Los descubrimientos originales, aportes clínicos, hallazgos de patología y nexos clínico-patológicos son numerosos y convirtieron al libro de Morgagni en un tesoro del diagnóstico anatomoclínico. Entre los más relevantes se encuentran la hepatización pulmonar en la neumonía lobar, atrofia amarilla aguda del hígado, cirrosis hepática, hemiplejias y lesiones cerebrales contralaterales; primero en identificar que las apoplejías no se debían a lesiones de la masa cerebral, sino a un daño vascular; correlación entre la *angina pectoris* y el infarto del miocardio con lesiones ateromatosas en los vasos coronarios; rupturas espontáneas del corazón asociados a muerte súbita; aneurismas aórticos sifilíticos, endocarditis vegetativa vinculada a una sepsis blenorrágica, bloqueos cardiacos, estenosis de la válvula pulmonar, estenosis mitral, tetralogía de Fallot, estenosis e insuficiencia aórtica con regurgitación, tromboembolia femoral, tuberculosis pulmonar y renal, gomas cerebrales, condromatosis articular, poliposis intestinal, colitis ulcerativa, hipertrofia prostática; estableció que las supuraciones del oído eran la causa de los abscesos cerebrales; descripción patológica detallada de tumores cancerosos del estómago, el recto, el hígado, el páncreas, el riñón, el ovario, las adrenales, la próstata y el esófago; licuefacción de la corteza del cristalino, hematomas epidural y subdural asociados a muerte aguda; amaurosis y escotomas vinculados a tumores cerebrales, tumores del cerebelo y sordera unilateral, lesiones medulares y tetraplejia con incontinencia vesical y anal; síncope y bradicardia que luego se denominaría síndrome de Morgagni-Stokes-Adams; asociación entre hiperostosis frontal interna, obesidad y virilización femenina, que sería llamado el síndrome de Morgagni por Henschen (1936) (Castiglioni, 1934; Morgagni, 1984; Ventura, 2000; Androutsos 2006; Ghosh, 2017).

Aunque algunos eruditos contemporáneos dudan de la influencia significativa de la obra de Morgagni en la medicina (Cunningham, 2010), o advierten que en ocasiones continuó siendo galénico y humoralista como en la división de las apoplejías en serosas y sanguíneas (Schutta, 2009), lo cierto es que *De Sedibus et Causis Morborum per Anatomen Indagatis* es un libro revolucionario que fundó la concepción de la patología como el núcleo explicativo de la medicina científica y moderna. No en vano el gran Rudolf Virchow expresó:

> Se trataba más bien de un texto metodológico, pero, por otra parte, su objetivo no era el fomento de la anatomía como ciencia pura, sino su desarrollo como ciencia fundamental de la medicina práctica. Es claro que solo después de Morgagni la clínica alcanzó una verdadera importancia. En Londres y en París, en Viena y en Berlín se sacaron todas las consecuencias de lo que él había preparado. (Virchow, 1939: 986)

Luego concluyó:

> La búsqueda de la *sedes morbi* ha avanzado de los órganos a los tejidos y de los tejidos a las células. Al mismo tiempo, la medicina práctica ha extendido

> cada vez más el principio del tratamiento local, hasta el punto de que se ha aplicado a partes del cuerpo que se consideraban totalmente inaccesibles. [...] La idea de la *sedes morborum*, o, como la he denominado: «el concepto anatómico». Es este pensamiento el que gobierna la fisiología y la patología de hoy. (Virchow, 1939: 989)

A continuación, transcribimos la traducción de un caso de la epístola XXIII, del libro II sobre las enfermedades del tórax, que tiene el título general de «Sobre las palpitaciones y dolores del corazón».

> 8. Una mujer, un poco más joven que la última descrita, se quejaba en el mismo hospital de palpitaciones del corazón a veces, pero siempre de dificultad para respirar, que no podía respirar sino con el cuello erguido; y más aún de una rigidez y ansiedad tan grandes en el corazón que muy a menudo parecía estar a punto de morir. Algunos suponían que sufría hidropesía del pericardio. Su pulso nunca era intermitente, pero sus venas eran grandes. Murió en la época en que se necesitaban los órganos genitales de una mujer para terminar las demostraciones públicas del año 1731, un poco antes de mediados de marzo.
>
> Al abrir el tórax y el vientre, se encontró cierta cantidad de agua en ambas cavidades, pero no había hidropesía en el pericardio. Las válvulas de la aorta estaban endurecidas y una de ellas incluso era ósea (*imo una ossea*). El tronco de la arteria misma mostraba, de arriba abajo en su superficie interna, algo óseo o algo que se parecía a un hueso, de modo que la parte de la arteria que atravesaba el vientre y que disequé después de mostrar las partes genitales estaba en el mismo estado. No encontré que fuera ósea solo al lado de la arteria mesentérica interior y en otros lugares, sino incluso en la misma división de esta en las ilíacas; y en varios lugares era desigual y aquí y allá de un color blanquecino, como suele ser cuando comienza a volverse ósea.

9. No se puede negar que la aorta, en el estado que he descrito, debe resistir la sangre, impulsada por el corazón, y, por esta razón, puede producir palpitaciones, dificultad para respirar y esa sensación de rigidez que atormentaba a la mujer. Pero al mismo tiempo es necesario declarar por qué, de un número tan grande de personas en las que había una aorta de este tipo, como ya le he escrito y escribiré más adelante, muchas de ellas, sin duda, no sufrieron estos trastornos en absoluto, o, al menos, no con tanta vehemencia. Y, para hacer esto, sin duda, al desorden de la aorta, que existía en esta mujer y no existía en las otras, se deben agregar otras circunstancias, como, por ejemplo, un defecto diferente en los órganos, o una constitución diferente de la sangre, una cantidad diferente y otras cosas de un tipo similar además, para que no parezca que siempre estamos introduciendo el lado más exquisito de los nervios y las convulsiones. Así, en una observación de Vedrisius ya señalada (Epístola XVIII), después de una violenta palpitación del corazón y un asma muy intensos, se encontró que la aorta estaba internamente osificada cerca del corazón; pero se encontró que el corazón mismo era de un gran tamaño, duro y tumefacto. Así, en otra persona que, habiendo padecido durante mucho tiempo diversos trastornos, había estado, al principio de ellos, muy sujeta a palpitaciones del corazón, el célebre Plancus no solo encontró que la aorta en muchos lugares se había osificado, sino también las coronarias del corazón y el corazón mismo estaban muy grandes, particularmente su aurícula derecha, que era la más grande y fuerte de todas: y de aquí se puede percibir fácilmente que, como consecuencia de este único trastorno, el corazón podría irritarse más vehementemente por la sangre que era impulsada con mayor fuerza hacia el ventrículo sometido; y puede que no sea de extrañar en la observación de Grassius el joven, de la que ya se habló en esta obra, tal vez parezca que nada más podría ser la causa de la palpitación, sino que la aurícula derecha se agrandó al doble de su capacidad habitual. Finalmente, para no deteneros

> demasiado, en una mujer de ilustre familia, cuya palpitación del corazón era tan grande y tan constante que la oían los que estaban cerca de ella y la percibían los que estaban a cierta distancia, el célebre Cohausen no solo vio la aorta enteramente callosa, sino que vio incluso en el corazón mismo, sin hablar de los pulmones, escirros, y la sangre viscosa y mucosa.
>
> Por lo cual, en la mujer, de la que también he hablado, además de que la aorta es aquí y allá ósea o tiende a ser osificada, también hay que prestar atención a las válvulas de la misma. Porque como uno de ellas era ósea y las otras endurecidas, siendo por tanto menos receptivas a la sangre, podían aumentar los obstáculos a su salida y, por otra parte, no impedir suficientemente su retorno, cuando, poco después, eran rechazados por la contracción de la gran arteria; de modo que, como una parte de ella regresaba al ventrículo izquierdo del corazón, cuando este ventrículo debía recibir la sangre que venía de los pulmones, necesariamente ocurriría que la parte que regresaba, así como la parte que no había sido extruida justo antes, debían ocupar alguna parte de ese espacio, que, por designio de la naturaleza, se debía enteramente a la sangre que venía de los pulmones. Esta circunstancia, finalmente, no podía sino sobrecargar los pulmones y el corazón, y obligar a este último a arrojar, de vez en cuando, con gran ímpetu, la sangre estancada en él. (Morgagni, 1761: 238-239)

La calidad científica de la correlación clínico-patológica que hace Morgagni en este caso nos permite, 263 años después, hacer el diagnóstico de la mujer sin ninguna duda: insuficiencia aórtica con regurgitación por calcificación de la válvula aórtica; insuficiencia cardiaca congestiva por cardiomiopatía dilatada progresiva; dolor precordial, disnea de reposo, palpitaciones y posible fibrilación auricular por el crecimiento de la aurícula derecha.

La influencia directa e indirecta de Morgagni se aprecia en otros autores y libros que consolidaron la anatomía patológica.

Bernard Albinus (1697-1770), Joseph Lieutaud (1703-1780), Antoine Louis (1723-1792), Eduard Sandifort (1742-1814), Antonio Scarpa (1752-1832), Pablo Mascagni (1752-1815) y Matthew Baillie (1761-1823). A este último se le debe —de acuerdo con Garrison (1922)— el primer tratado de patología independiente de la clínica, en el cual la lesión anatómica de los órganos era lo esencial. El libro fue titulado *The Morbid Anatomy of Some of the Most Important Parts of the Human Body* (1793). Consta de veinticuatro capítulos y en el prefacio el autor enfatiza sus propósitos y siente la confianza, incluso, para criticar las aparentes debilidades del libro de Morgagni.

> Hay algunas enfermedades que consisten únicamente en acciones patológicas, pero que no producen ningún cambio en la estructura de las partes; estas no admiten investigación anatómica después de la muerte. Sin embargo, hay otras enfermedades en las que se producen alteraciones en la estructura y estas se convierten en temas apropiados para el examen anatómico. El objeto de este trabajo es explicar más detalladamente hasta ahora los cambios de estructura que surgen de acciones mórbidas en algunas de las partes más importantes del cuerpo humano. Espero que esto aporte algunas ventajas a la ciencia general de la medicina y, en última instancia, a su práctica. Es muy lamentable que el conocimiento de la estructura patológica no conduzca, sin duda, al conocimiento de las acciones patológicas, aunque una sea efecto de la otra; sin embargo, sin duda sienta las bases más sólidas para proseguir con éxito tales investigaciones. En la medida en que conozcamos los cambios producidos en la estructura de las partes por las acciones patológicas, tendremos más posibilidades de hacer algún progreso hacia el conocimiento de las acciones mismas, aunque debe ser muy lentamente. El tema en sí es extremadamente difícil, porque las acciones mórbidas ocurren en partes diminutas del cuerpo de un animal excluidas de la observación; pero, aun así, el examen de la estructura mórbida

parece ser uno de los medios más probables de arrojar luz sobre él. Otra ventaja que surge de un examen más atento de la estructura mórbida es que podremos distinguir entre cambios que pueden tener una semejanza considerable entre sí y que generalmente han sido confundidos. Esto, en última instancia, conducirá a una observación más atenta de los síntomas mientras se producen las acciones patológicas y será el medio para distinguir las enfermedades con mayor precisión. Una vez hecho esto, será más probable que se produzca una investigación exitosa después de un método de tratamiento adecuado. [...] Una tercera ventaja de observar atentamente la estructura patológica es que las teorías que se formulan apresuradamente sobre las enfermedades se corregirán ocasionalmente. La mente humana tiende a formarse opiniones sobre cualquier tema que se le presente, pero por indolencia natural es a menudo reacia a investigar las circunstancias que pueden constituir una base suficiente para ellas. Esta es la causa más general de las opiniones falsas, que no solo han invadido la medicina, sino todas las demás ramas del conocimiento. [...] La estructura natural de las diferentes partes del cuerpo humano ha sido estudiada minuciosamente, de modo que puede decirse que la anatomía ha llegado a un alto grado de perfección; pero nuestro conocimiento de los cambios de estructura producidos por la enfermedad, que puede llamarse anatomía mórbida, es todavía muy imperfecto. Tales cambios se han observado comúnmente solo en sus aspectos más obvios y muy rara vez con mucha minuciosidad o precisión de discernimiento. Todas las obras que he visto que explican la estructura mórbida son muy diferentes en su plan al mío: o bien consisten en casos que contienen un relato de enfermedades y disecciones recopiladas en publicaciones periódicas, sin ninguna conexión natural entre sí; o bien consisten en colecciones muy grandes de casos, organizados según algún orden. En algunas de estas obras periódicas, la estructura patológica se ha explicado con bastante exactitud, pero en todas las obras más extensas se la ha descrito con demasiada generalidad. Las descripciones de las principales manifestaciones patológicas también se han oscurecido a veces, al tomar nota de circunstancias colaterales menores que no tenían relación con ellas ni con las enfermedades que las originaron. Ambos defectos se dan con demasiada frecuencia en la estupenda obra de Morgagni de *Causis et Sedibus Morborum*, a la que, considerada en todas sus partes, sería difícil alabar demasiado; además, la gran cantidad de estas grandes colecciones impide que estén generalmente en posesión de los profesionales y también las hace más difíciles de consultar. En el presente trabajo no nos proponemos dar casos, sino simplemente una descripción de los cambios patológicos de la estructura que tienen lugar en las vísceras torácicas y abdominales, en los órganos de reproducción de ambos sexos y en el cerebro. Esto se hará de acuerdo con un orden local, de forma muy similar a como si estuviéramos describiendo la estructura natural, y se acompañará de observaciones sobre las acciones patológicas que pueden surgir ocasionalmente. Mi situación me ha dado más oportunidades de las habituales para examinar la estructura patológica. [...] El motivo principal que me ha inducido a emprender este trabajo es hacer que la estructura mórbida de las partes sea más precisa y generalmente conocida, como uno de los mejores medios para avanzar en nuestro conocimiento de las enfermedades. Aunque me he atrevido a exponer esta obra al público, soy muy consciente de sus imperfecciones. Hay algunos aspectos descritos que solo he tenido la oportunidad de ver una vez y que, por lo tanto, se puede suponer que están descritos de forma menos completa y exacta que si hubiera podido realizar exámenes repetidos. Hay otros que vi mucho antes de que se me ocurriera emprender esta tarea, y que se supone que observé con menos precisión que si hubiera tenido un objetivo particular en mente. Hay otros más que solo tuve oportunidad de examinar como preparación. En algunos de ellos se puede suponer que se han

> perdido ciertas apariencias que podrían haberse observado si se hubieran examinado recientemente después de la muerte. Todas estas son fuentes de inexactitud, que puede decirse que son, en cierta medida, inevitables. Sin embargo, me he esforzado por ser preciso; y, si el público aprueba el plan de este trabajo, tendré mucho cuidado, mediante la adición de nuevos materiales y mediante observaciones repetidas, para hacerlo más perfecto. (Baillie, 1793: i-xi)

La obra fue recibida con entusiasmo y Baillie cumplió su promesa publicando en 1798 otro libro titulado *An Appendix to the First Edition of the Morbid Anatomy of Some of the Most Important Parts of the Human Body*. Ambos textos se reeditaron varias veces durante la primera mitad del siglo XIX. Sus aportes más significativos fueron, entre otros, la descripción detallada de la cirrosis hepática, los quistes dermoides del ovario, la endocarditis, la transposición de las vísceras, el hidrosalpinx y las úlceras gástricas.

Marie-François Xavier Bichat (1771-1802) nació en Thoirette (Francia), su padre era médico y fue alcalde de Poncin. Estudió filosofía y retórica, pero en 1791 viajó a Lyon e inició su aprendizaje en cirugía al lado de Antoine Petit. Luego se alistó en 1793 como cirujano militar en el ejército republicano. Fueron años de gran tensión en plena Revolución francesa, durante el denominado Reino del Terror de los jacobinos y el poder de Robespierre. En 1794 se fue a París y se hizo discípulo del famoso cirujano Pierre-Joseph Desault en el Grand Hospice de l'Humanite, que después se transformaría en el Hôtel-Dieu. La revolución cerró las facultades de Medicina y estimuló la creación de nuevas escuelas y asociaciones médicas y quirúrgicas. Desault murió en 1795 y Bichat editó la obra póstuma de su maestro. Dictó cursos de anatomía quirúrgica (1797) y fundó la Sociedad Médica de la Emulación (1798) al lado de jóvenes médicos e investigadores como Bretonneau, Cabanis, Dupuytren, Desgenettes y Pinel. Abandonó la cirugía y se dedicó en los siguientes cuatro años a una actividad intensa de investigación anatómica y fisiológica mediante la realización de autopsias (seiscientas en un invierno) y vivisecciones animales, docencia en el Hôtel-Dieu y la escritura de su obra. En 1800 presentó un episodio de hemoptisis y el 14 de julio de 1802 murió luego de una caída en las escaleras del hospital y de catorce días de agonía, de acuerdo con su médico tratante Corvisart. Otras versiones historiográficas señalan que en realidad murió de una septicemia, luego de herirse con el escalpelo al hacer una autopsia a un cadáver infectado (Launois, 1902; Laín Entralgo, 1961; Dobo, 1989; Keel, 2003; Shoja, 2008, Perdicoyianni-Paleologou, 2024).

La obra de Bichat consta del *Traité des membranes général et de diverses membranes en particulier* (1799) (*Tratado de las membranas en general y de diversas membranas en particular*); *Recherches physiologiques sur la vie et sur la mort* (1800) (*Investigaciones fisiológicas sobre la vida y la muerte*); *Anatomie générale appliquée a la physiologie et a la médecin* (1801) (*Anatomía general aplicada a la fisiología y la medicina*); y dos tomos de su obra inconclusa *Traité d'Anatomie Descriptive* (1801-1802) (*Tratado de Anatomía descriptiva*), que luego terminarían sus discípulos Buisson y Roux, publicando otros tres tomos.

En el *Tratado de las membranas,* Bichat refiere que su investigación se inspiró en «Pinel», que «ha publicado unas ideas muy juiciosas de aproximación entre la diferencia de estructura, y las diferentes afecciones de las membranas: la lectura de su obra me dio la idea de hacer esta, aunque he hallado muchos resultados muy diferentes de los que presentó en la suya» (Bichat, 1826: 3). Bichat se refiere a la *Nosografía filosófica* de Pinel en la que postula que la flegmasia puede alterar de igual manera las membranas cerebrales, la pleura y el peritoneo. Bichat divide las membranas en simples y compuestas: las primeras son mucosas, serosas y fibrosas; las segundas son sero-fibrosas, sero-mucosas y fibro-mucosas. Lo fundamental es que establece que ellas son los elementos constitutivos de los órganos y que las enfermedades aparecen en las membranas y no en los órganos. Con esto anticipa la explicación histológica de la patología y da una nueva interpretación a la relación de continuidad entre una membrana afectada y el resto del cuerpo. Surge el isomorfismo tisular y, como refiere Foucault, «la localización orgánica no interviene sino a título de método residual, allá donde no puede actuar la regla del isomorfismo de los tejidos; Morgagni, no es utilizado más que a falta de una lectura más adecuada de los fenómenos patológicos» (Foucault, 2012: 181).

En la *Anatomía general aplicada a la fisiología y la medicina,* establece la existencia de 21 tipos de «tejido» que conforman el cuerpo:

> Todos los animales son un conjunto de diversos órganos, que ejecutando cada uno una función, concurren, cada uno á su modo, á la conservación del todo; son otras tantas máquinas particulares en la máquina general que constituye al individuo: pero estas mismas máquinas particulares están formadas por muchos tejidos de naturaleza muy diferente, y que constituyen verdaderamente los elementos de estos órganos. La química tiene sus cuerpos simples que forman por las diversas combinaciones de que son susceptibles, los cuerpos compuestos, como el calórico, la luz, el hidrógeno, el oxígeno, el carbono, el azoe, el fosforo; de la misma manera tiene la Anatomía sus tejidos simples, que por sus combinaciones de cuatro en cuatro, de seis en seis, de ocho en ocho, forman nuestros órganos. Estos tejidos son : 1- el celular; 2- el nervioso de la vida animal; 3- el nervioso de la vida orgánica; 4- el arterioso; 5- el venoso; 6- el de los exhalantes; 7- el de los absorbentes y sus glándulas; 8- el huesoso; 9- el medular; 10- el ternilloso; 11- el fibroso; 12- el fibro-ternilloso; 13- el muscular de la vida animal; 14- el muscular de la vida orgánica; 15- el mucoso;16- el seroso; 17- el sinovial; 18- el glanduloso ; 19- el dermoides; 20- el epidermoides; 21- el piloso.

> He aquí los verdaderos elementos organizados de nuestras partes, cuya naturaleza es constantemente la misma donde quiera que se hallen, así como en la Química no varían los cuerpos simples, cualesquiera que sean los compuestos á cuya formación concurran. Estos elementos organizados del hombre son los que harán el objeto principal de esta obra. La idea de considerar así en abstracto los diferentes tejidos simples de nuestras partes no es imaginaria, pues está apoyada en bases las más sólidas, y creo que ejercerá sobre la Fisiología igualmente que sobre la práctica médica un poderoso influjo. En efecto, por cualquier lado que se miren estos tejidos, no se parecen en nada: la naturaleza, no la ciencia, es la que ha tirado entre ellos una línea de demarcación. (Bichat, 1831: 85-86)

Por lo tanto, Bichat reafirma que la anatomía patológica debe ser el fundamento científico de la medicina clínica. No en vano enfatiza que la autopsia es el procedimiento del que emana la comprensión nosológica:

> ¡Cuán miserables aparecen los raciocinios de una multitud de médicos grandes en la opinión, cuando se les da su justo valor, no en los libros, sino en el cadáver! La Medicina, rechazada por mucho tiempo del seno de las ciencias exactas, exigirá con razón el asociarse a ellas á lo menos para el diagnóstico de las enfermedades, cuando se haya en todas partes unido a una escrupulosa observación el examen de las alteraciones de nuestros órganos. Este camino comienza a ser el de todos los buenos talentos: sin duda será bien pronto general. ¿De qué sirve la observación, si se ignora el sitio del mal? Podrán hacerse a la cabecera de los enfermos desde la mañana a la noche por espacio de veinte años observaciones sobre los males del corazón, del pulmón, de las vísceras gástricas, enhorabuena; ¿pero qué se seguirá de aquí sino una confusión en los síntomas, que no reuniéndose a otros datos, han de presentar por necesidad una serie de fenómenos incoherentes? Por el contrario, inspecciónense

> algunos cadáveres, y se verá inmediatamente desaparecer la obscuridad, que nunca hubiera disipado la sola observación. (Bichat, 1831: 106-107)

Ahora bien, aunque la metodología experimental de Bichat es mecanicista, su concepción de la «vida animal» es vitalista (Ilcic, 2018). Sin embargo, su vitalismo no parte de un principio *a priori* como el de Haller o Stahl, sino de la idea de que las explicaciones físicas y químicas no bastan para gobernar los fenómenos de la vida, porque estos son irregulares, inciertos y no pueden ser calculados con las leyes matemáticas. La contractilidad de la fibra muscular o la irritabilidad de los nervios están sometidas a leyes físicas, y su funcionamiento surge de una comprensión mecanicista, pero existen «fuerzas vitales» que lo generan y lo perpetúan, pero cuyas «leyes vitales» desconocemos. En este contexto se entiende mejor su famosa definición de la «vida», enunciada en su libro *Investigaciones fisiológicas sobre la vida y la muerte*: «la vida es el conjunto de funciones que resisten a la muerte» (Bichat, 1827: 14). En términos contemporáneos, los organismos complejos tienden a la entropía, pero existen fuerzas neguentrópicas que los renuevan y los preservan. Bichat se adelantó al concepto de «homeostasis interna» de Bernard, y refiere que esas «funciones» actúan en el «interior» de los organismos. Ni Bichat, ni Morgagni, usaron el microscopio. Desconfiaron de las «aberraciones cromáticas» y fueron hijos dilectos del siglo de la Ilustración: observaron lo visible e iluminaron con la razón el funcionamiento del cuerpo vivo y del cadáver, tomando distancia de las viejas teorías humorales nosológicas que habían enceguecido durante siglos la mirada de los médicos.

15
Clínica, enseñanza médica, hospitales

> Los practicantes del siglo XVIII siguieron los pasos «hipocráticos» de Thomas Sydenham y acumularon extensos registros empíricos.
>
> ROY PORTER, *The Eighteenth Century* (2009)

Los médicos de la Ilustración comenzaron a forjar «la mirada clínica» sistemática que se orientó en dos direcciones complementarias: el descubrimiento y la clasificación nosográfica inspirada en el legado de Sydenham; y el saber semiológico surgido del cuerpo humano y percibido como un depósito objetivo de signos. El respaldo conceptual y científico de la patología estimuló la confianza de los clínicos en el hallazgo de las características particulares de las distintas enfermedades y en las manifestaciones de estas en el cuerpo de los pacientes. La influencia de Boerhaave y la Escuela de Medicina de Leyden —con su enseñanza al lado de la cama de los enfermos— provocó que varios de sus discípulos fundaran nuevas facultades de medicina que liderarían la clínica de este siglo: Edimburgo (Pitcairne, Monro, Cullen, Hunter), Glasgow, Dublín y Viena. Aunque el espíritu de la «nueva clínica» se irradió por toda Europa y sus colonias; incluso España —aislada por la Contrarreforma y su rechazo a la Ilustración— contó con algunos doctores notables que hicieron significativos aportes al mapa renovado de la clínica occidental.

John Huxham (1692-1768) diferenció, en la epidemia de Plymouth de 1737, la fiebre pútrida maligna (tifo) de la fiebre nerviosa lenta (fiebre tifoidea), y recomendó las verduras frescas para tratar a los marineros con escorbuto. Ideó una tintura de quina que perduró con su epónimo y describió la parálisis del velo del paladar en la angina maligna (difteria). También describió el cólico de Devonshire en bebedores de sidra, pero no lo relacionó con una intoxicación plúmbica. Sus textos principales fueron *A Essays on Fever* (1750), *Observations on the Air and Epidemic Diseases, A Treatise on the Devonshire Colic* y *A Dissertation on the Malignant Ulcerous sore Throat.* Sus obras completas (*The works of John Huxham*) se publicaron en dos volúmenes en 1788.

George Baker (1722-1809) demostró que el cólico de los habitantes de Devonshire se debía a que la sidra en esa región era preparada en tinas y prensas recubiertas de plomo. Este hallazgo y una detallada exposición clínica del envenenamiento crónico por plomo los señaló en su libro *An Essay Concerning the Cause of the Endemial Colic of Devonshire* (1767).

Caleb H. Parry (1755-1822) describió la hemiatrofia facial, la dilatación congénita del colon y fue el primero, en 1786, en establecer la relación entre el bocio exoftálmico, las alteraciones cardiacas y los temblores de las manos. Estos descubrimientos se publicaron de manera póstuma, en dos volúmenes, en su obra *Collections from the Unpublished Medical Writings* (1825). A continuación, transcribimos —por primera vez al español— un fragmento del primer caso clínico en donde relaciona el crecimiento del tiroides, la presencia de exoftalmos y las palpitaciones cardiacas.

> Existe una enfermedad que he visto en cinco casos coincidente con lo que parecía ser un agrandamiento del corazón y que, hasta donde yo sé, no ha sido mencionada en relación con ese tema por los autores médicos. La enfermedad a la que me refiero es el agrandamiento de la glándula tiroides. El primer caso de esta coincidencia que presencié fue el de Grace B, una mujer casada, de treinta y siete años, en el mes de agosto de 1786. Seis años antes de este período,

> se resfrió durante el parto y durante un mes sufrió una fiebre reumática muy aguda; posteriormente, comenzó a sufrir más o menos palpitaciones del corazón, muy aumentadas por el ejercicio corporal y que gradualmente aumentaron en fuerza y frecuencia hasta que me consultó, cuando eran tan vehementes que cada sístole del corazón sacudía todo el tórax. Su pulso era de 156 latidos por minuto, muy fuerte y lleno, igual en ambas muñecas, irregular en cuanto a fuerza e intermitente al menos una vez cada seis latidos. No tenía tos, tendencia a desmayarse ni piel azulada, pero dos o tres veces había sufrido durante la noche una sensación de opresión y dificultad para respirar, acompañada de una pequeña cantidad de sangre. Describió también que tenía frecuentes y violentas punzadas de dolor en la parte inferior del esternón. Unos tres meses después del parto, mientras amamantaba a su hijo, se le notó un bulto del tamaño de una nuez en el lado derecho del cuello. Este bulto siguió creciendo hasta el período en que lo atendí, cuando ocupó ambos lados del cuello, hasta alcanzar un tamaño enorme, sobresaliendo hacia delante, por delante del borde de la mandíbula inferior. La parte hinchada era la glándula tiroides. Las arterias carótidas de ambos lados estaban muy dilatadas; los ojos sobresalían de sus órbitas y el rostro mostraba una expresión de agitación y angustia, especialmente al hacer cualquier esfuerzo muscular, que rara vez he visto igual. (Parry, 1825: 111-112)

John Fothergill (1712-1780) identificó de manera impecable las anginas diftéricas, el aura visual de la migraña y la neuralgia del trigemino. Además, introdujo la raíz china y el catecú en la farmacopea europea (Pearce, 2013). Sus obras más destacadas son *An Account of the Sore Throat* (1748), *Of a Painful Affection of the Face* (1773), y los seis tomos de *Medical Observations and Inquiries* (1757-1784). Sobre la descripción de la afectación trigeminal, indicaba lo siguiente:

> Desde comienzos imperceptibles, un dolor ataca alguna parte u otra de la cara, o un lado de la cabeza: a veces alrededor de la órbita del ojo, a veces el hueso malar, a veces los huesos temporales son las partes afectadas. El dolor aparece de repente y es insoportable; dura poco tiempo, tal vez un cuarto o medio minuto, y luego desaparece; regresa a intervalos regulares, a veces en media hora, a veces hay dos o tres repeticiones en unos pocos minutos. El tipo de dolor es descrito de manera diferente por distintas personas, como es razonable esperar; pero uno ve lo suficiente para generarle la compasión, si está presente durante el paroxismo. Regresa con fuerza con tanta frecuencia durante el día como durante la noche. Comer lo provoca en algunas personas. Hablar, o el menor movimiento de los músculos de la cara, afecta a otras; el toque más suave de una mano o un pañuelo a veces provoca el dolor, mientras que una presión fuerte en la parte afectada no tiene efecto. Se diferencia del dolor de muelas esencialmente en muchos aspectos. Afecta a personas que, debido a la edad, tienen pocos o ningún diente restante. Lo más común es que se apodere de alguna parte por encima de los alvéolos de los dientes, aunque a veces los dientes se ven afectados con una sensibilidad exquisita al intentar masticar incluso el alimento más blando. La mandíbula inferior rara vez es atacada por esta enfermedad. (Fothergill, 1784: 339-340)

Robert Whytt (1714-1766) caracterizó la meningitis tuberculosa en niños, relacionó la lesión de los tubérculos cuadrigéminos con la pérdida de la contracción pupilar ante el estímulo lumínico y describió el choque medular. Fue el primero en utilizar la expresión *depresión of mind* (depresión mental). Sus textos más importantes son *Physiological Essays* (1755), *On Nervous, Hypochondriacal, or Hysterical Diseases* (1764) y *Observations on the Dropsy in the Brain* (1768).

John Freke (1658- 1756) detalló la clínica de la miositis osificante progresiva de un adolescente en una comunicación publicada por la Royal Society en 1736.

Robert Hamilton (1721-1793) señaló la orquitis como complicación de la parotiditis en 1761, pero el hallazgo se publicó en la revista *Transactions Royal Society* de Edimburgo en 1790.

William Heberden (1710-1801) identificó la nictalopía, estableció el diagnóstico diferencial entre la viruela y la varicela, relacionó la aparición de los nódulos de los dedos y la artritis deformante, e hizo la primera y mejor descripción del cuadro clínico de la *angina pectoris* (1763), la cual publicó en 1772 en *Medical Transactions* del Colegio Médico de Londres. Su hijo médico William Heberden (1767-1853) reunió todos los textos clínicos de su padre y los publicó con el título de *Commentari de Morborum Historia et Curatione* (1802) y también tradujo el libro al inglés y apareció de manera simultánea ese mismo año. En el siguiente fragmento, se distingue esta notable contribución al arte de la clínica que aparece en el capítulo 70, con el título de «Dolor de pecho».

> Además del asma, de las opresiones histéricas, de los dolores agudos y punzantes en las pleuresías y de los crónicos en las tuberculosis, el pecho es a menudo el asiento de dolores que son angustiosos, a veces incluso por su vehemencia, más a menudo por su duración, ya que han continuado molestando al paciente durante seis, ocho, nueve y catorce años. Se han dado varios ejemplos de casos en que vuelven periódicamente todas las noches o alternativamente con dolor de cabeza. Se los ha llamado gotosos, reumáticos y espasmódicos. No ha habido razón para juzgar que proceden de alguna causa de mucha importancia para la salud (ya que no se acompañan de fiebre) o que conducen a consecuencias peligrosas; y si el paciente no se siente incómodo con lo que siente, nunca debe preocuparse por causa de algo que deba temer. Si estos

dolores vuelven por la noche y perturban el sueño, se ha comprobado que son útiles pequeñas dosis de opio, que pueden utilizarse solas o combinadas con un medicamento para abrir el estómago, con una preparación de antimonio. [...] Pero hay una enfermedad del pecho que se caracteriza por síntomas fuertes y peculiares, considerables para la clase de peligro que conlleva y no extremadamente rara, que merece ser mencionada con más detalle. La ubicación de la enfermedad y la sensación de estrangulamiento y ansiedad que la acompaña pueden hacer que se la llame, no impropiamente, angina de pecho. Quienes la padecen, mientras caminan (sobre todo si es cuesta arriba y poco después de comer), sienten una sensación dolorosa y muy desagradable en el pecho, que parece que extinguirá la vida si aumentara o continuara; pero en el momento en que se quedan quietos, toda esta inquietud desaparece. En todos los demás aspectos, los pacientes están, al comienzo de esta enfermedad, perfectamente bien y, en particular, no tienen dificultad para respirar, de la cual es totalmente diferente. El dolor se localiza a veces en la parte superior, a veces en el medio, a veces en la parte inferior del hueso del esternón, y a menudo se inclina más hacia el lado izquierdo que hacia el derecho. También se extiende con mucha frecuencia desde el pecho hasta la mitad del brazo izquierdo. El pulso, al menos a veces, no se altera por este dolor, como he tenido oportunidades de observar al tomar el pulso durante el paroxismo. Los varones son más propensos a este trastorno, especialmente los que han pasado de los cincuenta años. Después de que ha durado un año o más, no cesa tan instantáneamente al permanecer de pie; y aparece no solo cuando la persona camina, sino también cuando está acostada, especialmente si se acuesta sobre el lado izquierdo y la obliga a levantarse de la cama. En algunos casos inveterados, ha sido provocado por el movimiento de un caballo o un carruaje e incluso por tragar, toser, defecar o hablar, o cualquier perturbación mental.

Tal es la apariencia más común de esta enfermedad, pero se pueden encontrar algunas variedades. Algunos han sido atacados mientras estaban de pie o sentados, también al despertarse por primera vez del sueño; y el dolor a veces se extiende al brazo derecho, así como al izquierdo e incluso hasta las manos, pero esto es poco común; en muy pocos casos el brazo ha estado al mismo tiempo entumecido e hinchado. En una o dos personas el dolor ha durado algunas horas o incluso días; pero esto sucedió cuando la dolencia ha sido de larga data y está completamente arraigada en la constitución; solo una vez el primer ataque duró toda la noche. He visto a casi cien personas que sufrían este trastorno, de las cuales tres eran mujeres y un niño de doce años. Todos los demás eran hombres que rondaban los cincuenta años o los habían superado.

Las personas que han perseverado en caminar hasta que el dolor ha regresado cuatro o cinco veces, a veces han vomitado. Un hombre de sesenta años de edad empezó a sentir, mientras caminaba, una sensación incómoda en el brazo izquierdo. Nunca la percibía mientras viajaba en carruaje. Después de diez años, la sensación le sobrevenía dos o tres veces por semana, por la noche, mientras estaba en cama, y entonces se veía obligado a sentarse durante una o dos horas antes de que se le pasara lo suficiente como para permitirle acostarse. En todos los demás aspectos, gozaba de muy buena salud y siempre había sido un hombre notablemente fuerte. El pecho nunca se vio afectado. Esta dolencia, exceptuando su localización, se parecía perfectamente a la angina de pecho, ya que aumentaba gradualmente de la misma manera y se desencadenaba y aliviaba por las mismas causas. Murió de repente, sin un gemido, a la edad de setenta y cinco años.

La terminación de la angina de pecho es notable, pues si no interviene ningún accidente, sino que la enfermedad llega a su punto álgido, todos los pacientes caen de repente y mueren casi inmediatamente. De lo cual, en verdad, sus frecuentes desmayos y

> sensaciones como si todas las fuerzas vitales estuvieran fallando no ofrecen un indicio oscuro.
>
> La angina de pecho, hasta donde he podido investigar, pertenece a la clase de afecciones espasmódicas, no inflamatorias. En primer lugar, el acceso y el final del ataque son repentinos. Además, hay largos intervalos de salud perfecta. En tercer lugar, el vino, los licores espirituosos y el opio proporcionan un alivio considerable. En cuarto lugar, aumenta con la perturbación de la mente. En quinto lugar, continúa durante muchos años sin ningún otro daño a la salud. En sexto lugar, al principio no se produce por montar a caballo o en un carruaje, como es habitual en las enfermedades derivadas del escirro o la inflamación. En séptimo lugar, durante el ataque, el pulso no se acelera. Por último, sus ataques se producen a menudo después del primer sueño, lo que es una circunstancia común a muchos trastornos espasmódicos. (Heberden, 1818: 302-306)

James Lind (1716-1794) recomendó el uso profiláctico del zumo de limón y de naranjas para prevenir el escorbuto en los marineros, en su texto *A Treatise of the Scurvy. In Three Parts. Containing an Inquiry into the Nature, Causes and Cure, of that Disease. Together with a Critical and Chronological View of what has been Published on the Subject* (1753). También recomendó la destrucción de la ropa de los presos en los casos de fiebre carcelaria (tifo).

John Pringle (1707-1782), médico militar, identificó las epidemias de «fiebre carcelaria» y de «fiebre de los hospitales» como una patología idéntica y causada por la suciedad. Recomendó la limpieza y la ventilación adecuadas. Fue el gestor de una ética de protección con los heridos en guerra, que anticipó la creación de la Cruz Roja. Su obra fundamental es *Observations on the Diseases of the Army* (1752).

J. Z. Platner estableció la naturaleza tuberculosa de la espondilitis en su texto *De iis, qui ex Tuberculis Gibberosi Fiunt*

(1744) y aunque Percival Pott describió en 1779 la curvatura y la lesión espinal, y su relación con la paraplejia, él no la relacionó con la tuberculosis (Little, 1932). En justicia histórica, debería llamarse mal de Platner y no mal de Pott.

Domenico Cotugno (1736-1822) identificó por primera vez la fisiopatología y la clínica de la ciática en *Commentarius de Ischiade Nervosa* (1764) y planteó la hipótesis de que algún líquido acre podría penetrar las vainas del nervio ciático (Manni, 1997). Además, describió el líquido cefalorraquídeo y demostró que no solo los ventrículos cerebrales, sino también los espacios subaracnoideos del cráneo y la columna vertebral, estaban llenos de líquido circulante, razón por la cual este también se conoció como *licor cotunnii* (Di Leva, 2008); señaló la nefritis aguda y descubrió la albuminuria en la orina de un soldado de 28 años con hidropesía (síndrome nefrótico). Luego volvió a encontrarla en la orina de pacientes diabéticos (Schena, 1994).

Gerard van Swieten (1700-1772), fundador de la Antigua Escuela de Viena y discípulo de Boerhaave, reconoció el aura y la presentación paralítica de la hidrofobia, la gangrena simétrica en las patologías medulares. Usó el termómetro de Fahrenheit en el examen clínico e hizo los comentarios más famosos a los Aforismos de Boerhaave (Frederiks, 2000). Fue, además, uno de los grandes reformadores de la educación médica, dejando atrás el viejo y teórico currículo clásico y asumiendo las transformaciones de la «nueva ciencia» —química, fisiología, clínica al lado de los enfermos, salud pública, prevención de epidemias (Bronza, 2021)—.

Anton de Haen (1704-1776) fue el sucesor de Van Swieten en la escuela de medicina de Viena y un gran clínico que dejó consignada su experiencia en los dieciocho tomos de sus historias clínicas con el título de *Ratio Medendi in Nosocomio Practico* (1761) (*Habilidades médicas en la práctica hospitalaria*). Resaltan sus análisis de las enfermedades epidémicas, la descripción de las oscilaciones diarias normales de la temperatura corporal en los pacientes hospitalizados, el incremento y la aceleración del pulso durante los escalofríos y la importancia clínica del termómetro en la evolución de las enfermedades febriles (Vázquez, 2006); su innovadora investigación sobre la clínica, la constitución química y el tratamiento de los cálculos renales (Bellinghieri, 2018); y el primer caso documentado en una mujer de veinte años, con amaurosis y amenorrea causada por un tumor hipofisario, que aparece en el sexto volumen de su obra. Ella sufría un dolor de cabeza crónico insoportable y murió después de la aplicación de un cauterizador de hierro en su hueso temporal. En la autopsia se encontró «un gran tumor sólido-quístico y calcificado compatible con un craneofaringioma adamantinomatoso que invadía el infundíbulo y el tercer ventrículo» (Pascual, 2023).

Gottlieb Werlhof (1699-1767) fue el primero en describir la púrpura hemorrágica (púrpura trombocitopénica), en 1735, denominándola *morbus maculosus*. Allí relató el caso de

> una mujer adulta, robusta, sin causa manifiesta, fue atacada recientemente, hacia el período de su menstruación, con una hemorragia repentina y grave por la nariz, con sangre brillante pero fétida que escapaba junto con un vómito sanguinolento de una sangre extremadamente espesa y negra. Inmediatamente aparecieron alrededor del cuello y en los brazos, manchas en parte negras, en parte violáceas o púrpuras, como las que se ven a menudo en la viruela maligna. Como yo conocía la pérdida repentina de fuerza y las características suficientemente singulares de esta enfermedad hemorrágica manchada, de la que, de hecho, solo hay poca discusión en los escritos médicos, prohibimos la venodisección. (Werlhof, 1775: 748)

Hezekiah Beardsley (1748-1790) diagnosticó e hizo la descripción más completa de la estenosis hipertrófica congénita del píloro, en *Cases and Observations* (Medical Society of New

Haven County, 1788); aunque el primero en descubrirla fue Patrick Blair en 1717 (Ruhrah, 1930).

Leopold Auenbrugger (1722-1809) se graduó en 1752 de médico en Viena y fue discípulo de Van Swieten. Su padre era posadero y él fue un músico aficionado desde la juventud. Había aprendido a identificar las distintas resonancias de los barriles de vino vacíos, llenos y a medio llenar; y estas vivencias lo llevaron años después a inventar el método semiológico de la percusión inmediata torácica. Durante varios años acumuló una gran experiencia clínica y de autopsias con enfermos pulmonares, y fue el director del Hospital de la Santísima Trinidad en Viena. El resultado fue la publicación de su libro *Inventum Novum ex Percussione Thoracis Humani ut Signo Abtrusos Interni Pectoris Morbos Detegendi* (1761). Allí establece la técnica percutora con los dedos y correlaciona la matidez y el fremitus pectoral con los hallazgos patológicos en el cadáver. Además, dejó constancia del sonido en personas sanas: «El tórax de una persona saludable suena cuando es percutido. [...] El sonido así producido por el pecho sano se parece al sonido apagado de un tambor cubierto por una gruesa tela de lana u otra envoltura» (Auenbrugger, 1761: 12). La respuesta de sus colegas vieneses fue de indiferencia y desprecio, con la excepción de Haller y Stoll. La obra cayó en el olvido, pero Corvisat la tradujo al francés y la publicó en 1808, incorporando de inmediato la técnica de la percusión a la semiología mundial.

La transformación científica de la química realizada por Lavoisier y plasmada luego en su famoso *Traite Elemetaire de Chimie* (1789) permitió la creación de una «semiología» de laboratorio que fue reconocida y aceptada con entusiasmo por los clínicos. Matthew Dobson (1731-1784) confirmó que el sabor dulce de la sangre y la orina de los diabéticos era debido al azúcar, al tomar varias muestras del paciente Peter Dickonson —diabético de 33 años— y publicar los resultados en la revista *Medical Observations and Inquiries* en 1771 (MacFarlane, 1990).

William Wollaston (1766-1828) identificó el ácido úrico y las sales de calcio en los cálculos renales (1790); halló los uratos de los tofos gotosos, aisló la cisteína en la orina y fue el primero en utilizar el refractómetro (1802) en el laboratorio. Además, descubrió el paladio (1803) y el rodio (1804) e inventó el primer método para aislar el platino (Olukoga, 1997; Wisniak, 2006). William Cruikshant (1745-1800) detectó la albuminuria en la orina de pacientes febriles y edematizados y fue uno de los pioneros en el estudio de la composición química de la orina (Cameron, 2003). Francis Home (1719-1813) desarrolló la prueba de la espuma en la orina de diabéticos para detectar el azúcar y se publicó de manera póstuma en su libro *Clinical Experiments, Histories and Disease* (1780).

Theodore Tronchin (1709-1781), médico personal de Voltaire, demostró en su obra *De Colica Pictonum* (1757) que el cólico de los enfermos se debía a una intoxicación por plomo adquirida por el agua envenenada en las viejas cañerías de tubos de plomo. También fue una figura clave en la difusión y defensa de la inoculación antivariólica en Francia, siendo famosa su inoculación del infante Ferdinando de Parma en 1764 (Lorandi, 2017). Johan Georg Zimmerman (1728-1795) hizo aportes novedosos acerca de la disentería epidémica (*Von der Ruhr unter dem Volke im Jahr 1765*) y publicó un famoso ensayo titulado *Über die Einsamkeit* (1857) (*Consideraciones sobre la soledad*). Marcus Herz (1747-1803), discípulo y médico personal de Kant, dio nuevos enfoques clínicos al vértigo. Pocos han recibido un elogio a su inteligencia lectora tan grande de Immanuel Kant como el que le refiere en una carta personal fechada el 11 de mayo de 1781, después de enviarle la *Crítica de la razón pura*: «Pero solo del hombre que ha captado y comprendido mis ideas y pensamientos con la mayor rapidez y exactitud, entre todos los que la fortuna me ha dado como oyentes, [solo de ese] puedo esperar que logre en poco tiempo hacerse precisamente con la idea de mi sistema que permite un juicio acertado acerca de su valor» (Kant, 2005: 139).

Charles Stewart describió en 1794 el caso de un hombre ruso de 51 años de edad con «secreción periódica singular de sangre de la uretra» compatible con una hemoglobinuria paroxística nocturna (Crosby, 1951), aunque la entidad fue diagnosticada por Paul Strübing en 1882. Samuel Thomas Soemmerring (1755-1830) describió la acondroplasia en 1791 (*Abbildungen und Beschreibungen einiger Misgeburten die sich ehemals auf dem anatomischen Theater zu Cassel befanden*), e inventó nuevos tratamientos para las fracturas y dislocaciones de la columna vertebral (Weiner, 2010). David Bylon —originario de Java— describió en sí mismo el dengue (1779) (Pepper, 1941); y luego Benjamin Rush (1746-1813) lo caracterizó en detalle y lo denominó «break-bone fever» (fiebre rompehuesos) en 1780 (*Medical Observations and Inquiries*, 1789). Sin embargo, Packard (2016) ha dudado de esto —en un reciente artículo— con sólidos argumentos clínico-epidemiológicos, y ha propuesto que Rush describió, en realidad, lo que se conocía en su época como «una fiebre intermitente biliosa».

Gaspar Casal Julián (1680-1759) nació en Girona y murió en Madrid. Recibió el título de bachiller en Artes en la Universidad de Sigüenza en 1713 y al parecer se licenció en Medicina en la misma universidad. Ejerció la medicina clínica en Oviedo entre 1717 y 1750. Allí conoció y se hizo gran amigo del padre Benito Jerónimo Feijoo, intelectual destacado que llevó y defendió el espíritu de la ilustración en una época en que España se aferraba al pasado (Marañón, 1954). Casal fue un clínico extraordinario, que le valió el mote de Hipócrates español (Major, 1944). Al lado de su veneración por Hipócrates y su «ecologismo» hipocrático (López Piñero, 2006), es evidente la influencia que recibió de Francis Bacon, Locke y, en especial, Sydenham y sus «especies morbosas» (Laín Entralgo, 1959). Incluso, también se percibe su filiación mecanicista y a veces esencialista, pero su búsqueda de las realidades de la clínica a través de la observación juiciosa quedó bien sintetizada por Martín Caicoya Gómez-Morán: «el pensamiento de Casal se inscribe en lo más avanzado de su tiempo. Tiene una mentalidad empírica y es también ecléctico antisistemático» (Gómez-Morán, 2012: 62).

En 1751 viajó a Madrid y fue nombrado médico en la corte del rey Fernando VI y miembro del protomedicato en 1752. Su mayor aporte a la medicina radica en la primera y magnífica descripción clínica de la pelagra,[36] a la cual denominó mal de rosas. Esto lo hizo en 1735 y su amigo el médico francés François Thiéry reconociendo el origen publicó el texto tomado de Casal en 1755 en la *Revista de medicina quirúrgica y farmacia* de París. La obra de Casal se publicó de manera póstuma con el título *Historia Natural, y Médica del Principado de Asturias* (1762). Esta se divide en cuatro partes: la primera es un análisis ambiental de las enfermedades endémicas de la región; la segunda es una interpretación crítica de los aforismos hipocráticos; la tercera está dedicada a las constituciones epidémicas vistas en Asturias entre 1719 y 1750; la cuarta, escrita en latín y titulada *Historia Affectionum Quarundam Regionis Hujus Familiarum* recoge sus observaciones clínicas de la sarna, la lepra, el asma seco y el mal de rosas, a las cuales considera patologías endémicas de la región asturiana.

Conocí traducciones parciales del mal de rosas realizadas por Laín Entralgo (1963) y López Piñero (2006), pero cuando había decidido, como un homenaje merecido a la clínica española del siglo XVIII, realizar la traducción completa del texto de Casal, di con un folleto publicado en Barcelona en 1936, editado por los médicos Jaime Peyrí y Fidel Fernández Martínez y con el texto en latín y su traducción simultánea al español por Don Marcial Olivar, la cual es de gran calidad y fidelidad.

Considero importante recuperar esta joya bibliográfica e histórica para nuestro tiempo y la transcribo en su integridad en el anexo de este capítulo.

36 El término «pelagra» fue acuñado por el médico italiano Francesco Frapolli en su tratado *Animadversiones in Morbum, Vulgo Pellagram*, publicado en 1771.

En síntesis, los médicos del siglo ilustrado descubrieron el «ojo clínico» e intentaron, de manera intensa y obsesiva, conformar un saber nosográfico y semiológico que no existía con anterioridad. El intento de sistematizar estos descubrimientos llevó a algunos a clasificaciones y taxonomías monstruosas, como François Boissier de Sauvages (1706-1767) quien en su *Nosologia Methodica* (1768) intentó equiparar las enfermedades a las plantas y propuso diez clases, 295 géneros y 2400 especies de patologías humanas. Otros que lo intentaron —con el modelo botánico— fueron Rudolph August Vogel, Sagar, Cullen, McBride, Daniel y Plouquet (Garrison, 1921), pero el mejor resultado lo obtuvo Pinel en su *Nosographie philosophique* (1798), el más fiel al empirismo clínico heredado de Sydenham.

La transformación de la clínica y la «nueva ciencia» basada en la medición y la experimentación anatómica, fisiológica y química condujo a una crisis profunda en la enseñanza médica tradicional. Las recientes facultades de medicina lideraron el cambio curricular y, como se mencionó, la Escuela de Edimburgo lideró la revolución educativa. Las mutaciones en la educación médica europea se pueden sintetizar en los siguientes puntos:

- Rechazo a la enseñanza teórica de los clásicos antiguos, sin el acompañamiento de la práctica simultánea.
- Integración de la cirugía y la medicina en los nuevos planes de estudio.
- Creación de escuelas particulares que formaban en anatomía, fisiología, botánica médica, cirugía y llevaban a sus alumnos aprendices a practicar en los grandes hospitales de caridad estatales.
- Fundación de sociedades científicas médicas renovadas que comenzaron a disputar a las viejas facultades de medicina el derecho legal al ejercicio de la profesión y en ocasiones a la titulación.
- Las nuevas facultades de medicina hicieron convenios con los grandes hospitales estatales o con los novísimos

hospitales surgidos de la filantropía privada. La escuela de Edimburgo y la reciente universidad de Londres se convirtieron en los paradigmas de la enseñanza intrahospitalaria de la medicina: desde la ronda clínica hasta las autopsias.

- Distintos textos surgieron y, por primera vez, Avicena y Galeno dejaron de ser lecturas obligatorias y esenciales. Ediciones renovadas de los *Tratados hipocráticos* siguieron vigentes, pero acompañadas de comentarios modernos de los mismos profesores. Las obras de Harvey, Boerhaave, Hoffman, Sydenham, entre otros, entraron a ser parte del corpus curricular de lecturas. Además, se fue abandonando, de manera lenta y gradual, la enseñanza oral y la escritura en latín, y los idiomas vernáculos tomaron fuerza y respetabilidad académica (Warren, 1951; Fulton, 1953; Bonner, 1996; Reinarz, 2008).

Ahora bien, esta evolución pedagógica fue desigual, pero es fundamental resaltar la abrupta metamorfosis en la enseñanza médica que desencadenó la Revolución francesa (1789-1799). Los revolucionarios cerraron todas las facultades de medicina del país, incluyendo la poderosa y conservadora Facultad de París, en donde se atrincheraban los últimos defensores y fanáticos del galenismo medieval. Estimularon la creación de escuelas privadas en las que se enseñaba medicina y cirugía, quitaron el poder a las universidades de otorgar los títulos médicos y permitieron la práctica de la profesión sin exigir la licencia. Además, como lo comprendió con claridad Foucault (2012), se «colonizaron» los grandes hospicios para pobres que provenían del modelo medieval, para transformarlos en centros académicos y científicos en los que se fundó la nueva clínica. El «método analítico» de Lavoisier fue adaptado por los clínicos para dar bases racionales a la nosología y la semiología.

La figura de Pierre Jean-Georges Cabanis (1757-1808) fue esencial para sustentar e impulsar las mutaciones en la enseñanza clínica y las reformas políticas de la medicina (King, 1958; Vess, 1975; Outram, 1989; Gabbay, 1989; Staum, 2014).

En su influyente obra titulada *Coup d'œil sur les révolutions et la réforme de la médecine* (1804) (*Compendio histórico de las revoluciones y reforma de la medicina*), Cabanis defiende la racionalidad del método analítico, a partir de las observaciones empíricas como la única fuente legítima del conocimiento humano, argumento derivado de la interpretación de las obras de Locke y Condillac. Además, critica con acritud el modelo de una medicina elitista al servicio de los ricos y que beneficiaba solo a los intereses económicos de los médicos. Propone la creación de una medicina social estatal que no solo atienda a toda la población, incluyendo los más pobres y marginados, sino que debe reorientar el horizonte de sus objetivos: abandonar el énfasis curativo y promover la conservación de la salud. Al final exhorta a los jóvenes médicos a tomar partido por una profesión racional, científica, humanista y al servicio de la sociedad. Sintetiza su defensa de las reformas educativas médicas del siglo XVIII de la siguiente manera:

> Hasta el siglo diez y ocho no hizo la enseñanza verdaderos progresos, ni se adoptó una lengua más pura y más correcta en lugar de la jerga escolástica. La perfección de los métodos matemáticos, las operaciones más seguras, empleadas en las observaciones de la física y de la historia natural; el tono filosófico que se ha ido generalizando por grados; la elegancia y el gusto que las obras maestras de literatura han inspirado a todas las clases cultas de todas las naciones han obligado por fin a las escuelas a sacudir el polvo de la barbarie. La razón las ha cercado y sitiado por todas partes, introduciéndose hasta entre sus bancos. No se las puede negar que han combatido valientemente contra el sentido común, y aun todavía se conoce que estarían prontas a renovar la lucha; pero la sinrazón ha tenido que ceder el campo, y hágase lo que se quiera le cedió para siempre. La duración y tenacidad de esta escandalosa lucha son precisamente las que imposibilitan el retorno a las rutinas antiguas, y sobre todo

> a los antiguos errores; pues solo en obsequio de estos gustan ciertas gentes de la rutina. No hay duda en que todos aquellos que se propongan ser los órganos fieles de la verdad, han de ser en todos tiempos ultrajados por la ignorancia, y perseguidos por el charlatanismo; pero no por eso es dudoso el triunfo perpetuo de su causa. Muchas partes de los conocimientos humanos han llegado ya a tocar la perfección; se hallan reunidos muchos y muy ricos materiales para los demás; no se trata ya más sino de aplicar a todos igualmente los verdaderos y únicos métodos; y sobre todo de aplicarlos con el mismo rigor a todos los ramos de la enseñanza. Pero si es propio peculiar del filósofo el trazar estos métodos, solo puede pertenecer al legislador el trasladar el espíritu filosófico a la organización misma de los establecimientos públicos de instrucción. (Cabanis, 1820: 164-165)

Los hospitales antiguos se renovaron y se crearon nuevos. El modelo de un hospicio para albergar pobres y «salvar» almas, dirigido por comunidades religiosas, mutó a un centro científico, en el que se recibían a enfermos que pudieran ser curados o aliviados, a cargo de médicos y cirujanos vinculados con la enseñanza. El espacio hospitalario se desacralizó y las medidas de la prevención y la higiene dejaron su huella en su arquitectura: pabellones bien aireados, camas bien separadas, limpieza de pisos y paredes. Los «enfermos» se transformaron en «objetos» de la mirada y el saber de los médicos; pero también los pacientes eran los verdaderos «profesores» (Risse, 1999: 273). La riqueza obtenida por el comercio derivado de las colonias condujo al movimiento de la beneficencia privada, en la que banqueros, comerciantes prósperos y los primeros industriales fundaron hospitales. Además, surgieron hospitales especializados en pediatría, enfermedades epidémicas (viruela) y obstetricia. Los manicomios tuvieron una profunda metamorfosis. La estadística de aliviados, curados o fallecidos se volvió un parámetro objetivo y medible para tomar decisiones al interior del equipo médico y administrativo. Aunque la renovación terapéutica solo llegaría a partir del último tercio del siglo XIX, sorprende las bajas tasas de mortalidad hospitalaria que existieron: Edimburgo (4,7 % al 10,5 %), Bristol (11 %) y San Juan de Dios de Murcia (18,6 %) (Risse, 1986; García, 1996; Lindemann, 2001).

Ahora bien, también con el auge de los nuevos hospitales se inicia el control político de la salud y la enfermedad de los ciudadanos, como lo vio con agudeza Foucault al hablar de la relación entre salud, fuerza de trabajo y riqueza económica. Es el comienzo de la «medicalización» de la sociedad y el ejercicio de la «noso-política» sobre las poblaciones. En este contexto:

> La reforma de los hospitales y, más en concreto, los proyectos de su reorganización arquitectónica, institucional y técnica han debido su importancia, en el siglo XVIII, a este conjunto de problemas que ponen en juego el espacio urbano, la masa de la población con sus características biológicas, la célula familiar densa y el cuerpo de los individuos. En la historia de estas materialidades —a la vez políticas y económicas— se inscribe la transformación física de los hospitales. (Foucault, 1991: 106)

Anexo 2
Historia Affectionum Quarundam Regionis Hujus Familiarum

III
De la afección vulgarmente conocida en este país con el nombre de «mal de la rosa»

Habiendo observado cuidadosamente en luengos años de práctica todos los síntomas peculiares de esta enfermedad, y habiéndome percatado de que, de todas las afecciones corrientes en este país, no hay otra que la gane a horrible y contumaz, juzgué que no sería inoportuno que escribiese su historia. Aunque los síntomas de esta enfermedad sean diversos y suficientemente terribles, como se verá de lo que diremos más arriba, ello no obstante su nombre vulgar proviene tan solo de uno de ellos, y este síntoma consiste en una espantosa costra que, si recién salida no produce en la parte afectada más que rojez y aspereza, a la larga degenera en forma de costra muy seca, escabrosa, negruzca, entrecortada por frecuentes y profundas fisuras que penetrando hasta la carne viva producen gran dolor, quemazón y molestia. Para que esta costra maligna reciba el nombre de «mal de la rosa» es condición tan precisa que se halle adherida a los metacarpos o metatarsos de manos o pies, que a dolencia alguna de cualquier género, figura o condición, se ha aplicado tal nombre en este país, a no ser que en las indicadas partes hubiese aparecido aquella costra. De suerte que, si en las plantas de los pies o en las plantas de las manos, en los codos, brazos, cabeza, cara, vientre, muslos o piernas apareciese y persistiese rojez, aspereza, costra y aún erisipela (llamada «rosa» en otras regiones), a pesar de que a estos indicios se uniesen todos los síntomas que acompañan al «mal de la rosa», no recibirían, con todo ello, el nombre de «mal de la rosa» si las susodichas costras no hubiesen antes aparecido claramente en los metacarpos o los metatarsos. Importa, ahora, saber que las tales costras empiezan a manifestarse, las más veces, hacia el equinoccio de primavera, y raramente se manifiestan en las demás estaciones del año. Suelen desprenderse durante el verano, tal vez a causa de la humedad y del sudor, y entonces la parte afectada queda perfectamente limpia de toda pústula y costra, pero en el lugar que ellas ocupaban subsisten unos estigmas rojizos, característicamente lisos y brillantes, semejantes a las cicatrices que en pos de sí dejan las quemaduras, una vez curadas. De tal modo que, por más que el resto de la piel de los metacarpos y metatarsos sea áspera, arrugada y velluda, como acontece a menudo en las personas ancianas, aquella parte donde estaba la costra aparece limpia, tersa y sin arrugas, pero algo más rebajada o deprimida que la restante piel. Es verosímil que de este color rosado y esta brillantez de las cicatrices haya provenido la designación de «mal de la rosa».

Esos estigmas en personas fuertemente atacadas por el mal, persisten hasta el fin de la vida. Pero cada año, al llegar la primavera, la costra maligna, como la golondrina, vuelve a aparecer, porque es aniversaria. En aquellas personas en quien la enfermedad es reciente, las costras no son tan horrendas ni, después de haberse desprendido, dejan señal o cicatriz tan manifiesta. No siempre este mal alcanza a las dos manos; algunos enfermos presentan la costra solo en una mano, otros en ambas manos y en un solo pie, otros en ambas manos y ambos pies. No se propaga a las palmas ni a las plantas, sino que se mantiene en el dorso, ora de los pies, ora de las manos. Ocupa a veces todo el metacarpo o el metatarso, pero a veces se circunscribe a un espacio menor. Otro signo visible aparece en esta clase de enfermos, aunque no en todos, y es una aspereza costrosa de un color ceniciento obscuro en la parte antero-inferior del cuello que, a guisa de collar, se extiende de un lado a otro de la cerviz, sobre las clavículas del pecho y el mango o extremidad superior del esternón, de unos dos dedos de ancho, a manera de franja, y que, dejando a menudo intacta la parte posterior de la cerviz, alcanza tan solo, en sus extremos, a los lados de ambos músculos trapecios, sin pasar más allá. En su parte central un apéndice de igual anchura desciende sobre el esternón hasta la mitad del tórax, tal como en la figura se representa. Nunca pude hallar visible semejante indicio en persona alguna, sana o enferma, más que en sujetos aquejados del «mal de la rosa», de lo cual infiero que se da únicamente en ellos aunque no en todos.

IV
De la historia de esta enfermedad

Con extremada atención, como dije, procuré durante largo tiempo ahondar en todos los síntomas de esa enfermedad;

pero habiéndome convencido, tras madura reflexión, de que el conocimiento cierto de tales síntomas en fuente alguna podría beberse mejor que en el relato de los mismos enfermos, empecé, el año 1735, a examinarlos y a poner por escrito todo lo que a mi oportuno e importuno interrogatorio contestaban.

1) El día 26 del mes de marzo del año 1735, un hombre de cuarenta años de edad, aquejado de este mal vino a encontrarme en busca de socorro, y con gran precisión me contó lo que sigue. De vez en cuando solía sentirse atacado por unas fiebres aparentemente cotidianas, no carecía de una manera absoluta de apetito, pero, al acabar la comida, sentíase enseguida vencido por un sopor tan intenso que a veces, sobre todo en el mes de marzo, quedaba como aletargado. Raramente sentía sed. Continuamente se resentía de un cansancio o, mejor dicho, de una impotencia de todos sus miembros, especialmente las piernas. Durante los paseos y ejercicios violentos, se ponía inmediatamente a dar cabezadas, y tal era la turbación que experimentaba que, de no andar listo a detenerse, apenas hubiese evitado que su cuerpo vacilante cayese, y ello cabe notarlo, sin pérdida de los sentidos. Una continua pereza le oprimía. Sentía en la boca una fuerte y molesta sensación de amargor. No podía tolerar el frío, que le era del todo insoportable. Mientras yacía enfermo, tenía los pies siempre helados, en cambio al andar le parecía que estuviesen en llamas. La lengua solía hinchársele a menudo, y si al respirar le acontecía que no abriese bien la boca, se le asecaba en gran manera y le causaba un gran ardor.

2) Su esposa padece el mismo mal y, además de los otros síntomas comunes que, como ella misma atestiguó, le producían bastante desazón, se quejaba de que esto la torturaba más que otra cosa: que no podía soportar el calor, ni del sol ni del fuego, a causa de un cruel dolor lancinante de cabeza, que experimentaba, así que entraba en reacción; es más, tampoco podía soportar el frío, ya que notaba que se le entraba por todo el cuerpo con tal fuerza que le parecía como si le

atravesase sus entrañas más recónditas. Poco antes del equinoccio de primavera aparecían cada año, en los metacarpos y metatarsos de sus manos y pies, unas costras horribles que hacia el solsticio de verano se despegaban y caían dejando cicatriz.

3) Al cabo de unos días, Manuel Carreño, habitante de un pueblo llamado Bonieles, me contó lo que sigue: le aquejaban, a medida que avanzaba la afección, intolerables dolores de cabeza, con un continuo cabeceo, pero sin perturbación de los sentidos o del entendimiento. Después se le hinchó todo el cuerpo; la hinchazón desapareció espontáneamente al cabo de unos días, habiéndose presentado cerca del cuello una causa morbífica, no bajo el aspecto de tumor, sino de un dolor muy agudo que le atormentaba atrozmente por todas sus partes, anteriores, posteriores, diestras, siniestras, superiores e inferiores. Después, unas glándulas vecinas a la garganta solían hinchársele y dificultaban basta cierto punto la deglución de los alimentos. Habiéndose calmado por algún tiempo estas manifestaciones, toda su cara se dilató en una ligera tumefacción que, a veces, tomaba un color rojo fugaz, producto sin duda de ciertos ardores que con frecuencia, según testimonio del enfermo, le acometían. Su lengua era teñida por una mucosidad blancuzca y pegajosa; de cuando en cuando era afectada de un color y un dolor intensos. Asimismo, sus narices y labios solían experimentar, a veces, una flogosis dolorífica, y en los labios le salían unas burbujas semejantes a las que se producen en el agua hirviente. Tenía las piernas perezosas, endebles, laxas y como ineptas para la deambulación, pero con el ejercicio cobraban algún vigor. No tenía ganas de comer, pero habiendo empezado la comida, continuaba sin asco. La cabeza le vacilaba hasta tal punto, que al menor movimiento, de no apoyarse cuidadosamente, hubiese rodado por el suelo, sin entorpecimiento ni turbación de los sentidos. Hacía las evacuaciones con dificultad. Acostumbraba a pasarse las noches en sueños brevísimos y turbulentos. Toda

la periferia de su cuerpo, especialmente en las manos, era recubierta de una piel negrísima, áspera y que daba miedo, por lo cual diagnostiqué un caso de albarras negro[37] complicado con el «mal de la rosa».

4) Pocos días después, una mujer de 36 años que habitaba en la villa de Brañas me comunicó lo siguiente: continuamente sentía sed. Toda la superficie de su cuerpo estaba siempre ardiendo a causa de un calor como de fuego, con más intensidad por la noche, mientras yacía enferma en cama. Todos los miembros de su cuerpo eran afectados por un extraordinario cansancio y desvalimiento, y sentía también dolor en los muslos. Tenía la lengua blancuzca y cubierta de una suciedad mucilaginosa, los labios hinchados, pustulosos y ásperos, la boca aftosa. El ardor y el escozor que sentía al orinar se le hacían punto menos que intolerables. Sufría tan a menudo inflamaciones de la laringe y las fauces que, por el asecamiento de los órganos, quedaba completamente privada de voz cuando estaba enferma. Los metacarpos de sus dos manos estaban cubiertos de una costra horrible y descomunal, entrecortada por unas fisuras rojo obscuras, y teñida al exterior de un color negro obscuro; por lo cual sentía en las manos el tormento de la comezón, el dolor, y un ardor intensísimo.

5) Otra mujer que tenía cumplidos los 26 años de edad, con domicilio en el pueblo llamado San Cucao, esto es San Cucufate, además de los síntomas comunes peculiares de esta enfermedad, enumeró particularmente estos: una quemazón excesivamente violenta que le quemaba los metacarpos, especialmente durante la noche cuando yacía en cama, enferma. Por la mañana estando con el estómago vacío, le acometía una gran debilidad; después del almuerzo, frecuentes cabezadas que le traían de acá para allá, sin pérdida de los sentidos. Al

37 Refiere el traductor del «albarras negro»: «*Albarras* viene de *albarium*, enyesadura; por lo tanto será literalmente enyesadura negra o sea las escamocostras gruesas, secas, de las regiones con empiema pelagroso. Será un cemento negro y que corresponderá a las pieles pigmentadas y verrugosas y a la escamocostra gruesa que los acompaña».

acercase el verano le salían en los metatarsos unas feas costras semejantes a las que se le adherían a los dorsos de las manos.

6) Lorenzo García Tuñón, habitante en el lugar llamado Balsera, me contó lo que sigue: a principios del mes de mayo de este año de 1735 la enfermedad le sobrevino por primera vez; y enseguida su lengua y labios aparecieron recubiertos de vesículas y aftas. La garganta le dolía hacia adentro, y se le ponía endurecida, así como las partes superiores del tórax. Cuando hubieron pasado unos días, habiendo expulsado del interior para fuera, del pecho y garganta, una materia morbosa, le salió una erupción de aspecto escamoso. Las manos de este enfermo eran negrísimas, pero libres de escamas y pústulas. Sin causa manifiesta en presencia mía, solía entremezclar el llanto a las palabras, cosa que es muy corriente en algunos sujetos aquejados de esta afección; en efecto, lloran frecuentemente, sin razón alguna, según dicen. Afirmó que desde los primeros días de la enfermedad le molestaban las vacilaciones de su cabeza. Decía que la debilidad de su estómago y piernas era continua. La lengua presentaba una suciedad en forma de humor blancuzco, Al empezar el mal, antes de la erupción de vesículas y aftas, perdió el sentido del gusto, para recobrarlo después, en cierto modo. El fresco le da enseguida escalofríos, aún bajo un sol ardiente, exceptuando tan solo la frente, la cual se resiente de un calor y dolor continuos que, poco a poco, suelen propagarse a los labios y lengua.

7) Dos o tres veces vino a consultarme una mujer con domicilio en la villa llamada Valduno y, al mencionarme en su explicación casi todos los síntomas propios de esta enfermedad, afirmaba que en comparación con uno de ellos los otros le parecían negligibles. Y consistía en un fuertísimo y duradero ardor, acompañado de una gran sequedad de las partes internas de la boca que le venía, así que se ponía a beber agua fría. Pero había observado que no pasaba lo mismo cuando bebía agua bien caliente, y declaraba que únicamente su paladar, lengua y garganta cobraban algún alivio y blandura y se

conservaban en este estado cuanto más intenso fuese el calor del agua que bebía, mientras no llegase al grado de ustión. No pude percibir en su boca ulceración alguna o excoriación, pero su interior estaba totalmente incrustado como de una tenue película blancuzca compuesta de una materia purulento-mucosa, de la cual pude colegir, no sin causa, que era, en realidad, aunque no en apariencia, aftosa, producida por erosión de la boca, y la última membránula de la lengua, y que la substancia próxima a este lugar, que denominan gluten galénico, había producido aquel tegumento. Estimé, pues, que de esta membrana ulcerosa, aunque no fuese perceptible a la vista, provenía el ardor dolorífico de la lengua, así como de la boca y la garganta, que la invadía, así que había bebido agua fría, puesto que el agua fría dice Hipócrates que es mordaz para las partes ulcerosas, y ocasiona todos los males que él mismo enumeró en los Aforismos 20, sección 5, y en el «Libro del uso de los húmedos».

Breve digresión de esta historia

Hallamos hoy confirmado por experiencia, en esta mujer, lo que en otros tiempos había sido afirmado por Hipócrates, esto es, que la madefacción y humectación son algo débil; la refrigeración, algo fuerte. Porque es evidente que la madefacción y humectación del agua caliente no son menores que la humectación y madefacción del agua fría, antes bien, el agua caliente parece penetrar más adentro y meterse más fácilmente por los poros; por lo cual, si el agua fuese nociva y molesta a causa de la mojadura y de la humectación, el malestar que la paciente recibiría de la caliente no sería menor, antes mayor, que la que recibiría de la fría. Esta opinión de Hipócrates no se opone a aquella doctrina que trató de probar en el «Libro de la antigua medicina», que el calentamiento y el enfriamiento son, de todas las facultades del cuerpo, las de menor potencia, en su opinión. En efecto, en el mencionado libro aquel insigne varón no se refería a aquellas cualidades como en otros lugares, o haciendo omisión de las causas exteriores (ya que no ignoraba que los hombres, es más, los brutos más fuertes y las plantas de la tierra, sometidos a un frío, así como a un calor intensos, no solo enferman, sino que a menudo mueren), sino que hablaba de aquellas primeras cualidades de los elementos que, según los aristotélicos, necesariamente deben de hallarse en todo cuerpo mixto; y en este sentido estimaba que el calentamiento y el enfriamiento, con respecto al amargor, acritud, aspereza, salabror, etc., no son en absoluto potentes en razón de las causas morbíficas; y por esto Próspero Marciano dice (en el libro de Hipócrates «Sobre la antigua medicina», fol. 2 de mi ejemplar): «El presente libro fue compuesto por Hipócrates contra ciertos innovadores que sustentaban los teoremas de la nueva medicina, en defensa de la antigua medicina; y demuestra su error especialmente en este punto, que imputaban al calor y al frío la causa de todas las enfermedades». Pero ¿por qué, pues, los otros aquejados del mal de la rosa, con la boca ulcerada y adolorida, con sequedad, no sufren ardor, como esta mujer al beber agua fría? La razón de ello me escapa.

8) Jacinta, esposa de Alfonso González, habitante del pueblo llamado Bascones, joven, de 23 años, decía que el frío le daba tal molestia que todo el día, sobre todo después de la comida, se veía obligada a estarse a la vera del fuego. Los dorsos o reversos de las manos y pies hallábanse cubiertos de una repulsiva costra rojinegra que, como la misma mujer afirmaba, durante la luna creciente crecía de manera manifiesta y le producía un dolor y un ardor más fuerte, y al contrario durante la luna menguante; lo cual he oído que ha acontecido a otros. Daba continuamente cabezadas, sin aletargamiento de los sentidos. Los alimentos no la fortalecían, antes al contrario, si, como solía acontecerle, su deglución iba seguida de expulsión o vómito, la enferma parecía encontrarse más fuerte y dispuesta. Decía sentir una gran debilidad en todo su cuerpo. En la parte inferior del cuello presentaba una costra escamosa, a guisa de collar, entrecortada en muchos lugares por resquebrajaduras encarnadas. Padecía una supresión de los menstruos. Sentía

un gran ardor en la boca. Tenía bastante apetito. Su cuerpo no sudaba nada, ni aun estando cansada del trabajo. Declaraba que este mal le sobrevino al cabo de seis meses de un parto, y que su primera invasión fue precedida por un cruelísimo dolor, que duró tres días, del hueso sacro y las partes a él adherentes, que no le permitía moverse estando enferma en la cama. Además de los síntomas enumerados, se quejaba de un gran desvalimiento de las piernas, así como de frecuentes escalofríos de todo su cuerpo que le subían a la cabeza, a causa de los cuales a ella le parecía que los cabellos se le ponían de punta. Finalmente, por la mañana, hasta el mediodía, estaba aquejada de quemazón y sequedad de la boca; pero después del almuerzo estas manifestaciones se calmaban.

V

1) De lo antedicho y de otros muchos indicios que con maduro examen pude descubrir, hay que deducir los fenómenos de esta enfermedad. Pero, en cuanto a cuáles sean los propios de ella, y cuáles comunes a ella y a otras afecciones, de ello es de lo que me propongo tratar primeramente.

2) Los síntomas propios de esta enfermedad, e inseparables de ella, son a) una vacilación constante de la cabeza que, sin perdonar a ningún enfermo, en algunos de ellos suele ser tan acusada que no pueden estar ni un solo instante sin una agitación irregular de todo su cuerpo. Así, en el Hospital de San Jaime de esta ciudad cuidé una pobre mujer, la mitad superior de cuyo cuerpo (lo cual si fuese preciso afirmo bajo juramento) iba de aquí para allá, como una caña azotada por fuerte vendaval, con tal violencia que, de no andar lista a cambiar los pies para apoyarse, a cada instante, se hubiera derrumbado la máquina entera de su microcosmo. b) Un ardor doloroso en la boca acompañado de vesículas en los labios y de suciedad en la lengua. c) Una molesta debilidad de estómago y gran cansancio de todo el cuerpo, especialmente las piernas, de donde proviene una desusada inercia y pereza. d) Unas costras en los metacarpos y metatarsos, así como

aquella que da a los enfermos la apariencia de que llevan un collar. e) Aquel ardor o incendio que les quema, sobre todo hallándose en la cama. f) Aquella sensibilidad o delgadez de los tejidos que no es capaz de resistir al calor ni al frío. g) Aquella molestia por la cual, sin causa manifiesta, el enfermo se pone a sollozar; ya que si este síntoma se junta a los otros, y no se considera por separado, es, generalmente, el indicio patognómico de esta afección.

3) Los accidentes comunes cabe decir que son del todo innumerables e indefinidos; ya que todos los hallados en las enfermedades hipocondríacas, más aún, en otras afecciones cualesquiera que se consideran provenientes de crudezas accidoglutinosas, y por ende de obstrucciones inveteradas de las vísceras, encuéntranse esporádicamente en este grupo de enfermos.

VI

1) Los desenlaces y sucesiones de esta enfermedad son diversos según la variedad de complexiones, edades, alimentos, y otros factores. He observado, sin embargo, que las afecciones en que suele derivar con frecuencia son la hidropesía, los tumores linfáticos y escrofulosos, y, el caso no es raro, un marasmo o consunción mortífera del néctar vivífico.

2) Hay también otra metástasis o tránsito frecuente en esta enfermedad, y no menos digno de compasión, que no se produce indistintamente en cualquier estación del año, sino especialmente en el estío, cuando el calor del sol tiene más fuerza. En efecto, entonces muchos casos graves de la enfermedad de la rosa degeneran en locura, o mejor dicho melancolía, y en esta nueva fase, a los infelices enfermos, acuciados no tanto por un furor como por una depresión invencible, se les antojan vanas clases de simplezas o ideas; abandonando sus casas, van vagando por los montes y lugares solitarios y, ello ha acontecido más de una vez, mueren en desesperación. Por lo cual es verosímil que, con el calor exterior, esta clase

de enfermos no puede tolerar fácilmente, como poco antes he escrito, se excite la causa o fermento de esta afección.

3) A cualquiera parecerá digno de consideración algo que he observado varias veces, es, a saber, que muchos de los que a causa de esta afección han caído en melancolía murieron en más corto tiempo que los locos y melancólicos cuyo mal no tenía este origen. Pero si con maduro juicio escrutamos las causas de esta muerte más rápida, ello no nos extrañará, ya que, lejos de toda duda, es muy grande la diversidad entre las enfermedades originales y las originadas por simpatía, epigénesis, o metástasis, aunque exteriormente poco difieran entre sí.

4) Porque cuando dos enfermedades se suceden una a otra la segunda, la mayor parte de las veces, ocasiona la muerte, sobre todo cuando en tal sucesión se produce metástasis del humor indómito en la parte más noble, una vez las fuerzas hállanse ya agotadas; y es por ello que cuando hay tránsito del bazo o del hígado, o la pituita blanca, o la disentería, a la hidropesía, pocos escapan a la muerte, y lo mismo acontece cuando una neumonía sucede a una pleuresía, una frenitis a una perineumonía, un letargo a una frenitis, etc. ¿Cuál ha de ser pues nuestro juicio respecto a una melancolía que sobreviene al perniciosísimo mal de la rosa? ¿Por ventura con esta enfermedad no se contaminan y destruyen todos los elementos, tanto líquidos como sólidos, de qué está construida la máquina íntegra del cuerpo? ¿Por ventura, con ella, no se echan a perder las energías naturales; no se corrompen y exulceran las carnes? ¿Qué cabe, pues, esperar, si no es una malignidad fagedénico-cancrosa que ataque al mismo tiempo el cerebro? Estos son los fines desastrosos más frecuentes de esta enfermedad.

VII

1) La causa de esta enfermedad hay que buscarla en las condiciones del clima o de la atmósfera, o su constitución, o en la

dieta de los enfermos. Pero, como sea que en la historia físico-médica de esta región, que escribí de mi mano, en español y guardo en mi casa, ya he tratado con extensión suficiente de sus condiciones climatológicas, para no repetir lo ya dicho me propongo tratar ahora únicamente de la dieta.

2) El maíz o mijo de Indias es el principal alimento de casi todos los que están aquejados de esta afección; en efecto, con la harina de este cereal es elaborado su pan, y de ella se hacen los puches que algunos suelen mezclar con leche o con la manteca de la leche, para su comida ordinaria. Se alimentan, asimismo, con huevos, castañas, habas, guisantes, nabos, berzas, leche, mantequilla, queso, manzanas, peras, nueces, avellanas y otros frutos de los árboles. Muy raramente comen carnes frescas; más, rara vez las comen saladas, puesto que casi todos los que tienen esta enfermedad son labriegos pobres, por lo cual no les es posible tomar tocino o cecina de otro animal diariamente, ni aun cada tres días. Aquel pan de mijo las más veces es ácimo, es decir, sin levadura y cocido en hornillo. Su bebida es el agua. Sus vestidos, ropa interior, lechos y habitaciones no son mejores que sus alimentos.[38]

3) Tal dieta a algunos parecerá, de antuvión, bastante para producir no tan solo esta enfermedad, sino también otras más malignas. Pero quien, habiéndolo pesado todo con calma, hubiese observado cuidadosamente todas las circunstancias concurrentes, no dejará, ciertamente, de encontrarse con grandes dificultades que nada tienen que ver con los que sostengan tal opinión: a) porque en casi toda la provincia todos los labriegos usan de tales alimentos y, no obstante, no todos se hallan aquejados de semejante enfermedad; antes bien, en su mayoría están dotados de fuerza, agilidad y buena salud corporal. b) Porque este mal de la rosa no se halla por igual en toda la región, sino de modo especial en un trecho

38 Este fragmento merece un mayor reconocimiento histórico, pues aquí es evidente que Gaspar Casal acierta en su intuición de una etiología carencial de la enfermedad y en la importancia del maíz en la dieta como desencadenante de la patología.

o territorio de ella que comprende las cuatro comunidades llamadas, vulgarmente, los Concejos: de las Regueras, Llanera, Corvera y Carreño; este territorio a mi entender abarca, a lo sumo, la vigésima parte de la provincia y, siendo en él innumerables las personas que están aquejadas de tal enfermedad, son, en cambio, rarísimas las que la padecen en los otros lugares. c) Porque una teoría tan abstrusa como la del alimento es, como se dice, apriorística y oscura, de tal modo que no creo que de ella pueda sacarse nada en claro.

4) ¿Será por ventura posible fijar un alimento saludable para todos? ¿Podrá alguien, si no es por apetito, asco, o por la experiencia de lo que le aprovecha o daña, conocer a punto fijo lo que le ha de convenir o perjudicar? Si nos atuviésemos a los físicos que aplicaron su esfuerzo a separar la verdad de las fantasías y las experiencias de las imaginaciones, tendríamos que reconocer que no nos hallamos con certeza o ciencia suficientes, ni respecto del más insignificante de los importantes y casi innumerables detalles que eran indispensables a los médicos para establecer la dieta adecuada a cada persona. Si, finalmente, los médicos en vez de retenerse por pudor, antes impulsados por la sinceridad, se atrevieran a dar a conocer los eventos de su práctica, pondrían de manifiesto que (a excepción de ciertas reglas comunes y principios teóricos, que raramente, tal vez nunca, pudieron acomodar a los casos particulares) no más con la ayuda de una prudente conjetura y, *a posteriori*, por el conocimiento de los alimentos habituales, dañinos y apetitosos, han dirigido las personas que les habían sido confiadas.

XI

1) Cabe pensar lo mismo de las costras de los metacarpos y los metatarsos; ya que, en esta región, son signos inmediatos, inherentes a determinadas partes (puesto que de nadie que carezca de tal indicio dícese que padezca la enfermedad de la rosa, aunque tuviera los demás miembros de su cuerpo plagados de mil llagas, costras, pústulas y manchas); si en todas

las provincias donde existe el escorbuto y la lepra hubiesen aparecido, del mismo modo, en aquellas mismas partes, tales costras, no es verosímil que hubiesen sido desechadas por los prácticos escrupulosos como algo que hay que pasar en silencio y estimar de poca importancia.

2) Ahora bien, existe una gran diferencia entre estas costras y las que se hallan adheridas a las manos de los que padecen roña ferina; en efecto, los roñosos, cuyas manos están recubiertas por la palma y el dorso de feísimas costras, no están aquejados del mal de la rosa ni se resienten de sus síntomas; es más, cúranse fácilmente y por un método vulgar, lo que, ciertamente, no acontece con los que han contraído el mal de la rosa.

XII

3) Respecto a la cura dietética, farmacéutica y quirúrgica del mal de la rosa, solo puedo declarar lo que tengo adquirido por experiencia. He observado de manera constante que el cambio de los alimentos por otros de substancia más grasa ha sido muy útil para la disminución de este mal. Y con razón, si la cosa se examina maduramente, ya que el fermento (o como quiera llamarse a aquello que, en realidad, es causa próxima de esta afección), además de otra, u otras pequeñas cualidades que parece poseer, peca de una gran magrez; que ello es verdad, lo manifiestan, en primer lugar, todos los fenómenos citados más arriba; en segundo lugar, los tránsitos y sucesiones de esa enfermedad a otras; y, en tercer lugar, la falta de crasitud de los alimentos usuales. Porque el pan cuécese, no en hornos, sino debajo de las cenizas, al fuego, o en un hornillo, y, según la sentencia de Hipócrates, «los panes cocidos en hornillo, y los enterrados debajo de las cenizas, son sumamente secos, estos hállanse privados de humor a causa de la ceniza, aquellos a causa del barro cocido». La leche que con su manteca podría, sin duda alguna, subsanar la magrez de los demás comestibles muy raramente sirve

de alimento a esas personas sin ser previamente desnatada, porque siendo pobres, para comprar las otras cosas que les son indispensables, separan la mantequilla del resto de la materia de la leche y la venden, nutriéndose, así, tan solo con la sustancia caseosa mezclada al suero.

4) De la relación de un hidalgo me consta que vive aún una mujer que, habiendo perdido la razón a consecuencia del mal de la rosa, empezó, a partir de aquel momento (forzada por la enfermedad o a impulsos de su naturaleza, que apetecía, tal vez, aquello que le era conveniente), a desear y a buscar con afán mantequilla de leche de vaca, y que por ello vendió cuanto poseía, con el fin de poder comprar mantequilla en cantidad suficiente que le bastara para su yantar cotidiano, casi hasta saciarse, y que con esta única dieta, en que permaneció por algún tiempo (así, por lo menos, lo atestiguó el hidalgo), quedó no solo libre del mal de la rosa, sino que también se libró de la demencia. De lo dicho se infiere, pues, fácilmente, cual haya de ser la dieta que pueda resultar de ayuda a esta clase de enfermos.

5) La cura quirúrgico-farmacéutica, que con más razón merece el nombre de alivio, debe acomodarse al carácter peculiar de la enfermedad y a la disposición de los enfermos. Ya que a algunos de ellos purgas de poca violencia, sangrías y, después, vomitorios suaves, y, finalmente algunas decocciones antiescorbúticas: de fumaria, agrimonia, chicoria, acedera, etc., les han sido de no poco provecho; a otros, decocciones de leños; a otros, nódulos purgantes: de hojas de sen, de flores de epítimo, de semilla de cártamo, de anís, de hinojo, de raíces de eléboro negro, de polipodio, de encina, de flores de violetas, de borraja, y de buglosa, en infusión en agua de fumaria. A otros, en fin, jarabes de zumos de berro acuático, de becabunga, de fumaria, de acedera y de chicoria. (Casal, 1936: 17-49)

16

Viruela, variolización y vacunación

La viruela es una enfermedad viral producida por un ortopoxvirus singular, porque es un patógeno exclusivamente humano. Los estudios filogenéticos recientes han confirmado la antigüedad de la patología y la existencia de dos clados primarios: uno pertenece a cepas asiáticas que están vinculadas a las formas graves o mayores (*variola major*) y otro de origen africano asociado a las formas leves o menores (*variola menor*). Ambos provienen de un virus ancestral africano —hace 16 000 a 68 000 años— similar a la variola transmitida por roedores (Li, 2007). Las primeras huellas de la patología están en tres momias (3500-1500) del Antiguo Egipto, siendo la más famosa la del faraón Ramsés V, muerto en el año 1157 a. n. e. En el transcurso del primer milenio antes de nuestra era, las caravanas debieron llevar la enfermedad a la India. Aunque algunos eruditos refieren que ya aparece mencionada en el Atharva Veda (siglo XII a X a. n. e.), el investigador Nicholas (1981) lo pone en duda y afirma que la palabra sánscrita *masurika* —que corresponde a la viruela— está presente solo desde las compilaciones del Caraka y el Susruta consolidadas entre el siglo I y el IV.

Gupta (2023) ha identificado la mejor descripción de la enfermedad en el texto ayurvédico Madhava Nidana (año 700 u 800) escrito por Madhavakara. Su autor detalla bien la sintomatología respiratoria, la fiebre alta, la gravedad de la patología, las lesiones de la piel (petequias, vesículas, púrpura variolosa) y algunas de sus complicaciones: epistaxis, bronconeumonía, hemorragias subconjuntivales, hematemesis, artritis, osteomielitis y delirio. Sin embargo, la técnica preventiva de la variolización está referida ya en un texto sánscrito ayurvédico más antiguo: el Sacteya Grantham (año 1000 a. n. e.) de Dhanwantari. El significativo fragmento —traducido al inglés, francés e italiano a mediados y finales del siglo XIX— comenzaba diciendo: «Tomar el líquido de las pústulas de la ubre de la vaca, o del brazo de un ser humano, entre el hombro y el codo; colóquelo en la punta de una lanceta e introdúzcalo en el brazo por el mismo lugar, mezclando el líquido con la sangre» (citado por Buret, 1891: 121). Lo más sorprendente es que no solo sería la «variolización», sino que anticiparía la técnica de la vacunación de Jenner. Sin embargo, a pesar de que fue aceptada como una fuente bibliográfica fidedigna por diversos historiadores de la medicina, el doctor y mayor erudito vivo en filología sánscrita Dominik Wujastyk investigó a fondo, y el resultado fue su esclarecedor ensayo *A pious fraud: The Indian claims for pre-Jenner smallpox vaccination* (2001).[39]

Allí demuestra que la primera vez que se publicó el fragmento de la vacunación en sánscrito (con traducción al inglés), y atribuido a Dhanwantari en la obra titulada *Sacteya Grantham,* fue en un artículo del 12 de enero de 1819 del periódico *Madras Courier* y firmado con el nombre Calvi Virumbon. El análisis filológico del texto y la ausencia de referencias históricas confiables a la existencia del virus de la viruela vacuna en la India llevaron a concluir a Wujastyk que era un apócrifo, escrito a comienzos del siglo XIX, y que la motivación fue para promover la vacunación en un país que había tenido gran resistencia social a su aceptación. El principal candidato detrás del seudónimo fue Francis Whyte Ellis (1777-1819), político inglés y funcionario civil en Madrás, quien también era un académico y traductor del dialecto tamil y del sánscrito. En 2006, Thomas Trautmann descubrió

39 La investigación fue revelada en una conferencia en 1985 en Londres, la cual surgió ante los interrogantes del director de la sociedad jenneriana de la época y la publicó por primera vez en 1987 en «Studies on Indian Medical History». Estos detalles se han obtenido gracias a un correo electrónico personal (21 de julio de 2024) enviado por el doctor Wujastyk en respuesta a ciertas interrogantes.

un folleto de vacunación real que Ellis compuso en tamil con una traducción al inglés. Esto confirmó la hipótesis de Wujastyk, pues varios pasajes del tratado de Ellis eran muy similares al supuesto texto sánscrito *Sacteya Grantham* que apareció en el *Madras Courier*. Ahora bien, la antigüedad de la enfermedad en la India no tiene dudas, y el dios Kakurani del brahmanismo y la deidad bengalí y nepalesa Sitala están asociados a la viruela.

Por otro lado, en China se conoce la patología (Tou Shen) desde inicios de la dinastía Chou (1122-255 a. n. e.) y la variolización nasal se comenzó a practicar en la dinastía Sung (960 a 1280).[40] La primera descripción textual de la enfermedad la hizo el médico y alquimista Ko Hung (281-361) en su libro *Chou hou pei chi fang* (*Terapias útiles para emergencias*), escrito cerca del año 340:

> Recientemente, algunas personas han sufrido erupciones epidémicas estacionales que atacan la cabeza, la cara y el tronco. En poco tiempo se extienden por todo el cuerpo. Parecen forúnculos ardientes [rojos] (huo chhuang), y todos contienen un líquido blanco. Las pústulas surgen todas juntas y luego se secan aproximadamente al mismo tiempo. Si no se tratan inmediatamente, muchos de los pacientes más gravemente afectados morirán en unos pocos días. Quienes se recuperan quedan con cicatrices violáceas o negruzcas, cuyo color tarda años en desaparecer. Esto se debe a un *chhi* muy venenoso. La gente dice que apareció por primera vez desde Occidente en el cuarto año del período de reinado de Yung-hui, y pasó hacia el

40 Esta remota época de inicio fue propuesta por Joseph Needham (2004) estableciendo que fue una técnica taoísta secreta —a partir de la figura de Wang Tang— que luego se reveló y se hizo pública a partir del siglo XVI y que es mencionada como habitual en el libro *Chung tou hsin fa* de Chu I-liang. El procedimiento era el siguiente: se tomaban las costras de una persona con un caso leve de viruela, luego se molían hasta convertirlas en polvo y se diluían con agua o vino; después se dejaban a un lado durante un mes o se exponían a vapor caliente para debilitar el virus. La mezcla se soplaba por la nariz mediante un tubo largo (insuflación), y en menor proporción se introducía debajo de la piel con una aguja. La variolización se hacía, al parecer, de manera sistemática a los niños.

> este, extendiéndose por todo el país. A mediados de la era Chien-wu nuestros soldados lo atraparon cuando atacaban a los merodeadores en Nan-yang; por esta razón uno de sus nombres sigue siendo «viruela de los merodeadores». (citado por Needham, 2004: 125)

Existen referencias antiguas a epidemias de viruela entre los hititas (1346 a. n. e.), en la Meca (año 568), en lo que se conoce como la guerra del elefante; en la que los soldados etíopes perecieron por una forma aguda y mortal de viruela, que es referida en la Sura 105 del Corán así: «En el nombre de Allah, el Misericordioso, el Compasivo: ¿no has visto lo que hizo tu Señor con los del elefante?, ¿acaso no hizo que su estratagema fracasara, enviando contra ellos pájaros en sucesivas bandadas, que les arrojaban piedras de arcilla, dejándolos como paja carcomida?». Ni en el Antiguo Testamento, ni en el Nuevo Testamento, ni en los tratados hipocráticos se identifica la viruela. Algunos han especulado que la patología pudo ser la causa de la peste de Atenas (430 a. n. e.) descrita por Tucídides en la guerra del Peloponeso, y de la peste antonina (año 165) del Imperio romano, y esta última, en efecto, sí lo fue probablemente (Mejía Rivera, 2022). Los árabes llevaron la viruela al norte de África y a Europa (España y Francia) en sus invasiones tempranas de los siglos VI y VII. Las Cruzadas generaron nuevas epidemias entre los siglos XI y XIII. En el siglo XVI los conquistadores españoles y portugueses expandieron la patología al Nuevo Mundo.

La primera epidemia se dio en La Española (República Dominicana) en 1518 y la mortalidad indígena fue casi del 100 %. En 1519 el brote llegó a Cuba. En 1520 arribó a Yucatán, y según el famoso relato del fraile Toribio de Benavente (1490-1569) en *Historia de los indios de la Nueva España* (1858):

> Hirió Dios y castigó esta tierra y a los que en ella se hallaron, así naturales como extranjeros, con diez plagas trabajosas. La primera fue de viruelas y comenzó de esta manera. Siendo capitán y gobernador Hernando

> Cortés, al tiempo que el capitán Pánfilo de Narváez desembarcó en esta tierra, en uno de sus navíos vino un negro herido de viruelas, la cual enfermedad nunca en esta tierra se había visto, y a esta sazón estaba esta Nueva España en extremo muy llena de gente, y como las viruelas se comenzasen a apegar a los indios, fue entre ellos tan grande enfermedad y pestilencia en toda la tierra, que en las más provincias murió más de la mitad de la gente y en otras poca menos, porque, como los indios no sabían el remedio para las viruelas, antes como tienen muy de costumbre, sanos y enfermos, el bañarse a menudo, y como no lo dejasen de hacer, morían como chinches a montones. Murieron también muchos de hambre, porque, como todos enfermaron de golpe, no se podían curar los unos a los otros, ni había quién les diese pan ni otra cosa ninguna. Y en muchas partes aconteció morir todos los de una casa, y porque no podían enterrar tantos como morían, para remediar el mal olor que salía de los cuerpos muertos, echábanles las casas encima, de manera que la casa era su sepultura. A esta enfermedad llamaron los indios «la gran lepra», porque eran tantas las viruelas, que se cubrían de tal manera que parecían leprosos, y hoy día en algunas personas que escaparon parece bien por las señales, que todos quedaron llenos de hoyos. (Benavente, 2014: 18)

La epidemia continuó durante 1521 y 1522, y fue fundamental para la conquista de Hernán Cortés del Imperio azteca. De hecho, de acuerdo con la mayoría de los historiadores, la viruela fue la causa principal de su derrota. Han calculado que murieron entre tres millones y tres millones y medio de indígenas, que corresponderían a una tercera parte de la población total de la época. Los testimonios nativos y las imágenes del códice florentino revelan la magnitud de la tragedia: miles de moribundos —sin distinción social ni de edad— en las calles de Tenochtitlán, los buitres y los perros devorando los cadáveres, la huida y desbandada de los supervivientes a través de los campos abandonados. Además, la enfermedad afectó muy poco a los españoles y, por ello, los indígenas asumieron que estaban ante un castigo de los dioses y que sus conquistadores eran los nuevos dioses de las huestes de Quetzalcóatl. La alta mortandad refleja que la población no tenía memoria inmunológica ante la patología, como sí la tenían los europeos (Prescott, 1843; Stearn, 1945; Crosby, 1967, 1976; Fenner, 1988; Brooks, 1993).

¿Expandió Cortés o sus soldados la viruela a propósito? No existen pruebas textuales de ello; de hecho, en sus *Cartas de la Conquista de México* dirigidas al rey Carlos V trata de restarle importancia a la enfermedad y apenas la menciona en una única ocasión. En la actualidad se considera probable —por parte de algunos investigadores— que Cortés y Pizarro diseminaron a propósito la viruela, como un arma biológica, cuando descubrieron la susceptibilidad extrema de los indígenas y que se podía transmitir por medio de fómites (Eitzen, 1997; Marby, 2002; García Cáceres, 2003; Diomedi, 2003; Frischnecht, 2003; Morens, 2008).

Tanto en la conquista de Tenochtitlán como en la del imperio incaico, al parecer untaban lanzas y cobijas de lana con costras de enfermos de viruela y las dejaban cerca de los poblados que iban a atacar. El premio nobel de literatura Jean-Marie Gustave Le Clézio ha comentado en su libro *El sueño mexicano o el pensamiento interrumpido* que «La viruela remata la conquista de Yucatán y de la América Central, pues con frecuencia la propagan voluntariamente los soldados españoles mediante trapos contaminados» (Le Clézio, 2010: 79). Ahora bien, solo existen documentos escritos de esta práctica en el caso de la guerra entre Inglaterra y Francia de 1763 en la pugna por territorios en Norteamérica, cuando el comandante británico Jeffrey Amherst ordenó al coronel Bouquet llevar la viruela a los nativos que apoyaban las tropas francesas: «Hará bien en tratar de inocular a los indígenas por medio de mantas, o intente utilizar cualquier otro método que pueda servir para extirpar esa raza aborrecible». El resultado fue exitoso porque para el año 1764 la mortandad por viruela fue muy alta entre las tribus rebeldes (Parkman, 1962; Hale, 1973; Hopkins, 1983; Patterson, 2002).

En los siglos XVII y XVIII la viruela se hizo endémica en la mayoría de ciudades europeas, pero los brotes epidémicos seguían siendo devastadores. Se calcula que en este período la mortalidad anual por la enfermedad alcanzaba las 400 000 personas (Behbehani, 1983), y las secuelas de ceguera y desfiguración facial generaban una grave perturbación en las sociedades.

Las teorías del origen de la enfermedad oscilaban entre la causa miasmática, el contagio de filiación fracastoriana y una explicación hereditaria: existiría una especie de «veneno o fermento» innato para adquirir la viruela en las personas susceptibles, heredado de la sangre materna, y en algún momento «brotaría» del interior hacia la piel, estimulado por diversas causas no bien conocidas. Lo que se evidenciaba era el fracaso absoluto de las terapéuticas existentes. De allí surgió el interés científico por conocer ciertas costumbres orientales que tenían procedimientos protectores para contraer o atenuar la patología. Entonces, la Royal Society de Londres decidió investigar la «variolización» o «inoculación». Los primeros informes de la técnica china lo dieron los doctores Joseph Lister (5 de enero de 1700) y Clopton Havers (14 de febrero del mismo año). Edward Tarry, médico que ejerció en Estambul, refirió, en 1712, haber observado la variolización de más de 4000 personas con buenos resultados. El Dr. Emanuel Timoti, griego con ancestros italianos, publicó en la revista *Philosophical Transactions* de junio de 1714 su conocimiento de la técnica, adquirida por ejercer como médico de la embajada británica en Turquía; la comunicación se tituló *An Account or History of the Procuring of the Smallpox by Incision or Inoculation; As Has for Some Time Been Practice at Constantinople*, donde explica la técnica turca:

> El Método de la Operación es el siguiente. Una vez elegido el contagio adecuado, se comunicará el asunto de las pústulas a la persona propuesta para contraer la

infección; por ello tiene, metafóricamente, el nombre de Incisión o Inoculación. Para este fin eligen algún niño o joven de temperamento saludable que se encuentre afectado por la viruela común (de la leve, no de la severa), al duodécimo o decimotercer día desde el comienzo de su enfermedad; con una aguja pinchan las pústulas (principalmente las del mentón y los hombros) y presionan la materia que sale de ellas hacia algún recipiente de vidrio conveniente, o similar, para recibirla; conviene lavar y limpiar primero el vaso con agua tibia: así recogida una cantidad conveniente de esta Materia, se debe cerrar bien y mantener caliente en el regazo de la persona que la carga, y, tan pronto como se pueda, llevarla al lugar del futuro paciente que espera.

Por lo tanto, estando el paciente en un aposento caliente, el operador debe hacer varias pequeñas heridas con una aguja, en uno, dos o más lugares de la piel, hasta que salgan algunas gotas de sangre, e inmediatamente dejar caer algunas gotas de materia en el vaso, y mezclarlo bien con la sangre que sale; una gota de Materia es suficiente para cada lugar pinchado. Estas punciones se hacen indiferentemente en cualquiera de las partes carnosas, pero dan mejor resultado en los músculos del brazo o el antebrazo. La aguja debe ser una aguja de cirujano de tres filos; puede como alternativa realizarse con una lanceta: la costumbre es pasar la aguja transversalmente y rasgar un poco la piel, para que pueda haber una división conveniente de la parte y la mezcla de la materia con la sangre se realice más fácilmente; lo cual se hace con un montante romo o con un sacaorejas: luego se cubre la herida con media cáscara de nuez o con un recipiente cóncavo similar y se tapa para que la materia no se borre con las prendas; que se elimina todo en unas pocas horas. El paciente debe cuidar su dieta. En este lugar la costumbre es abstenerse totalmente de carne y caldo por 20 o 25 días. Esta operación se realiza al principio del invierno o en primavera. Algunos, por precaución, ordenan que la Materia sea llevada desde el enfermo por una tercera

> persona, asumiendo que cualquier infección debe ser transmitida por las ropas del Operador, pero esto no la transmite. (Timoti, 1714: 73-74)

Al final de su informe considera que la técnica parece dar una protección significativa, pero que no es inocua y recomienda mayores estudios, pues «es cierto que nunca sostuve la inoculación como panacea, o cura para todas las enfermedades; ni creo que sea apropiado intentarlo con personas que están a punto de morir» (Timoti, 1714: 76). En 1716 se publicó —en la misma revista de la Royal Society— otro texto favorable de la variolización escrito por el médico griego Jacob Pylarini, doctorado en Padua y adscrito al servicio del cónsul de Venecia en Esmirna. En 1717 el médico francés J. B. Boyer —doctorado en Montpellier— publicó una tesis sobre la técnica, recomendando su uso. Los hijos de los diplomáticos europeos comenzaron a ser variolizados, como el niño del cónsul francés en Aleppo, o la propia hija de Timoti en Constantinopla en 1717. En este ambiente favorable a la variolización, surgió la figura de Lady Mary Wortley Montagu (1689-1762), esposa del embajador inglés en Turquía, quien había quedado desfigurada luego de un ataque de viruela a los 26 años y que decidió que vacunaran a su hijo de seis años, aprovechando la ausencia de su esposo. El procedimiento lo realizó, el 18 de marzo de 1718, el cirujano escocés Maitland con la supervisión del Dr. Timoti. Su papel esencial en la definitiva introducción de la variolización a Gran Bretaña y el resto de Europa, se debió a su amistad con Carolene de Anspach, princesa de Gales y luego la reina inglesa durante el mandato de Jorge II. La convenció de que inoculara a su hijo de tres años, en medio del brote de 1721 en Londres. Se autorizó luego de que Maitland inoculara a seis presos de las cárceles de Londres (tres hombres y tres mujeres) con éxito. Además, sus publicaciones y cartas a favor de la inoculación influyeron en los intelectuales y el mismo Voltaire la cita en el artículo en el que defiende la técnica:

> La señora de Wortley-Montaigu, una de las mujeres de Inglaterra que tienen más espíritu y más fuerza en el espíritu, estando con su marido en embajada de Constantinopla, se decidió a dar sin escrúpulo la viruela a un niño que había dado a luz en ese país. Pese a que su capellán le dijo que esa experiencia no era cristiana y que no podía resultar bien más que entre infieles, el hijo de la señora Wortly se encontró de maravilla. Esta dama, de vuelta a Inglaterra, comunicó su experiencia a la princesa de Gales, que es hoy la reina. [...] La princesa, segura ya de la utilidad de esta prueba, hizo inocular a sus hijos; Inglaterra siguió su ejemplo y, desde entonces, diez mil hijos de familia al menos, deben su vida así a la reina y a la señora Wortly-Montaigu, y otras tantas hijas le deben su belleza. (Voltaire, 1993: 56-57)

En 1722 el reverendo Cotton Mather de Boston introdujo la inoculación en la colonia americana. Durante las siguientes dos décadas, la variolización se masificó, aunque a veces morían los inoculados o transmitían la enfermedad a personas sanas. Sin embargo, los balances estadísticos fueron contundentes: en una epidemia de viruela solo moría una persona inoculada de cada sesenta muertes, frente a uno sin inocular de cada seis muertes. Aunque del 2 al 3 % de los inoculados fallecían a consecuencia directa o indirecta del procedimiento, sin tener la variolización un riesgo del 20 al 25 % de morir por una viruela natural (Behbehani, 1983). El análisis comparativo de las tablas demográficas de la época —en Europa y Norteamérica— realizado por Razzell (1965) le permitieron concluir que gracias a la inoculación se pasó de una tasa de mortalidad por la viruela de 175 por 1000, en 1677, a 10 por 1000, en 1792.

Los inoculadores fueron perfeccionado la técnica y, al decidir que para una nueva variolización se tomaba el nuevo material del brazo de una persona que acababa de ser inoculada también, condujo a una disminución en la severidad de los síntomas y a reducir el contagio a los sanos. Es decir, lograron la generación de un «virus atenuado». Sobresalen Angelo Gatti con su obra *New Observations on Inoculation* (1768) y la de John Mudge titulada *A Dissertation on the Inoculated Smallpox* (1777). A pesar de estos resultados y en pleno Siglo de las Luces y la razón, los enemigos de la variolización siguieron existiendo y tenían una gran fuerza social.

Edward Jenner (1749-1823) nació en Berkekey (Inglaterra) (Fig. 10). Hijo del vicario Stephan y de Sarah, quedó huérfano de ambos padres a los cinco años y fue criado por su hermano mayor. A los trece años ingresó como aprendiz del cirujano y apotecario Daniel Ludlow, quien era también un experto inoculador. En 1770 se convirtió en discípulo del famoso cirujano e investigador John Hunter e hizo sus prácticas en el Hospital San Jorge de Londres. En 1775 viajó a Berkeley como médico y cirujano rural, pero también como un observador naturalista, pues había clasificado el material adquirido por el capitán Cook en su viaje al Pacífico. Su trabajo original sobre el comportamiento de los pájaros cucos (*The Natural History of the Cuckoo*) le valdría su ingreso a la British Royal Society.

En 1796 presentó sus investigaciones sobre la viruela a la Royal Society, pero ellos decidieron no publicarlas. De su propio peculio apareció su texto *An Inquiry into the Causes and Effects of the Variolae Vaccinae: a Disease Discovered in some of the Western Counties of England, Particularly Gloucesters hire, and known by the Name of the Cowpox* (1798) (*Investigación de las causas y los efectos de las vacunas de viruela, enfermedad descubierta en algunos condados del occidente de Inglaterra, particularmente Gloucestershire, y conocida con el nombre de vaccina*). Allí describe la existencia de una enfermedad en los cascos de los caballos, denominada «ajuagas» (Grease), que a través del hombre pasa a las vacas y en ellas se presenta inflamación y pústulas azulosas alrededor de las ubres y se llama *vaccina* (*cowpox*). Luego las vacas que adquieren la *vaccina* la transmiten a las ordeñadoras que tengan alguna laceración en sus manos. Entonces, les aparecen ampollas en los dedos, manos o muñecas, con supuración, inflamación de ganglios axilares, escalofríos, dolores de espalda y articulares, y vómitos. A los tres o cuatro días vuelven a la normalidad, y quedan las llagas que cicatrizan con lentitud.

Luego propone la hipótesis central de su investigación: «la singularidad del virus de la *vaccina* es que la persona que ha sido afectada por él está libre para siempre de la infección de viruela: ni la exposición a las emanaciones variólicas, ni la introducción de la sustancia mórbida en la piel le producirán este mal (Jenner, 1946: 23). A continuación refiere en detalle veintitrés casos que confirman su teoría y el más famoso es el caso XVI, en el cual introduce el material de una pústula de la ordeñadora Sara Nelmes (caso XV) —que tenía la *cowpox* (*vaccina*)— en el niño sano de ocho años de nombre James Phipps.

> Para observar más detenidamente el proceso de la enfermedad elegí un niño sano, de unos ocho años de edad, a quien debía inoculársele el *cowpox*. El material fue tomado de una úlcera de la mano de una lechera, infectada por las vacas de su patrón, e introducido en el brazo del niño el día 14 de mayo de 1796 por medio de dos incisiones superficiales de media pulgada de largo cada una y que penetraban apenas en la piel.
>
> Al séptimo día el niño se quejó de una molestia en la axila, al noveno sintió escalofríos, pérdida del apetito y un ligero dolor de cabeza; pasó el día bastante indispuesto y durmió mal en la noche, pero al día siguiente se encontraba restablecido.
>
> El aspecto de las incisiones hasta su completo desarrollo era muy semejante al que resulta de la aplicación del virus de viruela en las mismas condiciones. La única diferencia que percibí era que el líquido límpido producido por la acción del virus, tomó en este caso un tinte más oscuro, y que la erupción que se extendía alrededor de las incisiones tenía un aspecto más erisipelatoso que el de las que observamos en

> general cuando se ha utilizado material de viruela; pero todo desapareció (dejando en las partes inoculadas costras y escaras) sin causarnos ni la menor molestia ni al paciente ni a mí.
>
> Con el objeto de demostrar que el niño estaba indemne del contagio de la viruela, luego de haber sufrido su organismo una afección tan leve provocada por el virus del *cowpox,* fue inoculado el 1 de julio del mismo año con material de viruela tomado directamente de una pústula. Le fueron practicadas varias punciones e incisiones en los dos brazos, y el líquido fue introducido con todo cuidado, pero no le siguió ninguna enfermedad. Sus brazos presentaban el mismo aspecto que el que observamos cuando se aplica material varioloso a un enfermo que ya ha padecido el *cowpox* o la viruela. Varios meses después el niño fue inoculado con material varioloso, lo que no produjo ningún efecto sensible en su organismo. (Jenner, 1946: 41-43)

Un año después publica «Nuevas observaciones acerca de la vacuna variólica o *cowpox*» y, en 1800, «Nuevos hechos y observaciones relacionados con la vacuna variólica o *cowpox*». En estas memorias aclara casos de otros médicos en los que a su parecer se introdujo material que no era *vaccina* o que las pústulas usadas estaban muy maduras y repletas de pus, las cuales perdían el efecto protector. También cita varios cirujanos y médicos rurales que a raíz de su publicación iniciaron la «vacunación» y sus resultados atestiguaban la hipótesis de él. El término *vacunación* (*vaccination*) en realidad no fue acuñado por Jenner, sino por el cirujano Richard Dunning en su folleto *Some Observations on Vaccination* (1800). Ahora bien, el éxito de la propuesta de Jenner fue clamoroso y acogida por la mayoría en el mundo entero. Su obra inicial fue traducida al francés, holandés, alemán, italiano, español y latín. El parlamento inglés lo premió con treinta mil libras y Jorge IV lo nombró «médico extraordinario del rey» (1820) con una pensión significativa y vitalicia. Murió a los 83 años de un accidente cerebrovascular. La primera campaña masiva de vacunación contra la viruela en el mundo se la debe al médico español Francisco Javier de Balmis, a instancias del rey Carlos IV de España, que decidió que fueran protegidos los súbditos de los territorios conquistados en el Nuevo Mundo. Entre 1803 y 1806, se vacunó a miles de personas en los distintos virreinatos, por medio del reservorio de la vacuna guardado en los antebrazos de veintidós niños huérfanos que vivían en orfanatos (Balaguer, 2003).

¿Cuándo se le ocurrió a Jenner la hipótesis de la *vaccina* como protectora de la viruela? Él refiere que era un saber ancestral del folclor de los campesinos ingleses y así se lo comentó a John Hunter en 1770; pero su primer biógrafo, el médico John Baron, publicó en 1827 —cuatro años después de su muerte— una hagiografía de su vida e inventó la historia de la belleza de las ordeñadoras, contagiadas de *vaccina*, con sus caras preservadas de las secuelas de la viruela como el hecho que inspiró a Jenner. De hecho, la sólida investigación de Arthur Boylston (2013; 2018) ha demostrado que Baron trató así de acallar los rumores de que otro se le había adelantado a Jenner. En realidad, el cirujano Jhon Fewster, del pueblo de Thornbury, al inocular a un campesino que no presentó la pústula, conoció que este había tenido la *vaccina*. Esto sucedió en 1668 y se lo contó a siete cirujanos más, entre los que se encontraban los hermanos Edward y Daniel Ludlow, el maestro del aprendiz Jenner. Es plausible que este conocimiento directo lo supo él por su maestro Daniel y no por las creencias populares, que hoy no han podido ser confirmadas por los investigadores.[41] Este episodio lo consignó Fewster por escrito en 1796. Sin embargo, Fewster no se interesó en ensayar un nuevo procedimiento con la *vaccina*, pues era un experto inoculador y la seguridad que daba la variolización con el «virus atenuado» de «brazo en brazo»

41 También está comprobado que el granjero y criador de ganado Benjamin Jesty de Dorchester vacunó a su familia con pústulas de *vaccina* tomadas de la ubre de una vaca antes de Jenner. Véase Dixon (1962).

le pareció suficiente. Incluso, este contexto explica mejor el rechazo que tuvo Jenner para que su *Memoria* no fuera publicada por la Royal Society. De todos modos, a mi parecer, el valor científico y el mérito experimental de Jenner queda indemne en cuanto a la claridad y demostración empírica de su teoría.

De otro lado, el microbiólogo Allan Watt Downie (1939) demostró con técnicas de serología que el virus *vaccina* usado por Jenner para la vacunación era diferente al virus de la viruela de la vaca (*cowpox*). Se ha pensado que la cepa de Jenner se contaminó de manera temprana con una cepa de viruela humana *minor*, y en realidad la «vacunación» fue otra técnica de variolización. Otra hipótesis es que en realidad la cepa jenneriana proviniera de la viruela equina, pero esta enfermedad desapareció en Occidente a comienzos del siglo XX. Una tercera posibilidad es que el virus *vaccina* de Jenner fuera una hibridación de varios virus asociados a la viruela en el siglo XIX. Las técnicas genómicas actuales han permitido dilucidar los componentes estructurales del virus de la viruela vacuna (CPXV). Se confirma que es del género *Orthopoxvirus*, pero no es una sola especie, sino una combinación de varias —hasta cinco especies— que pueden infectar a vacas, humanos, caballos, cabras y gatos (Carroll, 2011).

Aunque el origen de la vacunación jenneriana contra la viruela sigue siendo un misterio no resuelto, la reciente investigación de José Esparza (2020) y sus colaboradores lo aclara en gran medida. Ellos analizaron una muestra de una vacuna contra la viruela producida en Filadelfia en 1902 y de otras muestras del siglo XIX procedentes de Europa. Encontraron en todas ellas la estructura predominante de la viruela equina (*horspox*) y formas intermedias que seguían teniendo elementos significativos del *horspox*. Ellos tuvieron la fortuna de analizar muestras de caballos enfermos de Mongolia, últimos casos de la enfermedad reportada en 1976. Entonces realizaron la secuencia genómica en el año 2006 y concluyeron que están «relacionados genéticamente con *vaccinia* e incluso podría representar el virus más cercano a un ancestro del linaje *vaccinia*». La síntesis de sus hallazgos, observaciones y conclusiones son las siguientes:

> 1. Un análisis del registro histórico, junto con la secuenciación genómica de antiguas vacunas contra la viruela, respalda la idea de que en el siglo XIX se utilizaron la viruela equina y diferentes virus similares a la viruela equina para vacunar contra la viruela.
> 2. No disponemos de indicación alguna de laboratorio sobre el uso de la *cowpox* como vacuna contra la viruela.
> 3. La información de la secuencia respalda la hipótesis de que los diferentes virus similares a la viruela equina fueron los ancestros más probables de muchas vacunas antivariólicas antiguas y evolucionaron con la pérdida de genes al final de sus genomas.
> 4. Un cambio importante se produjo alrededor de 1930-1940, cuando las vacunas contra la viruela pasaron de ser similares a la viruela equina a ser similares a la *vaccinia*, con diferencias particulares en la región central conservada de los genomas. (Esparza, 2020: 95)

No obstante, a pesar de la complejidad de lograr certezas en el origen y evolución genotípica de la vacunación contra la viruela humana, lo cierto es que ha sido la única enfermedad infecciosa en ser erradicada del planeta, como de manera oficial lo declaró la OMS el 9 de diciembre de 1979, con la ratificación de la Asociación Mundial de la Salud en mayo de 1980. Además, es asombroso que recordemos hoy que Jenner postuló —y en este punto su originalidad no ha sido discutida— que el origen de la *vaccina* (*cowpox*) había surgido de la enfermedad que afectaba los cascos de los caballos y se conocía como Grease (ajuagas o gabarro).

17
Las terapéuticas

La terapéutica galenista y humoral perdió casi por completo su fundamentación fisiopatológica, pero siguió siendo practicada con otras justificaciones: el equilibrio entre sólidos y fluidos, las enfermedades por excitabilidad de los tejidos, la hiperexcitación del sistema nervioso central, la hipertensión de las arterias. La sangría conservó su predominio en la actividad de varios exitosos médicos. Basta recordar a Benjamin Rush, quien llegó a sangrar abundantemente a 150 pacientes diarios durante la epidemia de fiebre amarilla de 1793 en Filadelfia (Kopperman, 2004). Las farmacopeas continuaron evidenciando su eclecticismo (fórmulas galénicas, minerales paracelsianos), pero siguieron en su depuración de los remedios mítico-mágicos y fueron agregando drogas nuevas o presentaciones únicas que trataban de controlar las dosis masivas y la polifarmacia que, como ya vimos, Hahnemann criticó con tanta virulencia. La quinta edición de *London Pharmacopeia* (1746) eliminó los productos derivados del cuerpo humano (grasa, hueso de cráneo molido, secreciones pulverizadas) y la sexta edición (1788) retiró la mayoría de los medicamentos animales (telarañas, cochinillas de la madera, carne de serpiente, criadillas de toro, etc.). William Heberden en su texto *Antitheriaka: an Essay on Mithridatium and Theriac* (1745) aniquiló las supuestas propiedades antidotarias de estas viejas preparaciones.

El avance científico de la química y la incipiente farmacología incidieron en la prescripción de fármacos patentados por los mismos médicos y compuestos por cuasia, magnesia, acónito, aceite de castor, óxido de zinc, éter, antimonio, opio, ipecacuana, árnica, simaruba, colombo, cascarilla, belladona, helecho macho, ratania, angostura —introducida en España por José Celestino Mutis—,[42] etc. Los más famosos fueron, entre otros, los polvos de James (una parte de óxido de antimonio y dos partes de fosfato de calcio) como febrífugo; los polvos de Dower[43] (opio, ipecacuana y sulfato potásico)

42 El 11 de septiembre de 1808 moría en Santa Fe de Bogotá, a los 76 años, el sabio José Celestino Mutis. Vida fructífera la del joven estudiante de medicina que conoció en Cádiz las ideas revolucionarias de los Novatores, que pretendían que la España contrarreformista recibiera la luz de la nueva ciencia europea. Luego, su lectura de Feijoo y la conciliación entre la razón y la fe. Después, fue discípulo de Pedro Virgili, fundador del Real Colegio de Cirugía de Cádiz, quien dejó atrás la enseñanza de la medicina galénica medieval y le enseñó el neohipocratismo de Sydenham y la nueva botánica médica. Si hubiera querido su destino estaba en la Corte Real y en los privilegios de la docencia en la escuela de medicina de Madrid. Sin embargo, decidió aceptar el ofrecimiento de Pedro Mexía de la Cerda y viajó al Nuevo Mundo, en 1760, como el médico personal del virrey de Nueva Granada. En estas tierras fue, por lo menos, tres hombres distintos y reconocidos: el naturalista de la expedición botánica, el médico e higienista, y el intelectual del colegio del Rosario. El primero quiso hacer en América lo que Linneo hizo en Europa. Su gran sueño fue el monumental proyecto de *La Flora de Bogotá*, y desde 1783 anunció que la obra estaba casi lista para su publicación. Al morir se encontraron miles de folios desordenados y más de 6000 láminas de plantas y animales, que tenían descripciones incompletas o inexistentes. Su sobrino Sinforoso acusó a Rizo de robarse los originales. Humboldt y Caldas insinuaron que Mutis nunca logró escribir el texto definitivo. Otros afirman que Morillo hizo desaparecer la obra concluida y mandó al Jardín botánico de Madrid los borradores mutilados.

El médico ejerció su profesión y se le debe el apoyo para la introducción de la vacunación en la terrible epidemia de viruela de 1801; las medidas higiénicas para la ubicación de los cementerios en las afueras de las ciudades; la descripción de la quina y sus variedades terapéuticas en este reino; las indicaciones médicas del guaco como antiofídico, del zarcillejo para inducir el parto y de la cusparia o angostura para tratar las disenterías. El intelectual del Rosario introdujo las teorías cosmológicas de Copérnico y Galileo, tradujo al español *Los principios matemáticos de la filosofía natural* de Newton y diseñó, con su discípulo Miguel de Isla, un plan de estudios médicos que combatía la anacrónica influencia de Galeno. Quedan otros Mutis menos aceptados por la historia oficial: el fundador de la Sociedad Patriótica y sus discípulos (Nariño, Caldas, Zea), quienes terminaron siendo los que gestaron y realizaron la independencia de 1810. Otro es el excéntrico: en Mariquita se hacía introducir en toneles de agua helada, desnudo, y allí sublimaba sus «impulsos sexuales» mientras pensaba en su próxima carta a Linneo o a Humboldt. O el Mutis que fracasó como negociante de las minas de La Montuosa y del Sapo. También existe un hombre que en su archivo epistolar deja translucir la nostalgia de lo que no fue: un aventurero errante por todos los rincones del planeta. Quizá, por ello, su descendiente el poeta Álvaro Mutis dijo alguna vez en Cádiz que José Celestino Mutis era Maqroll el gaviero, su enigmático navegante de ficción.

43 Thomas Dover (1600-1742) fue médico y filibustero inglés, quien en 1709 recogió al náufrago Alexander Serlirk en la isla de Juan Fernández, lo que inspiraría a Daniel Defoe su novela *Robinson Crusoe* (1719).

para el dolor, diaforético y antiespasmódico; el anodino de Hoffmann (dietil éter y alcohol) como hipnótico y para el dolor; la tintura de Huxham (corteza peruviana, cáscara de naranja, serpentina, cochinilla, azafrán y alcohol diluido) como febrífugo y astringente; la sal de Glauber (sulfato de sodio) como catártico; el extracto de manzanilla (flores secas en polvo de *Anthemis nobilis*) como emoliente, diaforético y antiespasmódico; el tónico de Gaub (colombo, raíces de *Swertia caroliniensis*); las gotas pectorales de Bateman (opio y etanol) para el dolor de pecho, tos, dificultades respiratorias, y diaforético, diurético y litotríptico; el cordial nervioso de Brodum (azafrán y guaco) como afrodisiaco y tónico; el cordial de Gregory (ruibarbo, magnesia y jengibre) como laxativo. En solo Gran Bretaña se patentaron más de cien nuevos medicamentos, que iban a las colonias y, casi siempre, se distribuían al resto de Europa (Mackintosh, 2015). Por lo tanto, el interés en la curación de los enfermos no se opuso —como interpretaron algunos historiadores del pasado— a un «aire» neohipocrático que propugnaba por la moderación y la prudencia terapéutica, pero no por la eliminación de las drogas. La racionalidad ilustrada de los médicos estimuló la disminución de la polifarmacia inespecífica, pero es un equívoco conceptual vincularla al «nihilismo terapéutico» del siglo XIX.

De hecho, el empirismo de herencia baconiana generó —en clínicos y apotecarios— la investigación juiciosa y frecuente de venenos, fármacos y medicamentos tradicionales en un contexto de comprobar en los enfermos si las antiguas advertencias o indicaciones eran adecuadas, o existían nuevas aplicaciones terapéuticas. Se iniciaron de una manera incipiente los experimentos *in vitro*, con animales, y los ensayos clínicos de eficacia farmacológica a través de la casuística. Felice Fontana (1730-1805), en su texto clásico *Traité sur le Vénin de la Vipère* (1781), mostró con experimentos *in vitro* que los componentes del veneno de víbora podían precipitarse con alcohol y que la acción del veneno era miotóxica y que coagulaba la sangre o, también, incrementaba su fluidez (Hawgood, 1995). Gerard van Swieten[44] —luego de leer a su maestro Boerhaave que veía con preocupación la alta frecuencia de intoxicación con los productos mercuriales disponibles para el tratamiento de los sifilíticos— y que recomendó la búsqueda de preparados líquidos menos tóxicos, decidió iniciar estudios de «ensayo y error» con diversas decocciones en soldados hospitalizados con sífilis en el Hospital Santa María de Viena. Al final encontró que la decocción número «66» era la más indicada. Esta sería conocida como el «liquor Swietenii», el cual estaba compuesto por el «sublimado corrosivo» (cloruro de mercurio líquido) que terminó reemplazando los preparados paracélsicos y el cinabrio (sulfuro de mercurio). La experiencia empírica de estas investigaciones farmacológicas la dejó, en parte, plasmada en su obra «Una relación de las enfermedades más comunes en los ejércitos, con el método de curación». Allí, al escribir sobre la «lúes venérea» refiere que «el siguiente es un método seguro para tratarla»:

44 Ante la fuerte creencia en los vampiros de la población austriaca, la emperatriz María Teresa comisionó al Dr. Swieten para ir a la región de Moravia y dar un dictamen científico del asunto. Tras concluir la investigación, él elaboró un informe titulado «Tratado sobre la existencia de los espectros». En las historias habituales sobre vampiros de la época, la intención principal era describir la presencia de cadáveres casi «intactos» en las tumbas. Incluso, extraían cuerpos de las tumbas y se los decapitaba o quemaba. Esta forma de «defensa» contra los vampiros resultó absurda para Van Swieten, que insistió en que la putrefacción imperfecta era el criterio crucial que todos los supuestos vampiros tenían en común. A partir de sus experiencias personales con las aberturas de tumbas y ataúdes, reconoció, unos veinte años antes del descubrimiento del oxígeno, que tales fenómenos se producían especialmente cuando el cadáver estaba enterrado bajo una exclusión de aire especialmente fuerte, que en realidad disminuye el tiempo habitual de descomposición del cuerpo. En su declaración subrayó: «... que todo el ruido no procedía de otra cosa que de un miedo vano, una credulidad supersticiosa, una fantasía oscura y agitada, la simplicidad y la ignorancia de esa gente». La consecuencia final de su misión fue la prohibición inmediata de todas las actividades relacionadas con la profanación de tumbas, mediante la llamada «Proclamación de los Vampiros», a partir de marzo de 1755. Los mitos sobre los vampiros fueron erradicados con eficacia de las tierras austríacas. Sin embargo, la influencia duradera de Van Swieten en su «lucha contra los vampiros» fue tan recordada, que él se convirtió en una de las inspiraciones de Bram Stoker (1847-1912) en la creación del personaje Abraham Van Helsing, el cazador de vampiros, de su novela *Drácula* (1897) (Windgassen, 2017; Bronza, 2021).

Que el paciente tome, noche y mañana, una cucharada del medicamento N.° 66. Bebiendo después medio litro de agua de cebada con un tercio de leche, usándolo como bebida común. Si la leche es difícil de conseguir, la decocción N.° 67 puede ser sustituida en su lugar. Esta medicina no causa ningún tipo de molestia a los pacientes; a algunos les produce algunos efectos leves, pero en este caso actúa por medio de la orina y el sudor. Su uso puede continuarse con la mayor seguridad hasta que todos los síntomas de la enfermedad hayan desaparecido por completo. Si el clima es suave y templado, el paciente puede salir; pero si el clima es frío y húmedo, es mejor que permanezca en su habitación. Si el medicamento parece actuar con demasiada fluidez en hábitos persistentes o cuando la enfermedad es inveterada, la dosis puede aumentarse a una cucharada y media; y, si en algunos días los síntomas no disminuyen, pueden administrarse dos cucharadas cada noche y mañana, en total cuatro cucharadas al día. No se puede limitar con exactitud el tiempo que el paciente debe seguir usando este medicamento: a menudo, si la enfermedad no es muy grave, la curación se realiza en tres semanas; si es muy persistente, lleva más tiempo. Pero, sin duda, puede emplearse durante mucho tiempo sin el menor inconveniente. Cuando las úlceras se limpian y cicatrizan, cuando las partes podridas del hueso se separan y caen, y cuando los tumores y los dolores nocturnos disminuyen, la enfermedad cede al remedio. En cuanto al régimen de la dieta, que el paciente tome caldos con cebada, arroz o avena, o verduras tiernas, carne magra, dieta láctea y fruta madura. La carne grasa y quemada o desmenuzada, especialmente el tocino, es mala. Es necesario tener en cuenta la siguiente observación. A veces aparece salivación por el uso de este medicamento, pero esto ocurre muy raramente y casi solo en aquellos que han usado mercurio anteriormente, ya sea interna o externamente. No obstante, como la salivación no es necesaria para la curación, el uso del medicamento N.° 66 debe suspenderse inmediatamente ante los prime-

> ros signos de que aparece salivación. Pero la decocción N.° 67 puede continuarse. Los signos de una salivación inminente son los siguientes. Las encías comienzan a hincharse, a enrojecerse, a picar y a volverse dolorosas, y el aliento a oler mal. Tan pronto como se noten estos síntomas, el uso del remedio N.° 66 debe, como se ha dicho antes, suspenderse; pero, si en ocho o diez días desaparecen estos síntomas y el paciente no se cura, puede volver a usarse. (Swieten, 1766: 94-96)

Su discípulo Anton Störck (1731-1803) continuó las investigaciones terapéuticas con enfermos, realizando también experimentos de ensayo y error con medicamentos como el estramonio, el acónito, la cicuta, el beleño, el cáñamo indio, el cólchico, la pulsátida y la anémona del prado. Estas drogas, con la posología recomendada por él, fueron incorporadas a la *Edinburgh Pharmacopoeia* de 1774 (Crellin, 1974). El conjunto de sus ensayos clínicos farmacológicos los agrupó en su obra *Libellus quo Continuantur Experimenta, et Observationes circa nova sua Medicamenta* (1775).

William Withering (1741-1791) nació en Wellington (Inglaterra). Su padre era un apotecario y desde adolescente aprendió de las plantas y sus propiedades curativas. Estudió medicina y obtuvo su título de médico en 1776 en la Escuela de Edimburgo. Ejerció la práctica clínica en Stafford, pero luego ocupó una vacante en Lichfield, gracias a la influencia de su amigo el Dr. Erasmo Darwin, con quien sería miembro de la «sociedad lunar», un grupo de intelectuales, naturalistas y científicos dedicados al estudio y la investigación. El profundo conocimiento de Withering de la clasificación botánica de Carlos Linneo y de las hierbas terapéuticas quedó reflejado en su monumental texto *The Botanical Arrangement of all the Vegetables Naturally Growing in Great Britain* (1776), publicado en dos tomos con 836 páginas y 12 ilustraciones (Krikler, 1985; Bessen, 1986). Pero su obra inmortal es *An*

Account of the Foxglove, and Some of its Medical Uses: With Practical Remarks on Dropsy, and Other Diseases (1785) (*Una descripción de la dedalera y algunos de sus usos medicinales: con observaciones prácticas sobre la hidropesía y otras enfermedades*). Allí cuenta de sus investigaciones terapéuticas con la «digitalis purpurea», que era una planta conocida y descrita por Leonardo Fuchs en 1542 y muy famosa en la medicina popular para tratar a los enfermos de hidropesía, epilepsia, fiebre, tisis, migraña, parálisis e insania. De hecho, Shakespeare la describe en *Hamlet* con los nombres vulgares de «Long purples» y «dead men's fingers». Incluso, el médico francés Jean-Baptiste Bouillaud había mencionado que servía para la regulación del ritmo cardiaco alterado en su texto *Traite clinique des maladies du coeur precede de recherches nouvelles sur l'anatomie et la physiologie de cet organe* (1735).

Entonces, la importancia del libro de Withering radica en que decidió investigar qué dosis y cuál preparación era la más adecuada y a qué tipo de enfermedades servía o no la «digitalis purpurea». En primer lugar analizó un té de hierbas de una famosa curandera que usaba para los hidrópicos, y entre veinte componentes encontró la «digitalis purpurea» como la planta responsable del efecto terapéutico. En su libro describe 163 casos propios de pacientes —vistos entre 1775 y 1784— con distintos síntomas y patologías a los cuales les dio la droga, y también reproduce 55 casos de otros colegas. Los resultados fueron benéficos a las dos terceras partes de los enfermos —que eran los que sufrían hidropesía y disnea de origen cardiaco—, pero en ese tiempo no se había diferenciado la etiología del edema (cardiaco, renal o hepático). Lo que él pudo inferir es que era un excelente diurético y que también actuaba sobre la fuerza del corazón y el ritmo cardiaco, pero lo fundamental es que descartó el beneficio de la «digitalis purpurea» en la hidrocefalia, la ascitis por tumores ováricos, la tisis pulmonar, la epilepsia, el asma, el hidrotórax, el cólico renal, la fiebre puerperal, la nefritis calculosa y la locura. A continuación se detalla la descripción y evolución clínica del caso 132, un hombre de 31 años que estuvo hospitalizado:

> Después de una fiebre terciana que duró doce meses, sufrió una gran indisposición durante diez meses más. Se quejaba principalmente de una gran rigidez y dolor en la región del hipocondrio, respiración muy entrecortada, piernas hinchadas y falta de apetito. Había estado bajo el cuidado de algunos médicos muy sensatos, pero sus quejas aumentaron y decidió venir a Birmingham. Lo encontré apoyado en su silla, erguido sobre almohadas, y cada intento de reclinarse o inclinarse hacia adelante le daba la sensación de asfixia instantánea. Dijo que no había estado en cama durante muchas semanas. Su rostro estaba hundido y pálido; sus labios, lívidos; su vientre, muslos y piernas, muy hinchados; manos y pies fríos, uñas casi negras, pulso de 160 latidos trémulos en un minuto, pero la pulsación en las arterias carótidas era tal que era visible a simple vista y le hacía sacudir la cabeza de tal manera que no podía mantenerla quieta. Tenía mucha sed, orinaba poco y estaba dispuesto a purgarse. Inmediatamente ordené una cucharada de *infusurio digitalis* cada seis horas, con una pequeña cantidad de láudano, para evitar que se escurriera con las heces, y una decocción de *leontodon taraxacum* para calmar su sed. Al día siguiente comenzó a orinar abundantemente y no pudo permitir que lo metieran en cama, pero lo levantaron con almohadas. Omití la infusión. Esa noche se separó con seis cuartos de agua y la noche siguiente pudo acostarse y dormir cómodamente. El 21 de julio tomó un bolo de mercurio suave. El 25, habiendo cesado casi los efectos diuréticos de la *Digitalis*, se le ordenó tomar tres granos de pulverulento digital por la noche y por la mañana, durante cinco días, y un trago con media onza de vino *chalyb* dos veces al día. 15 de agosto. Se le hizo una purga con calomelanos y jalapeños, y como todavía le quedaba algo de hinchazón en las piernas, se repitió la infusión de *Digitalis*. Una vez evacuada por completo el agua,

> se le prescribieron brebajes salinos con *acetum sciliticum* y pastillas de sal de acero y extracto de genciana. Aproximadamente un mes después de esto, regresó a casa perfectamente bien. (Withering, 1785: 87)

Su impecable descripción clínica nos permite inferir que presentó taquicardia, falla cardiaca izquierda (ortopnea y disnea de reposo) y derecha (hígado grande y doloroso, edema de miembros inferiores) que respondió muy bien a la «digitalis purpurea». Es probable que la etiología de la insuficiencia cardiaca se debiera a la malaria (fiebre terciana), que afecta el corazón en el 30 % de los casos. Además, Withering es muy prudente en su tratado y recomienda a sus colegas tener cuidado con la toxicidad de la medicación. De hecho, su enumeración de síntomas y signos es tan exacta, que no hay nada que agregarle en la actualidad:

> La dedalera, cuando se administra en dosis muy grandes y repetidas rápidamente, ocasiona náuseas, vómitos, purgas, mareos, visión confusa, objetos que aparecen verdes o amarillos; aumento de la secreción de orina, con movimientos frecuentes para expulsarla y, a veces, incapacidad para retenerla; pulso lento, incluso tan lento como 35 por minuto, sudores fríos, convulsiones, síncope, muerte. (Withering, 1785: 184)[45]

Además, establece nueve «inferencias» o recomendaciones para tener en cuenta al usar la «digitalis purpurea» (*digital*):

45 En 1989, siendo residente de tercer año de medicina interna —en la Facultad de Medicina de la Universidad de Caldas— leí en el «Manual de diagnóstico etiológico» de Gregorio Marañón que el signo clínico más precoz de intoxicación digitálica era la xantopsia (halo amarillento en la visión de los objetos). Era muy común este problema, y las náuseas, vómitos y diarrea eran los signos usuales para sospechar la intoxicación. Con el profesor Jaime Márquez Arango iniciamos un protocolo de detección temprana con la xantopsia, en los pacientes de medicina interna del Hospital Universitario de Caldas. En efecto, este signo antecedía entre 36 y 48 horas a los otros, y nos permitió acciones preventivas con los enfermos. De ahí el enorme reconocimiento a Withering, que observó y describió por primera vez este y el resto de los signos clínicos de la intoxicación por «digitalis purpurea».

I. Que la *digital* no actúa universalmente como diurético.
II. Que lo hace de manera más general que cualquier otro medicamento.
III. Que a menudo produce este efecto después de que se han probado infructuosamente todos los demás métodos posibles.
IV. Que si esto falla, hay pocas posibilidades de que cualquier otro medicamento tenga éxito.
V. Que en dosis adecuadas y bajo el manejo que ahora se indica, es suave en su acción y causa menos perturbación al sistema que la escila o casi cualquier otro medicamento activo.
VI. Que cuando la hidropesía se acompaña de parálisis, vísceras enfermas, gran debilidad u otra complicación de la enfermedad, ni la *digital* ni ningún otro diurético puede hacer más que obtener una tregua a la urgencia de los síntomas; a menos que al ganar tiempo, pueda brindar oportunidad a otros medicamentos para combatir y dominar la enfermedad original.
VII. Que la *digital* puede usarse con ventaja en todas las especies de hidropesía, excepto la enquistada.
VIII. Que puede utilizarse para curar enfermedades no relacionadas con la hidropesía.[46]
IX. Que tiene un poder sobre el movimiento del corazón en un grado aún no observado en ningún otro medicamento, y que este poder puede convertirse en fines saludables. (Withering, 1785: 191-192)

Aunque el ejemplo de Withering es un ejemplo clásico y paradigmático de sabor moderno en la evaluación clínica de la respuesta terapéutica de una medicación, la mayoría de historiadores la resaltaban como una excepción. Sin embargo, existe un antes y un después de la exhaustiva investigación de Andreas-Holger Maehle publicada en su libro *Drugs on Trial: Experimental Pharmacology and Therapeutic*

46 Aquí se está refiriendo, en especial, a los casos clínicos de pacientes con disnea y sin edema. Es decir, a enfermos con insuficiencia cardiaca izquierda pura.

Innovation in the Eighteenth Century (1999). Él revela —de manera sorpresiva— la existencia de varias investigaciones de laboratorio, o con animales, y abundantes ensayos clínicos con pacientes, realizados por médicos, cirujanos, botánicos y químicos en relación con las drogas litotripticas, el opio y la corteza del Perú (quina). En ellas buscaron establecer de manera experimental las mejores presentaciones, las dosis adecuadas, los efectos adversos e, incluso, el intento de los mecanismos de acción farmacológica, abandonando las teorías galénicas, iatroquímicas, mecanicistas y de su tiempo (irritabilidad o tonicidad). En los experimentos de las drogas para disolver los cálculos vesicales y renales menciona, entre otros, a Joannes Groenevelt (1648-1716), Georg Christoph Detharding (1671-1747), Johann Heinrich Schulze (1687-1744), Johann Konrad Dippel (1673-1734), Stephen Hales (1677-1761), Theophilus Lobb (1678- 1763), Henry Bracken (1697-1764), Claude-Joseph Geoffroy (1685-1752), Sauveur-François Morand (1697-1773), John Rutty (1698-1775), James Jurin (1684-1750), Robert Whytt (1714-1766), Charles Alston (1683-1760), Johann Nathanael Lieberkühn (1711-56) y Michele Girardi (1731-1797).

La investigación de Andreas-Holger Maehle cumple con solidez sus propósitos de

> intentar demostrar que la farmacología experimental no fue una creación del siglo XIX, sino esencialmente del siglo XVIII. Demostrará que la metodología básica de la disciplina se desarrolló mediante exámenes críticos de medicamentos clave de la época, como el opio y la corteza peruana, y de importantes medicamentos patentados, como el *remedio de la señora Stephens* contra los cálculos de la vejiga. También revelará que junto con el desarrollo metodológico surgió una conciencia ética sobre los sacrificios y riesgos de las pruebas con animales y seres humanos. Por último, demostrará que la evaluación de remedios no se limitó a la medicina universitaria y a

> las sociedades científicas eruditas, sino que muchos profesionales de base también contribuyeron a esta empresa. (Maehle, 1999: 2)

De hecho, el médico Thomas Percival (1740-1804) publicó en 1803 su *Code of Medical Ethics*, en donde —entre varias temáticas— exhorta a los médicos a respetar la integridad de los pacientes más pobres y no declararlos «incurables» para poder hacer experimentaciones peligrosas con drogas o procedimientos (Pellegrino, 1986; Patuzzo, 2018). Además, está el tema de la investigación mediante ensayos clínicos en esclavos de las colonias europeas, que presentaban una situación paradójica: las primeras ideologías racistas pretendían sustentar que eran humanos inferiores y diferentes a los europeos, pero la validación clínica de los resultados implicaba la universalidad fisiológica de la humanidad (Schiebinger, 2004; 2013).

Las investigaciones sobre el opio enfatizaron en descubrir sus mecanismos de acción en el sistema nervioso central, establecer la verdadera efectividad del uso indiscriminado en diversas enfermedades, hallar las dosis para evitar las reacciones adversas y, ante todo, identificar y minimizar la problemática de la adicción en gran cantidad de personas, que incluyó a poetas como Coleridge, Keats, Shelly y al escritor Thomas de Quincey (1785-1859), quien dejó retratada su condición de adicto en el libro *Confesiones de un inglés comedor de opio* (1821). De hecho, la adicción al opio y al ajenjo de los artistas sería importante en la génesis del Romanticismo del siglo XIX. Los principales investigadores fueron, entre una gran diversidad, Christopher Wren (1632-1723), Melchior Adam Weikard (1742-1803), Michael Ward (1762-1831), Christoph Wilhelm Hufeland (1762-1836), Martin Wall (1747-1824), Adolph Henke (1775-1843), Ernst Horn (1774-1848), George Young (1691-1757), Vincenzio Chiarugi (1759-1820), John Leigh (¿1755-1792?) y Carl Christian Heinrich Marc (1771-1841).

Por otro lado, los experimentos con la «corteza peruviana» buscaron aclarar si era un febrífugo específico o un remedio universal, sus mecanismos de acción y su compatibilidad con una explicación galénica u otras alternativas, los tipos más efectivos de quina, las presentaciones y las dosis adecuadas, al lado de las reacciones adversas y sus otras indicaciones: tónico, antigagrenoso, antiséptico. Sobresalieron los nombres de William Cole (1635-1716), Ernst Gottfried Baldinger (1738-1804), Francesco Torti (1658-1741), John Rushworth (1669-1736), William Cheselden (1688-1752), James Douglas (1675-1742), John Shipton (1680-1748), William Cullen (1710-1790), Francis Home (1719-1813), David Macbride (1726-1778) y Robert Robertson (1742-1829).

Finalmente, los nuevos descubrimientos químicos y de la electricidad condujeron a la experimentación terapéutica. El éter, la oxigenoterapia para enfermos con tisis pulmonar, escorbuto, sífilis, gota (Beddoes, Odier, Fourcroy); la electroterapia galvánica para tratar las parálisis musculares, la ciática, la migraña, la histeria, la hemiplejia (Kratzenstein, Pivati, Wesley, Marat, Graham) (Turrell, 1921). Incluso, la expectativa de revivir animales muertos en el laboratorio con descargas eléctricas, o cadáveres de prisioneros ahorcados, inspiraría años después a Mary Shelley para escribir *Frankenstein o el nuevo Prometeo* (1818). Por último, los métodos naturistas saludables y curativos de las aguas termales, los baños de mar, los aires montañosos, el ejercicio físico, el contacto con caballos y las dietas con frutos y vegetales se convirtieron en una moda de la aristocracia y la alta burguesía, que fue ironizada por escritores como Jane Austen en su última novela inconclusa *Sanditon* (Brown, 1976; Tsoucalas, 2015; Collinge, 2017).

18
Cirugía y ginecobstetricia de la Ilustración

El «espíritu» práctico y la revaloración de los oficios manuales se vieron reflejados en un incremento de las condiciones sociales e intelectuales de los cirujanos. Además, se dieron transformaciones académicas y administrativas en la mayoría de los países europeos. Estas se pueden sintetizar de la siguiente manera:

- Separación de los cirujanos de los barberos.
- Creación de escuelas de enseñanza y academias de cirugía (Académie Royale de Chirurgie de París, 1731; Real Colegio de Cirugía de Cádiz, 1748; Royal College of surgeons de Londres, 1800).
- Necesidad política de formar cirujanos militares para la guerra.
- Transformaciones curriculares en las facultades de medicina que comenzaron a enfatizar en la anatomía quirúrgica y en la práctica de la cirugía (Facultad de Medicina de Edimburgo).
- Cirujanos al servicio de las cortes monárquicas que lograron un gran poder político y apoyo institucional a la profesión.
- Mejoría notable en la formación científica y en el bagaje intelectual de los cirujanos.

En la primera mitad del siglo predominó la cirugía francesa, y en la segunda mitad, la cirugía inglesa, escocesa e irlandesa, aunque en España se continuó teniendo una cirugía de gran calidad que provenía desde el Renacimiento, y que tuvo un notable impulso en las políticas ilustradas del rey Carlos III. Ahora bien, existieron adelantos técnicos puntuales e invenciones significativas, pero la limitación por la ausencia de anestesia adecuada y el grave problema de las infecciones limitaría su expansión conceptual y práctica. A continuación mencionaremos a los principales cirujanos y sus aportes.

Jean Louis Petit (1674-1750) inventó el torniquete hemostático, perfeccionó las técnicas operativas de la fístula lacrimal, la amputación de miembros superiores e inferiores, la herniotomía, la resección del cáncer de mama; fue el primero en abrir la apófisis mastoides y realizar una colecistectomía; describió la aparición de coágulos sanguíneos en las lesiones arteriales; señaló la existencia de la osteomalacia. Tuvo varios epónimos: una hernia situada en la región lumbar, el triángulo lumbar (región lumbar limitada por los grandes músculos oblicuo y dorsal y la cresta ilíaca), el ligamento útero-sacro, la enfermedad de Petit (protrusión superior, generalmente lateral, de los órganos abdominales a través del diafragma) y una técnica de curación radical del varicocele que también lleva su nombre. También diferenció la concusión cerebral de la compresión del cerebro. Las roturas de tendones, y en particular las del tendón de Aquiles, fueron tratadas con éxito por él mediante un vendaje entablillado que mantenía el tobillo y el pie extendidos. Su obra maestra fue el *Traité des Maladies Chirurgicales, Et des Opérations Qui Leur Conviennent* (1774), en tres volúmenes, publicado de manera póstuma por su discípulo Lesne (Renner, 2014; Markatos, 2018).

Henri François Le Dran (1685-1770), cirujano de la Charité, perfeccionó el drenaje de los hematomas cerebrales; describió, en 1757, la extensión por la vía linfática y sanguínea de un cáncer primario localizado en la mama y justificó su tratamiento quirúrgico (*Mémoire avec un précis de plusieurs observations sur le cancer*); también publicó un libro sobre las heridas de bala, en donde introdujo el término médico *choquer* (choque), que definió como un impacto o sacudida repentina; hizo contribuciones notables a la operación de litotomía (*Traité des opérations de chirurgie*, 1749).

Pierre Brasdor (1721-1779) propuso la ligadura distal en los aneurismas, pero no la realizó.

Antoine Louis (1723-1792) fue, en realidad, quien diseñó la guillotina (Lloyd, 1933); encabezó un movimiento para contrarrestar la percepción negativa que los médicos tenían de los cirujanos. Escribió a menudo y con eficacia para defender la igualdad de condiciones para los cirujanos, y publicó en latín su obra *Positiones Anatomicae et Chirurgicae* (1749) para demostrar que los cirujanos tenían una educación tan liberal como sus colegas médicos. Destacó en la medicina forense (descripción del estrangulamiento y el suicidio por inmersión).

Pierre Joseph Desault (1738-1795) fue cirujano jefe en La Charité y el Hôtel-Dieu de París, donde desarrolló un nuevo método de enseñanza de la anatomía y modificó la enseñanza de la cirugía. Su fama se debió a su dedicación y a la cantidad y calidad de sus alumnos, entre los que se encontraban Bichat, Louis, Richerand, Petit, Chopart, Gavard, Corvisart y Dupuytren. Enseñaba mientras practicaba la cirugía y su escuela llegó a contar con hasta seiscientos becarios a la vez, que ejercían en el Hôtel-Dieu, con capacidad para 1200 camas. Fundó la primera revista de cirugía (1791-1792). Sus aportes a la cirugía fueron numerosos y significativos:

- Diseñó nuevos instrumentos: catéteres de goma para vías urinarias, tubos traqueales, sondas nasales y de nutrición enteral, equipos para inyectar sustancias conservantes en cadáveres, lancetas rectas para purificaciones.
- Nuevos procedimientos quirúrgicos: vendajes en fracturas de clavícula, contención en fracturas de miembros inferiores, cirugía laríngea, ligadura de pólipos en útero

y recto, técnica curativa de la fístula anal, invención y uso de un emético tartárico para los edemas cerebrales y espinales, hemostasia de vasos, curación de hernias simples mediante vendaje y de hernias umbilicales mediante ligadura, para las amputaciones, en lugar del torniquete, utilizó la presión digital de los vasos en la raíz de los miembros, demostró la viabilidad de la ligadura arterial.

- Modificó y perfeccionó procedimientos para la amputación del antebrazo, la litotomía, la fístula lagrimal, la mastectomía y la escisión de las adenopatías. Además, contribuyó al desarrollo y comprensión de la fisiopatología renal: separación de las enfermedades relacionadas con la formación de orina de las relacionadas con la excreción; comparación de la anuria con la retención de orina; descripción de la poliuria del riñón atrófico, la deshidratación fatal debido a poliuria en pacientes diabéticos y oligoanuria después de una pérdida excesiva de agua del organismo (Lloyd, 1933; Thompson, 1977; Girardot, 1981; Richet, 2003, De Santo, 2003; Hoerni, 2014, 2014a).

Pedro Virgili (1699-1776), joven barbero sangrador que fue a Montpellier y París a obtener su título de cirujano, fue responsable de la fundación de los Reales Colegios de cirugía de Cádiz y Barcelona. Su discípulo Antonio Gimbernart fundó el Real Colegio de Cirugía de Madrid (1787). Estos cumplieron la función de llevar el aire ilustrado de Europa a las tierras españolas.

Leonardo Galli (1751-1830), cirujano de Barcelona, describió el primer caso documentado de una anencefalia (1786) en el país y su obra más conocida fue *Nuevas indagaciones sobre las fracturas de la rótula y de las enfermedades que con ella tienen relación, especialmente la transversal* (1795).

Francisco Canivell y Vila (1721-1797), cirujano mayor de la Armada Española, publicó el *Tratado de Vendages y Apósitos*

(1763) y el *Tratado de las heridas de armas de fuego, dispuesto para uso de los alumnos del Real Colegio de Cirugía de Cádiz* (1768), que actualizó el manejo terapéutico de estas lesiones (Rueda López, 2013).

William Cheselden (1688-1752), cirujano del hospital St. Thomas de Londres, publicó el *Treatise on a High Operation for Stone* (1723), pero su fama llegó cuando modificó, a partir de 1727, el método de «incisión perineal lateral» del empírico francés Jacques y redujo la mortalidad de la litotomía a menos del 8 % y realizaba el procedimiento completo en menos de un minuto. A él también se le atribuye el primer caso conocido de recuperación total de la ceguera mediante iridectomía. Además, un hito en su carrera fue su instigación indirecta a la separación de los cirujanos de los barberos. Se le considera el fundador de la cirugía británica moderna. También publicó un bello y famoso atlas titulado *Osteographia or The Anatomy of the Bones* (1733). Fue gran amigo del poeta Alexander Pope, quien dijo de él en una carta a Jonathan Swift: «Es el hombre más destacado y digno de fama de toda la profesión de la cirugía, y ha salvado las vidas de miles de seres gracias a su sistema de extirpar la piedra» (Graham, 1942: 231).

Percival Pott (1714-1788), cirujano del Hospital de San Bartolomé, innovó en técnicas quirúrgicas sobre las hernias inguinales, el hidrocele, la fístula lacrimal y anal, las fracturas del cráneo y el peroné, e hizo la famosa descripción de la «caries espinal» (mal de Pott). Además, estableció en 1775 la relación causal entre el cáncer de escroto y el contacto con el hollín, en los jóvenes pobres de Londres dedicados a limpiar las chimeneas de las casas de la alta burguesía. Sus obras principales son *An Account of Tumours which rendered the Bones Soft* (1741), *Treatise on Rupture* (1756), *Observations on the Fistula Lachrymalis* (1758), *Observations on the Nature and Consequences of Wounds and Contusions of the Head,*

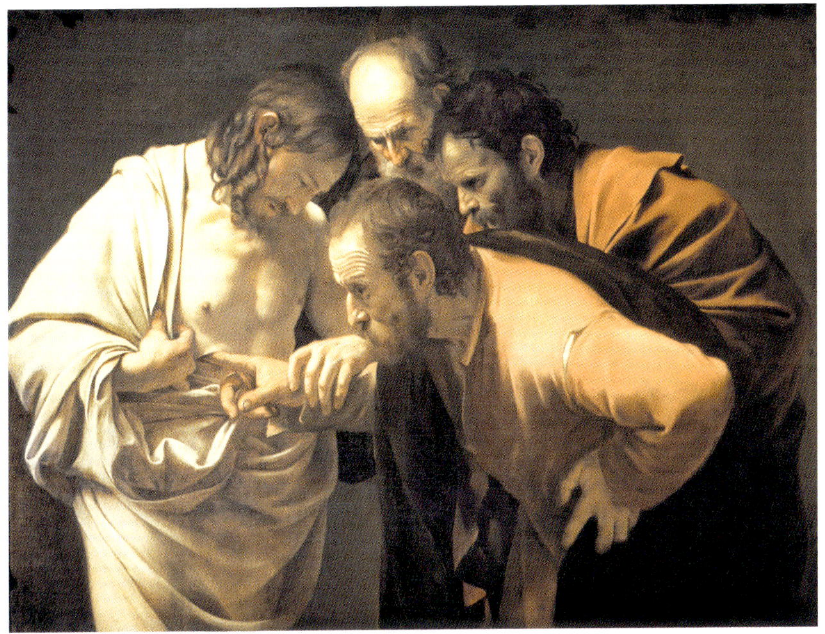

Fig. 1. *La incredulidad de Santo Tomás* (1602) de Caravaggio. Pintura al óleo sobre lienzo, localizada en el Palacio de Sanssouci, Potsdam, Alemania. Wikimedia Commons.

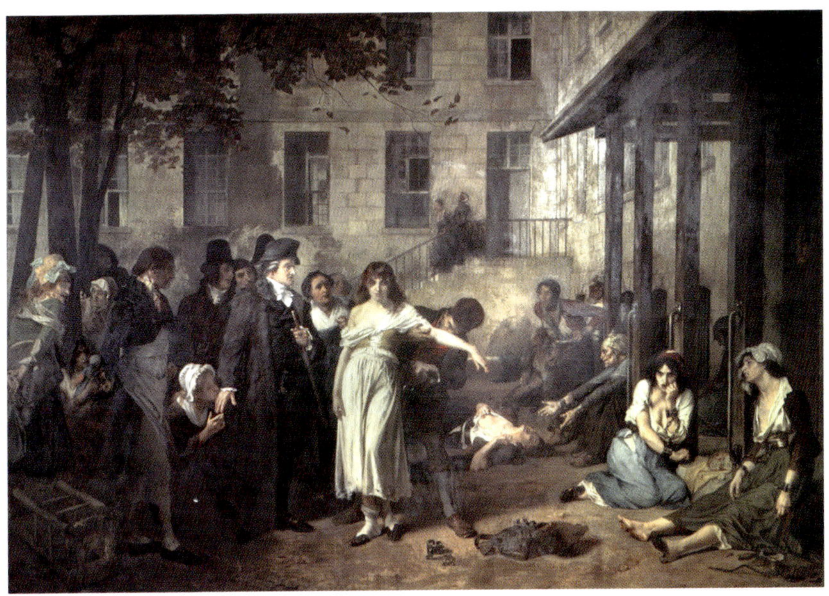

Fig. 2. Famoso cuadro de Robert-Fleury titulado *Pinel, médecin en chef de La Salpêtrière, délivrant des aliénés de leurs chaînes* (1876). Pintura al óleo sobre lienzo localizada en el hospital de la Pitié-Salpétrière en París. Wikimedia Commons.

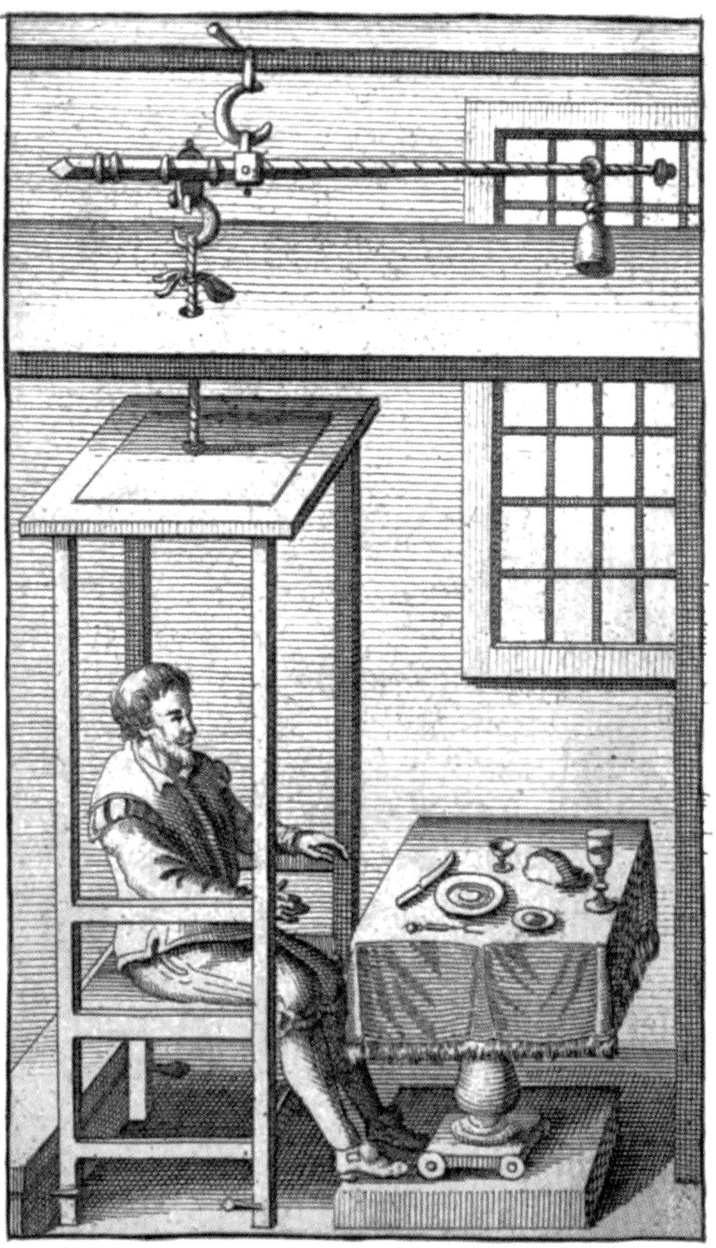

Fig. 3. Grabado aparecido en la edición de 1713 del tratado *Ars De Statica Medicina* (1614). Muestra a su propio autor, Santorio Santorio, en la gigantesca balanza de su invención. Google Books.

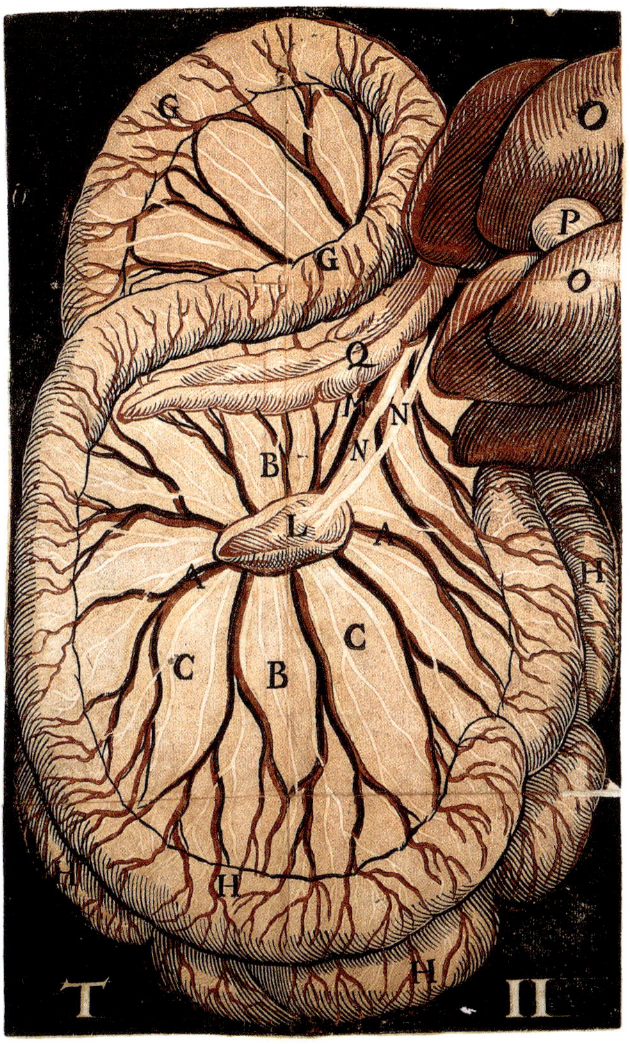

Fig. 4. Ilustración a color original de los vasos quilíferos aparecida en la obra *De lactibus sive lacteis venis* (1627) de Gaspare Asellius. Wellcome Images.

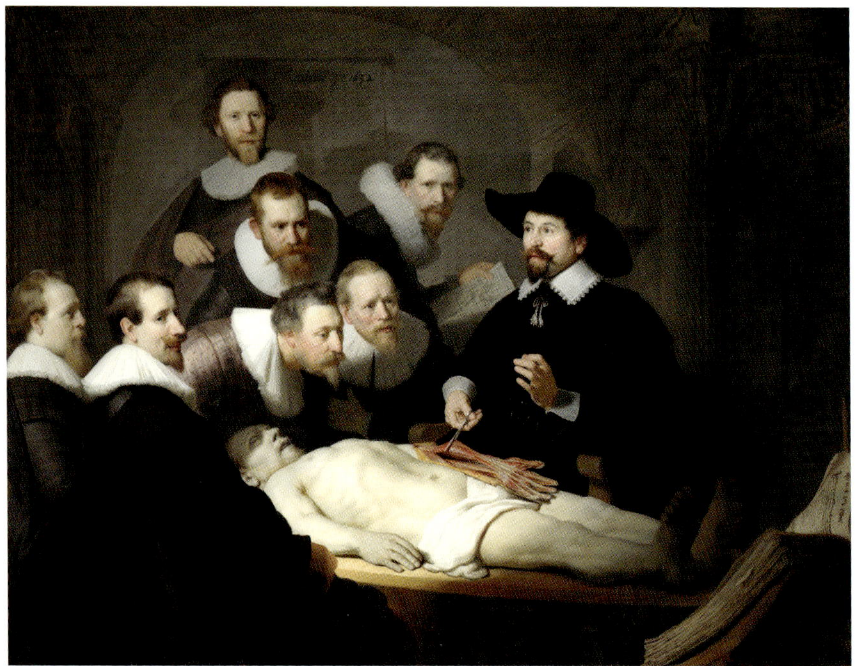

Fig. 5. *La lección de anatomía del Dr. Nicolaes Tulp* (1632) de Rembrandt. Óleo sobre lienzo localizado en el museo Mauritshuis, La Haya, Países Bajos. Wikimedia Commons.

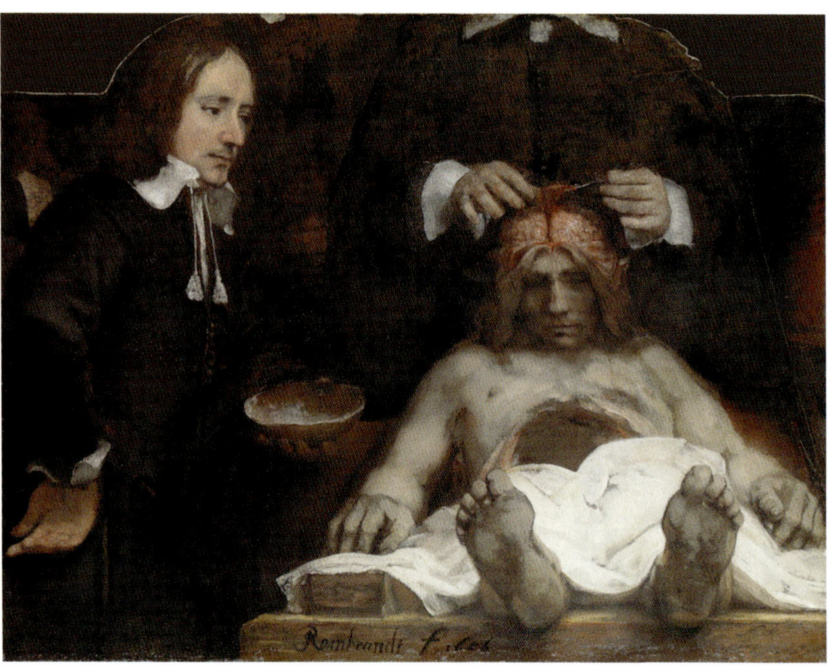

Fig. 6. *La lección de anatomía del doctor Joan Deijman* (1656) de Rembrandt. Óleo sobre lienzo localizado en el Museo de Ámsterdam. Wikimedia Commons.

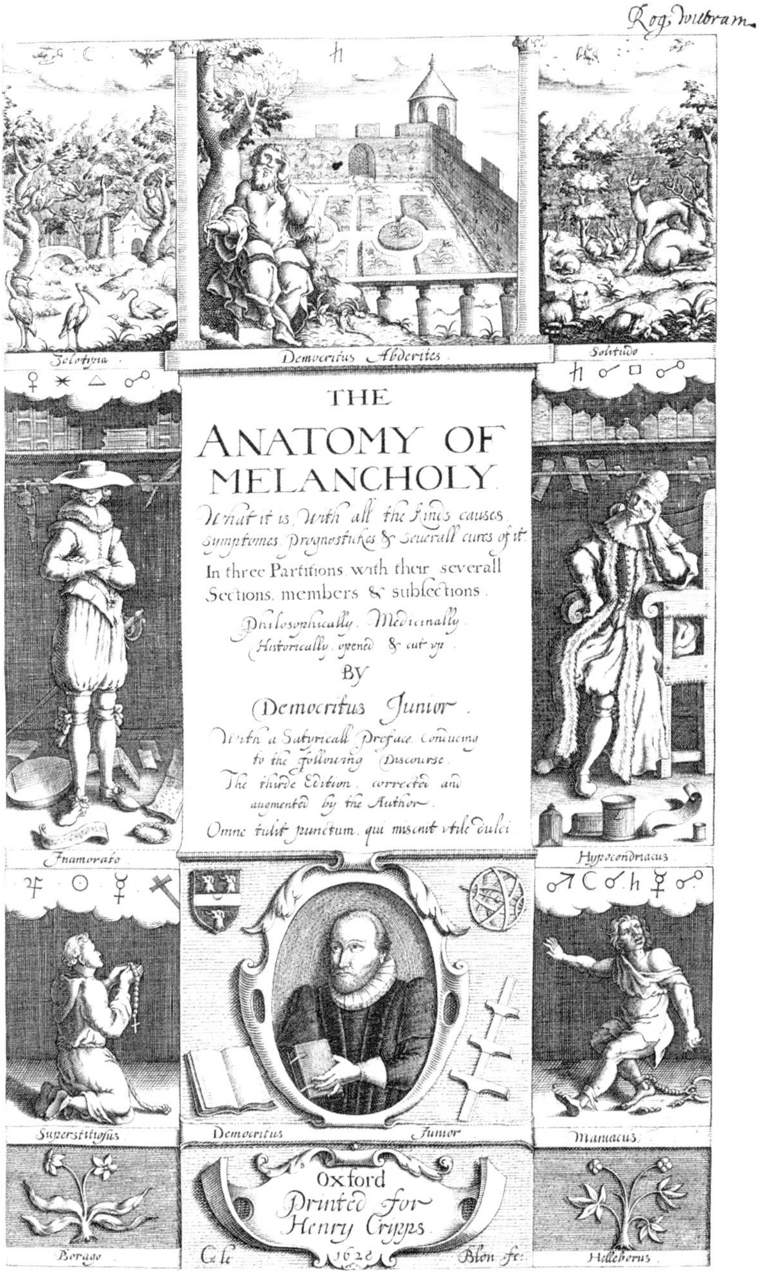

Fig. 7. Cubierta de la segunda edición de la *Anatomía de la melancolía* (1628) de Robert Burton. Wikimedia Commons.

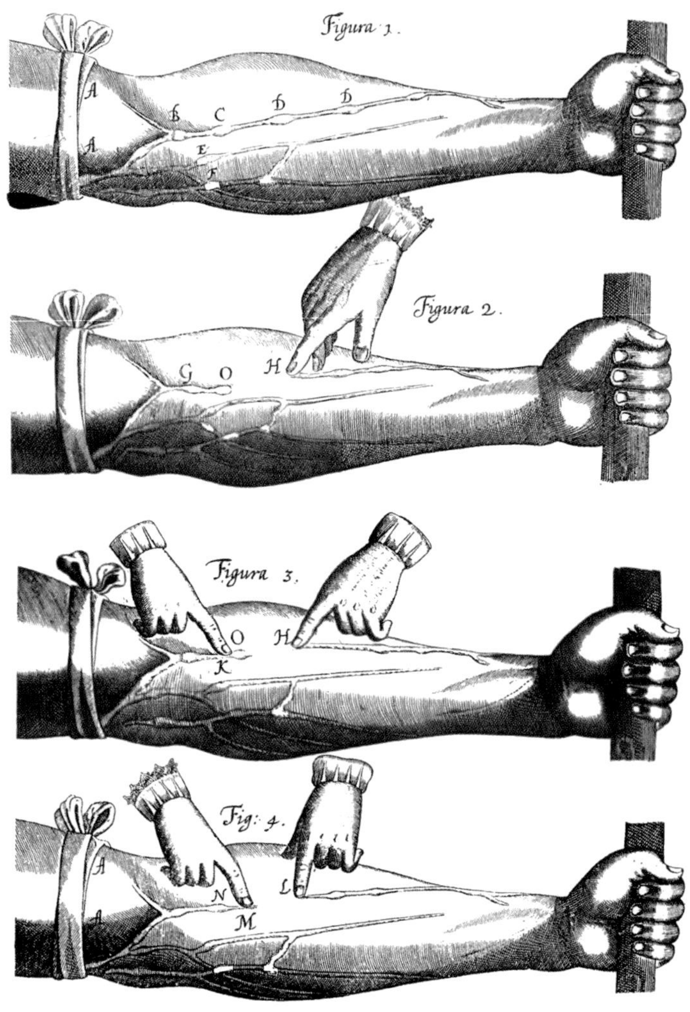

Fig. 8. Grabado que apareció en la obra de William Harvey titulada *Exercitatio Anatomica de Motu Cordis et Sanguinis in Animalibus* (1628). Smithsonian Libraries.

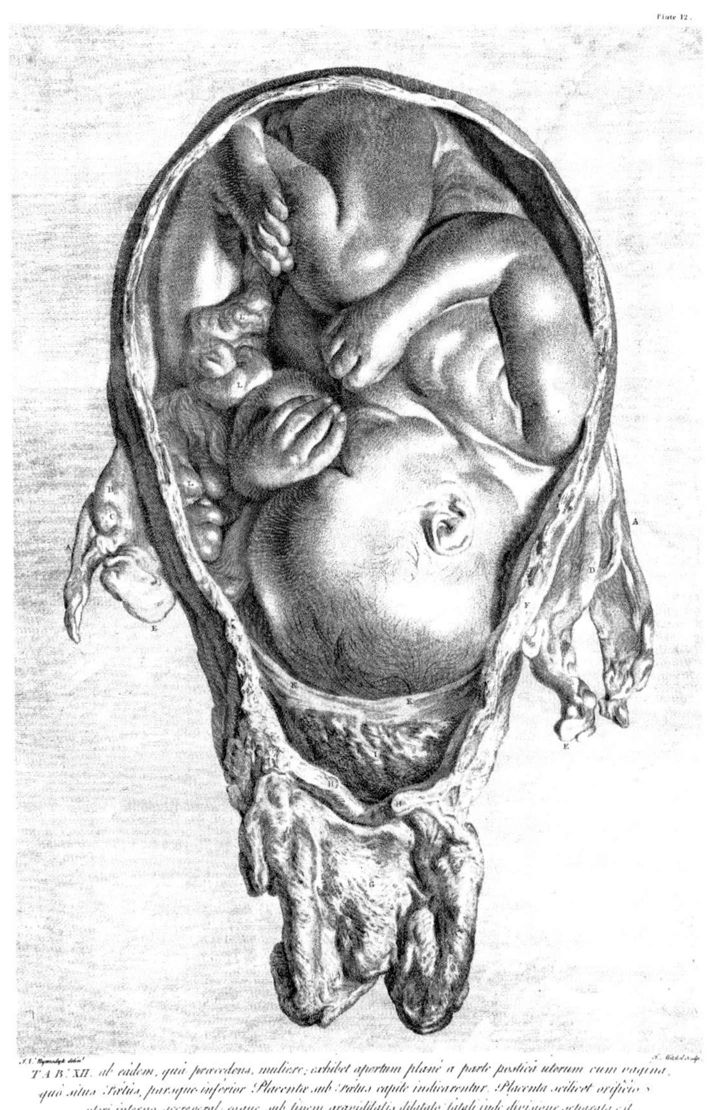

Fig. 9. Ilustración original de la obra *Anatomia Uteri Humani Gravidi* (1774) de William Hunter. National Library of Medicine.

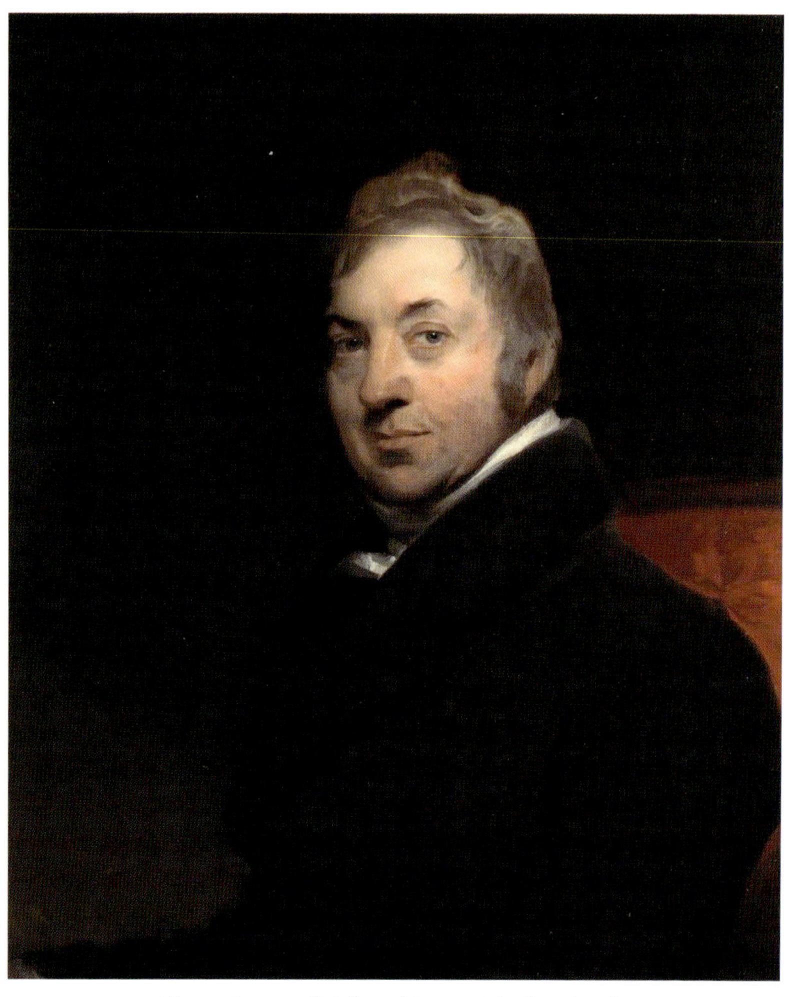

Fig. 10. Retrato de Edward Jenner (1808) realizado por Sir Thomas Lawrence. Wikiart.

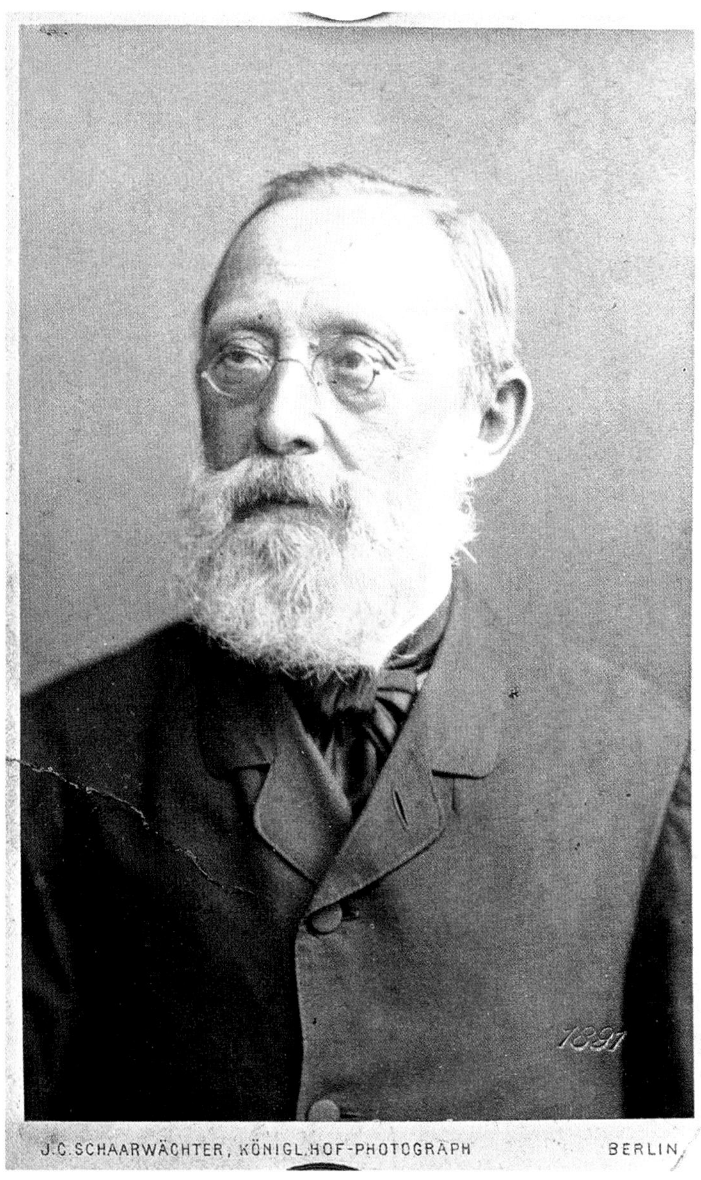

Fig. 11. Fotografía de Rudolf Virchow tomada por J. C. Schaarwächter en 1891 en la ciudad de Berlín. Wikimedia Commons.

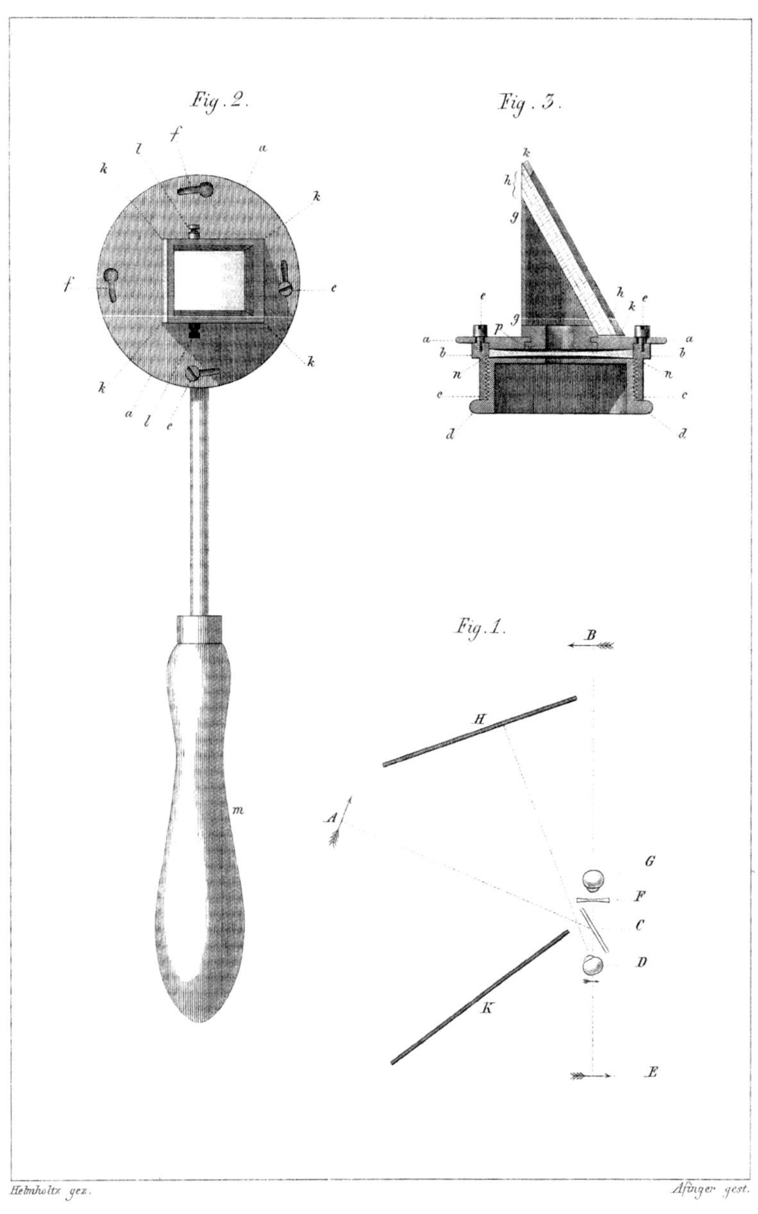

Fig. 12. Ilustración del oftalmoscopio inventado por Helmholtz en 1851.
Wellcome Images.

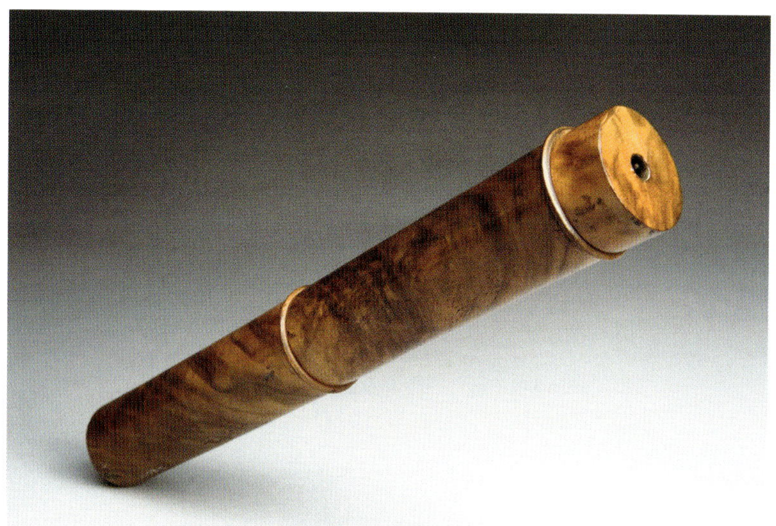

Fig. 13. Prototipo del estetocopio inventado por Laënnec en 1816, que perteneció al Dr. Paul Gachet (1828-1919), que fue el médico personal y amigo de Vincent van Gogh. Wellcome Images.

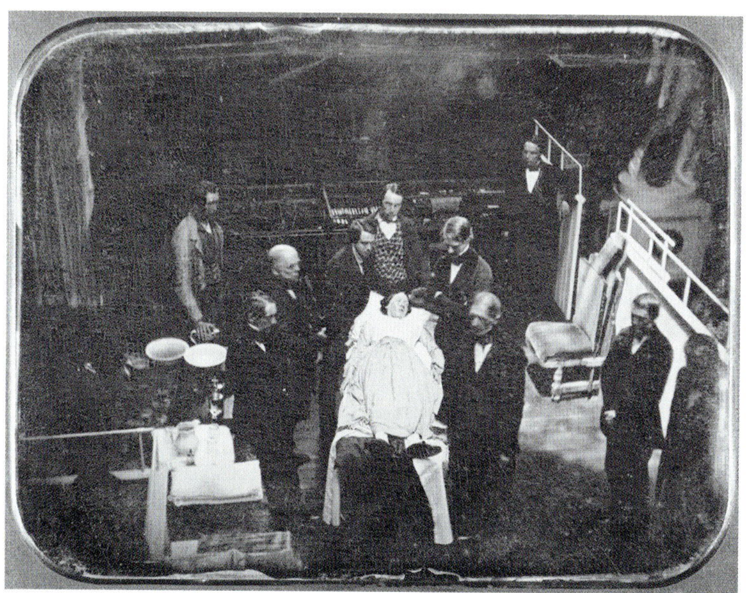

Fig. 14. Daguerrotipo de una cirugía a una mujer por un quiste dental, realizada el 3 de julio de 1847 en el Hospital de Boston. Fue anestesiada con éter por Henry J. Bigelow. Tomado de Haridas (2010).

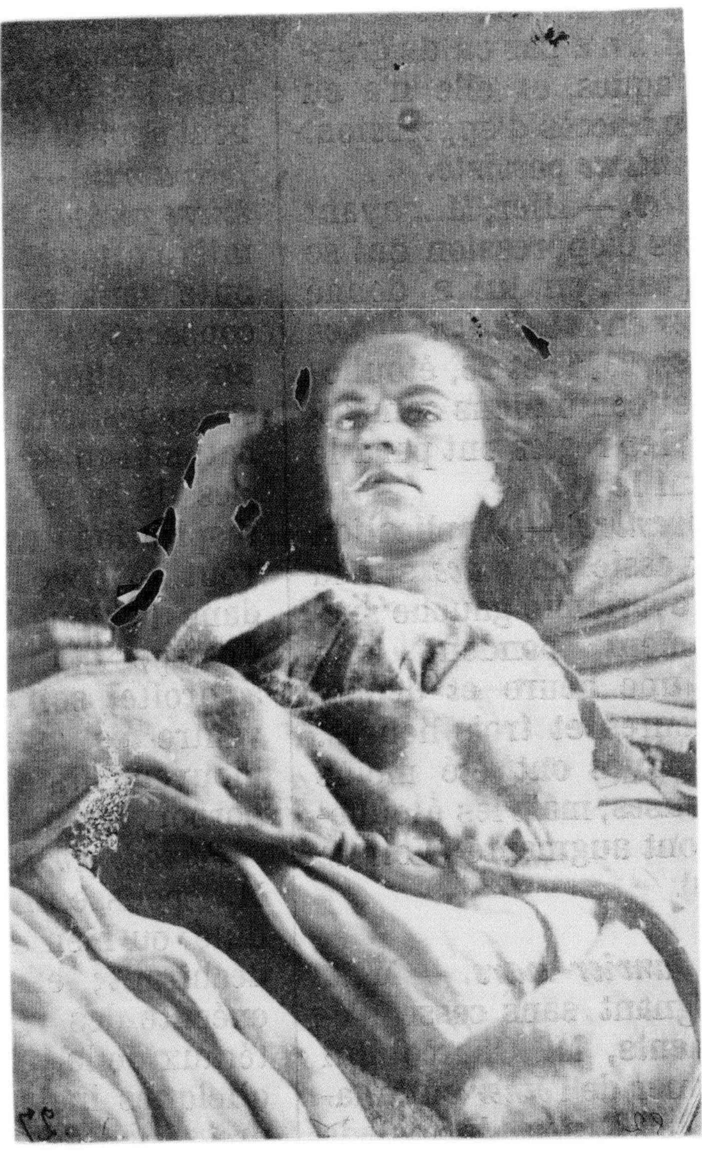

Fig. 15. Registro fotográfico de una paciente con diagnóstico de histeria cuyo médico tratante fue Charcot. Fue publicada en la obra *Iconographie photographique de la Salpêtrière*. Wellcome Images.

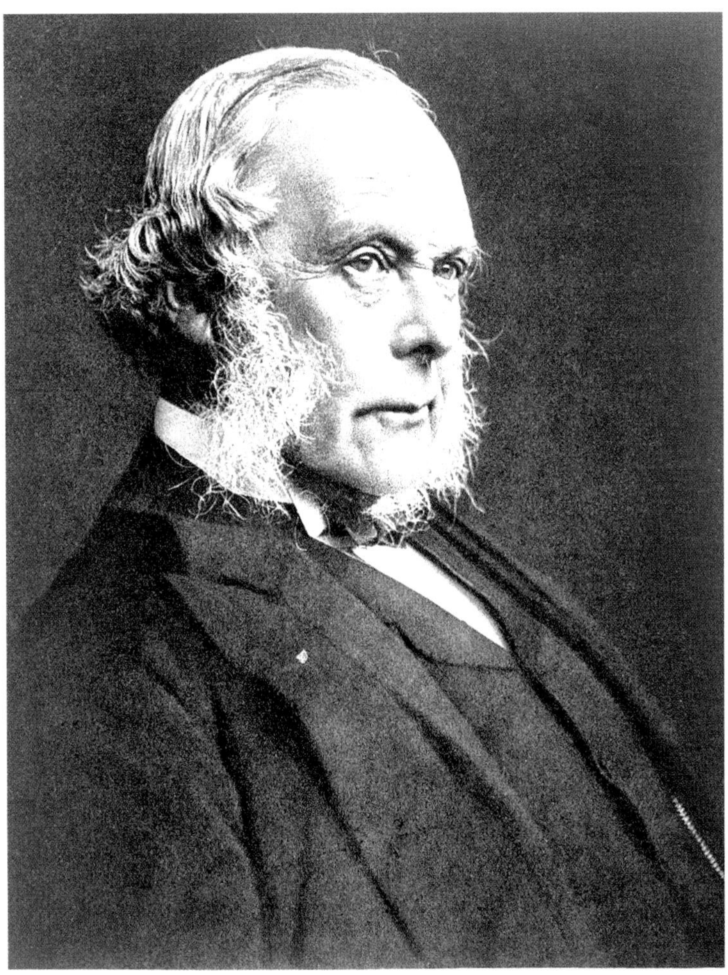

From a photograph by Mr. R. A. Bickersteth F.R.C.S.

Lister

Fig. 16. Fotografía de Joseph Lister tomada por R. A. Bickersteih alrededor de 1887 mientras vivía en Londres. Wellcome Images.

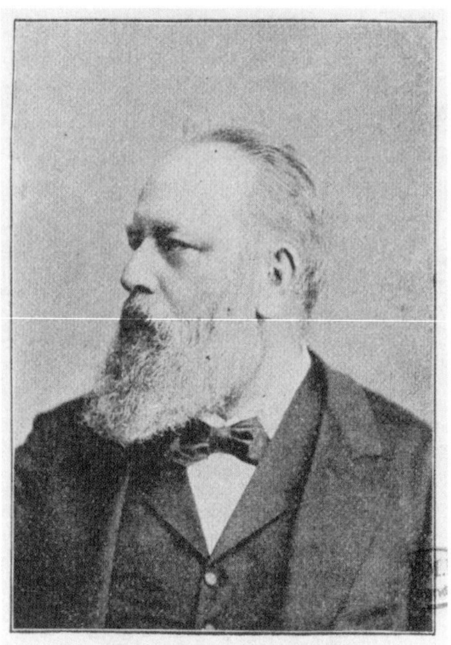

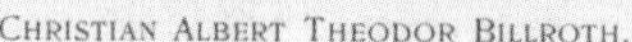

Fig. 17. Fotografía de Theodor Billroth publicada en un periódico de Berlín en 1887. Bibliothèque interuniversitaire de Santé.

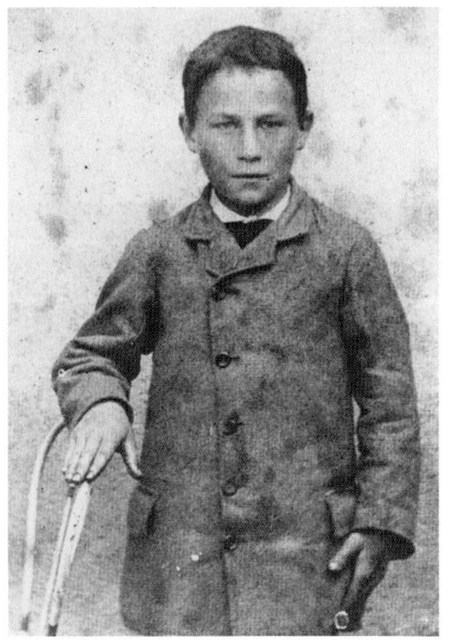

Fig. 18. Joseph Meister, primer ser humano en recibir la vacuna antirrábica, en 1885, quizá en el periodo en que recibía la terapia de Pasteur. Autor desconocido. Institut Pasteur/Museé Pasteur.

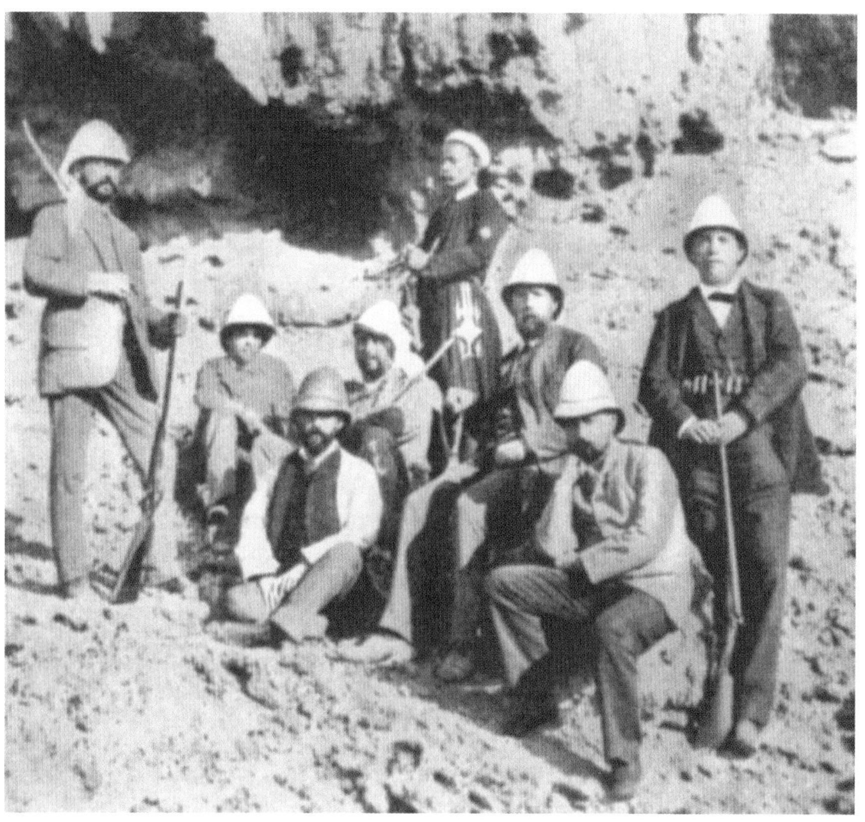

Fig. 19. Robert Koch (el tercero de derecha a izquierda) en la expedición médica alemana a Egipto en 1884 para estudiar el cólera. Tomada de la edición alemana de *Cazadores de microbios* (1927) de Paul de Kruif.

FIEBRE AMARILLA

ESTUDIO CLINICO PATOLOGICO Y ETIOLOGICO

POR EL

DR. CARLOS FINLAY

Socio de Mérito de la Real Academia de Ciencias de la Habana
y de Número de la Sociedad de Estudios Clínicos

PUBLICADO
EN LA
Crónica Médico-Quirúrgica de la Habana

HABANA

Imp. de A. Alvarez y C.ª Muralla número 40
1895

Fig. 20. Cubierta de la Memoria de Finlay publicada en 1895 en la que da cuenta de manera detallada de sus investigaciones sobre la fiebre amarilla y sin ninguna duda reconfirma que el mosquito *Aedes aegypti* transmitía la enfermedad. U. S. National Library.

Fractures of the Skull, Concussion of the Brain (1760), *Practical Remarks on the Hydrocele or Watry Rupture, and Some Other Diseases of the Testicle, its Coats, and Vessels* (1762) y *Remarks on the Disease, Commonly Called a Fistula in Ano* (1765) (Trohler, 2014; Johnston, 2011; Michaleas, 2020).

John Hunter (1728-1793) aprendió anatomía con su hermano mayor William y luego se hizo cirujano militar; obtuvo su licencia por la Compañía de Cirujanos en 1768 y fue nombrado en el Hospital San Jorge. Sin embargo, a pesar de su limitada formación académica, se le debe a su genialidad e inmensa capacidad de trabajo la transformación de la cirugía en una actividad científica, sustentada en la experimentación de la anatomía y la fisiología comparada. Con él la patología quirúrgica se hizo una realidad. Describió los conductos lacrimales, la circulación arterial del útero grávido, la fisiología de la placenta, el desarrollo embrionario, las ramas nasales del nervio olfatorio, la aparición de la circulación colateral luego de ligar la carótida externa de un ciervo. En 1785 trató, con éxito, un aneurisma de la arteria poplítea con ligadura de la arteria femoral superficial. Con ello estableció una nueva conducta terapéutica de los aneurismas, basada en la comprensión de su fisiopatología: la ligadura del vaso por encima del saco aneurismático al explicar el origen de la dilatación (choque de la sangre contra la pared arterial), la induración por la sangre coagulada y la compensación por la circulación colateral que se generaba. Este descubrimiento lo estableció al quitar las capas musculares de la arteria femoral de un perro hasta que la pared quedó tan delgada que se podía ver la sangre fluyendo a través de ella. El vaso dañado no se dilató, sino que se curó al poner un tubo fibroso no más grande que el vaso original. Esto le demostró que la patología de la enfermedad aneurismática se encontraba en la propia pared del vaso. La ligadura del vaso donde ya estaba débil explicaba el peligro del tratamiento quirúrgico convencional para el aneurisma poplíteo.

Injertó un diente humano en una cresta de gallo para demostrar la viabilidad del trasplante dental, un procedimiento que defendía para reemplazar un diente perdido por caries y extracción. Hunter se asoció con el dentista James Spence, cuya consulta le brindó la oportunidad de estudiar la anatomía y las enfermedades de los dientes. Él les dio a los dientes sus nombres habituales, como molar, incisivo, cúspide y bicúspide, y reconoció el papel de la enfermedad de las encías en la pérdida de los dientes. Después de una caída en la que se lesionó el tendón de Aquiles, inició investigaciones con perros, asnos y ciervos y terminó diseñando una nueva terapia reparativa para la ruptura tendinosa. Realizó experimentos para dilucidar la forma en que crecían los huesos y estos lo condujeron al descubrimiento de la remodelación ósea y la reparación y regeneración de huesos, cartílagos y tendones. Inventó la alimentación artificial usando una sonda esofágica. Sus investigaciones sobre los mecanismos de la inflamación fueron pioneros, y estableció que eran procesos que ayudaban al organismo a la curación, en especial luego de heridas causadas por armas de fuego.

Su obsesión investigativa lo llevó a experimentar con él mismo. En medio de la polémica médica de si la sífilis y la gonorrea eran una sola entidad o dos patologías diferentes, decidió inocularse material purulento de un hombre con blenorragia. Para su desgracia desarrolló ambas enfermedades porque el paciente tenía también una sífilis latente y no diagnosticada. A pesar de que Hunter se trató con mercuriales, nunca se curó. Además, se convenció de que eran una misma entidad y así lo dejó referido. Aunque murió de un infarto del miocardio, sufría de un *angor pectis* que pudo relacionarse con la enfermedad luética.

Sus obras escritas más importantes son los tratados *The Natural History of the Human Teeth* (1771), *A Treatise on the Venereal Disease* (1786), *Observations on Certain Parts of the Animal Economy* (1786) y *A Treatise on the Blood, Inflammation, and Gunshot Wounds*, publicado de manera póstuma en 1794. Además, legó su extraordinario Museo de Historia Natural, que llegó a tener 13 000 ejemplares, incluyendo el esqueleto del famoso gigante irlandés Charles Byrne, en cuyo cráneo encontró Harvey Cushing —en 1909— anomalías en la fosa pituitaria compatibles con un gran tumor (Wakeley, 1955; McAlister, 1974; Perry, 1993; Evans, 2007; Kaya, 2016; Kapp, 2017).

Otros cirujanos destacados en este siglo ilustrado fueron, entre otros, Samuel Sharp (1700-1778), Benjamin Bell (1749-1806), William Blizard (1743-1835), William Hey (1736-1819), Henry Park (1744-1831), Edward Alanson (1747-1821), Alexis Littré (1658-1726), François Quesnay (1694-1774), August Gottlieb Ritcher (1742-1812), Guillaume Dupuytren (1777-1835), Antonio Benevoli (1685-1756), Giuseppe Flaiani (1741-1808), Johann Ulrich Bilguer (1720-1796), Thomas Kirkland (1721-1798), Angelo Nannoni (1715-1790), Lorenzo Nannoni (1749-1812), Michele Troja (1747-1827), Giovanni Battista Palleta (1747-1832), Lorenz Heister (1638-1758), Karl Gaspar von Siebold (1736-1807), Giovanni Alessandro Brambilla (1728-1800), Nikolaus Bidloo (1676-1735) y John Jones (1729-1791).

La ginecología y la obstetricia continuaron una transformación que se había iniciado en el Renacimiento: el poder médico masculino arrebatando el dominio exclusivo de las comadronas o parteras. Aunque el «parto normal» siguió siendo atendido por las parteras, en las clases altas y la aristocracia las acompañaba un médico cirujano con experticia en el área. Se acuñó la expresión *accoucheur* y este intervenía ante una complicación en el trabajo de parto. Además, se crearon las primeras cátedras de obstetricia y clínicas de maternidad. Se profundizó en la investigación anatómica y fisiológica del útero grávido, la pelvimetría clínica, las fuerzas mecánicas del alumbramiento. Se incrementó la publicación de los tratados ginecoobstétricos y los manuales para comadronas. Los fórceps —que habían sido un secreto de dinastías familiares como la de los Chamberlain— se conocieron por toda la comunidad médica y fueron perfeccionados. Pero también aumentó la incidencia de la fiebre puerperal y esta sería devastadora en el siglo XIX.

Jean Austruc (1684-1766), médico en Montpellier y París, escribió el *Traité des maladies des femmes* (1761), en seis volúmenes, y *L'art d'accoucher réduit a ses principes* (París, 1766). Tuvieron múltiples ediciones y traducciones, a pesar de que confesó en el prólogo de este último que nunca había atendido un parto. De ahí el énfasis teórico de sus obras. Hoy pueden tener más vigencia sus investigaciones acerca del Génesis bíblico, en las cuales identificó dos autores diferentes en su elaboración (*Conjectures sur les mémoires originaux dont il parait que Moïse s'est servi pour composer le livre de la Genèse,* 1753).

Nicolás de Puzos (1668-1753), instructor de comadronas en París, estudió la celulitis periuterina (*Depots laiteux,* 1742) y tuvo gran influencia con su *Traité des accouchemens* (1759). Fue el primero en recomendar la rotura y desgarro de las membranas en el tratamiento de la hemorragia provocada por placenta previa parcial o marginal.

André Levret (1703-1780), el más famoso tocólogo de Francia, propuso la idea de «eje pelviano», inventó los fórceps de hojas curvas, una técnica manual en el parto podálico (maniobra de Mauriceau-Levret), el enfoque quirúrgico en el tratamiento de los pólipos uterinos y cervicales, la diferenciación clínica entre los pólipos, el prolapso uterino y la hernia vaginal, la ligadura de los pólipos, la primera descripción de la placenta previa y su tratamiento separándola de la musculatura uterina y profundizó en los mecanismos del parto. Sus obras más importantes son *Observations sur les causes et les accidents de plusieurs accouchements laborieux* (1747), *Observations sur la cure radicale de plusieurs polypes de la matrice, de la gorge et du nez, opérée par de nouveaux moyens inventés* (1749), *Essai sur l'abus des règles* (1766) y *L'Art des accouchements démontré par des principes de physique et de mécanique* (1766).

Jean Louis Baudelocque (1745-1810), jefe de partos del Hospital de la Maternidad de París, investigó el tratamiento de la distocia y fue pionero en métodos para detectar posibles contracciones pélvicas y controlarlas. El raquitismo era algo común y, como resultado, la distocia debida a la deformidad pélvica se había convertido en un problema importante del parto. Él demostró cómo las mediciones externas con un pelvímetro podían revelar contracciones de la pelvis ósea que de otro modo no serían obvias. Su medida, el conjugado externo, se conoció como el diámetro de Baudelocque. Alargó las hojas del fórceps para poder usarlo en el estrecho superior pelviano. En el manejo de la distocia, se opuso al uso de la inducción prematura del parto y a la sinfisiotomía. En su lugar, recomendó el uso de fórceps o la versión interna y la extracción de nalgas, y en los casos muy graves, el uso de la cesárea, una operación que describió con gran detalle, enfatizando la importancia de vaciar la vejiga con un catéter primero, y que realizó él mismo en ocasiones. Sus textos fueron muy populares en la enseñanza de la obstetricia y tuvieron múltiples ediciones: *Principes sur l'art des accouchemens* (1775) y *L'art des accouchemens* (1781) (Huard, 1962; Dumont, 1988; Acosta, 2001; Dunn, 2004; Karamanou, 2017).

Fielding Ould (1710-1789), director en Dublín de la clínica obstétrica más grande de Europa, fue el primero en reconocer que durante el parto la cabeza fetal no podía permanecer con su eje largo en ángulo recto con el de los hombros y atravesar el borde pélvico. Defendió el parto en posición lateral izquierda y el uso selectivo de la episiotomía y su sutura. Rechazó de manera enfática el uso indiscriminado de la cesárea. Su libro *A Treatise of Midwifery in Three Parts* (1742) fue el primer tratado moderno en inglés.

William Smellie (1697-1763), maestro de la tocología londinense, describió mejor que ninguno los mecanismos fisiológicos del parto normal; inventó el fórceps de doble curvadura.

En su obra *A Treatise on the Theory and Practice of Midwifery* (1753) estableció las reglas para la aplicación segura del fórceps. También publicó un famoso atlas obstétrico: *A Sett of Anatomical Tables, with Explanations, and an Abridgment, of the Practice of Midwifery* (1749), con 39 grabados en cobre al tamaño natural; algunos historiadores de la medicina contemporáneos han cuestionado cómo se consiguieron los cadáveres de las mujeres con embarazos avanzados (Forster, 1963; Dunn, 1999; Hughes, 2014).

William Hunter (1728-1793), discípulo de Smellie, fundó una de las escuelas privadas de anatomía más importantes de Inglaterra y fue gran maestro de la obstetricia. Sugirió la punción de los quistes ováricos, detalló la técnica de la sinfisiotomía, describió la retroversión uterina y rechazó el uso de los fórceps. Señaló la independencia de la circulación materna y fetal, aunque su hermano John reclamó este descubrimiento y de allí surgió la enemistad definitiva entre los dos. Su mayor aporte fue la publicación de *Anatomia Uteri Humani Gravidi* (1774), elaborado por más de treinta años, en donde preparó especímenes anatómicamente disecados que mostraban la anatomía del útero grávido y del feto no nacido con placenta en diferentes etapas de gestación. Hunter recopiló las ilustraciones preparadas a partir de estos especímenes con sus notas clínicas y logró que su tratado fuera el mejor de todas las épocas. Estas fueron dibujadas por el artista holandés Jan van Rymsdyk (1730-1790), y luego se grabaron en placas de cobre bajo la supervisión de Sir Robert Strange (Fig. 9). Hunter utilizó estas imágenes como guía para la enseñanza y la práctica de la obstetricia práctica y circularon durante muchos años entre sus colegas y estudiantes (Hunter, 1774; McCulloch, 2002; Ghosh, 2019).

Otros obstetras destacados fueron los ingleses Charles White (1728-1813), autor de *A Treatise on the Management of Pregnant and Lying-in Women* (1773), y Edmundo Chapman (1680-1756); los alemanes Johann Georg Roederer (1726-1763) y George Wilhelm Stein (1737-1803); los italianos Giuseppe Vespa (1727-1804) y Francesco Asdrubali (1756-1832); los españoles José Ventura Pastor (*Preceptos generales sobre las operaciones de los partos*, 1789) y Juan de Navas (1754-1798) con su reconocida obra *Elementos del Arte de Partear* (1795), en cuya introducción señala:

> No se puede negar que entre nuestros Cirujanos comunes padece notable decadencia el arte de partear, sin embargo de que nuestras leyes en nada ceden a las de los países en que se halla más adelantado. La causa más probable de semejante atraso es porque entre los extranjeros se practica como profesión separada por hombres de iguales talentos a los de nuestros Cirujanos que abrazan al mismo tiempo el vasto campo de la Cirugía, y no es de extrañar que ocupándose aquellos solo en partear sobresalgan a los nuestros, quando estos son llamados tal qual vez, y esta para remediar lo que la Comadre ha echado a perder, quando menos por no haber avisado en tiempo más oportuno. Digo quando menos, porque muchas Comadres ciegas del amor propio se desdeñan de llamar a quien les ayude por no tratar y concurrir con quien pudiera instruirlas: otras picadas por el mal modo con que las han tratado algunos Profesores de su arte, se valen del vil despique de no llamarlos otra vez porque no les den con sus yerros en la cara, y les hagan perder el crédito que ellas tenían bien o mal merecido. Parece que Smellie conoció algunas de estas, pues dixo, que los Comadrones quando son llamados para remediar lo que no han podido las Comadres, en vez de blasfemar de su conducta, suponiéndola reprehensible, y de hacer pública su ignorancia, deben por el contrario influir quanto puedan para que los concurrentes tengan de ellas toda confianza. Esta conducta será más ventajosa para las pacientes, y producirá mejores efectos que la obstinada porfía en convencer públicamente a las Comadres, porque estas así tratadas llamarán con tiempo al Comadron considerándolo como su protector,

que solo aspira al bien de la parturiente, remediando en lo posible los yerros que hayan cometido. Una vez que las mugeres pobres no tienen por lo común otra asistencia en sus partos que la de las Comadres, y que estas acompañan quando menos a los Comadrones en los de las señoras acaudaladas, el modo de disminuir los errores que por impericia o tema cometen, será procurar instruirlas antes de permitirles exercer su arte. La falta de libros del arte de partear en nuestro idioma, y las pocas escuelas donde las Comadres puedan adquirir los conocimientos actuales, las indemniza de no ser más que rutineras de las que tuvieron por maestras. La presente obra se dirige a suplir en parte esta falta, y para que pueda servir a las Comadres y a los Comadrones, se dividirá en dos partes.

La primera comprehenderá la anatomía de las partes que sirven para la propagación de la especie en la muger, para entender las funciones con que la executa, y los vicios que las imposibilitan o dificultan: con el mismo fin se expondrán seguidamente las disposiciones del feto y sus dependencias. A esto seguirá la división, del parto y de la preñez con las señales que caracterizan cada especie. Después se tratará del parto natural del modo de tratar a la criatura recién nacida y a la parida, indicando quándo se ha de atender a esta o aquella primero, quándo y cómo se ha de sacar la placenta: el modo de suspender el aborto y las hemorragias que le preceden, acompañan o siguen. También se incluirán en esta primera parte la exposición de las circunstancias que imposibilitan a la muger el criar, o las que deben tener una nodriza para ser buena, y cómo se han de manejar los partos de pies, rodillas y nalgas menos complicados, para que de este modo contenga lo que las comadres pueden hacer sin dificultad.

En la segunda se expondrán todas las causas que hacen el parto trabajoso, y el modo de terminarlo, concluyendo con las operaciones cruentas que se pueden hacer en el último apuro. De intento he omitido el tratar de las enfermedades médicas; pero me parece que es indispensable el exponer las señales, y la curación de la retroversión, descenso é inversión de la matriz, y el modo de suspender las hemorragias que se siguen al parto, y así terminaré con ellas mi obra, la qual dividida de este modo, el todo podrá servir igualmente para los Comadrones que no hacen otra cosa, y para los Cirujanos que exercen este arte como un ramo de su profesión.

La primera parte servirá para las Comadres, no porque las considero incapaces de aprender y practicar su arte en la extensión que tiene; sino porque la falta de proporciones imposibilita a las más el emplear con fruto sus talentos, su tolerancia de los malos ratos, su natural dulzura y eficaz persuasiva para con las de su sexo, y para deshacer en él los estorbos que fomenta el pudor, por cuyo motivo fueron las que en los primeros siglos asistieron a las parturientes, no recurriendo a los Médicos sino en los casos arduos, como se deduce del siguiente compendio de la historia del arte de partear, que á imitación de Smellie, por las razones que él expone, y repite Sue, me ha parecido no está demás en la Introducción de mi obra. (Navas, 1795: III-V)

19
Medicina del trabajo, salud pública y policía médica

El «despotismo ilustrado» heredó el «mercantilismo» del siglo XVII y comprendió, en profundidad, el valor económico de la salud y su relación con la capacidad de trabajo de las personas. La mejor sistematización de las cifras demográficas de nacimiento y mortalidad y la publicación anual de las listas de mortalidad por las epidemias originaron lo que el médico William Petty (1623-1687) denominó aritmética política. La conservación y prevención de la salud y el tratamiento de las enfermedades de los ciudadanos dejó de ser un asunto personal y se transformó en una política de Estado. Surgió el interés por la salud de la «población» y, por tanto, la creación de diversos mecanismos de intervención política y social. Es lo que llamó Foucault (2007) la «medicalización» de la sociedad y el nacimiento de la «biopolítica». Sin embargo, aunque es cierto que se crearon sistemas «represivos» de asistencia social a los pobres y marginados, también es una realidad que los médicos y la sociedad ilustrada redescubrieron la empatía y la filantropía con los sectores más vulnerables y olvidados: los huérfanos, las viudas, las embarazadas, los minusválidos, los locos, los artesanos y los obreros manuales.

Bernardino Ramazzini (1633-1714) nació en Carpi y se graduó de medicina y filosofía en la Universidad de Parma en 1659. Luego de tener una carrera exitosa como clínico, académico y tratadista, publicó —a los 67 años y siendo profesor de Medicina en Padua— la que sería su obra maestra e inmortal: *De Morbis Artificum Diatriba* (1700) (*Tratado de las enfermedades de los trabajadores*), que tuvo una segunda edición ampliada en 1713, un año antes de su muerte debida a un accidente cerebrovascular, confirmado en la autopsia por Morgagni. Con este libro se fundó la medicina laboral. Su autor describe 53 oficios y sus enfermedades más frecuentes, las circunstancias en las que ellos laboran, los factores de riesgo ambiental, las maneras de prevenir lesiones o accidentes, las medidas de protección que se pueden implementar, los tratamientos que han existido y existen. Cuestiona a sus colegas que nunca preguntan a los enfermos por el oficio que desempeñan y fustiga su desinterés en ir a visitar los sitios de trabajo de sus pacientes (Tedeschi, 1970; Franco, 2000, 2001; Riva, 2011).

El contenido incluye las investigaciones de las enfermedades de mineros, doradores, masajistas, químicos, alfareros, estañadores, vidrieros, pintores, trabajadores del azufre, herreros, yeseros, boticarios, los que vacían las cloacas, tintoreros, bataneros, aceiteros, curtidores y queseros, tabaqueros, sepultureros, comadronas, nodrizas, cerveceros y destiladores, panaderos y molineros, fabricantes de almidón, cribadores y medidores de granos, cinceladores, lavanderas, los que trabajan en los baños públicos, los trabajadores de las salinas, los que trabajan de pie, los que se mantienen sentados, hebreos, corredores, caballistas y palafreneros, peones, atletas, los que fabrican objetos muy pequeños, recitadores y cantantes, agricultores, pescadores, soldados, intelectuales, tipógrafos e impresores, escribanos y notarios, trabajadores de especias y condimentos, tejedores y tejedoras, los que trabajan aleaciones metálicas, carpinteros, esmeriladores y afiladores, fabricantes de ladrillos, excavadores y poseros, marinos y remeros, cazadores, fabricantes de jabón, albañiles y el cuidado de la salud de las monjas.

El respeto por los trabajadores y la honestidad con la que él abordó sus observaciones reflejan una transformación del paradigma del médico infatuado y soberbio, que despreciaba a los pobres desde los privilegios de su alta posición social e intelectual.

Aunque las primeras medidas de «salud pública» surgieron con la creación de las juntas contra las epidemias, los salvoconductos de salud para ingresar a las ciudades y los estrictos controles de las cuarentenas, recién en este siglo se funda la salud pública como una organización social y política. Una estructura administrativa y operativa orientada a la transformación de las condiciones de insalubridad en la población. La pérdida de credibilidad científica en la teoría humoral y una nueva interpretación del tratado hipocrático «Sobre las aguas, aires y lugares» —denominada por los historiadores como «hipocratismo ambiental»— condujo a tomar medidas renovadas contra los «miasmas» y los «aires pútridos» como causas de las enfermedades epidémicas.

A partir del siglo XVI y en la primera mitad del siglo XVII, se dieron varias situaciones que proscribieron el baño del cuerpo. La primera tiene un origen médico. Con la recurrencia de las epidemias de peste bubónica y la aparición de la grave epidemia del mal de bubas (sífilis), surgió la hipótesis de que los miasmas, que iban mezclados con el aire pútrido, podían penetrar de manera más fácil en los poros abiertos de la piel por el contacto con el agua caliente o templada. Además, la nueva teoría de las «semillas contaminantes» de Fracastoro fue divulgada por autoridades médicas de toda Europa, y en España lo hicieron Francisco Franco, en su *Libro de las enfermedades contagiosas* (1569), y Luis Mercado en el *Libro en que se trata con claridad de la naturaleza, causas, providencia, y verdadero orden y modo de curar la enfermedad vulgar, y peste que en estos años se ha divulgado por toda España* (1599).

Entonces, la introducción de la teoría de las semillas del contagio de Fracastoro se combinó con las viejas teorías medievales hipocrático-galénicas del miasma y sus aires pútridos, generando pánico en la antigua costumbre del baño corporal. Esto se refleja también en la mayoría de los regimientos de salud que se apartaron de las indicaciones de Galeno de los baños prolongados y en aguas termales como excelente evacuante de los humores corrompidos, y proscribieron su uso de las practicas higiénicas. Estas advertencias médicas se difundieron en las sociedades europeas y explica la desaparición de los baños públicos en las grandes ciudades, la cual fue una costumbre popular durante el siglo XV.

Sin embargo, la prohibición del baño corporal tuvo otras razones culturales en España que la convirtieron en la nación europea más estricta en el rechazo del lavado con agua como elemento higiénico. La contrarreforma religiosa incidió en el cierre de los baños públicos de Madrid, Sevilla y Barcelona al denunciar que allí se ejercía la prostitución. Aunque el motivo real era más profundo: la Inquisición consideró que el baño del cuerpo y otras costumbres del aseo personal eran prácticas islámicas heréticas que los moriscos españoles persistían en continuar, a pesar de su condición de conversos y cristianos nuevos. De hecho, una diferencia entre los cristianos viejos de sangre pura y los cristianos nuevos de ancestros judíos o árabes era la apetencia por el baño y la higiene. La pragmática de 1567 prohibió construir nuevos baños públicos en el reino de Granada; destruyeron los existentes e invitaron a los ciudadanos a denunciar a los vecinos que tuvieran baños privados o fueran a los ríos a darse un chapuzón. Además, existió una tercera razón para la satanización del baño corporal en la España renacentista y barroca. Autores como Alonso Díez Daza en su *Libros de los provechos y daños que provienen con la sola bebida del agua: como se deba escoger la mejor y rectificar lo que no es tal, y como se ha de beber frío en tiempo de calor sin que haga daño* (1576) sostenían una antigua creencia que venía de la época de Alfonso VI (siglo XI): el baño corporal y las diversas prácticas higiénicas le quitaban el valor a los soldados e incluso hacía blandos, lujuriosos y feminoides a los hombres (Desaive, 1972; Ruíz Somavilla, 1992; Vigarello, 2006; Mejía-Rivera, 2023).

Las nuevas teorías «miasmáticas» de la Ilustración abandonaron la explicación humoral, y el baño y el aseo volvieron a ser medidas indicadas y deseadas. La confianza en que sí se podían cambiar las condiciones ambientales que originaban las epidemias llevó a la instauración de acciones intervencionistas basadas en un nuevo conocimiento climático y ecológico derivado de novedosas invenciones: termómetros, barómetros, higrómetros. Este neohipocratismo iluminista estimuló la aparición de las «topografías» o «geografías» médicas en las que se describían las enfermedades específicas de las regiones y su relación con la temperatura, la humedad, las lluvias o sequías de las estaciones.

James Riley (1987), en su libro *The Eighteenth-Century Campaign to Avoid Disease*, ha sintetizado los mandatos perentorios de la salud pública del iluminismo: higiene personal y lavado de calles y casas; construcción de alcantarillados y retretes; sistemas de ventilación en casas, hospitales, asilos y prisiones; el retiro de las tumbas en la ciudad y su desplazamiento a las afueras. Por supuesto, la labor fue ardua y tuvo muchos opositores. De hecho, las fetideces de las grandes ciudades europeas persistieron hasta el siglo siguiente. Sin embargo, la cruzada de la «desodorización» fue intensa y basta recordar la labor obsesiva del médico Jean-Noël Hallé (1754-1822), quien identificó cientos de malos olores diferentes en París y los asoció a «especies morbosas» específicas. Desde la cátedra de Higiene Pública de la Facultad de Medicina —fundada en 1794—, Hallé recalcó en una asociación no aceptada con anterioridad: el nexo entre suciedad y enfermedad (Hallé, 1785; Corbin, 2021; Goldcher, 2023).

Johann Peter Frank (1745-1821) nació en Rodalben (Alemania), estudió filosofía en la Universidad de Metz y medicina en Heidelberg, en donde se graduó en 1765 con una tesis dedicada a la educación física en los niños. Su existencia fue itinerante; vivió y trabajó como clínico y profesor en varias ciudades europeas (Lorena, Baden, Gotinga, Milán, Pavía, Vilna, Viena, San

Petersburgo) y fue el médico personal de diversos aristócratas. Sin embargo, su mayor vínculo lo estableció con el emperador José II y luego con su descendiente Leopoldo II. Fue nombrado director de salud pública en la Lombardía austriaca y, años después, director del Hospital General de Viena y profesor y decano de su Facultad de Medicina.

Con la capacidad y el poder administrativo de implementar reformas de higiene social, Frank dejó plasmada su labor en la monumental obra —en seis volúmenes y con 6262 páginas— titulada *System einer vollständigen medizinischen Polizey* (*Un sistema integral para una policía médica*), que publicó entre 1779 y 1819 (Baumgartner, 1933, 1934; Medina-De la Garza, 2011). En ella estudia y propone las condiciones, pautas y normas para que la higiene social favorezca la salud, evite las enfermedades de los ciudadanos y así se pueda incrementar la población al servicio del Estado. Este último tiene la obligación y la responsabilidad de crear los mecanismos e instituciones necesarios para hacer efectiva la protección y control de la salubridad de la población. El primer tomo (1799) lo dedicó al embarazo, la maternidad, el parto, el matrimonio y la crianza de los niños; el segundo (1780), a la sexualidad, la prostitución, las enfermedades venéreas, el aborto y los orfanatos para los huérfanos; el tercero (1783), a la nutrición, la dieta alimentaria, el vestido y la vivienda; el cuarto (1788) detalla las instituciones de seguridad pública que se relacionan con los accidentes, muertes violentas, delitos, etc.; el quinto (1813) analiza las costumbres mortuorias, los entierros y las condiciones de los cementerios; el sexto (1817-1819) trata de la educación médica y los centros de enseñanza, de las enfermedades y sus terapias, y, como refiere muy bien Henry Sigerist: «es un vasto fresco que brinda una soberbia pintura del arte de curar en general y su influencia en el bienestar de la sociedad» (Sigerist, 1981: 79) (Frank, 1948; 1976).

Su propuesta de una policía médica ha sido muy bien contextualizada por George Rosen al vincularla al «cameralismo» alemán, que era una variante del movimiento mercantilista. Se buscaba el aumento de la población y la mejoría de sus condiciones de salud, porque el bienestar de la sociedad era sinónimo del bienestar del Estado y este tenía relación directa con el incremento de la riqueza y del poder político. «En el marco del cameralismo, la idea de *policía* es un concepto clave en relación con los problemas de la salud y de la enfermedad. Derivado del griego *politeia*, la constitución o administración de un Estado, el término *policía* (*Policey*) ya era empleado con un sentido parecido durante el siglo XV» (Rosen, 2005: 142); y refiere más adelante que «la idea de una policía médica, esto es, la creación de una política médica por el gobierno y su cumplimiento por medio de un reglamento administrativo, ganó popularidad rápidamente» (Rosen, 2005: 159).

La salud pública moderna —entendida como medicina social y su vínculo con la policía médica— es una criatura cuyo padre más reconocido fue Johann Peter Frank y su enciclopédica obra. Pero inmersa en el absolutismo ilustrado de su época heredó las tensiones entre el bienestar y el control de la población. Esto se evidencia de forma clara en la filantropía con los pobres. La asistencia médica priorizaba a los obreros que generaban riqueza con su trabajo y también a los «pobres» que respetaban las normas morales de la sociedad (embarazadas casadas, enfermos de venéreas no promiscuos y huérfanos provenientes de hogares cristianos) y rechazaban a los «pobres» viciosos y marginales (alcohólicos, prostitutas, vagos y adictos). Esto varió de acuerdo a los países: una mayor laxitud e inclusión de ellos en Inglaterra, Francia e Italia; menor tolerancia y gran severidad en Alemania, Austria, Rusia y España (Baron, 2006; Grell, 2017). En este último país, el espíritu ilustrado de la higiene social tuvo como defensores importantes a Gaspar Melchor de Jovellanos, Francisco Cabarrús, Valentín de Foronda, Tomás Valeriola y Vicente Mitjavila (Jori, 2012). Mientras, en Inglaterra predominó la filantropía privada y, en Francia, la desigualdad social y la miseria del pueblo, que finalmente detonó la revolución.

Johann Peter Frank tuvo una auténtica sensibilidad social, y su crítica indignada contra las injusticias económicas y los privilegios aristocráticos rozó, a veces, la rebeldía ante el Estado monárquico y absoluto. De hecho, su importante relación entre la pobreza y la enfermedad fue un hito esencial de la medicina social e influiría en las revoluciones políticas del futuro. La hizo explícita en una conferencia dictada en la Facultad de Medicina de Pavía, en 1790, y que tituló *De Populorum Miseria: Morborum Genitrice* (*La miseria del pueblo: madre de las enfermedades*). Fue traducida al inglés por Sigerist y vale la pena transcribir al español algunos fragmentos, que incluimos en el anexo 3.

Las investigaciones y los tratados que estimulaban a mejorar la situación de los pobres y aumentar la población se multiplicaron en toda Europa. Sin embargo, la publicación anónima de *An Essay on the Principle of Population* (1798) (*Ensayo sobre el principio de la población*), cuya autoría luego se le reconoció a Robert Malthus (1776-1824), fue la semilla de una visión contraria. Para Malthus, el peligro era la sobrepoblación, a expensas de los más pobres, y la limitación de los recursos naturales que garantizaban la alimentación y el agua. Entonces, su libro sería usado por los eugenistas del siglo XIX para satanizar a los miserables y culpabilizarlos de su postración. Las novelas de Charles Dickens, sobre todo *Oliver Twist* (1838), reflejan y denuncian esa regresión moral ante los pobres: huérfanos abandonados y explotados, obreros envilecidos y esclavizados en las fábricas, abolición de las leyes incipientes que no protegían las condiciones saludables en el trabajo, desprecio ante sus vidas infrahumanas. Se entiende mejor el olvido intencional de la obra de Frank, que defendió el compromiso y la responsabilidad social de la salud pública con la población más pobre y marginal.

Anexo 3
La miseria del pueblo: madre de las enfermedades (fragmentos)

¿Por qué una gran cantidad de enfermedades se originan en la misma sociedad que los hombres de antaño inauguraron para disfrutar de una vida más segura, después de haber pasado la mayor parte de su tiempo en los bosques? Las personas que vagaban por bosques infinitos, privadas de hogares permanentes, sin duda sufrieron molestias desastrosas, pero estoy convencido de que sus enfermedades eran muy diferentes y considerablemente menos numerosas que las nuestras [...]. La principal tarea del médico es investigar asiduamente el origen y las causas principales de las diversas enfermedades que azotan a los estados, pero examinaré brevemente ante esta distinguida asamblea solo una, a saber, la miseria del pueblo como la madre más fértil de las enfermedades. ¡Qué fácil sería proteger a la sociedad mediante una legislación sabia contra el ataque de las enfermedades más graves! ¡Sería fácil mantener a la sociedad a salvo y libre incluso de aquellos males contra los cuales los médicos mismos tienen muy poca autoridad y poder! He discutido esto en detalle en alguna otra ocasión. Pero, en cuanto al hecho de que la extrema miseria del pueblo mina la resistencia de los ciudadanos más útiles y los postra con aliento venenoso, ¿quién no admitirá de buen grado que en estas cuestiones algunos planes son inútiles mientras que otros son mejores? ¡Que los gobernantes, si pueden, mantengan alejado de las fronteras el contagio mortal de enfermedades amenazantes! ¡Que coloquen por todas partes hombres distinguidos en la ciencia de la medicina y la cirugía! ¡Que construyan hospitales y los administren de manera más auspiciosa! Si se aprueban reglamentos para la inspección de las farmacias y se aplican otras muchas medidas en favor de la salud de los ciudadanos, pero si se pasa por alto una sola cosa, a saber, la necesidad de eliminar o hacer más tolerable la fuente más rica de enfermedades, que es la miseria extrema del pueblo, difícilmente se verá algún beneficio de una legislación de salud pública. En todo Estado existe un orden social necesario entre los ciudadanos, inseparable de toda forma de gobierno. La desigualdad en la distribución de las riquezas determina las diferentes clases sociales. Incluso el soberano más alto, el pueblo romano, bajo el imperio mismo de la virtud y de la libertad, tuvo que soportar el hecho de que muchos de ellos vivían en la pobreza.

Como cada clase social debe tener sus propias enfermedades, determinadas por el diferente modo de vida, debemos esperar que, bajo cualquier forma de gobierno, los ricos y los pobres tengan enfermedades que les sean peculiares. Sin duda, no me referiré a aquellas enfermedades que tienen su origen en la inevitable ley de la disparidad social, pero consideraré más bien las tremendas consecuencias que tiene para la salud pública la extrema pobreza de la que se está viendo aplastada la porción más grande y más útil de la población. [...] La extrema pobreza del pueblo, así como es la madre más fecunda del crimen, corrompe de la misma manera el producto de la generación en su raíz. Provoca en los ciudadanos una predisposición física a innumerables enfermedades y hace muy difícil o imposible su curación, incluso con un equipo médico aún mejor. Aclararé ambas partes de esta proposición con algunos argumentos. Confío en que cualquiera de ustedes esté ya suficientemente convencido de tan gran verdad como para que sea fácil poner fin brevemente a la discusión de todo el tema sin exhibir la oratoria, don del que estoy privado. El objetivo de este proyecto será reforzar la idea de aliviar la miseria del pueblo llano añadiendo consideraciones médicas a las muchas otras. Esto nos dará una nueva oportunidad de regocijarnos de que también nosotros estemos gobernados por un gobernante en quien la feliz población de Toscana reconoce a un rival de Enrique, y cuyo afecto paternal por incluso la clase más baja de sus súbditos alejará las causas de la enfermedad que estoy examinando aquí, del mismo modo que el sol aleja la lluvia.

No es un cuento de hadas que la virtud haya abandonado las cortes y haya elegido instalarse en las chozas de los campesinos. Pero la divina sencillez que abandonó los suntuosos palacios de los ambiciosos rara vez se cultiva bajo los techos donde se ha refugiado el hambre terrible y donde habita la desesperación. Cuando el único vínculo de un hombre con la sociedad en la que debe vivir es su apelación a la compasión —tantas veces rechazada—, entonces, en la desesperación, bajo la influencia de las convulsiones involuntarias de la pobreza, rompe fácilmente el hilo muy fino que apenas lo une a los conciudadanos que odia. Sin preocuparse más que de su propia supervivencia, enreda los bienes que solo para él no tienen provisiones. Aunque él también es hijo del Padre común de todos los hombres, está sin embargo alejado del mundo y lucha por todos los medios que puede, en secreto o abiertamente, para recuperar su parte del patrimonio natural que perdió. En uno, la malicia produce violencia. En otro, la miseria ha embotado todo sentimiento de bondad, y la ignorancia y la estupidez lo hacen más feroz. Así, la virtud, el pilar más sólido y único de la seguridad pública, se derrumba y toda clase de vicios se insinúa en la sociedad amenazando con la destrucción, presagio fatal para el Estado. En algunos países de Europa ya se ven ejemplos que nos sirven de advertencia. Después de que se ha repartido toda la tierra entre los poderosos y los ricos, apenas queda diferencia entre el pueblo llano y las bestias de carga, salvo que los caballos preceden y tiran del arado, mientras que los hombres guían y siguen. Cuando el pueblo vive en una condición tan servil y está excluido de toda propiedad y derecho de ciudadanía, ¿acaso debemos esperar que se sientan más apegados al país que los animales domésticos, que, como ven, no son menos estimados? ¿Debemos esperar que levanten sus brazos demacrados con igual fuerza en defensa de un hogar que no tiene fuego para ellos? ¿Debemos esperar que estén ansiosos por procrear hijos y, de ese modo, aumenten aún más la imposibilidad de su propia subsistencia? ¿Educar a los hijos cuando el único calor que pueden darles es el de su amor? ¿Salvarlos, cuando están peligrosamente enfermos, de las miserias de la vida aún mayores, iguales a las de sus padres? ¿Hemos de esperar que enseñen a sus hijos a respetar asiduamente las leyes que privan a sus padres de sus derechos de ciudadanía natural? ¿Enseñarles a respetar la ley como una virtud cuando esta les ordena aceptar, con paciencia, de los demás más que insultos, censuras, la esclavitud del hambre y, finalmente, incluso la muerte?

[...]

Si la extrema pobreza tiene una influencia tan fuerte en el ánimo de los ciudadanos, no es difícil concluir que todas las clases de dolencias físicas deben tener su origen en la misma fuente. ¿En qué medida el estado físico de una persona depende de su estado de ánimo? Cada grupo social tiene su propio tipo de salud y enfermedades, determinadas por el modo de vivir. Son diferentes para los cortesanos y los nobles, para los soldados y los eruditos. Los artesanos tienen diversas enfermedades peculiares, algunas de las cuales han sido investigadas especialmente por los médicos. Sin embargo, las enfermedades causadas por la pobreza del pueblo y por la falta de todos los bienes de la vida son tan extraordinariamente numerosas que en un breve discurso solo se pueden tratar en forma esquemática. Los autores que han tratado de indicar sumariamente las causas generales de la muerte del hombre han dicho que los ricos mueren por comer en exceso, y los pobres, de hambre. Sin embargo, esta afirmación es más ingeniosa que verdadera, porque los indigentes también pueden sufrir de sobrealimentación, es decir, de materias indigestas, y la causa de muerte no es sencilla en ninguna de las dos clases.

Apenas el embrión ha sido concebido para futuras miserias en el seno materno, cuando pronto se ve expuesto a ¡cuántas calamidades! Su única suerte en la vida es que permanece inconsciente de la mala suerte para la que se lo está preparando. Sembrado en tierra agotada, el feto apenas ha extraído los frutos a través de las raíces animales de la placenta cuando, sin resistencia, ya es sacudido y desgarrado como resultado del terrible trabajo físico impuesto a la madre enferma. O, frustrado por la falta de alimento necesario, se consume bajo los lamentos y suspiros de la madre antes de tener la oportunidad de desarrollarse. ¡Cuántas veces la necesidad imperiosa de sustentar a la familia obliga a las mujeres embarazadas a realizar trabajos que exceden con creces sus fuerzas! Encorvadas, cavan la tierra sin descanso, hacen zanjas, cortan el trigo bajo los ardientes rayos del sol del sur y son aplastadas por los enormes pesos que llevan con los brazos y la cabeza. En el cultivo del arroz, ¡cuántas veces no soportan el agua estancada hasta las rodillas, en cualquier tiempo, encorvadas y casi arrastrándose, arrancando las malas hierbas del suelo y, ¡cuidado!, ¡con demasiada frecuencia arrancan al mismo tiempo a sus propios hijos del vientre! Durante muchos años, las parteras del Principado de Espira me presentaron informes precisos sobre abortos y partos prematuros.

[...]

Los padres que sufren la miseria no se sienten muy afectados por la muerte de sus hijos. Prueba de ello es la experiencia, bastante seria, de que la mayor parte de los niños entregados a los asilos de expósitos han sido abandonados por sus padres legítimos. Por lo tanto, la naturaleza es el único tratamiento de las enfermedades infantiles que se le pide al pueblo común que utilice para preservar a sus hijos. La muerte, dicen, pone fin a sus sufrimientos. Ninguna afirmación puede ser más cierta o más fatal para el Estado que la limitación del número de hijos, que es una desgracia aún mayor y más común. Esas personas más pobres se crían entre el ganado y, como el ganado, no se les enseñan los principios de humanidad, de lectura y escritura, ni la religión. Sienten que su propia existencia está amenazada cada día. ¿Pueden pensar en proteger a su descendencia antes de que sea capaz de cuidar de sí misma? En esta terrible verdad se encuentra la causa principal de la increíble mortalidad infantil de nuestras provincias. Esto explica por qué nuestros médicos son impotentes para proteger a los niños y explica la matanza de niños causada regularmente todos los años, incluso por una epidemia bastante leve. Estos hechos por sí solos no bastan para explicar la decadencia de provincias por lo demás muy fértiles, ni la disminución de la población ni su estancamiento. Hay otros factores que, sin embargo, se derivan siempre de la misma causa básica, a saber, la extrema miseria y el tipo de servidumbre de los ciudadanos más útiles.

Los hijos de la miseria, apenas llegados a la infancia, se ven obligados por la pobreza de sus padres a prepararse para trabajos demasiado duros. Se ven obligados a perder en la transpiración los jugos nutritivos destinados al futuro desarrollo del cuerpo. De ahí la falta de esbeltez, de simetría y de perfección natural. De ahí la degeneración de la especie humana, que se manifiesta en esta clase de la sociedad lo mismo que en los animales domésticos. Los cuerpos obligados a trabajos prematuros quedan pequeños y se les niega la gracia, la fuerza y la excelencia natural. Por eso, a menudo se toma a un muchacho de campo adolescente por un adulto, a juzgar por el rostro y la rigidez de los miembros. Obligado desde niño a realizar trabajos de hombre, su cuerpo se convierte en una masa pesada, incapaz de extenderse y más tenaz de lo que la edad podría garantizar. La necesidad extrema no perdona tampoco al bello sexo, sino que somete a las niñas y a sus hermanos bajo el mismo yugo, incluso a las condenadas a más bien penurias. Vuelve sus cuerpos inflexibles y los prepara para partos más difíciles.

[...]

Sin embargo, la escasez de alimentos y una calidad de los mismos que no tiene valor cultural hacen que los ciudadanos sean físicamente incapaces de realizar ningún esfuerzo sostenido y los predisponen a contraer cualquier tipo de enfermedad. Cuanto más débil es el organismo y más agotada está la máquina humana por los problemas, más pronto los miasmas y los contagios penetran en él como una esponja seca. De ahí que la hambruna —la esterilidad de los campos aumentada bajo una constelación desafortunada— sea seguida inmediatamente por epidemias en las provincias. Estas deben atribuirse no tanto a la mala calidad de los alimentos como a la fatal predisposición del cuerpo a absorber los gérmenes de las enfermedades. Los médicos, cirujanos, jefes militares o sacerdotes pueden vivir en la atmósfera corrupta de los enfermos, estar en estrecho contacto con ellos y, sin embargo, son menos frecuentemente afectados por el contagio que los ciudadanos y soldados pobres, demacrados y deprimidos. En la peste que en este siglo visitó Marsella, hubo una mortalidad enorme y, por lo tanto, falta de personal para retirar y enterrar los cadáveres que yacían por todas partes en las calles. Los criminales previamente condenados a galeras fueron utilizados y preparados para este nuevo trabajo con mejor comida y paga. Aunque incluso se adornaron con las ropas de los muertos, nada fatal les sucedió. Así pues, toda epidemia o enfermedad contagiosa tiene su origen generalmente en las clases más pobres de la población, domina en ellas de forma más severa y se erradica tarde. Incluso una infección leve, localizada en una pequeña úlcera, pronto se convierte en una enfermedad mortal similar a la fiebre de la cárcel o del hospital y se propaga entre parientes y amigos que están agotados por la miseria y predispuestos a ello. Esto sucede sobre todo en invierno, cuando la gente está ansiosa por protegerse de las heladas y, por lo tanto, también del aire fresco. Solo puedo referirme con una palabra a los muchos problemas peculiares de los pobres que surgen de la ropa insuficiente, la falta de combustible, las heladas intensas, las viviendas sucias o las sucias enfermedades de la piel debidas al descuido de la limpieza del cuerpo y a la lentitud de la transpiración resultante de la angustia continua.

El enfermo, agobiado por tantas causas de enfermedad, se ve sometido a numerosas desgracias, a las que sucumbe demasiado pronto. Ya temblando de fiebre, se tambalea para trabajar, cada vez más duro, para mantener a su mujer y a sus hijos, hasta que su cuerpo encogido se derrumba bajo el peso de tanta miseria. Quizá llame a un médico y, cuando este acuda, implore su ayuda. La indigencia le niega la medicina, una alimentación más adecuada, la asistencia. Se pierden días y la posibilidad de salvarlo. Ingresa en un hospital, si lo hay, pero apenas llega allí, el funeral lo separa de su familia. Es posible que busque este refugio antes, pero en la mayoría de los hospitales se encuentra tanto peligro de contagio y un descuido tan cruel de los pobres que la tasa de mortalidad hospitalaria es considerablemente más alta que la tasa general. La pérdida de ciudadanos —la pérdida más deplorable— se suma así a la tremenda pérdida de dinero público.

Los convalecientes pobres corren el mismo riesgo. No pueden elegir entre alimentos de ningún tipo, no pueden recuperar sus fuerzas como quisieran y no pueden descansar ni el cuerpo ni la mente. Como resultado, los pacientes que parecen haberse recuperado de una enfermedad aguda ahora languidecen de hambre y son torturados lentamente hasta la muerte por dolencias crónicas.

Esta es la influencia de la miseria extrema sobre el pueblo. Esta es la influencia del lujo acumulado en todas partes, de funcionarios que no se preocupan lo suficiente por el bienestar de los ciudadanos más útiles. Si el gobierno realmente desea un aumento de la población, debe procurar que los padres y los niños se sientan seguros de su subsistencia. No debe permitir que los precios de los productos vitales suban más allá de lo que el trabajo y el sudor pueden pagar. Debe abolir la prevaricación, que es una vergüenza para la humanidad, y debe deshacerse, lo que más se le parezca, del sistema bajo el cual los agricultores se ven privados de toda propiedad y posesión, ya sea legalmente o como resultado de una pobreza insuperable. ¡Que el gobierno expulse de nuestras provincias la miseria del pueblo, madre poderosa de las enfermedades! Entonces, el vientre fecundo de la madre producirá hijos fuertes y numerosos. Los campos cultivados por brazos vigorosos prosperarán. Las enfermedades volverán a las actividades podridas por el libertinaje. La alegría, la virtud, el patriotismo y la antigua salud de los ciudadanos, asegurada por el trabajo, serán restauradas. (Frank, 1941: 81-100)

20

La locura, Philippe Pinel y la mutación del alienismo a la psiquiatría, del siglo XVIII al XIX

El siglo XVIII heredó las visiones mágicas, demoniacas y religiosas de la locura, pero las combatió con la racionalidad de las explicaciones clásicas médicas. Sin embargo, la teoría humoral también entró en crisis y perdió la credibilidad en una medicina dominada por la fisiología mecanicista. Entonces, se intentó comprender las enfermedades mentales a partir de alteraciones del cerebro, o de los nervios, o de la sangre. En las autopsias de los «locos» se pesaba el cerebro, o se buscaban coloraciones y estructuras extrañas en los ventrículos o el cerebelo; pero ningún hallazgo fue convincente y las enfermedades «del alma» no encontraban un «espacio» en las numerosas clasificaciones de las «especies morbosas» del cuerpo de herencia sydenhamiana. Al no tener una explicación médica convincente en el contexto de la nueva ciencia, los «locos» fueron condenados a un encierro punitivo que buscaba la tranquilidad de los cuerdos.

La teoría hereditaria de la locura le dio el carácter de incurable y de irreversible. Los «locos» ricos eran escondidos por sus familias en las buhardillas, y la gran masa de enfermos pobres fueron encerrados en los hospitales generales, en pabellones que no distinguían entre locos, idiotas, asesinos o vagabundos. Ellos eran sometidos allí a los peores vejámenes: golpizas, inmersiones en pozos de agua helada, sangrías sin indicación terapéutica, hambrunas obligadas, encadenamientos o violaciones. Las visitas los fines de semana de los cuerdos a las celdas de los «locos» —en el hospital Bedham de Londres o en París— se pagaban a los guardias, como si fuese un espectáculo equivalente a visitar los zoológicos. De hecho, se asumía que los «locos» sobrevivían por la resistencia «animal» que adquirían sus cuerpos, ausentes de alma. Los abusos sexuales a las «locas» y la exhortación a las orgías entre los enfermos están reflejadas, en parte, en la obra literaria del Marqués de Sade, huésped frecuente de varios «asilos de locos».

El trato inhumano a los «locos» condujo a la creación del movimiento filantrópico, inspirado en el ideario de Rousseau, que protestó contra esta manipulación cruel e irracional de los enfermos mentales. En 1785 se publicó un informe sobre los locos encerrados en los hospitales generales titulado *Instruction sur la manière de gouverner les insensés, et de travailler à leur guerison dans les asyles qui leur sont destinées*, y firmado por los funcionarios Jean Colombier y François Doublet. Allí confirman los maltratos a los pacientes y rechazan las medidas innecesarias de crueldad: «Si en ocasiones es necesario atarlos, al menos debería reducirse al mínimo esta crueldad y esa degradación; pero los malos tratos y principalmente los golpes deben ser considerados como atentados dignos de un castigo ejemplar» (Colombier, 1785: 9). La tendencia a humanizar la atención a los «locos» apareció en toda Europa y fueron pioneros de ello varios médicos: William Battle (1703-1776) y su obra *Treatise on Madeness* (1758); Joseph Daquin (1732-1815) y su libro *Philosophie de la folie* (1791); Vincenzo Chiarugi (1759-1820) y su *obra Della Pazzia in genere, e in specie. Trattato médico-analitico con una centuria di osservazioni* (1793); Johann Gottfried Langermann y su tratado *Dissertatio inauguralis medica de methodo cognoscendi curandique animi morbos stabilienda* (1797); John Haslam (1764-1844) y su texto *Observations on Insanity With Practical Remarks on the Disease and an Account of the Morbid Appearances on Dissection* (1798); Alexander Crichton y su libro *An Inquiry into the Nature and Origin of Mental Derangement* (1798) (Postel, 2000; Porter, 2003).

Entonces, ¿por qué la primacía histórica de Phillippe Pinel (1745-1826)? Pienso que hay argumentos para seguir conservando su condición de pionero de una nueva interpretación de las enfermedades mentales y, por tanto, de un enfoque novedoso en su manejo y su humanización, que de alguna manera lo llevó a integrar y perfeccionar las propuestas y teorías de los colegas que lo precedieron.[47] Esta «revolución» la logró Pinel debido a su vasta formación intelectual, cultural y científica. Él nació en Roques, fue hijo de un médico rural y sus hermanos fueron cirujanos. Estudió teología con sacerdotes católicos, pero a los 25 años decidió aprender medicina y obtuvo su grado en la Facultad de Toulosse en 1773. Viajó a Montpellier en 1774 y allí ejerció la profesión y se relacionó con médicos de la escuela de medicina. Conoció la clasificación nosológica de Boissier de Sauvages, las propuestas vitalistas de Bordeau y Barthez, y las críticas demoledoras al dualismo cartesiano. Además, se volvió un lector asiduo de la biblioteca privada de Haguenot, donada a la Universidad de Montpellier, y él mismo refiere que en cuatro años leyó los 853 volúmenes de los clásicos de filosofía, literatura y medicina. De allí, su conocimiento profundo de Virgilio, Séneca, Plutarco, Cicerón, y también de Hipócrates, Areteo de Capadocia y Celso. Se convirtió en un traductor excelso y reconocido del latín, y viajó a París en 1778, donde, además de practicar la medicina, ejerció la labor de editor, consultor y traductor en varias revistas médicas y filosóficas. También se vinculó a la Sociedad Médica de la Emulación de Bichat, y allí presentó varias exposiciones sobre los enfermos mentales y las condiciones inhumanas de su encierro y tratamiento. En 1779, gracias a su amistad con los médicos afines a la revolución, Cabanis y Thouret, fue nombrado médico del Hospital

47 De hecho, Dora Weiner (1979) —historiadora de la medicina y gran biógrafa de Pinel— encontró un documento original en los Archivos Nacionales de París en el cual el funcionario del Hospital de Bicêtre, Jean Baptiste Pussin, recomienda a Pinel las medidas prácticas principales de lo que luego se conocería como «tratamiento moral», haciéndole énfasis en la supresión de las camisas de fuerza a los enfermos. Pinel reconoció en su tratado sobre la enajenación su deuda con Pussin.

de Bicêtre, en donde estaban siendo trasladados los «locos» de sexo masculino. Luego fue designado —de manera simultánea— director del Hospital de la Salpêtrière que albergaba a las «locas». Ambas instituciones pertenecían al Hospital General de París. Allí Pinel transformó las condiciones de los enfermos mentales y se labró el mito —amplificado por su hijo Escipión— de liberador de las «cadenas» de los locos (Weiner, 2002; O'Neal, 2007; Kendler, 2020) (Fig. 2).

Con la obra de Pinel existe un antes y un después en la concepción de la locura. En su texto de medicina clínica *Nosographie Philosophique ou La méthode de l'analyse appliquée à la médecine* (1798) (*Nosografía filosófica o el método analítico aplicado a la medicina*), clasificó las enfermedades mentales en la «Cuarta clase» de las patologías clínicas bajo el rótulo de «neurosis»: «Vesanias, espasmos, asfixias y demás irregularidades de la acción nerviosa. ¡Qué multitud, qué contrariedad de fenómenos descritos por los autores!, u observados diariamente, los cuales sin embargo dependen únicamente de dos principios, lesión del sentido y del movimiento. El cerebro, cerebelo, médula espinal o nervios son sin duda las partes primitivas en las que se representan estas escenas varias, y suelen alguna vez confundirse por la rapidez con que se suceden y complican simultáneamente» (Pinel, 1803: 5). Es decir, hasta acá solo siguió la propuesta de Cullen en su libro *Synopsis Nosologiae Methodicae* (1769).

No obstante, su auténtica concepción original de la locura quedó plasmada en su obra maestra y fundamental titulada *Traité médico-philosophique sur l'aliénation mentale ou la manie* (1800) (*Tratado médico-filosófico de la enajenación del alma o manía*), que tuvo una segunda edición ampliada y definitiva realizada por su autor en 1809. Sus aportes se pueden sintetizar en las siguientes concepciones:

- Así como las enfermedades del cuerpo son curables por la vitalidad de la naturaleza, también las enfermedades de la mente pueden curarse porque los enfermos conservan algún grado de racionalidad y la razón es una propiedad natural.

- Influido por Locke en el *Ensayo del entendimiento humano* y por Condillac en su *Tratado de las sensaciones* (1758), niega la existencia de las ideas innatas —defendidas por Descartes— para explicar el conocimiento y asume que la mente es una *tabula rasa* que se llena con la experiencia. Los «locos» conservan la facultad de razonar y su defecto está en que los defectos de su imaginación alteran sus deducciones.
- La lectura e interpretación de las *Disputas tusculanas* de Cicerón le permiten plantear su hipótesis más original: la locura surge en muchas ocasiones de un exceso incontrolable de las pasiones y los afectos. Por tanto, el médico, a través del buen trato, la comprensión del dolor emocional del enfermo y el análisis de su alienación mental, puede ofrecer un tratamiento moral, el cual busca conducir al «enajenado» a la cordura de la moderación afectiva mediante el dominio de sí mismo —en un contexto que se aproxima al ideal de la ataraxia estoica—, pero sin llegar al extremo de la insensibilidad pasional.
- Las observaciones detalladas de los enfermos mentales que tuvo a su cargo le permitió plantear una clasificación clínica de la «insania»: manía (delirio general), melancolía (delirio exclusivo), demencia (abolición del pensamiento) e idiotismo (obliteración de las facultades intelectuales y afectivas). Después propuso una nueva categoría al dividir la «manía» en la ya conocida «manía con delirio» y la inédita «manía sin delirio». Su discípulo Esquirol la denominaría luego como «monomanía».
- Al dejar de concebir el «Hospital o pabellón para locos» como un sitio punitivo de reclusión, el nuevo asilo o manicomio se transformó en un auténtico centro médico que buscaba la curación de los enfermos. Ahora bien, es cierto que continuó defendiendo el aislamiento exclusivo de los enfermos mentales, pero se confunde Foucault

(2004) —a mi manera de ver— cuando no lo diferencia del encierro carcelario anterior a la organización institucional que surge con Pinel y su dirección médica en Bicêtre y la Salpêtrière.

- Su admiración por Hipócrates lo lleva a relativizar en la práctica médica la generalización de la clasificación nosológica objetiva y defiende la individualidad de las respuestas terapéuticas de los enfermos; de allí su negativa a enviar de manera sistemática fármacos a todos los pacientes. El arte del «alienista» (término que acuña Pinel y que en el siglo siguiente se denominará «psiquiatra») radica en saber cuándo se requiere de una droga, o de procedimientos aversivos (camisas de fuerza, duchas frías), o solamente del «tratamiento moral» mediante las palabras conciliadoras, sugerentes y comprensivas del médico dirigidas al enfermo.
- Su rechazo a las explicaciones etiológicas metafísicas de la «locura», a los daños cerebrales y orgánicos unilaterales, a la herencia irreversible e incurable, y la superación definitiva de los «humores» y los «temperamentos» galénicos abrió la estrecha dimensión de las enfermedades mentales al vasto horizonte de la psicología y antropología humanas (Peset, 2003; Huneman, 2014; Stagnaro, 2015; Sushma, 2016, Ortigosa, 2023).

En el «plan general de la obra» propuesto por Pinel en su magno libro, estableció sin duda los fundamentos de la psiquiatría moderna.

> ¿No debe servirnos de modelo y guía en la Medicina el curso majestuoso que han comunicado en este siglo a la historia natural el espíritu de observación, un lenguaje aforístico, y los diversos modos de clasificar? ¿y no conocemos la necesidad de adoptar este método cada vez que tenemos que hacer una nueva investigación? Yo mismo la conocí cuando en otro tiempo quise aplicar, en la curación de los locos del hospicio de Bicetre, los principios que había antes adquirido acerca de la

manía. Al principio todo me presentaba la imagen de la confusión y del caos. Por aquí hallaba locos tristes y taciturnos, por allá los había furiosos con los ojos torvos, y en un continuo delirio; por una parte se veían todas las señales de un juicio sano con arrebatos furiosos, y por otra se presentaba un estado de nulidad el idiotismo más estúpido. ¿No debían estudiarse con cuidado unos síntomas tan diversos, comprendidos todos bajo el título de enajenación? Y no manifestaban las muchas y diferentes cautelas que se debían tener presentes para que se guardase en el hospicio el buen orden, y para prescribir los remedios y el régimen? Menor hubiera sido la dificultad, si las observaciones se hubiesen clasificado graduadamente y en un orden metódico; pero las distribuciones arbitrarias e incompletas de Sauvages y Cullen más desvían del objeto que simplifican el trabajo, y la prueba que hice de ellas me manifestó muy luego su insuficiencia.

Tomé, pues, por guía el método seguro en todos los ramos de historia natural, que es el de empezar a ver sucesivamente, y con atención cada objeto en particular, sin otro designio que el de reunir materiales para lo sucesivo, esto es, procuré evitar toda ilusión, toda preocupación, y toda opinión adoptada por autoridad ajena. Al principio formé una lista general de todos los locos que había en el hospicio, examinando sucesivamente el estado de cada uno para conocer a fondo la naturaleza de sus extravíos; entre año hice apuntaciones históricas de los que llegaban, y diarios de observaciones de unos y otros relativos a las alteraciones que sufren en las diversas estaciones, y me adherí escrupulosamente al método descriptivo, sin sujetarme a ningún modo de observar exclusivo, ni a ningún orden sistemático: de estos materiales y de otros muchos de igual naturaleza tomados de los hospitales, me valgo ahora reduciéndolos a un cuerpo de doctrina.

Pocos objetos hay en la Medicina tan fecundos como la manía, por los numerosos puntos de contacto, por las afinidades necesarias entre esta ciencia, la filosofía moral, y la historia del entendimiento humano, y muchos menos todavía en que haya tantas preocupaciones que rectificar, y tantos errores que destruir: la enajenación del alma se considera generalmente como el producto de una lesión orgánica del cerebro, y en consecuencia como incurable, lo cual es en muchos casos contrario a las observaciones anatómicas. Se han considerado los asilos públicos, establecidos para los locos, como casas de reclusión separadas de la sociedad para mantener enfermos perjudiciales, dignos de ser secuestrados de ella; y por esto los que los custodian, las más veces inhumanos y sin conocimientos, han ejecutado con ellos las acciones más despóticas de crueldad y violencia, cuando la experiencia enseña que se logran buenos efectos manifestándoles un carácter agradable, y una entereza dulce y compasiva. El empirismo se ha valido muchas veces de esta reflexión para formar establecimientos favorables a los locos, y de este modo se han hecho muchísimas curas; pero sin que se haya contribuido a los progresos de la ciencia con escritos sólidos; por otra parte, la ciega rutina de innumerables médicos no ha salido del estrecho círculo de hacer muchas sangrías, y mandar baños generales y de riego, sin atender casi nada a la curación moral; a consecuencia se ha descuidado por ambas partes el punto de vista, puramente filosófico, que es la enajenación del alma, distinguir sus diferentes especies, formar la historia exacta de las señales precursoras, del curso y terminación de los paroxismos cuando es intermitente, establecer las reglas de policía interior de los hospitales, y determinar exactamente las circunstancias que hacen indispensables ciertos remedios, y las que hacen que sean superfluos; porque en esta, como en otras muchas enfermedades, está lejos de consistir la habilidad del médico en solo prescribir remedios.

La manía intermitente o periódica es la más común, y los extravíos del entendimiento que caracterizan sus paroxismos corresponden a los de la manía continua, y nos dan una justa idea de ella; además que estos paroxismos son de una duración determinada, y fácilmente se conocen sus progresos, su mayor grado de incremento, y su terminación. Luego este tratado debe principiar por una exposición histórica de ellos, después deben seguirse inmediatamente los principios del régimen moral, puesto que este solo puede efectuar la curación, y que si se descuida se exasperan los paroxismos, se hacen más pertinaces, o bien se convierten en una manía continua e incurable. Esta especie de institución moral para curar los locos, y capaz de restablecer el juicio, supone que en la mayor parte de los casos no hay lesión orgánica del cerebro ni del cráneo. Era, pues, natural que no se omitiese la disección de los cadáveres para determinar por este medio la especie particular de enajenación correspondiente a las lesiones físicas; y en consecuencia de este espíritu de orden pasé a determinar las divisiones de la enajenación del alma en sus diversas especies, fundadas en numerosas observaciones las más verídicas y ciertas. De esta distribución metódica se puede sacar muy grande utilidad para establecer un orden constante en la policía de los hospitales de locos, y contribuir a curarlos, teniéndolos en distintas salas, para evitar a los convalecientes una comunicación por decirlo así, contagiosa, si ven en los otros acciones de delirio y extravagancia. Debo terminar estas consideraciones, exponiendo las reglas del cuidado y policía interior que se ha de observar en los mismos hospitales, las que me han de servir, por decirlo así, de guía para emprender la curación médica, puesto que las más veces pueden suplir por ella, y es inútil e ilusoria, si dichas reglas no establecen un orden constante e invariable. Concluyo con decir que el emplear remedios sabia, limitadamente, y con mucha restricción para curar la manía, es lo que debe completar esta obra.

En este siglo ilustrado, en vez de resentirnos de las frecuentes invectivas que escribió Montaigne contra la Medicina, será mucho más útil aprovecharnos de ellas, y evitar las ridiculeces que en muchas ocasiones la moteja con razón. Creo que el que lea este tratado estará muy lejos de repetir con tan juicioso censor de las travesuras del ingenio, *que la Medicina disfruta el privilegio de atribuirse todo lo bueno y saludable que produce en nosotros la naturaleza o cualquiera otra causa singular.* (Pinel, 1804: 49-55)

La herencia de Pinel es evidente en el nacimiento de la psiquiatría en el siglo XIX. Su principal discípulo fue Jean-Étienne Dominique Esquirol (1772-1840), quien reemplazó a su maestro en Salpêtrière en 1823, pero se trasladó al psiquiátrico de Charenton —en donde murió el Marqués de Sade— como su director en 1825. Él continuó la concepción de humanizar los asilos y superó a su maestro en la clasificación clínica de los enfermos mentales. Fue el primero en describir, de manera detallada y acertada, la demencia senil y la diferencia semiológica entre las ilusiones y las alucinaciones. En realidad, Esquirol es el auténtico padre de la nosografía psiquiátrica moderna. Como refiere Gourevitch, «Pinel habría delimitado el "espacio del asilo", Esquirol habría plantado "el jardín de las especies"» (Gourevitch, 2000: 165). En su nosografía acuñó nuevos diagnósticos clínicos: la lipemanía y la monomanía. La primera correspondía a los estados depresivos y su génesis provenía del exceso de las pasiones humanas normales. La segunda era una psicosis delirante crónica y estaba más relacionada con un desarreglo de las funciones mentales superiores del sistema nervioso central. Además, la dividió en monomanía erótica, razonable, de embriaguez, incendiaria y homicida. Esta última condición —una «locura asesina sin delirio»— fue reconocida en el sistema penal francés y evitó que muchos homicidas fueran condenados a la pena de muerte.[48] Aunque los lipomaníacos eran curables,

48 Sin embargo, Elisabeth Roudinesco —psicoanalista e historiadora de la psiquiatría— ha comentado con lucidez e ironía que «El término "monomanía" designaba la obsesión, la idea fija que se apodera de un espíritu sano. Pero sobre todo traducía el cambio que se había producido en las mentalidades dentro de una sociedad construida sobre un regicidio. La monomanía, que servía para caracterizar al loco de Esquirol, no era sino la traducción patológica de una ambición «normal» propia de la sociedad posrevolucionaria: una sociedad donde cada individuo de ahí en más tenía el derecho y los medios de creerse rey y emperador —el rey de los perfumes, el rey de las finanzas, el emperador del crimen, etcétera—; una sociedad salida directamente de *La comedia*

los monomaníacos eran casi siempre incurables —al igual que los dementes irremediables— y su existencia justificaba el encierro en los manicomios. Este fue el «gran encierro» de los locos que Foucault criticó con vehemencia en su *Historia de la locura en la época clásica* y que vinculó a un poder psiquiátrico que inventaba patologías mentales para encubrir su espíritu totalitario y fascista.

Ahora bien, historiadores de la psiquiatría como Gladys Swain (1997) han defendido el carácter democrático y científico de dicha hospitalización, pues no buscaba que los locos fueran excluidos de la sociedad, sino tratados al interior de ella como los sujetos enfermos que eran. Las principales obras de Esquirol son *Les Passions considérées comme causes, symptômes et moyens curatifs de l'aliénation mentale* (1805) y su famoso e influyente *Traité des maladies mentales* (1838). Allí refiere en el prólogo que su obra

> es el resultado de cuarenta años de estudios y observaciones; he observado los síntomas de la locura; he estudiado los hábitos y necesidades de los enajenados, en medio de los que he pasado mi vida; he ensayado los mejores métodos de tratamiento; fijándome en los hechos, los refiero tal como los he visto; me he detenido en los sistemas, que me han parecido siempre más seductores por su claridad, que útiles en su aplicación. (Esquirol, 1847: ix)

La importancia de Pinel y Esquirol en la constitución científica de la psiquiatría moderna occidental ha sido demostrada con brillantez por Jan Goldstein en su *obra Console and Classify. The French Psychiatric Profession in the Nineteenth Century* (1987).

Durante el transcurso del siglo XIX surgieron distintas corrientes, sistemas y patologías que le dieron una identidad social, académica y científica a la psiquiatría: el estudio de la

humana, con sus Vautrin, sus Nuncingen, sus César Birotteau» (Roudinesco, 2009: 130-131).

«parálisis general progresiva» y la teoría organicista de Bayle y Moreau (neuropsiquiatría); la «demencia precoz y la psicosis maniaco-depresiva» en la nosografía de Kraepelin; la teoría de la «desgenerescencia» de Morel, Griesinger, Schüle y Krafft-Ebing (la supuesta degeneración hereditaria vinculada a ciertas enfermedades mentales, la criminalidad y los vicios. La obra literaria de Émile Zola está influida por esta visión); la «psicastenia» de Pierre Janet (conjunto de trastornos conocidos y clasificados que abarcó las obsesiones, las manías mentales, las fobias, algunos delirios y los «escrúpulos»; equivalen a las «neurosis obsesivas» de Freud); el alcoholismo y las toxicomanías como enfermedades mentales y las histerias abordadas por Charcot (que se analizarán en otro capítulo).

Además, el patólogo y reformador social Rudolf Virchow, al analizar la revolución de 1848, propuso la existencia de «epidemias psíquicas» (*Die Medizinische Reform,* 1849) relacionadas con las tensiones sociales de la guerra y la miseria del pueblo. Fue el germen de la «psiquiatría social» en la que autores como Andrew Halliday, George Burrows, W. A. Browne, Edward Jarvis, Edgar Sheppard, entre otros, intentaron asociar los trastornos mentales a diversas causas externas de la civilización: la introducción de la máquinas de la revolución industrial, la explotación laboral, la crisis económica, las derrotas bélicas, la complejidad de un mundo urbano nuevo y acelerado, la angustia por la competencia laboral y la ausencia de tiempo para el descanso (Rosen, 1974).

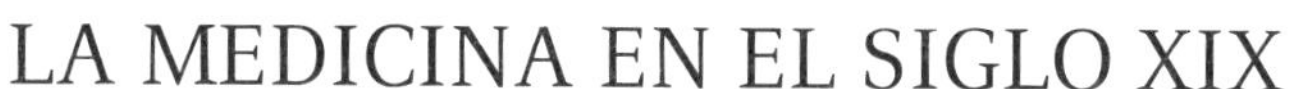

LA MEDICINA EN EL SIGLO XIX

Si se compara el estado de los conocimientos médicos en 1800 y en 1900, aparece claro que el siglo XIX es el siglo heroico de la medicina. Este resurgimiento coincide prácticamente con el de la sociedad industrial. La coincidencia no es casual. Por una parte, las condiciones sanitarias deplorables en que se realiza la revolución industrial —piénsese aunque no sea más que en la tuberculosis, el alcoholismo, la explotación de los niños— desafían a la ciencia médica. Por otra parte, los métodos científicos precisos con que las universidades renovadas transmiten sus enseñanzas a los ingenieros de la naciente industria, se imponen igualmente en las escuelas de medicina. Finalmente, no sin cierto retraso, los progresos de la técnica permitirán equiparar a la investigación médica de nuevos instrumentos, gracias a los cuales podrán afinarse la observación y el análisis de los fenómenos. A los curiosos gabinetes del siglo XVIII, tan frecuentemente abarrotados de baratijas, sucederán, tras un intermedio de investigaciones puramente clínicas, los laboratorios, en los que el saber médico encontrará su verdadero fundamento científico.

JEAN STAROBINSKI, *Historia de la medicina* (1965)

El siglo XIX semeja a dos recién nacidos siameses. El primero representa la reacción del Romanticismo contra el exceso de racionalismo del siglo XVIII; y el segundo es el espíritu del positivismo que crea el contexto filosófico y social para la aparición de la ciencia como disciplina y actividad autónoma. Aunque los historiadores dividen los períodos romántico (1800-1848) y positivo (1848-1914), la metáfora de los siameses explica su interacción permanente, el flujo de símbolos entre los dos. El racionalismo y mecanicismo extremo de los ilustrados fue rechazado por los poetas románticos y los seguidores idealistas de la Naturphilosophie o Filosofía de la Naturaleza. Poetas como Wordsworth, Tennyson, Shelley y Novalis conciben al universo como una criatura única que se refleja en la multiplicidad de los seres naturales. Los paisajes están habitados por huellas panteístas y la sensibilidad del poeta se conecta con sus signos secretos. De hecho, los nuevos descubrimientos de la electrodinámica, el electromagnetismo, la concepción ondulatoria de la luz y las radiaciones son expresiones desconocidas de la materia. De otro lado, la herencia kantiana del *noumeno* (la cosa en sí) incognoscible y el *fenómeno* (lo conocido por el sujeto) estimulan el idealismo de Hegel y de Schelling. Este último, filósofo y médico, es el padre conceptual de la Naturphilosophie y él propuso una visión organísmica y evolutiva del cosmos. El movimiento romántico influyó en algunas teorías vitalistas de la fisiología y, en especial, en reafirmar el modelo del «organismo» cuya complejidad iba más allá del mecanicismo y el vitalismo.

Con Auguste Comte (1798-1857), surge la filosofía positivista y el florecimiento de la ciencia experimental. En su *Curso de filosofía positiva* (1830-1842) establece los «tres estados del desarrollo de la inteligencia humana»:

> Así, al estudiar el desarrollo total de la inteligencia humana en sus diversas esferas de actividad, desde sus orígenes hasta nuestros días, creo haber descubierto una gran ley fundamental, a la cual está sujeto este desarrollo con una necesidad invariable y que me parece que puede ser sólidamente establecida, bien con pruebas racionales que nos proporciona el conocimiento de nuestra organización, bien con las verificaciones históricas que resultan de un atento examen del pasado. Esta ley consiste en que cada una de nuestras principales especulaciones, cada rama de nuestros conocimientos, pasa sucesivamente por tres estados teóricos

diferentes: el estado teológico o ficticio, el estado metafísico o abstracto, y el estado científico o positivo. En otras palabras, que el espíritu humano, por su naturaleza, emplea sucesivamente, en cada una de sus investigaciones, tres métodos de filosofar, cuyos caracteres son esencialmente diferentes e, incluso, radicalmente opuestos: primero, el método teológico; a continuación, el método metafísico; y, por fin, el método positivo. De aquí, tres clases de filosofías, o de sistemas generales de reflexión sobre el conjunto de los fenómenos que se excluyen mutuamente: el primero es el punto de partida necesario de la inteligencia humana, el tercero su estado fijo y definitivo, y el segundo está destinado únicamente a servir de transición. En el estado teológico, el espíritu humano al dirigir esencialmente sus investigaciones hacia la naturaleza íntima de los seres, hacia las causas primeras y finales de todos los efectos que le asombran, en una palabra, hacia los conocimientos absolutos, se representa los fenómenos como producidos por la acción directa y continuada de agentes sobrenaturales más o menos numerosos, cuya arbitraria intervención explica todas las anomalías aparentes del universo. En el estado metafísico, que en el fondo no es más que una simple modificación del primero, los agentes sobrenaturales son reemplazados por fuerzas abstractas, verdaderas entidades (abstracciones personificadas), inherentes a los diversos seres del mundo, y concebidas como capaces de engendrar por sí mismas todos los fenómenos observados, cuya explicación consiste, así, en asignar a cada uno su entidad correspondiente. Por fin, en el estado positivo, el espíritu humano, reconociendo la imposibilidad de obtener nociones absolutas, renuncia a buscar el origen y el destino del universo y a conocer las causas íntimas de los fenómenos, para dedicarse únicamente a descubrir, con el uso bien combinado del razonamiento y de la observación, sus leyes efectivas, es decir, sus relaciones invariables de sucesión y similitud. La explicación de los hechos, reducida a sus términos reales, no será en

> adelante otra cosa que la coordinación establecida entre los diversos fenómenos particulares y algunos hechos generales, que las diversas ciencias han de limitar al menor número posible. (Comte, 1980: 26-27)

La ciencia se convertirá en la única vía auténtica para lograr el progreso humano a través de la sistematización de los métodos de experimentación basados en la observación empírica de la realidad y las leyes generales surgidas de procesos deductivos racionales y alejados de cualquier principio metafísico *a priori*. El sueño de Francis Bacon llega a la madurez metodológica y conceptual con Comte. La ciencia no solo adquiere carta de ciudadanía en la sociedad, sino se transforma en el único camino para un desarrollo verdadero de la humanidad. La influencia comtiana va a ser significativa y profunda en la fisiología, la patología y la clínica médica de la segunda parte del siglo. De hecho, como ha referido Canguilhem (2009), la excelente formación académica del filósofo en la biología le permitió tener su mayor ascendencia en la experimentación fisiológica. De otro lado, la teoría evolutiva cristalizada en la magna obra de Charles Darwin (*El origen de las especies*, 1859) incidiría en todas las ciencias y en la visión filosófica y cultural. Sin embargo, de manera paradójica, la medicina no incorporó la teoría evolutiva a su paradigma científico y solo iniciaría su introducción conceptual, de forma tímida, a finales del siglo XX y en este siglo XXI.

La interpretación darwiniana extrapolada a la sociedad humana generó a través de Herbert Spencer —su máximo exponente— la justificación del capitalismo, la desigualdad social, la estigmatización de los pobres y el éxito de la revolución industrial. Francis Galton también usó la teoría de Darwin para fundamentar su concepción eugenésica de las razas y dar argumentos pseudocientíficos a los colonialismos europeos en África, Asia y Sudamérica. El mito de la superioridad intelectual de «la raza blanca» nació con Galton y los eugenistas en este siglo y fue llevada a la cúspide de atrocidades con la «raza aria pura» de Hitler y los nazis en la Alemania de la mitad del siglo XX. Pero la ideología eugenésica también sirvió para validar la existencia de las masas de pobres que malvivían en las ciudades europeas y librar así de culpa a la ferocidad y crueldad de las estructuras capitalistas que impulsaron la revolución industrial. Los pobres eran perezosos y estaban propensos a heredar los vicios y adicciones. La obra novelística de Charles Dickens y, en especial, la extraordinaria saga narrativa de los *Rougon-Macquart* —en veinte novelas— escrita por Émile Zola son un testimonio crítico del abandono y desprecio de la burguesía hacia las poblaciones marginadas y empobrecidas. El personaje del doctor Pascal de Zola refleja muy bien las ambigüedades y contradicciones de la salud pública en el reconocimiento y la asistencia social del siglo XIX, en la cual la filantropía que provenía del siglo ilustrado se mezcló con la desatención y el nihilismo asistencial. Si la conducta de la supervivencia del más apto venía de la «sabiduría» de la naturaleza, entonces proteger y asistir a los pobres, enfermos y minusválidos era «injusto y antinatural». La propuesta de las esterilizaciones masivas a los marginados e inferiores surgió también en este siglo y se hizo realidad en el siglo XX; no obstante, en esta centuria la medicina logró un avance científico extraordinario gracias a sus descubrimientos, aportes y desarrollos, que veremos en esta sección.

21

La histología y la teoría celular

Los avances en la anatomía descriptiva macroscópica continuaron y resaltan los nombres, entre otros, de Bartolomeo Panizzi (1785-1867) y sus investigaciones sobre los linfáticos, la retina y los nervios craneales; Luigi Rolando (1773-1881) y sus aportes a la estructura del cerebelo y el cerebro (sustancia gelatinosa de las astas dorsales, fisura que separa el lóbulo temporal del parietal); y Charles Bell (1774-1882) y su notable obra *Idea of a New Anatomy of The Brain* (1811). Lo fundamental en este siglo fue volver a usar el microscopio, mejorar los instrumentos y profundizar en la histología que había iniciado Bichat. El desarrollo del microscopio acromático y la microscopía de inmersión inventada por Giovanni Battista Amici (1786-1863) permitieron incrementar la calidad de las observaciones y surgió una nueva teoría que superaría la concepción de la fibra como el último elemento estructural del cuerpo. La aparición de la teoría celular y sus etapas progresivas inauguran la estequiología moderna.

¿Cuál era el último elemento que conformaba la estructura de los organismos? Existieron precursores como Lorenz Oken (1779-1851) y las «vesículas mucilosas» (1805); Henri Dutrochet (1776-1847), quien identificó las células de las plantas, a las cuales denominó glóbulos (1824), y estableció que eran las unidades constitutivas, además de descubrir en ellas los procesos de ósmosis; Pierre Jean Turpin (1775-1840), que planteó que las vesículas eran los componentes individuales de las plantas y que al agruparse conformaban el organismo sin perder su unicidad (1826), y por eso es el primero en vislumbrar la teoría atomista de la célula vegetal.

Por otro lado, Robert Brown (1773-1858) identificó el núcleo celular en las orquídeas (1831) y el movimiento de las partículas en solución; y el genial polímata y microscopista autodidacta François-Vincent Raspail (1794-1878) —en sus investigaciones en plantas y animales— postuló que las «células» eran las «unidades generativas» en las cuales se daban todos los procesos de formación y desarrollo de los organismos. De hecho, intuyó la función bioquímica y selectiva de las células a través de sus membranas y afirmó: «Dadme una célula dentro de la cual otras células puedan proliferar hasta el infinito e infiltrarse unas en otras a voluntad, y os devolveré todas las formas del mundo organizado» (Raspail, 1827: 306). Esta sorprendente afirmación, que anticipa al mismo Virchow, la hizo en su comunicación a la Sociedad de Historia Natural de París titulada *Recherches chimiques et physiologiques destinées à expliquer non seulement la structure et la développement de la feuille, du tronc, ainsi que les organes qui n'en sont qu'une transformation, mais encore la structure et le développement des tissus animaux* (*Investigaciones químicas y fisiológicas destinadas a explicar no solo la estructura y el desarrollo de la hoja, del tronco, así como los órganos que son una transformación, pero también la estructura y el desarrollo de los tejidos animales*). Ahora bien, estos trabajos pasaron desapercibidos en su época y el gran valor que tienen son reconocimientos tardíos de los historiadores de la ciencia contemporánea (Weiner, 1959, 1968; Vienne, 2017).

Se acepta, entonces, que los padres de la teoría celular son Matthias Jacob Schleiden (1804-1881) y Theodor Schwann (1810-1882), quienes eran amigos y discípulos del gran fisiólogo e histólogo Johannes Müller (1801-1858), brillante profesor de la Facultad de Medicina de Bonn y Berlín. Schleiden fue botánico y, luego de ejercer la abogacía e intentar suicidarse con un disparo en la cabeza, publicó su breve obra *Beiträge zur Phytogenesis* (*Contribuciones a la fitogénesis*) en 1838. Allí plantea con claridad que

> cada célula lleva una doble vida: una independiente, que solo se refiere a su propio desarrollo, y otra incidental, en la medida en que se ha convertido en parte integrante de una planta. Sin embargo, es evidente que el proceso vital de la célula individual debe constituir la primera y absolutamente indispensable base fundamental de la fisiología vegetal y de la fisiología comparada. (citado por Conklin, 1939: 543)

El carácter atomístico de la concepción de Schleiden de las células vegetales es evidente. Para él cada célula constituyente de una planta es, ante todo, un ser vivo autónomo. La actividad de una planta es concebida como el resultado de las actividades individuales de cada una de sus células constituyentes. Schwann, que había conversado un año antes con Schleiden de estos hallazgos, buscó las células en sus investigaciones con tejidos animales (la cuerda dorsal del renacuajo, el tejido embrionario del cerdo y las hojas germinales del pollo) y publicó en 1839 su texto *Mikroskopische Untersuchungen über die Uebereinstimmung in der Struktur und dem Wachsthum der Thiere und Pflanzen* (*Investigaciones microscópicas sobre la concordancia de la estructura y del crecimiento de los animales y las plantas*). La síntesis de sus hallazgos fue que todas las partes de las plantas y los animales son celulares, ya sea en su organización o en su derivación. Las células son unidades vivientes autónomas y, aunque cada célula está influida por sus vecinas, la vida de todo el organismo es el producto, no la causa, de la vida de sus elementos celulares. Las células surgen dentro o cerca de otras células por diferenciación de una sustancia primaria homogénea llamada citoblastema en un proceso análogo a la cristalización (Hall, 1969).

Quedaba así conformada la teoría celular: todos los organismos estaban compuestos por células y la célula era la unidad básica y autónoma que determinaba la organización y estructura de los seres vivos. Ahora bien, el origen de las células fue confuso para Scheleiden y Schwann, y habría que esperar hasta Virchow para clarificarlo. Schwann, además, fue un gran fisiólogo e histólogo médico y realizó varios descubrimientos importantes como el aislamiento de la pepsina, describió las células gliales, el recubrimiento mielínico del cilindroeje de los nervios, los músculos estriados de la porción superior del esófago, la necesidad de aire para el desarrollo embrionario, el papel esencial de la bilis en la digestión y la naturaleza orgánica de las levaduras (Albarracín Teulón, 1983; Harris, 2000; Otis, 2007; Mukherjee, 2023).

El desarrollo de la histología y la teoría celular se convirtió en un nuevo paradigma de investigación que se fue profundizando y complejizando. Jacob Henle (1809-1885), profesor emérito en Gotinga, describió el tejido epitelial de la piel, los intestinos y demás estructuras orgánicas; identificó la capa de músculo liso endotelial de las arterias; descubrió el esfínter externo de la vejiga, los vasos quilíferos centrales, los túbulos renales, la vaina interna de la raíz del pelo, los folículos linfoides conjuntivales, el tejido fibroso entre las células cardiacas; además, detalló la histología de la córnea (excrecencias de la membrana corneana), la retina (conos y bastones retinianos, fibras de la macula lútea), la membrana basal de la coroides y la laringe; fue el primero en señalar las relaciones del hipocampo, y el carácter rudimentario del lóbulo posterior de la pituitaria. Su texto *Allgemeine Anatomie: Lehre von den Mischungs-und Formbestandtheilen des Menschlichen Körpers* (1841) (*Anatomía general. Teoría de las substancias simples y compuestas del cuerpo humano*) es la obra pionera y fundamental de la histología descriptiva (Kinne-Saffran, 1994; Weyers, 2009; Ortiz-Hidalgo, 2015).

Johannes Evangelista Purkinje (1787-1869), amigo de Goethe y profesor de Fisiología en Breslau y Praga, fue un genio políglota de Bohemia que realizó varios aportes a la histología: descubrió las glándulas sudoríparas de la piel y sus conductos excretores, los corpúsculos ganglionares cerebrales, las células ganglionares del cerebelo, la luz del cilindroeje de los nervios, las fibras subendocárdicas ventriculares que conforman el sistema eléctrico del corazón, las fibras musculares uterinas, la vesícula germinal del embrión, las formaciones glandulares de la mucosa gástrica e identificó el movimiento ciliar. Además, mejoró las técnicas histológicas al usar el micrótomo y el ácido acético glacial, el bicromato potásico, el bálsamo del Canadá y la luz Drummond. Sobresalió también en la farmacología (investigó las dosis efectivas del opio, alcanfor, trementina, belladona y estramonio), la dactilografía (identificó nueve patrones de huellas digitales), la optometría (medición de la curvatura de la córnea y asociación con defectos de refracción visual), la fisiología del ojo (el efecto Purkinje: en la penumbra la retina disminuye la sensibilidad para longitudes de onda largas —amarillo, naranja y rojo— y la mejora para longitudes de onda cortas —verde, azul y violeta—) y la clínica (estudio del vértigo y pruebas de rotación ocular, investigación del nistagmo cerebeloso y vestibular). En la teoría celular identificó los núcleos celulares a los que denominó gránulos, y acuñó por primera vez el término *protoplasma* para señalar «las esferas o gránulos gelatinoides, que representan un estado intermedio entre el fluido y el sólido» de la substancia encontrada en embriones animales. El término volvería a ser acuñado y redefinido por Hugo von Mohl (1805-1872) como el «fluido viscoso que precedía la formación de la célula» usado en un contexto fisiológico (Jay, 2000; Dröscher, 2015; Mazurak, 2018).

De hecho, la «teoría celular» continuó siendo investigada y una legión de nuevos histólogos fueron caracterizando mejor su estructura y función. Quienes profundizaron en el protoplasma y en la membrana celular fueron, entre otros, Karl Wilhelm von Naegeli (1817-1891), Alexander Ecker (1816-1887), Ferdinand Cohn (1828-1898), Robert Remak (1815-1865), Franz Unger (1800-1870), Ernst Brücke (1819-1892), Ernst Haeckel (1834-1919) y Wilhelm Kühne (1837-1900). El núcleo celular fue estudiado por Purkinje, Henle, Gabriel Valentin (1810-1883) y Albert Koellliker (1807-1905). Este último publicó el primer libro —con gran éxito en el ámbito académico— *Manual de histología humana para médicos* (1856). Allí diría que «el núcleo de las células sigue siendo siempre el principal factor de la formación y de la multiplicación de las células» (citado por Albarracín Teulón, 1992: 34). La división celular fue estudiada, en especial, por Robert Remak y Rudolf Virchow (Canguilhem, 1976; Baker, 1988; Nicholson, 2010).

La madurez progresiva de la teoría celular fue acorralando las interpretaciones vitalistas de la existencia de los organismos y el preformacionismo embrionario. Un mecanicismo renovado por la biología celular, sustentado en el atomismo de la «unidad de la célula», originaría el paradigma de la medicina contemporánea del siglo XX basado en la biología molecular. Con ella se comprendería la fisiología y la patología de los cuerpos humanos sanos y enfermos. La síntesis, el desarrollo y la cúspide conceptual de la teoría celular la alcanzaría en esta centuria el genio de Virchow.

22

Rudolf Virchow y la patología celular

> Véase, pues, que el organismo superior, el individuo, es siempre el resultado de una especie de organización social, de la reunión de varios elementos puestos en contacto; es un conjunto de existencias individuales, dependientes unas de otras; pero esta dependencia es de una naturaleza tal que cada uno de los elementos tiene su actividad propia, y aun cuando imprimen otras partes al elemento una impulsión, una excitación cualquiera, la función no por esto emana menos del elemento mismo y no le es menos personal.
>
> Rudolf Virchow, *La patología celular* (1858)

Virchow nació en Schivelbein (Pomerania, Alemania) el 13 de octubre de 1821 y murió en Berlín el 5 de septiembre de 1902 (Fig. 11). Estudió medicina en una escuela militar berlinesa en donde fue discípulo de Müller y de Schönlein; luego se convirtió en el asistente y prosector de Robert Froriep en el Hospital de la Caridad, y allí atendía pacientes y realizaba autopsias. En 1843 recibió el doctorado y tres años más tarde reemplazó a su maestro. Inició una labor simultánea de investigación en fisiología, patología e histología, complementada con la medicina social. En 1947 fundó con el psiquiatra Benno Reinhardt (1819-1852) la revista *Archiv für pathologische Anatomie und Physiologie und für klinische Medizin* (*Archivos de Anatomía patológica y Fisiología y Medicina clínica*). En vida editó 170 volúmenes, y esta labor le daría un reconocimiento científico mundial, pues allí publicó casi 2000 artículos.

En 1848 fue nombrado en una comisión por el gobierno prusiano para evaluar una epidemia de tifo en tejedores de la Alta Silesia, que también fue conocida como fiebre del hambre. Su informe fue muy crítico ante la desidia del Estado. Denunció que la pobreza y el hambre crónica de ellos eran las causas verdaderas de la epidemia; además, exhortó a una reforma médica social que incluía la prevención, la transformación de la enseñanza, la creación de un Ministerio de sanidad, la atención médica gratuita y la superación de las desigualdades sociales mediante la instauración de una sociedad democrática que reconociera los derechos de todos sus ciudadanos. Él estaba influido por la filosofía de Hegel en cuanto a su método de antítesis y síntesis, pero en su posición política se identificó con Engels y con Arnold Ruge, amigo de Karl Marx. De hecho, apoyó la revolución de 1848 europea inspirada en la Revolución francesa, pero ante la derrota del movimiento le cobraron su «rebeldía», le bajaron el sueldo y lo degradaron de su cargo médico (Ackerknecht, 1953; Androutsos, 2004).

Ante esto, renunció y aceptó el ofrecimiento de profesor de Anatomía Patológica en la Universidad de Wurzburgo. Allí permaneció entre 1848 y 1856 dedicado a la investigación, al estudio y a la enseñanza. Fueron años claves en los que cimentó sus profundos conocimientos y descubrimientos fisiopatológicos. Ese mismo año fue llamado para retornar a Berlín y nombrado profesor en la prestigiosa Facultad de Medicina berlinesa en la cátedra de Anatomía Patológica y Terapéuticas Generales. Durante cuarenta y seis años de dedicación asombrosa y laboriosidad, transformaría la ciencia médica, la salud pública y las bases conceptuales de la medicina mundial. Fundó el instituto de patología, realizó su reforma médica —en parte— desde su posición de político parlamentario y publicó una crucial y famosa obra titulada *Die Cellularpathologie in ihrer Begründung auf Physiologische und Pathologische Gewebelehre* (1858) (*La patología celular fundada en el estudio fisiológico y patológico de los tejidos*).

El libro es la síntesis de sus investigaciones —de casi dos décadas— recogidas de las conferencias que dictó a médicos clínicos de Berlín entre enero y marzo de 1858. Consta de las siguientes veinte lecciones:

- La célula y la teoría celular
- Tejidos fisiológicos
- Tejidos fisiológicos y patológicos
- Nutrición y vías nutritivas
- Nutrición. Marcha de los jugos nutritivos
- Nutrición y circulación
- Sangre
- Sangre y linfa
- Piohemia y leucocitosis
- Discrasias con metástasis
- Presencia de elementos coloreados en la sangre. Nervios
- Sistema nervioso
- Médula espinal y cerebro
- Actividad de irritabilidad de los elementos. Diversas formas de irritación
- Procesos pasivos. Degeneración grasienta
- Historia íntima de la metamorfosis grasienta
- Degeneración amiloidea. Inflamación
- Neoplasias normales y patológicas
- Neoplasia patológica y especialmente heteróloga
- Forma y esencia de las neoplasias patológicas

¿Cuáles son los grandes aportes de la obra? En esencia, Virchow establece a la «teoría celular» como el fundamento de la fisiología y la patología, mediante la clarificación del origen, desarrollo y componentes de la unidad celular. Esto se puede sintetizar de la siguiente manera:

- La célula es la unidad morfológica, fisiológica y metabólica de todos los organismos.
- Toda célula procede de otra célula (*Omnis cellula e cellula*). Con esta conclusión, resultado de sus investigaciones histológicas, derrumbó la teoría de Schwann del blastema extracelular como el origen de las células. Asimismo, refuta las teorías de la generación espontánea.

- La célula es la estructura en donde surge la vida. Desarrolla un mecanicismo vitalista, es decir, las leyes físicas y químicas del funcionamiento y movimiento celular explican el fenómeno vital, pero esa «fuerza vital» (*Lebenskraft*) es un proceso puramente mecánico, que se asemeja a la cristalización.
- La fisiología normal deriva del funcionamiento celular adecuado.
- Las enfermedades surgen de la fisiología alterada de las células que responden adaptándose ante estímulos externos. O sea, de la localización de las enfermedades en los órganos (Morgagni) o en los tejidos (Bichat) se pasa a ubicarlas en la célula. Con esto sepulta para siempre las teorías del humoralismo y el solidismo, y también aniquila el componente «ontológico» de las especies morbosas de Sydenham. Toda patología es el resultado de una alteración en las células del cuerpo.
- La célula está conformada por el núcleo, la nucleola, el contenido y la membrana de cubierta.
- La formación celular se da por división de las células preexistentes, por gemación celular o por un proceso celular endógeno.
- El desarrollo celular es un proceso regular y continuo de generaciones sucesivas. No hay procesos celulares de *novo.*
- El mecanismo de la irritación se da en todas las células y se divide en tres especies: irritación funcional (incremento de la función orgánica), irritación nutritiva (aumento de la nutrición) e irritación formativa (genera nuevas partes o componentes) (Wilson, 1947).

Con la patología celular, Virchow vislumbró el horizonte conceptual científico contemporáneo de la biología molecular y la terapia celular y génica. Con él se inició el camino que todavía estamos recorriendo en este siglo XXI.

> En la actualidad ya no es posible considerar a la fibra, ni al glóbulo, ni al gránulo elemental como el

> punto de partida del desarrollo histológico; ya no hay derecho para suponer que los elementos vivos proceden de partes no organizadas, y ya no se puede mirar a ciertas sustancias, ciertos líquidos como a plásticos, materia plástica, blastema, citoblastema. Sobre estos puntos; en estos últimos años, se ha operado una profunda revolución. Tanto en patología como en fisiología, podemos establecer esta gran ley. *No hay creaciones nuevas; estas no existen ni para los organismos completos, ni para los elementos particulares.* Del mismo modo que el moco saburral no forma una tenia, y que un infusorio, un alga, una criptógama, no resultan de la descomposición de los desperdicios orgánicos vegetales o animales, de igual manera en histología fisiológica y patológica, negamos la posibilidad de formarse una célula a expensas de una sustancia no celular. La célula supone previamente la existencia de otra célula (*omnis cellula a cellula*), como la planta no puede proceder sino de otra planta y el animal de otro animal. Aun cuando no estuviéramos seguros de la generación de algunas partes del cuerpo, no estaría por esto menos demostrado este principio. En toda la serie de seres vivos, plantas, animales o partes constitutivas de estos dos reinos, hay una ley eterna; la del desarrollo continuo. El desarrollo no puede dejar de ser continuo, porque una generación, por sí misma, no podría comenzar una serie de nuevos desarrollos. No es posible reducir todos los tejidos desarrollados a un solo elemento simple, grande o pequeño; no se pueden, pues, referir sino a su misma célula. (Virchow, 1868: 24-25)

En la lección décima de su libro, Virchow también resumió sus descubrimientos: la relación entre la inflamación, la trombosis de los vasos y el embolismo pulmonar y cerebral (Walter, 2017); la leucocitosis y la identificación y denominación de las leucemias. Además, hizo otros aportes en su larga vida de investigador y médico: describió los trombos en la endocarditis bacteriana, caracterizó las formas sarcoidea y aspergíllica en la micosis pulmonar y bronquial, identificó los nexos existentes entre el lupus y la tuberculosis, introdujo nuevos conceptos patológicos como agenesia, heterotopia y ocronosis; fue el primero en describir la leontiasis ósea, el hematoma de la duramadre y la hipoplasia aórtica. Dio el nombre de artritis deformante al reumatismo gotoso. Describió la neuroglia y las vainas linfáticas de las arterias cerebrales. Descubrió el amiloide, la hematoidina y la mielina. Estudió las neoplasias y la triquinosis. Aunque cometió algunas equivocaciones importantes como el cuestionamiento de la teoría evolutiva de Darwin y su escepticismo ante la teoría microbiana defendida por Klebs y Koch (Virchow, 1958; Ribatti, 2019). No obstante, su biógrafo Ackerknecht (1953) afirma que él no rechazó dichas teorías, sino que pidió prudencia y profundizar en ellas para evaluarlas mejor.

En las últimas décadas se dedicó a la antropología comparada y se le debe una extraordinaria investigación con 6758 niños de distintas etnias y culturas del imperio alemán en los cuales determinó el tipo de piel y el color del pelo y ojos. Concluyó que el 70 % de todos eran de ojos negros y pelo castaño, con piel blanca, sin diferencias étnicas, y el 30 % eran rubios y de ojos claros (azules y verdes), y casi la mitad de estos eran de ascendencia judía y no teutona. El estudio fue una refutación contundente a los eugenistas antisemitas y defensores de la «superioridad» de la «raza blanca pura»; sin embargo, su trabajo sería luego negado y escondido por los nazis del siglo XX y su falsa mitología de la raza aria (Zimmerman, 1999).

23
La renovación fisiológica y el redescubrimiento del cuerpo

> La historia de la fisiología no puede ser totalmente ajena a la historia de la clínica y la patología médicas durante la misma época. La relación entre estas disciplinas no puede concebirse en un solo sentido, aunque sea el más conocido por los fisiólogos, el que va de la fisiología a la patología.
>
> GEORGES CANGUILHEM, *Estudios de historia y de filosofía de las ciencias* (2009)

En este siglo, la fisiología se libera de la anatomía, ha dejado de ser la «anatomía en movimiento» que propuso Haller y su énfasis está en identificar las funciones corporales que no se encuentran sometidas a las formas de los órganos. Además, el empirismo puro da paso al experimento con reglas, se abandonan las teorías absolutas y son desterradas las disquisiciones ontológicas ante el origen de la vida. Los fisiólogos aprenden el reduccionismo metodológico en los laboratorios, perfeccionan las técnicas de vivisección animal, inventan nuevos instrumentos de medición, descubren que las leyes físico-químicas inorgánicas son las mismas en los seres vivos, el gran adelanto de la química lleva a la creación de pruebas de laboratorio que identifican las sustancias y sus procesos de transformación. Nace la bioquímica, la concepción metabólica del equilibrio corporal, la comprensión de los alimentos que se ingieren en términos de energía y calor. El uso del microscopio permite la integración entre la teoría celular y la experimentación fisiológica.

La transformación de la universidad alemana genera investigadores de tiempo completo. En Francia e Inglaterra se fundan institutos dedicados a la investigación, aparecen las revistas de la disciplina que son leídas por toda la comunidad científica. El énfasis de esta renovación fisiológica recae en el funcionamiento del sistema nervioso central (nervios sensitivos y motores, teoría del reflejo espinal). Aunque también se mejoran los conocimientos en la fisiología digestiva, circulatoria (control del sistema vegetativo), respiratoria (fisicoquímica del recambio gaseoso pulmonar, regulación nerviosa de la respiración), de las secreciones, de la visión, del sistema renal, del metabolismo. A continuación mencionaremos, de manera sintética, a los principales protagonistas y sus hallazgos en torno a este redescubrimiento funcional del cuerpo.

François Magendi (1783-1855), investigador del Colegio de Francia y eminente clínico, convirtió el laboratorio y las vivisecciones en los instrumentos principales para «atrapar» los «hechos» de la realidad corporal. Su desprecio por las teorías y las ideas filosóficas contrastaba con su esfuerzo metodológico en diseñar experimentos específicos que revelaran el funcionamiento de las partes orgánicas investigadas. De hecho, ha sido caracterizado, con cierta severidad, como un «empirista dogmático» (García, 2015). Su mentalidad quedó bien reflejada en la manera como él mismo se autodenominó: «trapero de hechos». Entre sus principales aportes figuran el haber demostrado que la saliva de los perros rabiosos contenía el componente contagioso que transmitía la enfermedad; además, cuestionó la función de la epiglotis durante la deglución como esencial para evitar que los alimentos entraran en la tráquea y evidenció en animales que esta creencia no era cierta; estudió los mecanismos de la deglución y el vómito, estableciendo el papel pasivo del estómago en el vómito; demostró la importancia hemodinámica de la elastina en las arterias y proporcionó pruebas del papel del hígado en la desintoxicación de la sangre; estableció que las diferencias químicas entre la sangre y la linfa son el fundamento de la ósmosis a través de las paredes vasculares, y que la absorción de los fluidos y de los semisólidos es función tanto de los vasos sanguíneos como de los linfáticos; identificó que el tálamo y los pedúnculos cerebelosos estaban relacionados con el movimiento en círculo y que la sección en estas áreas conducía a la hipertonía; mostró la rigidez que surge en los animales descerebrados; estudió los reflejos medulares; experimentando con perros, estableció la relación entre el nervio trigémino y los estímulos olfativos; además, atribuyó casi todas las funciones sensoriales de la cabeza al nervio trigémino y refutó las atribuciones históricas de la visión a este nervio craneal (Olmsted, 1944; Albury, 1977; Stahnisch, 2009).

Sin embargo, su mayor contribución a la fisiología fue la demostración experimental (con cachorros) de la autenticidad de la ley de Bell, consistente en que las raíces posteriores de la médula tenían una función sensorial y las raíces anteriores eran motoras. Fue acusado de usurpar la primacía del descubrimiento de Charles Bell y él contestó de la siguiente manera:

> En suma, Charles Bell había tenido antes que yo, aunque yo no lo supiera, la idea de cortar por separado las raíces espinales; descubrió asimismo que la anterior influye más en la contractilidad muscular que la posterior. Esta es una cuestión de prioridad en la que, desde el principio, lo he honrado. Ahora bien, en cuanto a haber establecido que estas raíces tienen propiedades distintas, funciones distintas, que las anteriores controlan el movimiento y las posteriores la sensación, este descubrimiento me pertenece. ¿Por qué este sabio debe echar a perder su trabajo y perjudicarse a sí mismo al no dar a sus rivales la justicia que les corresponde? ¿Por qué debe aferrarse a ese patriotismo bárbaro que rechaza todo lo que no viene de su propio país? ¿Por qué persiste en sus pretensiones de descubrimientos que no ha hecho? (Magendie, 1847: 320)

La historia encontró una solución justa a la disputa y se terminó denominando a este trascendental descubrimiento como la ley Bell-Magendie. Por otro lado, Magendie descubrió que el líquido cefalorraquídeo (LCR) era un líquido *sui generis* que salía desde el cuarto ventrículo hacia el espacio subaracnoideo a través de un foramen (lleva su epónimo) y de esta manera contradijo la ley de Bichat, que afirmaba que el líquido secretado por un órgano hueco siempre secreta hacia el interior del órgano y no hacia su exterior. Desmintió el concepto histórico de que el LCR era un producto patológico. También determinó la composición de este líquido tanto en condiciones normales como alteradas; afirmó que el LCR adquiría un color amarillo en la ictericia, un color rojizo en el escorbuto y un marcado aumento de proteínas en el cólera (Temkin, 1946; Cranefield,1974, Gross, 1979, Rice, 1987).

Magendie realizó investigaciones de farmacología e introdujo en la práctica médica una serie de alcaloides recientemente descubiertos: estricnina, morfina, brucina, codeína, quinina y veratrina. En 1817, en colaboración con Pierre Joseph Pelletier (1788-1842), descubrió la emetina, el principio activo de la ipecacuana. Todos estos fármacos los probó en él mismo, cuando las sustancias habían sido inocuas en sus experimentos previos con animales. En la clínica, Magendie describió a una mujer de 34 años con gigantismo y atribuyó esta condición a un trastorno de la pituitaria, e informó de un niño con ausencia congénita del cerebelo. A un militar polaco que perdió el sentido del gusto y el olfato luego de un trauma, le aplicó la corriente eléctrica a su nervio de la cuerda del tímpano a través del conducto auditivo externo, lo que resultó en un retorno de su sentido del gusto. Trató con relativo éxito diversas neuralgias usando corriente galvánica. Inventó una técnica para extraer LCR sin dañar el tejido neural subyacente, al perforar la membrana atlanto-occipital posterior (punción de la cisterna magna). Fue muy criticado y denunciado por el movimiento antiviviseccionista, pero él justificó sus procedimientos en nombre del avance indispensable de la ciencia médica. En el prefacio de su libro *Précis élémentaire de physiologie* afirmó:

> Numerosos prejuicios separan actualmente la fisiología de las ciencias exactas: una repugnancia extrema a los experimentos sobre animales vivos; la pretendida imposibilidad de aplicar estas deducciones al hombre; la ignorancia casi absoluta en cuanto al método que hay que seguir para llegar a la verdad; el apego a viejas ideas, siempre sostenido por la negligencia y la indolencia; una especie de pasión de los hombres por aferrarse a viejos errores, incluso en contra de sus propios intereses: he aquí algunos de los obstáculos que será necesario superar. Son ciertamente grandes, pero, confiando en la influencia suave pero constante de la verdad, no puedo dudar de que el éxito no está lejos. La hipótesis de las funciones orgánicas ya no es recibida con el mismo favor; y para un trabajo de fisiología especulativa, algunos experimentos son indispensables. La creencia, tan nociva y absurda, de que las leyes físicas no tienen influencia sobre los cuerpos vivos, ya no tiene la misma fuerza. Los espíritus más selectos comienzan a admitir que en el animal vivo pueden existir diferentes órdenes de fenómenos y que los actos puramente físicos no excluyen los actos puramente vitales. Ya no se duda que las investigaciones realizadas en animales se aplican con notable precisión a los fenómenos de la vida en el hombre; la vívida luz que los recientes experimentos relativos a las funciones nerviosas han arrojado sobre la patología ha disipado toda incertidumbre sobre este punto. (Magendie, 1844: vi)

Magendie fue el maestro de Claude Bernard. Fundó, en 1821, el *Journal de Physiologie Expérimentale*. Sus principales obras son, entre otras, *Quelques idées générales sur les phénoménés particuliers aux corps vivans* (1809), *Précis élémentaire de* physiologie (1817); *Recherches physiologiques et cliniques sur l'emploi de l'acide prussique ou hydro-cyanique dans le traitement des maladies de poitrine, et particulièrement dans celui de la phthisie pulmonaire* (1819), *Expériences sur les fonctions des racines des nerfs* (1822), *Mémoire sur un liquide qui se trouve dans le crâne et le canal vertébral* (1825), y *Leçons sur les fonctions et les maladies du système nerveux* (1839).

Marie Jean-Pierre Flourens (1794-1867), profesor de Fisiología Comparada en el Museo Natural de París, localizó el centro respiratorio (nudo vital) en el bulbo raquídeo; evidenció la función de coordinación motriz del cerebelo al generar ataxia motora en palomas luego de su extirpación; al sacarles el cerebro demostró que conservaban los reflejos, pero perdían la volición y la ideación: introdujo la idea de la coordinación nerviosa y fue pionero de la teoría de la función cerebral (el cerebro actúa solo como una entidad funcional unitaria —la equipotencialidad cerebral— aunque funciones específicas están controladas por partes específicas del cerebro); estableció que la lesión en los canales semicirculares del oído interno se asociaban con alteraciones en el equilibrio; identificó, entonces, el vértigo de origen cerebeloso y laberíntico; rechazó, con acritud, la teoría de la localización cerebral cortical y la frenología de Franz Gall (1758-1828) en su opúsculo *Examen de la Phrenologie* (1842). Además, describió las propiedades anestésicas del cloroformo y del cloruro de etilo. Fue opositor de la teoría darwiniana. Su obra más importante fue *Recherches expérimentales sur les propriétés et les fonctions du système nerveux dans les animaux vertebres* (1824) (Tizard, 1959; Brazier, 1963; Pearce, 2009).

Marshall Hall (1798-1857) —fisiólogo inglés y médico de la Escuela de Edimburgo— identificó la diferencia entre los movimientos voluntarios y los reflejos inconscientes a través de la comprensión del reflejo espinal. Al realizar experimentos con ranas, descubrió que los actos reflejos se producían incluso cuando la médula espinal había sido cortada del cerebro. Entonces, dedujo que el sistema nervioso debía estar formado por una serie de arcos reflejos segmentarios. En la médula espinal intacta, los estímulos que pasaban por estos arcos eran coordinados por las vías ascendentes y descendentes de la médula para formar patrones de movimiento. La médula espinal era, pues, más que un gran conducto nervioso: tenía vida autónoma. Era un cerebro espinal con su propia función iniciadora «superior». La acción refleja explicaba actos involuntarios como parpadear, toser, eludir un golpe, moverse ante una amenaza y la primera respiración de un recién nacido. Determinó que el cerebro y la médula espinal influían también en la acción del corazón. Además, fue el primero en distinguir los capilares de las arteriolas y las vénulas desde un punto de vista anatómico. Utilizando un microscopio acromático Dollond, describió por primera vez las diminutas comunicaciones arteriolovenulares que llegaron a conocerse como «canales directos o canales de paso». Publicó alrededor de 19 libros —desde un manual de diagnóstico clínico hasta un tratado fisiológico de la circulación— y 150 artículos científicos, aunque sus trabajos claves fueron *The Reflex Function of the Medulla Oblongata and Medulla Spinalis* (1833) (*La función refleja de la médula oblonga y de la médula espinal*) y *On the True Spinal Marrow, and on the Excito Motory System of Nerves* (1837) (*Sobre la verdadera médula espinal y sobre el sistema nervioso excitomotor*) (Green, 1958; Hall, 1973; Fye, 1997).

Charles Brown-Séquard (1818-1894), discípulo y sucesor de Bernard en el Colegio de Francia y gran clínico, continuó la investigación vasomotora del nervio simpático iniciada por su maestro: estimuló el extremo cortado del simpático cervical mediante corriente galvánica y descubrió que la piel sobrecalentada se volvía más pálida y fría. La explicación de estos fenómenos no fue bien interpretada por Bernard, que pensó que se trataba de un efecto sobre las arterias y las venas; pero más tarde se le hizo evidente a Brown-Séquard que la acción se producía realmente sobre los capilares. El simpático cervical es un nervio vasoconstrictor y su estimulación produce la contracción de los capilares. Estudió los efectos de la percepción sensorial de una variedad de secciones de la médula espinal, y observó que las respuestas a los estímulos sensoriales persistían después de una sección selectiva de las columnas posteriores, y que después de una sección transversal de la médula que respetaba solo las columnas posteriores, el animal no reaccionaba a los estímulos dolorosos. Asimismo, se descubrió que la hemisección transversal de la médula provocaba, además de una parálisis motora en el lado de la lesión, una pérdida sensorial en el lado opuesto, que interpretó como una muestra de la decusación de algunas fibras nerviosas activadas por estímulos sensoriales en el lado opuesto de la médula. La experiencia clínica posterior le proporcionó una descripción más completa de las alteraciones motoras y sensitivas observadas debajo de la lesión limitada a un lado de la médula: en el lado opuesto, hay una pérdida contralateral de sensibilidades al dolor y la temperatura; mientras que, en el lado de la lesión, la extremidad está paralizada y se pierden tanto la apreciación de la postura como los movimientos pasivos de las extremidades y el tacto discriminativo. La asociación de estos síntomas sensitivos y motores se conoce con su epónimo de síndrome de Brown-Séquard. También se le atribuye haber propuesto la noción de que la activación de una región del cerebro podía ejercer a distancia una acción excitatoria sobre algunas estructuras nerviosas y una acción inhibidora sobre otras. Investigó la epilepsia al generarla en el laboratorio en conejillos de indias (Olmsted, 1946; Celestin, 2014; Aminoff, 2017).

Por otro lado, Brown-Séquard continuó los experimentos de Bernard sobre las secreciones internas y, con su concepción de que eran sustancias que actuaban a distancia sobre órganos blancos, a través de la sangre, y no estaban mediadas por el sistema nervioso central, se anticipó a lo que se denominó como hormona en 1905 por Bayliss. Tras la descripción de Addison del cuadro clínico de la deficiencia suprarrenal, realizó experimentos de ablación con perros, conejos y ratones.

Un año después, en 1856, demostró que la extirpación de las glándulas suprarrenales era mortal. En 1875, aludió específicamente a un posible papel de los extractos animales como terapia de reemplazo para las glándulas suprarrenales y las glándulas sexuales disfuncionales. Advirtió del valor de los extractos testiculares animales para controlar el proceso de envejecimiento. De hecho, usó dichos extractos en sí mismo como una terapia de rejuvenecimiento y ello le generó una mofa pública que trascendió en los periódicos y las críticas de sus colegas.

Brown-Séquard tenía 72 años y se sentía fatigado, con insomnio y pérdida de peso. Sin embargo, luego de someterse a la terapia con inyecciones subcutáneas de extracto testicular, expresó con evidente orgullo ante los miembros de la Sociedad de Biología de París:

> He recuperado al menos toda la fuerza que poseía hace algunos años. El trabajo experimental en el laboratorio me cansa poco ahora. Puedo, para asombro de mi ayudante, permanecer de pie durante horas seguidas sin sentir la necesidad de sentarme. Hay días en que, después de tres horas y cuarto de trabajo de pie, he podido, contrariamente a mis hábitos de veinte años, trabajar en la preparación de una Memoria durante más de una hora y media después de la cena. Todos mis amigos saben el inmenso cambio que eso supone para mí. Ahora puedo sin dificultad, e incluso sin pensarlo, subir y bajar escaleras casi corriendo, cosa que siempre hacía antes de los sesenta años. Utilizando el dinamómetro, he comprobado que ha habido un aumento incontestable de la fuerza de mis miembros. En el caso del antebrazo, en particular, he comprobado que la media de los ensayos desde las dos primeras inyecciones es mayor en 6 a 7 kilogramos que la media antes de la inyección. (Brown-Séquard, 1889: 106)

Por todos estos aportes se le ha considerado el padre de la endocrinología moderna. Publicó más de quinientos artículos científicos. Fundó y dirigió el *Journal de la Physiologie de l'homme et des Animaux*. Sus textos principales son, entre otros, *De la transmission croisée des impressions sensitives par la moelle épinière* (1851); *Sur les résultats de la section et de la galvanisation du nerf grand sympathetique au cou* (1854); *Recherches expérimentales sur la physiologie et la pathologie des capsules surrénales* (1856); *Recherches expérimentales sur la production d'une affection convulsive épileptiforme, à la suite de lésions de la moëlle épinière* (1856); *Expériences montrant que l'anesthésie due à certaines lésions du centre cérébro-rachidien, peut être remplacée par de l'hyperesthesie, sous l'influence d'une autre lésion de ce centre* (1880); *Expérience démontrant la puissance dynamogénique chez l'homme d'un liquide extrait de testicule d'animaux* (1889) (Wilson, 1990; Rengachary, 2008; Engelhardt, 2014; Edouard, 2019).

Thomas Young (1773-1829), médico y físico inglés, describió el astigmatismo, formuló la teoría ondulatoria de la luz, la teoría de la visión de los colores, realizó nuevos aportes a la fisiología de la visión, y a hidrodinámica e hidráulica aplicada a la comprensión de la fisiología de la circulación (describió la caracterización de la elasticidad y desarrolló la teoría de los fenómenos capilares basándose en el principio de tensión superficial). Su trabajo sobre la energía constituye la base de gran parte de la física moderna. La teoría ondulatoria de la luz de Young desplazó por completo la teoría de emisión de Newton, que suponía que la luz se debía a partículas de una sustancia material emitidas desde un objeto luminoso. Realizó complejos experimentos con sus propios ojos y dio mediciones de la longitud del ojo y del radio de curvatura de la córnea que son notablemente precisas. Luego consideró el método por el cual el ojo se adapta a la visión cercana y demostró que el resultado se debía a un cambio, no en la curvatura de la córnea o en la longitud del globo ocular, sino en la forma del cristalino. Además, fue un políglota: en su artículo para la Enciclopedia Británica «Idiomas», comparó la gramática y el vocabulario de 400 lenguajes, y fue uno de los primeros que intentó descifrar los jeroglíficos egipcios con la ayuda de un alfabeto demótico, siendo pionero en la interpretación de la famosa piedra de Rosetta egipcia. Entre sus principales obras están *A Course of Lectures on Natural Philosophy and the Mechanical Arts*; *Outlines of Experiments and Inquiries Respecting Sound and Light*; *An Account of Some Recent Discoveries in Hieroglyphical Literature and Egyptian Antiquities*; *The Bakerian Lecture on the Mechanism of the Eye*; y *An Introduction to Medical Literature, Including a System of Practical Nosology, Intended as a Guide to Students, and an Assistant to Practitioners.* Sus diversos textos fueron agrupados y publicados de manera póstuma en los tres volúmenes de *Miscellaneous Works of the Late Thomas Young*, editado por John Murray en 1855 (Peacock, 1855; Malone, 1985; Robinson, 2023).

Hermann von Helmholtz (1821-1894), profesor de Fisiología y Patología en Konigsberg, Bonn, Heidelberg, y Física en Berlín, hizo aportes esenciales a la ciencia moderna: estableció la universalidad del principio de conservación de la energía o primera ley de termodinámica; demostró que los músculos constituían el principal origen del calor animal y midió la velocidad del impulso nervioso (entre veinticinco y cuarenta metros por segundo) por medio del miógrafo de péndulo diseñado por él mismo; inventó una ecuación —de Gibbs-Helmholtz— que asegura que la fuerza electromotriz de una célula (la energía actual) es igual a su energía libre por el equivalente electroquímico de descomposición, que es uno de los principios básicos de la química física y fisiológica, la cual contiene, como refiere Nernst «todo lo que las leyes de la termodinámica pueden enseñar respecto de los procesos químicos» (Bancroft, 1937). Influenciado por Kant y la idea del espacio como una percepción *a priori* de la experiencia, se interesó por la neuroanatomía y la fisiología de la percepción, y sus intereses en los mecanismos y procesos de la vista lo condujeron a sus descubrimientos científicos más notables: el oftalmoscopio (1851) (Fig. 12), el facóscopo y el oftalmómetro (1852). Con este último, Helmholtz logró determinar las ópticas constantes y comprender el mecanismo de la acomodación (1854), especialmente de la parte que en ella se debe al cristalino. En su *Autobiografía* evoca algunas anécdotas y reflexiones personales en relación con su invención del oftalmoscopio:

> al preparar mi curso de conferencias, me topé directamente con la posibilidad del oftalmoscopio, y luego con el plan de medir la velocidad de propagación de la excitación en los nervios. El oftalmoscopio es quizás el más popular de mis trabajos científicos, pero ya les he contado a los oculistas cómo la suerte realmente jugó un papel comparativamente más importante que mis propios méritos. Tuve que explicar a mis oyentes la teoría de la iluminación ocular de Brücke. En esto, Brücke estuvo realmente a un pelo de la invención del instrumento oftalmológico. Simplemente se había olvidado de plantear la pregunta: ¿a qué imagen óptica pertenecen los rayos que provienen del ojo iluminado? Para el propósito que entonces tenía a la vista no era necesario proponer esto. El problema del oftalmoscopio se planteó de varias maneras para ver cómo podía explicarlo mejor a mis oyentes, y así di con la cuestión que he mencionado. Conocía bien, por mis estudios de medicina, las dificultades que tenían los oculistas sobre las enfermedades que entonces se denominaban amaurosis, e inmediatamente me puse a construir el instrumento mediante lentes para gafas y el cristal utilizado para fines microscópicos. Al principio el instrumento fue difícil de utilizar, y sin una convicción teórica segura de que debía funcionar, tal vez no hubiera perseverado. Pero en aproximadamente una semana tuve la gran alegría de ser el primero en ver claramente ante él una retina humana viva [...] La construcción del oftalmoscopio tuvo una influencia muy decisiva en mi posición ante

los ojos del mundo. A partir de ese momento encontré por parte de las autoridades y de mis colegas el reconocimiento y la disposición más dispuestos a satisfacer mis deseos, de modo que en el futuro pude seguir mucho más los impulsos secretos de mi deseo de conocimiento. Debo, sin embargo, decir que atribuí mi éxito en gran medida a la circunstancia de que conocía algunas características geométricas y estaba dotado de conocimientos de física. Por suerte, había sido arrojado entre los médicos, donde encontré en la fisiología un terreno virgen de gran fertilidad. Por otra parte, la consideración de los procesos vitales me llevó a cuestiones y puntos de vista que suelen ser ajenos a los matemáticos y físicos puros. [...] En mi propia conciencia, mis investigaciones eran simples aplicaciones lógicas de los métodos experimentales y matemáticos desarrollados en la ciencia, que mediante difíciles modificaciones podían adaptarse fácilmente al objeto particular en cuestión. Mis colegas y amigos que, como yo, se habían dedicado al aspecto físico de la fisiología, obtuvieron resultados no menos sorprendentes. [...] Hay muchas personas de opiniones estrechas que se admiran mucho si alguna vez han tenido una idea feliz o creen haberla tenido. Un investigador, o un artista, que continuamente tiene un gran número de ideas felices, es sin duda un ser privilegiado y reconocido como benefactor de la humanidad. ¿Quién puede contar o medir esos destellos mentales? ¿Quién puede seguir los mecanismos ocultos mediante los cuales se conectan las concepciones?

> Lo que uno nunca había conocido,
> o no lo había pensado,
> a través del laberinto de la mente
> vaga en la noche.

Debo decir que aquellas regiones en las que no tenemos que depender de casualidades e ideas afortunadas siempre han sido las que más acepto como campos de trabajo. Pero, como a menudo me he encontrado en la desagradable posición de tener que esperar ideas afortunadas, tengo cierta experiencia sobre cuándo y

> dónde me llegaron, que tal vez sea útil para otros. A menudo se introducen en la línea del pensamiento sin que al principio se comprenda su importancia; luego, alguna circunstancia accidental muestra cómo y bajo qué condiciones se han originado; están presentes, por lo demás, sin que sepamos cuándo llegaron. En otros casos ocurren de repente, sin esfuerzo, como una inspiración. Según mi experiencia, nunca llegaron al escritorio ni a un cerebro cansado. Siempre he dado tantas vueltas a mi problema en todas direcciones que podía ver en mi mente sus giros y complicaciones, y repasarlos sin escribirlos. Pero para lograr eso, por lo general, esta etapa no era posible sin un largo trabajo preliminar. (Helmholtz, 1908: 278-283)

Helmholtz investigó también el mecanismo del tímpano y de los huesecillos del oído medio (1869) para explicar el mecanismo de la audición. Estudió la cóclea del oído interno con gran detalle, al principio fascinado por las crestas que la recubren. Más tarde, su atención se centró en las finas cilias del interior del órgano. Sus innovaciones en el campo de la fisiología neuromuscular se debieron en gran medida a su destreza para diseñar nuevos equipos de laboratorio. Era un antivitalista radical, aunque admitía que las cuestiones fundamentales relativas al origen de la vida y la conciencia estaban fuera del alcance de la ciencia. Hizo una pequeña contribución directa a la medicina: la aplicación del sulfato de quinina a la mucosa nasal en la fiebre de heno (1860). Además, fue un brillante divulgador científico, a la altura de Thomas Huxley y Ernst Mach. Nunca abandonó su interés en la percepción y se le deben dos aportes pioneros en el campo de la neurociencia y la epistemología. El primer aporte es lo que se denomina en la actualidad como la teoría adverbial de las cualidades de la percepción y que él mismo ejemplificó así:

> Por lo tanto, preguntar si el bermellón es realmente rojo, tal como lo vemos, o si se trata de una ilusión sensorial, carece de sentido. La sensación del rojo es

> la reacción normal de los ojos formados normalmente a la luz reflejada por el bermellón. Una persona daltónica vería el bermellón como negro o gris amarillento oscuro; esta también es la reacción correcta para un ojo diferente. [...] En sí misma, una sensación no es más correcta o más falsa que la otra. (Helmholtz, 1882: 445)

El segundo aporte fue su caracterización del cerebro humano como una «máquina de predicción» (Wade, 1994; Vogel, 1994; Daniel, 2018; Patton, 2018). Sus obras principales son *Über die Erhaltung der Kraft* (1889); *Vorlesungen über die elektromagnetische Theorie des Lichts* (1897); *Vorlesungen über die mathematischen Principien der Akustik* (1898); *Vorlesungen über die Dynamik discreter Massenpunkte* (1898); *Dynamik continuirlich verbreiteter Massen* (1902); *Vorlesungen über die Theorie der Wärme* (1903; y *Vorlesungen über Theoretische Physik* (1903).

Su invención del oftalmoscopio convirtió a la oftalmología en una ciencia exacta y los tres volúmenes de su *Tratado de óptica fisiológica* son el paradigma de la investigación fisiológica de esta centuria. Es una obra clásica que contiene, entre otros hechos significativos, la reproducción de la teoría de Young de la visión coloreada, a la cual él consideró como un caso especial de la ley de Müller de la especificidad de la energía nerviosa (Pearce, 2009a; Nguyen, 2015). Por otra parte, con su incomparable libro *Tonempfindungen* (1863) (*Sobre las sensaciones del tono como base fisiológica de la teoría de la música*), demostró su profundo conocimiento de la acústica y de la música. No exageró Georges Canguilhem cuando afirmó que «Si debe entenderse por ciencia la medición de los fenómenos y la determinación de sus relaciones según las leyes matemáticamente expresadas, los trabajos de Helmholtz son, en el siglo XIX, el canon de la fisiología científica» (Canguilhem, 2009: 265).

De la fisiología experimental y de la madurez de la química mensurativa surgió la bioquímica. El intento balbuceante de los iatroquímicos y sus fermentaciones cualitativas de los siglos anteriores quedó sepultado en el olvido y nació una concepción del cuerpo como una compleja estructura orgánica en la que los alimentos ingeridos se transformaban y procesaban al interior de los órganos. Energía, calor, reacciones químicas, balance metabólico, sustancias medidas en el laboratorio e interpretadas a la luz de la clínica. La idea de una «química orgánica» con leyes especiales y distintas a las de la «química inorgánica» se extinguió. Los más destacados investigadores fueron Justus von Liebig (1803-1873), quien clasificó los alimentos en grasas, carbohidratos y proteínas; además, desarrolló la idea de evaluar el metabolismo de las proteínas midiendo el nitrógeno en la orina. Félix Hoppe-Seyler (1835-1895), que aisló la hemoglobina de la sangre y demostró su unión lábil con el oxígeno y fuerte con el monóxido de carbono; estudió la oxidación intracelular e identificó la lecitina; desarrolló métodos de laboratorio para analizar la sangre, la bilis y las secreciones orgánicas. Albrecht Kossel (1853-1927) aisló el ácido nucleico, la adenina y la histidina; investigó la síntesis proteica y las reacciones químico-energéticas de la contracción muscular. Max Jaffé (1841-1911) creó la técnica de medición de creatinina en orina y separó el urobilinógeno urinario e intestinal. Wilhelm Kühne (1837-1900) describió la tripsina y su papel en la digestión; identificó la rodopsina de la retina; señaló la transformación del ácido benzoico y su eliminación urinaria como ácido hipúrico. La fisiología química de la digestión (función de la bilis, la saliva, la secreción gástrica, duodenal y pancreática) fueron investigadas por Friedrich H. Bidder (1810-1894) y Carl Schmidt (1822-1894). Theodor Bischoff (1807-1882) estableció que la urea urinaria medía las proteínas de la dieta y no reflejaba el metabolismo proteico tisular. Emil Fischer (1852-1919) investigó el metabolismo del ácido úrico, las purinas, los carbohidratos, los aminoácidos y las proteínas; logró sintetizar azúcares y purinas; estableció la función de las enzimas y la estructura aminoácida de las proteínas. Frederick G. Hopkins (1861-1947), aisló el triptófano, la arginina, la histidina, el glutatión; inventó una técnica para medir el ácido úrico en la orina; sus trabajos con aminoácidos llevarían al descubrimiento de las vitaminas liposolubles. Walter M. Fletcher (1873-1933) investigó el metabolismo intermediario de la contracción muscular y descubrió el ácido láctico como producto de las condiciones anaerobias. Joseph Louis Proust (1754-1826) realizó aportes fundamentales al análisis de los carbohidratos, el ácido cítrico y la leucina. Michel Eugène Chevreul (1786-1889) fue el gran pionero en el análisis de las grasas: identificó la estearina y la elaína, desentrañó la naturaleza de la reacción de saponificación y demostró que las grasas y los aceites son ésteres de ácidos grasos y glicerol; también identificó los ácidos oleico, butírico, cáprico, esteárico y el colesterol como componentes de las grasas animales. Friedrich Wöhler (1800-1882), logró un descubrimiento trascendental: la síntesis serendípica de la urea (1828) cuando intentaba preparar cianato de amonio. Max von Pettenkofer (1818-1901) realizó el estudio cuantitativo de la descomposición de las grasas, proteínas y carbohidratos en el cuerpo. (Cohen, 2000; Hunter, 2000; Lorch, 2021).

Otros fisiólogos importantes de este siglo fueron los siguientes:

- Walter Holbrook Gaskell (1847-1914): nervios vasomotores del músculo estriado, inervación cardiaca, nervio simpático en la región toracolumbar, cervical y sacra: «sistema nervioso involuntario»
- John Newport Langley (1852-1925): investigaciones diversas del nervio simpático y denominación de sistema nervioso autónomo
- Frederick Walter Mott (1853-1925): localización cerebral de la visión
- Carl Wilhelm Ludwig (1816-1895): director del Instituto de Fisiología de Leipzig, que formó a los mejores fisiólogos experimentales de Alemania
- Friedrich Wilhelm Weber (1806-1871): efecto inhibitorio del nervio vago en el corazón

- Hugo Kronecker (1839-1914): contracción miocárdica, ley del «todo o nada» en la despolarización de la fibra cardiaca
- Henry Pickering Bowdicht (1840-1911): describió el «fenómeno de la escalera» en la regulación de la contractibilidad del miocardio: cuando aumenta la frecuencia cardíaca, el corazón responde aumentando o disminuyendo la fuerza con la que se contrae; se le denomina con su epónimo: efecto Bowdicht.
- Emil Du Bois-Reymond (1818-1896): pionero de la experimentación electrofisiológica; postuló la ley de estimulación: la excitación depende del grado de densidad de corriente que varía de momento a momento.
- Gustav Theodor Fritsch (1838-1897) y Eduard Hitzig (1838-1907): experimentación con corriente galvánica en las circunvoluciones cerebrales, identificación y delimitación del «área motora» de la corteza cerebral
- Silas Weir Mitchell (1829-1914): acciones neurofisiológicas del veneno de las serpientes
- William Prout (1785-1850): descubrió que el jugo gástrico estaba conformado por ácido clorhídrico
- Rudolf Heidenhain (1834-1943): identificación de las células funcionales del riñón y de la mucosa gástrica; planteó la ley que lleva su nombre: la secreción glandular se acompaña siempre de un cambio estructural de la glándula
- Max Rubner (1854-1932): medición de los cambios metabólicos por medio del calorímetro
- Graham Lusk (1866-1932): pionero en la investigación de la diabetes producida por la Florizina
- Ernst Salkowski (1844-1923): creador de técnicas de medición urinaria en la excreción del fenol, la pentosuria, la peptonuria y la oxaluria
- Henry Bence Jones (1814-1873): identificación de la xantina en la orina y de la albumina urinaria conocida con su epónimo: proteína de Bence Jones; asociada a la existencia de mieloma múltiple y amiloidosis (Mendelsohn, 1965; Coleman, 1988; Pickstone, 1990).

24

Claude Bernard y la cúspide de la fisiología experimental

> Claude Bernard, después de haber declarado que la medicina entra, en lo sucesivo, en la vía científica apoyándose en la fisiología y gracias al método experimental, establece, de entrada, las diferencias que existen entre las ciencias de la observación y las ciencias de la experimentación. Y llega a concluir que la experiencia en el fondo no es más que una observación provocada. Todo el razonamiento experimental está basado en la duda, ya que el experimentador no debe tener ninguna idea preconcebida frente a la naturaleza y tiene que guardar siempre su libertad de espíritu. Acepta simplemente los fenómenos que se producen cuando están probados.
>
> Émile Zola, *La novela experimental* (1880)

Claude Bernard nació en 1813 en Saint Julien, pequeño caserío cercano a Villefranche (Francia), de padres campesinos y muy pobres. Por ello debió comenzar a trabajar desde adolescente como ayudante de farmacia. Sus inquietudes iniciales fueron literarias y escribió dos dramas teatrales que nunca fueron representados en el escenario. A los 19 años viajó a París con la ilusión de convertirse en un dramaturgo. Mostró sus textos a un crítico de la época y este le aconsejó que buscara otra forma de ganarse la vida y que dejara a la literatura como una afición personal.

Decidió, entonces, matricularse en la Facultad de Medicina de la Universidad de París y fue un estudiante poco sobresaliente hasta que conoció a François Magendie, dedicado a la investigación experimental en la cátedra de medicina del

Colegio de Francia, y en 1841 él lo nombró como su ayudante y preparador del laboratorio. Allí se fue revelando, poco a poco, como el extraordinario científico que llegaría a ser, con el tiempo, el gran fisiólogo del siglo XIX, con aportes fundamentales para la comprensión de la fisiología y la patología del cuerpo humano. En 1855, a la muerte de su maestro, fue nombrado titular de la cátedra y allí permaneció, casi sin interrupciones, hasta 1878 cuando murió de una enfermedad renal desconocida. Aunque se graduó de médico, en 1843, jamás ejerció la medicina clínica (Olmsted, 1938; Lambrichs, 1993).

La obra científica de Bernard es descomunal y se pueden encontrar, por lo menos, una docena de descubrimientos de primer orden, que modificaron las teorías existentes acerca del metabolismo de los azúcares, los procesos de digestión y asimilación de alimentos, las funciones del páncreas y del hígado, la regulación vasomotora del sistema simpático. Entre ellos están la función glucogénica del hígado, la función digestiva emulgente del páncreas, la generación de diabetes al puncionar el piso del cuarto ventrículo; demostró que existen dos tipos de nervios vasomotores, vasoconstrictores y vasodilatadores, ambos regulando el flujo sanguíneo en las arterias. También identificó los nervios que controlan la secreción de saliva por las glándulas submaxilares.

Además, fue precursor de la toxicología moderna con sus investigaciones del veneno curare y de la intoxicación por monóxido de carbono; fundador de la endocrinología al ser el primero en descubrir y definir que existían «secreciones internas» de algunos órganos luego mejor conocidos como «glándulas sin conducto excretor externo»; también fue el primero en conceptualizar la existencia de un «medio interno» fisiológico conformado por la sangre, las secreciones, la temperatura, etcétera; que estaba en contacto con el «medio externo» y que de esta relación surgía la comprensión de la salud, la enfermedad, la vida y la muerte de los seres vivos animales, incluyendo, por supuesto, al ser humano. Este «medio interno» conducirá a la plena autonomía de la fisiología experimental cuando

Walter Cannon acuñé en el siglo XX el término *homeostasis* (Sloan, 1984; Holmes, 1986; Caponi, 2019).

Sus principales obras científicas publicadas son el resultado de sus lecciones académicas dadas en el Colegio de Francia. Entre las más significativas están *Leçons de physiologie expérimentale appliquée à la médecine* (1855); *Mémoire sur le pancréas et sur le rôle du suc pancréatique dans les phénomènes digestifs, particulièrement dans la digestion des matières grasses neutres* (1856); *Leçons sur les Effets des Substances Toxiques et Médicamenteuses* (1857); *Leçons sur la Physiologie et la Pathologie du Système Nerveux* (1858); *Principes de médicine expérimentale* (1858-1877); *Leçons sur les propriétés physiologiques et les altérations pathologiques des liquides de l'organisme* (1859); *Leçons sur les propriétés des tissus vivants* (1866); *Leçons de pathologie expérimentale* (1872); y *Leçons sur le diabète et la glycogenèse animale* (1877).

Sin embargo, existe otro aporte esencial de Claude Bernard en el campo de las ideas científicas y la metodología experimental. Me refiero a su libro *Introduction à l'étude de la médecine expérimentale* (1865) (*Introducción al estudio de la medicina experimental*), redactado en la convalecencia de una enfermedad, en donde sistematiza y reflexiona sobre cómo alcanzó tanto éxito en sus propios experimentos de laboratorio y, quizá sin proponérselo, termina creando una auténtica y profunda obra de epistemología, que aún en la actualidad tiene gran vigencia. En ella Bernard revela su método de investigación y da ejemplos de su aplicación en problemas concretos que él resolvió.

El libro —como lo analizó Canguilhem (2009)— está influido por las etapas cognitivas de Comte y, por ello, la medicina experimental es el paso siguiente al legado de la medicina hipocrática que solo observaba y rendía una reverencia sagrada a la naturaleza. Además, se ha reconocido en Bernard un método experimental que trata de equiparar en el campo de la fisiología las leyes de la matemática y la física modernas (Galileo y Newton); pero, al lado de la inducción empírica y la deducción racional tradicionales, he detectado que aparecen las hipótesis abductivas propuestas por Peirce (1970; 1998). Para mi sorpresa, encontré que en la mayoría de sus descubrimientos existían componentes serendípicos de distinto tipo y que se podía intentar clarificar estos hallazgos como la consecuencia de sus patrones teóricos de investigación.[49] Como consecuencia de la lectura del libro del libro de Bernard, se pueden establecer las siguientes claves para esbozar un método de hallazgos serendípicos en la ciencia:

Serendipia como hecho natural (azar encontrado)

Claude Bernard refiere que un día le llevaron a su laboratorio unos conejos del mercado. Los pusieron sobre la mesa de

49 La relación entre las hipótesis abductivas y las serendipias las he analizado en mi libro *El desorden de Fleming*: «Para Peirce las creencias que poseemos son una disposición a la acción o engendran los hábitos, y los hechos habituales lo son porque son explicados a partir de un razonamiento compatible con lo que creemos. Cuando se presenta un hecho no habitual, por tanto sorprendente, significa que aparece un sentimiento de duda ante nuestras creencias y conocimientos previos. Toda duda verdadera es exterior, involuntaria y auténtica, y nada tiene que ver con la "duda metódica" de Descartes que es subjetiva, voluntaria y simulada. La duda involuntaria produce una gran irritación y lleva a intentar buscar una explicación lógica, mediante una hipótesis, a esos hechos y, por ende, a establecer una nueva creencia basada en una comprensión racional distinta a la que se tenía. La forma específica de la inferencia abductiva fue presentada por Peirce en los siguientes términos: "Se observa un hecho sorprendente C; pero si A fuese verdadero, C sería corriente y natural. Luego hay razones para sospechar que A es verdadero". Es claro, entonces, que la sorpresa nace de la ruptura de un hábito y este a su vez implica la destrucción de una expectativa dada y de un razonamiento considerado hasta ese momento como válido. Ahora bien, ese hecho es sorpresivo porque nunca se esperaba que ocurriera o porque se esperaba otro hecho. Por tanto, la sorpresa puede darse por "novedad o anomalía" y a estas dos condiciones se las ha denominado "detonantes abductivos". [...] Mi hipótesis, al retomar y ampliar la inferencia lógica de la abducción hecha por Peirce, es la siguiente: si un hecho C es accidental y se observa como sorprendente, se convierte en un hallazgo serendípico C*, que debe ser explicado y se propone para ello una regla A. Pero si A fuese verdadero, C* se convertiría en un hecho usual y natural. Luego hay razones para sospechar que A es verdadero. Por último, quiero enfatizar en que 1) ningún hecho esperado, y por tanto habitual, puede ser tomado como un hecho accidental; 2) solo los hechos considerados sorprendentes lo son porque son inesperados y, por tanto, accidentales; 3) Los hallazgos casuales tienen que ser reconocidos como hechos sorprendentes para que adopten las implicaciones epistemológicas de ser descubrimientos serendípicos; y 4) no existen descubrimientos serendípicos que no sean hechos sorprendentes, ni hechos sorprendentes que no sean serendipias de algún tipo» (Mejía Rivera, 2019).

trabajo y de manera inesperada varios de ellos se orinaron al mismo tiempo. De forma inmediata le llamó la atención que la orina era clara y ácida, lo cual no era lógico, pues los conejos eran herbívoros y en ellos la orina se presentaba turbia y alcalina: «esta observación de acidez en la orina de los conejos me dio la idea de que dichos animales tenían que estar en el estado de nutrición de los carnívoros. Supuse que probablemente no habían comido en mucho tiempo, y que el ayuno los había transformado en verdaderos animales carnívoros que viven de su sangre» (Bernard, 1959: 190).

A continuación, realizó el experimento de dar hierba a los animales, y a los minutos la orina era turbia y alcalina. Demostró, entonces, que todos los animales en ayuno utilizaban su propia carne, y la orina de los herbívoros era igual, en esta situación, a la de los carnívoros. Este descubrimiento sería muy importante para comprender, en el futuro inmediato, los procesos de digestión y asimilación de las proteínas, los carbohidratos y los azúcares. Al hacer las autopsias de los conejos alimentados con carne observó otro hecho casual: los quilíferos blancos y lechosos eran visibles en la porción inferior del duodeno, a unos 30 centímetros por debajo del píloro, a diferencia de los perros cuyos quilíferos se visualizan en la primera porción del duodeno. Fue cuando comprendió que en los conejos el conducto pancreático desembocaba más abajo y estableció la relación de que el jugo pancreático podía ser el responsable de la emulsión de las grasas y de su posterior absorción. La comprobación de esta idea preconcebida lo llevó a descubrir que el páncreas era, en realidad, un complejo órgano que intervenía en el metabolismo alimenticio y no una glándula elemental de secreción simple como la salival, que hasta ese momento era la teoría fisiológica predominante.

Una pregunta es pertinente en el caso descrito: ¿por qué Claude Bernard, que no estaba pensando ni investigando en dicho problema, cuando vio orinar a los conejos, de manera inmediata recordó ese conocimiento previo y lo contrastó con el hecho casual que no era compatible con la teoría existente? Y luego le sucedió lo mismo con la otra observación realizada en las autopsias de los conejos.

La respuesta se encuentra dispersa en varios fragmentos de su libro; para Claude Bernard, la observación de un hecho casual es, la mayoría de las veces, lo que lleva al investigador a una idea que no había sido pensada antes, pues si fuese así lo observado sería lo esperado y no lo inesperado. Es decir, estar atentos a observar hechos que no son explicables con el conocimiento que poseemos es, precisamente, lo que conduce al investigador a imaginar una idea o una hipótesis que antes no había sido pensada ni por él ni por otros. Lo anterior es sistematizado por Bernard al plantear que existen dos puntos de partida para realizar una investigación experimental: la primera es una observación y la segunda es una hipótesis o una teoría. En relación con el primer punto, afirma: «Las ideas experimentales frecuentemente son fruto del azar, con la ayuda de alguna observación casual. Nada es más común; y este es, realmente, el modo más sencillo de comenzar un trabajo científico» (Bernard, 1959: 189).

Acá él reconoce lo común del hallazgo serendípico y la presencia casi constante del azar al inicio del proceso investigativo. Por tanto, se comprende su observación del evento accidental de los conejos y la importancia que le dio hasta concebir una nueva hipótesis. Para él encontrar hechos inesperados es una posibilidad que debe poseer el investigador en todos los momentos de su trabajo, independiente de que estos eventos no tengan relación con las investigaciones que se estén haciendo en ese instante. Es como tener la disposición mental para estar a la espera de hechos inusuales y accidentales que, al ser detectados, nos pueden generar nuevas ideas e hipótesis. Además, Bernard relaciona este primer encuentro de los eventos inesperados con la presencia de un sentimiento intuitivo que engendra la idea *a priori*, la cual será desarrollada luego por la razón y la lógica, transformada en una hipótesis, y esta, a su vez, corroborada o rechazada después de los experimentos.

La aceptación, por parte del investigador, del azar como hecho natural que siempre está en potencia de ser revelado e interpretado con una nueva visión teórica genera serendipias de tipo clásico como los ejemplos descritos en el experimento con los conejos.

Serendipia como evento buscado (azar provocado)

En 1845, Pelouze le dio a Bernard una cantidad apreciable de curare, sustancia tóxica traída de América, que todos sabían que era un veneno que producía la muerte cuando se introducía debajo de la piel, pero nadie sabía cómo. Bernard tampoco tenía idea del mecanismo tóxico del curare y decidió experimentar para ver si sucedía cierto hecho que le sugiriera alguna hipótesis. Utilizó ranas envenenadas y luego les realizó autopsias. Tanto los músculos del corazón como la sangre y la contractilidad muscular periférica se encontraban normales. Entonces observó por casualidad algo llamativo: aunque el sistema nervioso tenía una apariencia anatómica normal, al estimular los nervios motores estos no producían la contracción de los músculos. Verificó varias veces este hecho y pudo concluir que «el curare causa la muerte por destrucción de todos los nervios motores, sin afectar los sensitivos» (Bernard, 1959: 196).

En 1846 decidió también hacer experimentos sobre la intoxicación con monóxido de carbono, cuya causa era totalmente desconocida y Bernard, una vez más, no tenía una idea preconcebida del mecanismo de envenenamiento. Utilizó un perro y en la autopsia observó un hecho que le llamó la atención de forma inmediata: el color de la sangre era escarlata, tanto en las arterias como en las venas. A partir de este hallazgo concibió la idea de que el color era debido a una gran cantidad de oxígeno y que el monóxido quizá impedía que el oxígeno se transformara en ácido carbónico en los capilares. Trató entonces de liberar el oxígeno de arterias y venas, y no lo logró. De allí concluyó que su idea preconcebida era falsa y se preguntó qué podía haber ocurrido con el oxígeno de la sangre. Luego pensó que tal vez el monóxido de carbono había desplazado el oxígeno de la sangre, hizo entonces experimentos colocando la sangre en medios artificiales y, finalmente, logró establecer que «el monóxido de carbono, al desplazar el oxígeno que había expulsado de la sangre, permaneció químicamente combinado en la sangre y no podía ser desplazado ya por el oxígeno ni por los otros gases» (Bernard, 1959: 199). Por lo tanto, la muerte se producía por anoxia tisular.

En los dos ejemplos anteriores Bernard no poseía como punto de partida de la investigación ni una observación, ni una hipótesis o teoría. Sin embargo, sabía que si iniciaba los experimentos se encontraría con un hecho o evento inesperado que, a lo mejor, le sugeriría una idea y luego una hipótesis de trabajo. A lo anterior Bernard lo denominó como «experimentos para ver».

> Si el tema (a investigar) es totalmente oscuro e inexplorado, los fisiólogos no deben temer actuar un poco al azar, con el fin de tratar de pescar en aguas revueltas. Esto significa decir que, en medio de las alteraciones funcionales que producen, pueden esperar que surjan algunos fenómenos imprevistos que orienten su investigación. Tales experimentos a tientas muy comunes en fisiología y terapéutica a causa del complejo y atrasado estado de estas ciencias pueden ser llamados experimentos para ver, porque están destinados a hacer surgir una primera observación, invisible e indeterminada, pero cuya aparición puede sugerir una idea experimental y abrir un camino a la investigación.
>
> Hay casos, por lo tanto, en que experimentamos sin tener una idea probable que verificar. Sin embargo, los experimentos en este caso están igualmente destinados a inducir una observación, solo que la induce con el propósito de hallar una idea que implique un camino posterior para seguir en la investigación.

> En consecuencia, podemos decir que el experimento es una observación inducida con el objeto de hacer nacer una idea. (Bernard, 1959: 47)

Bernard está proponiendo con sus «experimentos para ver» una metodología clara para realizar descubrimientos serendípicos, pues estos experimentos pretenden hacer surgir una «primera observación, invisible e indeterminada». Es decir, son experimentos «buscando el azar» para ver si nos permiten observar un hecho, que no sabemos cuál es, pero que por lo inesperado nos puede llamar la atención, sugerir una idea experimental y abrir un nuevo camino a la investigación.

Aunque parezca paradójico, este es un método para provocar el azar, e implica el reconocimiento de un elemento de indeterminación en todo proceso investigativo, que una vez reconocido se puede convertir en el punto creativo de un novedoso diseño experimental.[50] De alguna manera el evento inesperado permite al investigador la ampliación de sus límites conceptuales y la posibilidad de imaginar lo que no había sido pensado antes.

En otra parte de su obra, Bernard, reconoce que la idea experimental *a priori* es el resultado de «una especie de presentimiento de la mente» (Bernard, 1959: 62) y que poseemos una intuición de la existencia de las leyes de la naturaleza, aunque no conocemos sus formas, y para eso son los experimentos que nos permiten reconocerlas y visualizarlas. Ahora bien, esta intuición en las ideas experimentales siempre está estimulada por la observación y la ejecución de los experimentos, y no se debe pensar que Bernard haya querido plantear la existencia de ideas experimentales innatas.

50 Por supuesto que ese elemento indeterminado, dado por el reconocimiento de la posibilidad del azar como hecho valioso en el experimento, no debe confundirse con la refutación de la idea del determinismo biológico que defendió con vehemencia Bernard en contra de los vitalistas. Es decir, para Bernard, si se realiza un experimento varias veces en las mismas condiciones y con procedimientos iguales, los resultados siempre serán idénticos. El azar puede llevar a modificar los resultados de un experimento, porque con él cambian las condiciones de la investigación, pero al incorporar ese evento casual a los procedimientos del nuevo experimento el resultado se repetirá.

Todo lo contrario, él fue explícito en negar el innatismo en los procesos de investigación científica.

El azar buscado, en los experimentos para ver, es un método que produce serendipias del tipo pseudoserendipia de predominio consciente, pues se descubre algo que se estaba buscando, pero que no se sabía cómo buscar hasta que se provoca el hecho inesperado que estimula la idea experimental *a priori* en el investigador.

Serendipia como resultado experimental equivocado (azar en el laboratorio)

En 1843 Bernard decidió realizar un experimento a partir de una hipótesis reconocida por la comunidad científica como la más plausible: se consideraba que el azúcar en los animales ingresaba por la dieta y que, a diferencia de las plantas, los animales no producían azúcar. Entonces debía existir un órgano que destruía el azúcar, y para Bernard este órgano era probablemente el pulmón, y la destrucción del azúcar se daba por un fenómeno de combustión. Comenzó a realizar autopsias en animales sometidos a dietas ricas en azúcar y como método comparativo en aquellos que no recibían ninguna cantidad de azúcar en su alimentación. Para sorpresa del investigador, encontró resultados erróneos en relación con la teoría existente, pues las autopsias hechas a los animales con dietas sin azúcar mostraban, de manera evidente, la presencia de azúcar en la sangre y en la mayoría de los órganos, en especial en el hígado.

Entonces, en lugar de desechar esos resultados que no eran compatibles con la teoría, comprendió que la teoría era falsa y decidió abandonarla, pues para él era claro que «Cuando hallamos un hecho que contradice una teoría imperante, tenemos que aceptar el hecho y abandonar la teoría aun cuando la teoría esté apoyada por grandes nombres y aceptada generalmente» (Bernard, 1959: 202). Esta actitud lo condujo a postular que no solo no existía un órgano para destruir el azúcar, sino que el azúcar se producía en todos los animales, independiente de su dieta.

Experimentos posteriores, midiendo el azúcar hepático de animales en el momento de la muerte y a las 24 horas, le permitieron demostrar que el azúcar se aumentaba luego de la muerte del animal y que era en el hígado donde se producía el azúcar en la variedad de glucógeno hepático. Este descubrimiento lo condujo a uno de sus mayores aportes científicos: la demostración de la existencia del proceso de glicogénesis animal.

En 1852 Bernard decidió comprobar mediante un experimento la siguiente teoría: el sistema nervioso regulaba la temperatura e intervenía en los procesos de nutrición celular. Si se cortaban los nervios simpáticos que aumentaban la combustión sanguínea, la parte corporal se enfriaría y se presentaría una vasoconstricción en dicha zona. Diseñó una técnica donde cortó el simpático cervical de un conejo y, esperando ver el enfriamiento y la vasoconstricción de la oreja, del mismo lado, observó lo contrario; es decir, un resultado equivocado frente a la teoría. La oreja se puso caliente y presentó vasodilatación. Casi ocho años tuvo presente este resultado en apariencia erróneo e inesperado, hasta que logró comprender la función vasomotora del sistema simpático y que era esta la que determinaba la temperatura del área corporal.

Los dos ejemplos anteriores son parte de los descubrimientos serendípicos que nacen de aparentes fracasos experimentales al tratar de demostrar una hipótesis o teoría previa y que al ser considerados inesperados, e interpretados como erróneos, son desechados o ignorados por muchos científicos. Pero no por Bernard, que tenía como principio reconocer la realidad del hecho, la posible falsedad de la teoría y la necesidad de concebir, entonces, una nueva teoría donde ese resultado experimental tuviese una explicación lógica. Por tanto, para él ningún experimento fracasaba, ya que si no resultaba lo esperado implicaba que se tenía una teoría previa falsa o inexacta. De allí su actitud de observar los resultados del experimento sin la carga teórica con que había iniciado la investigación. Dicho de otra manera, él defendía que se iniciara el experimento con una idea preconcebida *a priori* y una hipótesis, pero al observar los resultados no debía estar presente esa idea preconcebida, pues ella podía alterar la observación y la interpretación de los hechos encontrados.

Paul Bert, discípulo de Bernard, recordaba que en el laboratorio y durante los experimentos

> al contrario de la mayoría de los investigadores científicos, que son una especie de sonámbulos que solo ven lo que buscan y lo que está en el camino de sus ideas; sus ojos están fijos en un punto, y no pueden percibir lo que se encuentra aparte de dicho punto, y mucho menos lo que aparece de improviso. Claude Bernard parecía tener ojos en torno de toda la cabeza. [...] Los estudiantes quedaban asombrados cuando le veían indicar fenómenos evidentes que solo él había visto. Descubría cómo respiraba. (Bernard, 1959: 21)

La metáfora de «tener ojos en torno de toda la cabeza» recuerda la reflexión de Robert L. Goldemberg, quien analizando casos de serendipia en la investigación dermatológica, producto de resultados inesperados en los experimentos, refirió que los científicos que habían logrado estos hallazgos serendípicos se caracterizaban por no tener «una visión de túnel» al momento de realizar la investigación y, por ello, no eran como aquellos que frente a los mismos eventos inesperados, los habían desechado «como los caballos vendados, imperturbables; o como los burros corriendo tras la zanahoria, sin darse cuenta de otras cosas y detalles que pueden resolver el problema buscado» (Goldemberg, 1990).

Bernard insiste en que hay que escuchar a la naturaleza, acomodar la teoría a los hechos y no los hechos a la teoría, pero también explorar ideas preconcebidas que a veces son imposibles de ser aceptadas por las teorías dominantes en la comunidad científica. De igual manera, rechaza el valor epistemológico de los resultados negativos frente a un solo resultado positivo y nos enseña que ningún resultado experimental debe ser considerado equivocado, a no ser que se demuestre en la repetición de los experimentos deficiencias de procedimiento inadvertidas.

La serendipia como resultado experimental equivocado en relación con la hipótesis o la teoría que orientó la investigación es, en general, del tipo de la serendipia clásica, porque esos hechos valorados de manera positiva conducen al investigador a otros marcos conceptuales inexplorados, que no se estaban buscando porque, a lo mejor, no se habían imaginado antes.

En síntesis, creo que esta lectura de una metodología serendípica implícita en el clásico *Introducción al estudio de la medicina experimental* demuestra que al lado de las interpretaciones usuales que se han hecho del libro de Claude Bernard, orientadas a mostrar el rigor y la influencia positivista de Comte y la presencia racionalista de las enseñanzas del *Discurso del método* de Descartes, también revela que Bernard reconoció la presencia del azar, de la intuición y de la imaginación creadora como otros elementos esenciales en la experimentación científica.

De allí, el acierto de Pedro Laín Entralgo al comprender que en la vida y la obra de Claude Bernard se encontraba un romántico y un positivista unidos en la altruista búsqueda de la verdad científica, pues al contrario de lo que se piensa, refiere Laín que «No se excluyen ni se oponen el Romanticismo y el positivismo» (Laín Entralgo, 1961: 264). De hecho, el mismo Bernard refiere en varios pasajes de su obra que la ciencia, la religión y la filosofía son estados humanos simultáneos y que nunca uno solo de ellos se desarrollará a expensas de los otros. La contemporaneidad de esta reflexión es sorprendente.

Las claves para desarrollar un método de hallazgos serendípicos en los descubrimientos científicos permiten ir reconociendo y construyendo patrones de comportamiento en los investigadores, que se presentan en los distintos casos de serendipia científica que encontramos en la historia de la ciencia y también en las investigaciones vigentes en diferentes campos del conocimiento. Utilizar de esta forma la obra de Bernard es darle una contextualización actual que la renueva en su valor epistemológico.

Ahora bien, lo anterior no invalida, sino complementa, la síntesis afortunada que ha expuesto Georges Canguilhem de lo que significa la medicina experimental para Bernard (fundador indiscutible de la fisiología experimental moderna).

> A los ojos de Claude Bernard, la explicación experimental del mecanismo de la diabetes garantiza la validez simultánea y separable de los principios que él pone de relieve en la Introducción de 1865: principio de identidad de las leyes de la salud y la enfermedad; principio del determinismo de los fenómenos biológicos, y principio de la especificidad de las funciones biológicas, es decir, distinción del medio externo y el medio interno. Fundar la medicina experimental es demostrar la coherencia y la compatibilidad de esos principios y, como consecuencia, poner fuera de discusión esa medicina, mostrando a los contradictores, a los sistemáticos atrasados de la ontología y el vitalismo, que dichos principios también fundan, como apariencias inevitables, los fenómenos sobre los cuales ellos procuran basar sus objeciones. (Canguilhem, 2009: 147-148)

25
La consolidación de la clínica y la mentalidad anatomoclínica

> El espectacular progreso de la histología, la patología, la fisiología y la farmacología condujo al desarrollo de un nuevo tipo de medicina clínica en la segunda mitad del siglo XIX. Esta nueva medicina clínica es la medicina de nuestros días. Uno de sus primeros protagonistas, Claude Bernard, declaró que el laboratorio era el «santuario» de la medicina. Así, el nuevo período puede llamarse propiamente el de la medicina de laboratorio, en oposición a la medicina de biblioteca de la Edad Media, la medicina al lado de la cama del enfermo de Hipócrates, Boerhaave y Sydenham, y la medicina hospitalaria de Laennec y Graves.
>
> ERWIN H. ACKERKNECHT,
> *A Short History of Medicine*, 1955 (1982)

En realidad, el siglo XIX es la centuria de la consolidación de la clínica francesa y, en mi concepto, el laboratorio, el hospital, el espíritu hipocrático y la renovación de la biblioteca médica son todos integrados a la construcción de una «mentalidad anatomoclínica» sin fisuras conceptuales. En el esplendor de la experimentación clínica a través de la observación heredada de la ilustración, figuras como Bichat, Pinel, Corvisat y Cabanis construyen un método de renovación de la mirada clínica. Como refiere con agudeza Foucault,

> la mirada del anatomoclínico deberá señalar un volumen; tendrá que vérselas con la complejidad de datos espaciales, que por primera vez en medicina son tridimensionales. Mientras que la experiencia clínica

> implicaba la constitución de una trama mixta *de lo visible y de lo legible*, la nueva semiología exige una especie de *triangulación sensorial* a la cual deben colaborar atlas diversos, y hasta entonces excluidos de las técnicas médicas: el oído y el tacto, vienen a añadirse a la vista. (Foucault, 2012: 217)

Es decir, los signos físicos que el clínico aprende a observar e interpretar en el cuerpo se conectan con las lesiones ocultas en los órganos, tejidos y células. La semiología permite visibilizar por analogía lo escondido al interior del organismo, lo «invisible» se hace «visible» a través de la mirada sabia del clínico: la matidez percutora del tórax permite «visualizar» un absceso pulmonar lobular, la pectoriloquia en la auscultación revela una caverna tuberculosa, la palpación de un frémito de la vena yugular derecha identifica una insuficiencia de la válvula cardiaca tricúspidea, el sonido auscultatorio de un roce correoso y retumbante —ruido de cuero nuevo— en la sístole y la diástole del corazón que sugiere una pericarditis, la pérdida de la sensibilidad de las plantas de los pies hace sospechar una lesión de los cordones posteriores de la médula espinal, las llagas verrugosas en la boca indican una sífilis secundaria.

Los clínicos construyen, poco a poco, un mapa semiológico que revela las enfermedades específicas y también los síndromes. Los signos físicos, las técnicas semiológicas que descubren las lesiones ocultas, los signos de laboratorio, los síntomas analizados, cuantificados y esquematizados (gráficos de la fiebre) convierten a la clínica en una vía de experimentación y de conocimiento nosológico profundo. La «mirada» del clínico escudriña el cuerpo del paciente para descubrir su enfermedad a través de los signos, al igual que el detective analiza las huellas en la escena del crimen para revelar al asesino. No es gratuito que el médico inglés Arthur Conan Doyle (1859-1939) haya inmortalizado a su profesor de Clínica, el escocés Joseph Bell (1837-1911), transformándolo en el famoso médico y detective de ficción Sherlock Holmes.

El arte de la clínica es el legado de la medicina francesa del siglo XIX a la ciencia de la modernidad, y su influencia llegó hasta el último tercio del siglo XX. El cuerpo humano convertido en una fuente de signos semiológicos que atravesaban las opacidades de las estructuras sólidas. La transparentización corporal que fue apoyada por las nuevas tecnologías que también aparecieron en este siglo: el estetoscopio, el oftalmoscopio, el laringoscopio, el broncoscopio, el citoscopio, hasta llegar a los rayos X descubiertos por Röngten en 1895. De igual manera, el laboratorio comenzó también a revelar la función alterada de los órganos internos: la albumina en la orina y el daño renal, la sangre en las heces y una probable úlcera gástrica, el esputo hemoptoico y la tuberculosis pulmonar. Como refirió Marshall McLuhan en su libro *La galaxia Gutenberg* (1962): «las tecnologías admiten ser consideradas como prolongaciones de nuestro cuerpo y nuestros sentidos». Las nuevas tecnologías y las técnicas semiológicas de la clínica decimonónica ampliaron los sentidos de los clínicos y todo lo invisible se hizo visible; lo inaudible, audible; y el tacto aprendió la extrema sutileza: masa benigna o maligna al palpar la dureza o blandura en la profundidad del abdomen; esplenomegalia dura e indolora asociada a la presencia de adenopatías en el cuello; dolor a la palpación leve de la fosa iliaca derecha y posible apendicitis aguda en curso. A continuación, conoceremos a los principales protagonistas y los descubrimientos de la clínica de este siglo.

Gaspard Laurent Bayle (1774-1816), discípulo de Corvisat, clínico del hospital de la Charité y amigo de Laennec, enfatizó en que la lesión orgánica era el fundamento científico de la nosología clínica. Esta concepción quedó evidenciada en su obra más importante *Recherches sur la phthisie pulmonaire* (1810), en la que clasifica a la tisis de acuerdo al tipo de lesión y no por su sintomatología. Luego de realizar cerca de 900 autopsias, establece la correlación clínica y anatomopatológica, proponiendo seis «especies» para la enfermedad:

tuberculosa, granulosa, melanótica, ulcerativa, calcificativa y cancerosa. Además, considera que tiene la capacidad de extenderse a otros órganos como la laringe, los ganglios cervicales, el intestino, el pericardio, la pleura y el hígado. Pensó que tenía un origen degenerativo y que no era contagiosa. El otro gran aporte de Bayle estuvo en el campo de la oncología en donde estudió casi treinta tipos de cáncer (de mama, faringe, laringe, testículo, linfáticos, parótida, tiroides, piel, boca, pene, escroto, ojos, útero, recto, esófago, estómago, colon, hígado, bazo, páncreas, riñones, vesícula, próstata, ovarios, pulmones, cerebro y óseos), y los clasificó en escirro, cáncer y caquexia cancerosa; enumerando, además, las características diferenciales y comunes a todas las enfermedades cancerosas. Su texto salió en el capítulo «Cáncer» del *Dictionaire des sciences médicales* (1812) y luego se publicó de manera póstuma y ampliado en el *Traité des maladies cancéreuses* (1833). Su muerte precoz se debió a la tuberculosis pulmonar (Rousseau, 1971; Rodríguez Ocaña, 1983; Karamanou, 2011).

René Théophile Hyacinthe Laënnec (1781-1826) fue cirujano militar en su adolescencia y luego estudió medicina, graduándose en la Escuela de Medicina de París en 1804 con la tesis *Propositions sur la doctrine d'Hippocrate, relativement à la médecine pratique*. Fue discípulo de Bichat, Corvisat y Dupuytren, y publicó siendo estudiante en el *Journal de médicine, chirurgie et pharmacie*. Genio precoz y extraordinario clínico, fue nombrado en 1816 en el hospital Necker como el jefe de clínicas. En 1821 recibió el cargo de profesor del Colegio de Francia y reemplazó a su maestro Corvisat en el hospital de la Charité en 1823. Su muerte prematura se debió a la tuberculosis, adquirida en un accidente cuando se cortó el índice de la mano izquierda mientras examinaba las vértebras de un tísico. Su obra inmortal es *De l'auscultation médiate ou traité de diagnostic des maladies des poumons et du coeur fondé principalement sur ce nouveau moyen d'exploration* (1819) (*De la auscultación mediada o tratado sobre el diagnóstico de enfermedades de los pulmones y el corazón basado principalmente a partir de este nuevo medio de exploración*) (Kervran, 1960; Finot, 1970; Imbault-Huart, 1981; Sakula, 1981; Duffin, 1987; Keel, 2001; Reynolds, 2004).

Esta obra se compone de dos gruesos volúmenes (el primero de 515 páginas, y el segundo de 490) divididos en cuatro partes (52 capítulos relacionados con temas pulmonares, y 31 con la circulación y las enfermedades del corazón; además, incluye observaciones de cincuenta casos clínicos):

1. Los métodos del examen auscultatorio del pecho y los aportes semiológicos originales que le permiten relacionar los ruidos torácicos y las distintas lesiones pulmonares y pleurales con su clasificación de nuevos sonidos: respiración vesicular, bronquial, cavernosa, metálica, broncofonía, pectoriloquia, egofonía, tos tubárica, tos cavernosa, estertores húmedos o crepitantes, gorgoteos, roncos secos, sibilancias, tintineo metálico, zumbido anfórico, ruidos de roce. La clasificación es sensorial y dependió del oído de su autor, que era un músico aficionado. Incluso, su refinamiento y exactitud lo llevó a plantear la existencia de «signos patognomónicos» como el del «estertor crepitante húmedo» en la «neumonía de primer grado» y «se le observa igualmente en el edema del pulmón, y a veces en la hemoptisis» (Laënnec, 1954: 192). La validez de su aporte queda demostrada con las múltiples generaciones de médicos que hasta hoy, en efecto, oímos también los mismos sonidos descritos por él.
2. Las enfermedades pulmonares, con énfasis en las alteraciones bronquiales. Describe por primera vez las bronquiectasias y define y discrimina con rigor el enfisema, el edema pulmonar y las neumonías.
3. Detalla y delinea con maestría inigualable la anatomía patológica y la correlación con los signos físicos de la tuberculosis pulmonar. El desarrollo de los tubérculos, las formas y estadios de la enfermedad, las complicaciones

de la pleuresía hemorrágica, el neumotórax y en un pie de página en donde describe la autopsia de un caso de pleuresía menciona por primera vez los cambios de la cirrosis hepática.

4. Está dedicada al corazón y la circulación. Describe los sonidos sistólico y diastólico, el «ruido de cuero» de la pericarditis, los soplos cardiacos sin discriminación específica y en las patologías solo sigue la obra de su maestro Corvisat titulada *Maladies du cor* (1806). La segunda edición, corregida y aumentada, la dejó lista unos meses antes de morir y salió publicada con el título simplificado de *Traité d'auscultation mediate et des maladies des poumons et du coeur* (1826).

El gran aporte de Laënnec fue llevar a la madurez conceptual plena la mentalidad anatomoclínica, que deja muy clara en el prefacio de la segunda edición de su libro —contestando a las demoledoras y perversas críticas recibidas de Broussais— al decir que

> El fin que yo me he propuesto constantemente en mis estudios e investigaciones ha sido la solución de los tres problemas siguientes: 1) Distinguir en el cadáver un caso patológico por los caracteres físicos que presenta la alteración de los órganos. 2) Reconocerlo en el vivo por algunos signos seguros, y en tanto sea posible físicos e independientes de los síntomas, es decir, del trastorno variable de las acciones vitales que los acompañen. 3) Combatir la enfermedad por los medios que la experiencia ha demostrado que son más eficaces. En una palabra, he intentado poner, en lo concerniente al diagnóstico, las lesiones orgánicas internas en la misma línea que las enfermedades quirúrgicas, y me atrevo a creer que todos los médicos que quieran tomarse el trabajo de comprobar los hechos contenidos en esta obra encontraran que he alcanzado mi propósito en un número bastante grande de casos. (Laënnec, 1954: 92-93)

Sin embargo, él también reconoció que las denominadas enfermedades «nerviosas» no tenían una correlación con lesiones anatómicas y, por tanto, eran funcionales. Incluso, aceptó que el asma espasmódica no presentaba una alteración permanente en el cuerpo y lo emocional desencadenaba sus crisis. Ahora bien, por supuesto que la invención del estetoscopio (Fig. 13) le ha bastado para lograr la inmortalidad histórica. La idea se le ocurrió en 1816 y él mismo nos cuenta la génesis de su hallazgo:

> En 1816 fui consultado por una joven que presentaba síntomas generales de enfermedad del corazón y en el cual la aplicación de la mano y la percusión daban poco resultado por razón de su obesidad. Al vedarme la edad y el sexo de la enferma la clase de examen de que acabo de hablar, recordé un fenómeno de acústica muy conocido: si se aplica el oído en el extremo de una viga se oye muy claramente un alfilerazo dado en el otro extremo. Pensé que se podía sacar ventaja de esta propiedad de los cuerpos en aquel caso. Tomé un cuaderno de papel e hice un rollo fuertemente apretado, del que apliqué un extremo en la región precordial y colocando el oído en el otro extremo quedé tan sorprendido como satisfecho de oír los latidos del corazón de un modo mucho más neto y claro de lo que jamás lo había hecho por la aplicación inmediata del oído. Sospeché desde entonces que este medio podía convertirse en un método útil y aplicable no solamente al estudio de los latidos cardiacos, sino también al de todos los movimientos que pueden producir ruidos en la cavidad del pecho y, por consiguiente, a la exploración de la respiración, de la voz, del estertor y posiblemente incluso de la fluctuación de un líquido derramado en la pleuras o en el pericardio. Con esta convicción comencé enseguida, en el Hospital Necker, una serie de observaciones que me han proporcionado como resultado signos nuevos, seguros, fáciles de interpretar en su mayoría y apropiados para hacer el diagnóstico en casi todas las enfermedades de los

> pulmones, de las pleuras y del corazón, más seguro y más adecuado quizá que los diagnósticos quirúrgicos establecidos por medio de la sonda o de la introducción del dedo. (Laënnec, 1954: 106-107)

Como refiere Ackerknecht con precisión y cierta evocación irónica: «De este modo, Laënnec hizo más que proporcionar a la profesión médica un símbolo algo más digno que el matraz de orina medieval; abrió un mundo completamente nuevo para la medicina» (Ackerknecht, 1982: 150). De hecho, lo había mencionado antes con una expresión más amplia en el prefacio de su obra clásica *Medicine at the Paris hospital, 1794-1848*: «el símbolo del médico desde la Edad Media hasta el siglo XVIII fue el matraz de orina. El símbolo del médico moderno es el estetoscopio, una de las muchas contribuciones que la escuela clínica de París hizo a la medicina entre 1794 y 1848» (Ackerknecht, 1967: vii).

François Chomel (1788-1858), sucesor de Laënnec en la Charité, fue pionero en el estudio anatomoclínico del reumatismo y, en especial, del compromiso reumático del corazón. Además, describió por primera vez en 1828 una epidemia de polineuritis aguda, precediendo a Guillain-Barré. Defendió y enseñó el extremo respeto y consideración en el trato con los enfermos y reintrodujo en la práctica médica la aplicación del principio hipocrático del *Primum non nocere* (primero no hacer daño). No estuvo de acuerdo con la termometría clínica. Sus obras principales fueron *Essai sur le rhumatisme* (1813), *Éléments de pathologie générale* (1817), *Mémoire sur l'existence des Fièvres* (1820) y *Leçons de clinique médicale faites à l'Hôtel-Dieu de Paris* (1830-1840) (Astruc, 1936; Fragou, 2024).

Pierre Alexandre Louis (1787-1872), médico de la Charité y del Hôtel-Dieu, introdujo el método numérico y estadístico en la investigación anatomoclínica. Su máximo aporte fueron los artículos agrupados bajo el título de «Recherche sur les effets de la saignée dans plusieurs maladies inflammatoires»

(1828) y publicados en *Archives générales de médecine*, en los que comparó la eficacia o no de la sangría en pacientes con enfermedades inflamatorias como la neumonía, la fiebre tifoidea, la erisipela facial, las anginas y otras enfermedades agudas. El resultado general fue rotundo: los pacientes que recibían el tratamiento de sangrías tenían mayor mortalidad que los que no lo recibían. Por ejemplo, en una de sus investigaciones recopiló registros de muchos casos de pacientes del hospital de la Charité. Seleccionó 77 casos de neumonía y los analizó según la duración de la enfermedad y la frecuencia de muerte estratificada por el momento de la primera extracción de sangre. Comparó dos grupos, uno que había sido sangrado durante los cuatro primeros días de su enfermedad y el otro que recibió las sangrías entre el quinto y el noveno día de la afección. De los pacientes que sangraron dentro de los primeros cuatro días, el 44 % (18/41) murió, en comparación con el 25 % (9/36) de los que sangraron más tarde. Ahora bien, él reconoció que era posible que los pacientes que sangraron más tardíamente hubiesen pasado el pico o la peor fase de su enfermedad y, por lo tanto, tuvieran un mejor pronóstico. Pero llegó a la conclusión de que la sangría era inútil en el tratamiento de la neumonía (Mathews, 1995; Morabia, 1997; Best, 2005).

Todos estos artículos, usando como novedad el método numérico, derrumbaron la credibilidad del popular y famoso médico François-Joseph Victor Broussais (1772-1838), quien había propuesto una explicación patogénica elemental a todas las enfermedades humanas: la irritación excesiva inicial a nivel digestivo generaba una inflamación que —por simpatía a través del sistema nervioso— actuaba sobre el resto del organismo produciendo los síntomas generales. Entonces, todas las enfermedades se debían a un exceso de irritación en los diversos órganos y tejidos (patologías esténicas); además, el tratamiento universal era una terapia debilitante como la sangría, y el uso de las sanguijuelas alcanzó en Francia proporciones alarmantes.[51] Pierre Louis recopiló y amplió estos artículos y los publicó en formato de libro con el título de *Recherches sur les effets de la saignée dans vuelques maladies inflammatoires, et sur l'action de l'émétique et des vésicatoires dans la pneumonie* (1835). Otras de sus obras fundamentales en la construcción de una mentalidad anatomoclínica fueron su libro sobre la tuberculosis *Recherches anatomopathologiques sur la phitisie Précédées du rapport fait à l'Académie royale de médecine par MM Bourdois, Royer-Collard et Chomel* (1825) y su monografía acerca de la fiebre tifoidea, nombre que él mismo acuñó y universalizó en *Recherches anatomiques, pathologiques et thérapeutiques sur la maladie conque sous les noms de gastro-entérite, fiebre putride, adynamique, ataxique, typhoïde, etc* (1829). Su reflexión sobre la enseñanza de la clínica quedó plasmado en *Généralités sur l'enseignement de la médecine, clinique, ou idée succincte de la méthode à suivre dans l'examen des malades et dans la recherche des faits généraux* (1931). Louis influyó más en la escuela norteamericana a través de su

51 La aparente inexplicable fama de Broussais y su método terapéutico fue mundial. Sus tres obras principales alcanzaron múltiples ediciones y traducciones: *Histoire des phlegmasies ou inflammations chroniques* (1808), *Examen des doctrines médicales* (1821) y *Traité de physiologie apliquée a la pathologie* (1822-1823). De alguna manera, con sus furibundas críticas a los defensores de la mentalidad anatomoclínica hacía contrapeso a su hegemonía creciente y favorecía la existencia simultánea de otras formas de comprender las enfermedades. Como refiere Foucault, en *El nacimiento de la clínica*, la defensa de la noción de «fiebre esencial y su no organicidad» lo «hará solo Broussais en 1816, en el Examen de la *doctrine généralernent admíse*, donde hace radicales las críticas que ya había formulado al publicar ocho años antes la *Histoire des phlegmasies chroniques*. De una manera inesperada, será menester esta medicina explícitamente fisiológica, esta teoría tan fácil y floja de la simpatía, el uso general del concepto de irritación, y la vuelta con él a un cierto monismo patológico pariente cercano del de Brown, para que la anatomía patológica se libere realmente de la tutela de los nosógrafos, y que la problemática de las esencias mórbidas cese de doblar el análisis perceptivo de las lesiones orgánicas. Al pasar el tiempo, se olvidará pronto que la estructura de la experiencia anatomoclínica solo ha podido equilibrarse gracias a Broussais; se guardará solo el recuerdo de los ataques enfurecidos contra Pinel; de los cuales Laénnec en cambio soportaba tan bien el impalpable control; no se recordará sino al intemperante fisiólogo y a sus apresuradas generalizaciones. Y, recientemente, el buen Mondar encontraba, bajo la benignidad de su pluma, la acritud de injurias adolescentes para arrojarlas a los manes de Broussais» (Foucault, 2012: 234).

discípulo Oliver Wendell Holmes y de su admirador William Osler que en los mismos colegas de su tiempo, que con frecuencia lo rechazaron y cuestionaron su método numérico de investigación.

Gabriel Andral (1797-1876), profesor de Patología General y Terapéutica en la Escuela de medicina de París, fue un brillante clínico que dejó plasmada su experiencia en los cinco tomos de su influyente obra *Clinique Médicale, ou Choix d'Observations Recueillies a l'Hopital de la Charité* (1823-1827). Se considera el padre de la hematología al estudiar en el laboratorio los componentes sanguíneos y correlacionarlos con algunas alteraciones clínicas. De esta manera reconoció, entre otros hallazgos, la septicemia, la policitemia y la anemia. Esto lo publicó —con Gavarret— en *Recherches sur les modifications de proportion de quelques principes de sang* (1840). Al demostrar aquí síntomas sin correlación con lesiones específicas y debidos a los cambios en toda la sangre circulante, dio paso a un débil movimiento neohumoralista que se extinguió con rapidez. Además, identificó mejor que nadie los síntomas y signos de la gripe, defendió el método numérico de Louis en la experimentación médica y estimuló la práctica de la termometría clínica (Dreifus, 1957; Verso, 1971).

Jean Baptiste Bouillaud (1796-1881), clínico e investigador del hospital de la Charité, fue un excelso clínico y un pésimo terapeuta (insistió en las sangrías masivas como su maestro Broussais, incluso después de conocer la refutación numérica de Louis). Su gran aporte fue la identificación de la endocarditis y su asociación con el reumatismo articular y la poliartritis reumática. A la fiebre reumática se le denominó enfermedad de Bouillaud. En el campo investigativo y clínico sobresalió en la neurología. Su obra *Traité clinique et physiologique de l'encéphalite ou Inflammation du cerveau et de ses suites* (1825) fue pionera en las diferenciaciones funcionales entre el cerebro y el cerebelo. En su artículo *Recherches cliniques propres à demontrer que la perte de la parole correspond à la lésion des lobules antérieurs du cerveau* (1825), propuso que la estructura del lenguaje articulado estaba situada en los lóbulos anteriores del cerebro y esto influyó en Broca para su comprobación del sustrato neuroanatómico del habla en 1861. Su *Traité des maladies du coeur* (1835) fue crucial en el desarrollo de la cardiología. Él fue inmortalizado en la literatura por su amigo de la adolescencia Honoré de Balzac, al encarnar en el doctor Horace Bianchon, inolvidable personaje de su novela *Papá Goriot* (Rolleston, 1931; Luzzatti, 2001; García-Molina, 2023).

Pierre Adolphe Piorry (1794-1879), profesor de Clínicas y médico de la Salpêtrière, la Pitié y la Charité, estimulado por la invención del estetoscopio, diseñó el pleximetro para desarrollar la percusión mediata; esto quedó plasmado en su artículo *Nouvelle methode de percussion du thorax* (1826). Luego publicó su obra *Traité de Plessimetrisme et d'Organographique* (1866), pero su aparato no tuvo éxito entre los clínicos y terminó olvidado.

Pierre François Olive Rayer (1793-1867), jefe de clínicas de la Charité, es considerado el padre de la nefrología moderna. En los tres volúmenes y las dos mil páginas de su monumental *Traité des maladies des reins, des altérations de la sécrétion urinaire* (1840-1841), clasificó las patologías renales a la luz del análisis de laboratorio del parcial de orina. Identificó diferentes formas de nefritis albuminúrica, demostró la albuminuria en los pacientes con diabetes mellitus y diagnosticó el cuadro clínico de la trombosis de la vena renal. También hizo aportes a la dermatología y en su obra *Traité theórique et pratique des maladies de la peau* (1826-1827) fue el primero en diferenciar el eczema y el ectima agudo del crónico, distinguió las verrugas del cáncer de piel y señaló de manera detallada las distintas manifestaciones cutáneas de la sífilis secundaria. Diagnosticó por primera vez la obesidad de origen pituitario y describió la transmisibilidad contagiosa del muermo de los caballos a los humanos. Por eso, fue uno de los primeros clínicos en aceptar la incipiente teoría del germen y, como presidente de la Sociedad de Biología de París —entidad defensora del positivismo de Comte—, publicó en la revista de dicha entidad el trabajo de Casimir Davaine acerca de la transmisión del ántrax en las ovejas, en el cual fue también un coinvestigador (Risse, 1971; Sakula, 1979; Berry, 2005; Olive Rayer, 2005).

Pierre Bretonneau (1778-1862) —director del Hospital de Tours— mejoró el conocimiento nosológico de la fiebre tifoidea, aunque la rebautizó con el difícil nombre de «dothienenteritis». Fue el primero en diagnosticar la difteria faríngea en 1826. Trató el crup infantil con traqueostomía y también fue un defensor de la naciente teoría del germen y reconoció su especificidad.

Armand Trousseau (1801-1867), profesor emérito de la Escuela de Medicina de París, fue un portentoso clínico y semiólogo. Sus principales contribuciones fueron la descripción detallada de la tuberculosis cervical y laríngea; descubrió y diagnosticó la hemocromatosis; primero en realizar una toracocentesis (1843); acuñó el término *afasia* y *forma frustra,* así como el epónimo de Adisson para la insuficiencia suprarrenal primaria; identificó las pseudomembranas de la difteria; describió un trastorno caracterizado por movimientos repetitivos o sonidos indeseados, tics involuntarios de difícil control que luego se denominaría síndrome de Gilles de la Tourette. Asoció la tromboflebitis migratoria a los cánceres abdominales, describió el vértigo de origen gástrico, y caracterizó la neuralgia del trigémino. Además, están sus invaluables y vigentes descubrimientos semiotécnicos: raya roja como signo de dermografismo asociado a la meningitis, dolor exquisito y puntual por la comprensión vertebral, impotencia funcional por dolor en la trombosis venosa, y un reconocido signo para sospechar la hipocalcemia: la «mano de partero o comadrona» al provocar un espasmo carpopedal por la elevación de la presión arterial del brazo. Su obra maestra es *Clinique Medicale de l'Hotel-Dieu de Paris* (1861).

Jean Cruveilhier (1791-1874), profesor de Anatomía Patológica y médico honorario de los hospitales de París, describió la atrofia muscular progresiva y un síndrome consistente en hipertensión portal con circulación portocava, anemia, esplenomegalia (con o sin cirrosis hepática), dilatación de la red venosa abdominal subcutánea y persistencia de la vena umbilical (denominado síndrome de Cruveilhier-Baumgarten). Sus trabajos sobre las enfermedades de la médula espinal son notables y realizó excelentes descripciones anatomopatológicas de la espina bífida, la meningitis subaracnoidea espinal y ventricular, la luxación del atlas, la compresión medular, el quiste hidatídico y la degeneración gris. Además, realizó una detallada clasificación de las paraplejias. Sus aportes anatómicos lo llevaron a ser reconocido con más de 35 epónimos en la terminología anatómica. Sus obras principales son *Anatomie pathologique du corps humain ou description avec figures lithographiées et coloriées des diverses altérations morbides dont le corps humain est susceptible*, en cuatro tomos (1829-1842), y *Traité d'anatomie pathologique generale*, en cinco volúmenes (1849-1864) (Coues, 1926; Delhoume, 1937; Flamm, 1973; Haas, 1994; Young, 2018; Dubhashi, 2016).

Joseph Babinski (1857-1932), discípulo preferido de Jean-Martin Charcot, fue uno de los grandes neurólogos clínicos de finales del siglo XIX y comienzos del siglo XX. Médico emérito del Hospital de la Piedad de París, contribuyó a diferenciar las hemiplejias orgánicas de las histéricas y las contracturas de la mano. Inventó la prueba de tronco y muslo: si la hemiplejía era orgánica se producía una flexión involuntaria de la cadera del lado paralizado cuando los pacientes hemipléjicos intentaban levantarse desde una posición reclinada. Pero su fama perenne se debe al descubrimiento del reflejo patológico que lleva su epónimo: al estimular la planta del pie se produce normalmente un movimiento de flexión de los dedos, pero en pacientes con lesiones del tracto piramidal se observa la extensión del dedo gordo y, a veces, la abducción de los demás dedos. Hasta los dos años de edad esta respuesta es normal porque los nervios están en el proceso de mielinización completa. Este hallazgo apareció en la revista de la Société de Biologie con el título de *Sur le réflexe cutané plantaire dans certaines affections du système nerveux* (1896).

Hizo otros significativos descubrimientos nosológicos como los pacientes ciegos que niegan estar ciegos por una lesión en la corteza occipital (síndrome de Babinski-Anton); descripción detallada de la distrofia adiposa genital (síndrome de Babinski-Fröhlich); hemiplejía contralateral y hemianestesia, hemiasinergia ipsolateral, hemiataxia y síndrome de Horner, debido a lesiones múltiples que afectan a las vías piramidales y sensitivas medulares, al pedúnculo cerebeloso y a la formación reticular (síndrome de Babinski-Nageotte); amiotrofia y contracciones musculares después de un daño tisular traumático (síndrome de Babinski-Froment); cardiopatía asociada a la tabes dorsal (síndrome de Babinski-Vaquez). Publicó casi 288 textos científicos, entre los que sobresalen *Contracture organique et hystérique* (1893), *De l'asynergie cérébelleuse* (1899), *Diagnostic différentiel de l'hémiplégie organique et de l'hémiplégie hystérique* (1900) *y Sur le rôle du cervelet dans les actes volitionnels nécessitant une succession rapide de mouvements (diadococinèsie)* (1902). La mayoría de sus investigaciones fueron agrupadas en sus obras *Exposeé des Travatix Scientifiques* (1913) y *Oeuvre Scientifique* (1934). Fue conocido y médico de Marcel Proust, quien lo consultó por un trastorno del lenguaje y él le descartó una afasia (Satran, 1974; Van Gijn, 1996; Bruno, 2007; Philippon, 2009; Bhattacharyya, 2011; Mehndiratta, 2014).

La mentalidad anatomoclínica de la escuela francesa se irradió al resto de Europa y al mundo colonial occidental.[52] Sobresalieron la escuela irlandesa, inglesa, escocesa y la nueva escuela de Viena. En Dublín y vinculados al Hospital

52 Sobre la influencia de la clínica francesa en la segunda mitad del siglo XIX y la primera mitad del siglo XX en Colombia, se puede revisar el libro *Historia de la medicina en el eje cafetero (1865-1965)* (Mejía Rivera, 2016).

Meath están Robert James Graves (1796-1853), quien en 1835 describió el bocio hipertiroideo exoftálmico en mujeres, que lleva parte de su nombre (enfermedad de Graves-Basedow) y luego amplió el cuadro clínico en su famoso libro *Clinical Lectures on the Practice of Medicine* (1848). William Stokes (1804-1878), que fue uno de los primeros defensores de Laënnec y publicó en 1828 un breve tratado de semiología clínica titulado *The Use of the Stethoscope*; describió la taquicardia paroxística, la famosa entidad de bradicardia, pulso lento y síncope denominado síndrome de Stokes-Adams; y la respiración cíclica, con períodos alternos de apnea, seguidos de una respiración cada vez más profunda y veloz, y, luego, una disminución gradual en la profundidad y frecuencia de la respiración hasta llegar a otro episodio de apnea (respiración de Cheyne-Stokes). Sus obras principales son *The Diagnosis and Treatment of Diseases of the Chest* (1837) y *Diseases of the Heart and Aorta* (1854). Hombre culto y amigo de poetas y artistas; invitado con frecuencia a la casa de William Wilde —padre de Oscar—, se cree que el modelo para los intercambios epigramáticos entre los personajes de Oscar Wilde fueron las conversaciones entre Stokes y el académico John Mahaffey, escuchadas por él en la mesa de sus padres. Dominic John Corrigan (1802-1880), cuya fama de clínico se debe a la publicación del artículo «Permanent Patency of the Mouth of the Aorta or Inadequacy of the Aorta Valves» (*Edimburgh Medical and Surgey Journal*, 1828) en donde describe las características semiológicas del pulso en la insuficiencia aórtica: expansión amplia de cada onda de pulso arterial, seguida de un colapso súbito (pulso de Corrigan). También distinguió el tifo de la fiebre tifoidea y denominó cirrosis de los pulmones a la fibrosis pulmonar (Flaxman, 1939; Agnew, 1965; O'Brien, 1975, 1978; Kelly, 2017; Feliciano, 2023).

La escuela londinense se agrupó en torno al *Guy's Hospital*, fundado en 1725. Allí ejercieron legendarios clínicos entre los que sobresalen Richard Bright (1789-1858), quien hizo excelentes descripciones de la diabetes pancreática, la hemorragia cerebral, la hidrocefalia, la laringitis tuberculosa, el tétano, las lesiones patológicas en la fiebre tifoidea, las nefritis y los derrames cerebrales. Sin embargo, obtuvo la posteridad por su original asociación de veintitrés pacientes con hidropesía, albuminuria y atrofia renal. Es decir, formas clínicas de insuficiencia renal crónica que se denominaron durante varias décadas como la enfermedad de Bright. Su experiencia clínica quedó plasmada en sus reconocidos libros *Reports of Medical Cases* publicados en dos volúmenes en los años 1827 y 1831. Thomas Adisson (1795-1860), quien descubrió el xantoma diabético, la anemia perniciosa y un cuadro de anemia, piel bronceada, caquexia y daño en las cápsulas suprarrenales, que sería inmortalizado luego como la enfermedad de Adisson. Su descripción inicial del melasma suprarrenal lo hizo en 1849 y después lo amplió en su monografía titulada *On the Constitutional and Local Effects of Disease of the Suprarrenal Capsules* (1855). Allí refirió y detalló los casos clínicos de once pacientes y queda claro que tenían o una anemia perniciosa o una insuficiencia suprarrenal. Vale la pena traducir y transcribir un fragmento de la introducción.

> Los rasgos principales y característicos del estado mórbido al que quisiera dirigir mi atención son: anemia, languidez y debilidad generales, notable debilidad de la acción del corazón, irritabilidad del estómago y un cambio peculiar de color en la piel, que ocurre en conexión con un estado morboso de las «cápsulas suprarrenales». Como se ha observado en otras formas de enfermedad anémica, este singular trastorno suele comenzar de tal manera que el individuo tiene considerable dificultad para determinar el número de semanas o incluso meses que han transcurrido desde que experimentó por primera vez los primeros indicios de debilitamiento de la salud y la fuerza; sin embargo, la rapidez con la que se produce el cambio mórbido varía en diferentes casos. En algunos casos la rapidez es muy grande, bastando unas pocas semanas para quebrantar la resistencia de la complexión,

o incluso para destruir la vida; el resultado, creo, está determinado por la extensión y por el desarrollo más o menos rápido de la lesión orgánica. En la mayoría de los casos que he visto, se ha observado que el paciente va perdiendo gradualmente su salud general; se vuelve lánguido y débil, rechaza el esfuerzo físico o mental; el apetito se ve afectado o se pierde por completo; el blanco de los ojos se vuelve perlino; el pulso es pequeño y débil, a veces algo amplio, pero excesivamente suave y compresible; el cuerpo se debilita, sin presentar, sin embargo, la piel seca y arrugada, ni la emaciación extrema que suele acompañar a una enfermedad maligna prolongada; un ligero dolor o malestar aparece, de vez en cuando, en la región del estómago, y ocasionalmente hay vómitos, que en un caso fueron a la vez súbitos y angustiosos; y no es en raro en absoluto que el paciente manifieste indicios de alteraciones en la circulación cerebral.

A pesar de estos signos inequívocos de circulación débil, anemia y postración general, ni la investigación más diligente ni el examen físico más cuidadoso sirven para arrojar la más mínima luz sobre la naturaleza precisa de la enfermedad del paciente; tampoco logramos determinar ninguna lesión especial como causa de este cambio constitucional gradual y extraordinario. Es cierto que podemos sospechar alguna enfermedad maligna o estrumosa; podemos vernos obligados a investigar el estado de los llamados órganos hematopoyéticos, pero no descubrimos ninguna prueba de cambio orgánico en ninguna parte, ni agrandamiento del bazo, tiroides, timo o glándulas linfáticas, ni evidencia de enfermedad renal, de púrpura, de previa diarrea agotadora, o fiebres intermitentes, o de cualquier exposición prolongada a influencias miasmáticas; sino que, con una mayor o menor manifestación de los síntomas ya enumerados, descubrimos una notable y, creo yo, característica coloración de la piel, lo suficientemente marcada como para haber atraído generalmente la atención del propio paciente y la de sus amigos. Esta coloración invade toda la superficie del cuerpo, pero comúnmente se manifiesta con más fuerza en la cara, el cuello, las extremidades superiores, el pene y el escroto, y en la flexura de las axilas y alrededor del ombligo. Se puede decir que presenta un aspecto sucio o ahumado, o varios tintes o tonos de ámbar oscuro o marrón castaño; y en un instante la piel se oscureció de manera tan universal y profunda que, a no ser por sus rasgos, el paciente podría haber sido confundido con un mulato.

En algunos casos, esta coloración se presenta en forma de manchas, o más bien, en ciertas partes son mucho más oscuras que otras, lo que le da a la superficie un aspecto moteado jaspeado; y en un caso, había, en medio de este moteado oscuro, ciertas porciones insulares del tegumento que presentaban un aspecto blanqueado o blanco patológico, ya fuera como consecuencia de que estas porciones habían permanecido completamente inafectadas por la enfermedad y, por lo tanto, contrastaban fuertemente con la piel circundante, o, como creo yo, por una falta real de la materia colorante en estas partes. De hecho, como se verá en los casos posteriores, esta distribución irregular de células pigmentarias no se limita de ninguna manera al tegumento, sino que ocasionalmente también se manifiesta en algunas de las estructuras internas. La hemos visto en forma de pequeñas manchas negras, debajo del peritoneo del mesenterio y el epiplón, una forma que en un caso se presentó en la piel del abdomen.

Esta singular coloración suele aumentar con el avance de la enfermedad; la anemia, la languidez, la falta de apetito y la debilidad del corazón se agravan; suele aparecer una raya oscura en la comisura de los labios; el cuerpo se debilita, pero sin el extremo enflaquecimiento y la sequedad y aspereza de la piel que se observan tan comúnmente en las enfermedades malignas; el pulso se hace más pequeño y débil, y sin ninguna queja especial de dolor o malestar, el paciente se agota gradualmente y expira. En un caso, que puede decirse que fue agudo en su desarrollo y rápido en su curso, y en el que después de la muerte ambas cápsulas se encontraron totalmente enfermas, la coloración moteada o jaspeada era muy manifiesta, el estado anémico muy acentuado y las náuseas y los vómitos acuciantes; pero el pulso, en lugar de, como de costumbre, pequeño y débil, era amplio, apacible, extremadamente compresible y espasmódico al menor esfuerzo o emoción, y el paciente murió con rapidez.

Mi experiencia, aunque necesariamente limitada, me lleva a creer que la enfermedad no es en absoluto infrecuente, y que, si conociéramos mejor sus síntomas y su evolución, probablemente lograríamos detectar muchos casos que, en el estado actual de nuestros conocimientos, pueden pasarse por alto o malinterpretarse; y creo que puedo afirmar con confianza que, aunque una enfermedad parcial de las cápsulas puede dar lugar a síntomas y a un estado del sistema general extremadamente equívoco y no concluyente, se comprobará que una lesión más extensa producirá un estado que no solo puede crear sospechas, sino que se puede afirmar con cierta confianza que surge de la lesión en cuestión. Cuando la lesión es aguda y rápida, creo que la anemia, la postración y el estado peculiar de la piel ofrecerán un aspecto en consonancia, y que ya sea la lesión aguda o crónica, siempre que abarque la estructura completa de ambos órganos, la muerte será una consecuencia inevitable.

Si esta afirmación es correcta, y creo que lo es, la principal dificultad que queda por superar en esta enfermedad, que me temo es irremediable, es un diagnóstico correcto y certero; cómo podemos detectar en el período más temprano posible la existencia de esta forma de anemia, y cómo se la puede distinguir de otras formas de trastorno anémico. Como ya he observado, el gran signo distintivo de esta forma de anemia es la singular coloración manchada u oscura de la piel; sin embargo, en un período muy precoz de la enfermedad, y cuando las cápsulas están menos afectadas, la coloración puede, sin duda, ser tan leve y equívoca como para dar un carácter incierto al origen de la condición anémica. Nuestras dudas, en tales casos, se referirán

> principalmente al pálido aspecto anémico resultante de envenenamiento miasmático o enfermedad visceral maligna; pero una investigación minuciosa de la historia del caso y un examen cuidadoso de las diversas partes u órganos generalmente involucrados en la enfermedad anémica proporcionarán, al menos, una cantidad considerable de indicios negativos; y cuando no logremos descubrir ninguna de las conocidas fuentes de este trastorno, cuando los síntomas que lo acompañen se parezcan a los mencionados con relación a la enfermedad de las cápsulas, y cuando a todo esto se sume una coloración oscura, o de aspecto ahumado de los tegumentos, al menos tendremos razones justificadas para abrigar una fuerte sospecha en algunos casos, y una sospecha que casi equivale a la certeza en otros. Sin embargo, debemos observarse que cada tono de amarillo, o mera palidez, arroja una duda aún mayor sobre la verdadera naturaleza del caso, y que, cuanto más decididamente la coloración haga parte del aspecto descrito, más sólida debe ser nuestra impresión con relación al origen capsular del trastorno. (Addison, 1855: 4-8)

Thomas Hodgkin (1798-1864) se graduó en Edimburgo y luego viajó a París, en donde fue discípulo directo de Laënnec. Su labor en el Guy's Hospital estuvo dedicada, en especial, a la patología, pero era común que sus colegas le hicieran partícipe en la evaluación clínica de los enfermos. Entre 1826 y 1837 realizó cerca de 3000 autopsias. Su mayor aporte a la nosología consistió en el reporte de siete pacientes que presentaban adenopatías en cuello, axilas y esplenomegalia, acompañados de síntomas generales de fatiga, inapetencia y pérdida de peso. En la autopsia no encontró alteraciones macroscópicas de los órganos comprometidos y de manera inexplicable no hizo análisis histológicos. Este hallazgo lo publicó en 1832 con el título de *On some Morbid Appearances of the Absorbent Glands and Spleen*. En 1865, Samuel Wilks le dio a la entidad el nombre de enfermedad de Hodgkin, y W. S. Greenfield encontró las típicas células gigantes multinucleadas al microscópico en 1878 (Hellman, 1999; Van Gijn, 2000; Stone, 2005; Doyle, 2006; O'Learly, 2013).

En la nueva escuela de Viena son fundamentales los nombres de Josef Skoda (1805-1881), Carl von Rokitansky (1804-1878) y Ferdinand von Hebra (1816-1880). Ellos representaron la renovación de la clínica austro-húngara, sometida a la especulación metafísica de la filosofía naturalista romántica. Erna Lesky, la mejor historiadora de este período, ha referido en su libro *The Vienna Medical School of the 19th Century* que la transformación científica y académica surgió «el 12 de marzo de 1848, en el gran salón de la Universidad de Viena, cuando los estudiantes de medicina, acompañados de los médicos Fischhof, Goldmark y Löhner, seguidos del resto de estudiantes universitarios, iniciaron la revolución bajo el eslogan de "Libertad de enseñanza y libertad de aprendizaje"» (Lesky, 1976: 96).

Josef Skoda, jefe de clínica del Hospital de Viena, es considerado un extraordinario semiólogo y su «ojo clínico» estuvo a la altura de sus colegas franceses. De hecho, su pericia quedó evidenciada en los renombrados *Blitzdiagnosen* (diagnósticos relámpago), que hacía con acierto delante de estudiantes y profesores. Dominaba el arte sutil del diagnóstico diferencial a partir de una exquisita semiotécnica. Sin embargo, era escéptico ante los tratamientos y por ello hizo parte de un movimiento conocido con el nombre de «nihilismo terapéutico». Su experticia clínica se evidencia en su famosa obra *Abhandlung Über Perkussion und Auskultation* (1839) (*Tratado de percusión y auscultación*), en donde desarrolla una teoría del sonido aplicada a la práctica auscultatoria y supera a Laënnec en precisión y claridad, en especial en la auscultación cardiaca. De hecho, es él quien diferencia con rigor entre los ruidos normales del corazón y los soplos cardiacos patológicos, al igual que establece el sonido de «tambor» asociado a la neumonía y los derrames pericárdicos, y el «timpanismo» de los derrames pleurales. La categorización de los sonidos y su clasificación se basó en unos fundamentos que siguen vigentes:

> Los diferentes sonidos que la percusión determina en las regiones en que están el hígado, el bazo, el corazón, los pulmones y el estómago no dependen de ninguna cosa especial relativa al estado de dichos órganos, sino de las variaciones que haya respecto a la cantidad, distribución, tensión, etc., del aire que se halle en las regiones correspondientes a ellos y de la diferencia en la fuerza con que se percute. No hay verdaderamente un sonido propio, particular de estos órganos, es decir, no hay sonido hepático, sonido esplénico, cardiaco, pulmonar o estomacal, etc., porque en ciertas circunstancias el que se siente, v. gr., a nivel de los pulmones, tiene caracteres exactamente parecidos al que se produce a nivel del hígado. Los diversos sonidos suministrados por la percusión del tórax y del abdomen no pueden entrar en una sola clase que abrazara todos los grados de dichos sonidos, y es necesario distinguir cuatro series principales de más a menos, que comprende numerosos grados, y que, a mi modo de pensar, deben designarse de la siguiente manera. 1. Serie: del sonido lleno al sonido vacío. 2. Serie: del sonido claro al sonido oscuro, sordo. 3. Serie: del sonido timpánico al sonido no timpánico. 4. Serie: del sonido agudo al sonido grave. El sonido lleno puede ser claro u oscuro, timpánico o no timpánico, agudo o grave, y lo mismo sucede con el sonido vacío. (Skoda, 1854: 15)

Carl von Rokitansky, profesor de Patología, realizaba las autopsias de los pacientes de Skoda y de los otros clínicos, orientado por la mentalidad anatomoclínica francesa. Sus descubrimientos fueron numerosos y durante varias décadas fueron identificados con su epónimo: la agenesia congénita del útero, cérvix y porción superior de la vagina, con amenorrea primaria (síndrome de Mayer-Rokitansky-Küster-Hauster);

la comunicación interaurículo-ventricular (síndrome de Rokitansky-Maude Abbott); la estenosis pulmonar por defecto septal subaórtico de la posición lateral derecha de la aorta; el sarcoma mamario; la endometriosis ovárica; la periarteritis nodosa; la transposición corregida de las grandes arterias (síndrome de Von Rokitansky); los lóbulos pulmonares supernumerarios; la trombosis de las venas suprahepáticas (enfermedad de Rokitansky o síndrome de Budd-Chiari); el mejor estudio de la atrofia amarilla aguda del hígado. Su obra fundamental es *Handbuch der pathologischen anatomie* (1842-1846) (*Manual de anatomía patológica*). En la primera edición, intentó revivir el neohumoralismo con su teoría de las discrasias sanguíneas, pero la demoledora crítica de Virchow hizo que suprimiera este capítulo en las siguientes ediciones. Skoda y Rokitansky fueron una especie de gemelos siameses en donde el primero diagnosticaba y el segundo confirmaba o refutaba al clínico por medio de la autopsia. Esto quedó plasmado en el dicho popular vienés —citado por Laín Entralgo (1982)— que decía: «Los pobres de Viena tenemos la suerte de ser muy bien diagnosticados por Skoda y muy bien autopsiados por Rokitansky».

Ferdinand von Hebra es, sin duda, el padre de la dermatología moderna. Clasificó las enfermedades de la piel con una orientación anatomopatológica e histológica en su obra *Versuch einer auf pathologishe Anatomie gegründeten Eintheilung der Hautkrankheiten* (1845) (*Intento para la clasificación de las enfermedades cutáneas según criterios anatomopatológicos*). Sus principales aportes fueron la descripción del impétigo herpético, del eritema multiforme exudativo, del lupus eritematoso crónico tipo discoide, del liquen ruber plano, de la tiña cruris (eccema marginado de hebra), del liquen escrofuloso, del rinoescleroma e identificó con claridad la evolución clínica de la psoriasis. Además, demostró que la escabiosis era producida por un ácaro y de esta manera aniquiló los últimos vestigios de su etiología humoral. Sus obras *Atlas der Hautkrankheiten*

(1856) (*Atlas de las enfermedades de la piel*) y *Lehrbuch der Hautkrankheiten* (1874-1876) (*Libro de las enfermedades de la piel*) influyeron de forma apoteósica en la clínica europea. Dejó un importante legado de brillantes discípulos, siendo Moritz Kaposi (1837-1902) el más destacado (Crissey, 1980; Sakula, 1981a; Sedivy, 2004; Ortiz-Hidalgo, 2021; Aniyathodiyil, 2020; Sakkaravarthi, 2022).

No puedo dejar de incluir en este capítulo a James Parkinson (1775-1824). Hijo de un apotecario y discípulo de John Hunter, no se le conocen estudios formales de medicina, pero su asombrosa inteligencia lo llevó a escribir sobre geología, paleontología y medicina. Además, era un reformador político de ideas socialistas que escribió panfletos muy críticos contra el sistema político de su tiempo y las abominables desigualdades sociales. En la clínica describió el primer caso en Inglaterra de una apendicitis perforada y publicó una monografía sobre la gota (*Observations on the Nature and Care of Gout*, 1805). Sin embargo, su fama póstuma y mundial se debe a su breve libro *An Essay on the Shaking Palsy* (1817), que contiene 66 páginas y está dividido en cinco capítulos:

I. Definición, historia, casos ilustrativos
II. Síntomas patognomónicos examinados: *tremor coactus, scelotyrbe festinans*[53]
III. La parálisis agitante (*shaking palsy*) se distingue de otras enfermedades con la que puede confundirse
IV. Causas próximas, causas remotas, casos ilustrativos
V. Consideraciones con respecto a las medidas curativas

En el primer capítulo, describe el cuadro clínico de seis pacientes con síntomas neurológicos y temblores, y cita otros

53 *Temblor* o *tremor coactus* es un término que se refiere a un temblor involuntario que fue caracterizado por el médico y anatomista holandés Franz de le Boë en el siglo XVII y la expresión «scelotyrbe festinans» es una conjunción de *scelotyrbe*, un término griego antiguo que significaba «apresurarse» o «tambalearse», y *festinans*, que en latín significa «prisa». Entonces, era un andar tambaleante o apresurado que Hieronymus Gaubius había descrito en 1772. La contribución clave de Parkinson fue argumentar que estas alteraciones del movimiento ya clasificadas, de hecho, pertenecían juntas y que constituían una sola enfermedad. Véase Koehler (1997) y Hurwitz (2014).

ejemplos tomados de diversos médicos en el quinto capítulo. No obstante, la obra pasó desapercibida. En realidad, su nombre fue rescatado del olvido casi absoluto cuando Jean-Martin Charcot y su discípulo Vulpian acuñaron su epónimo para la enfermedad en 1850. A continuación traduzco un fragmento del primer capítulo.

> Tan leves y casi imperceptibles son los primeros síntomas de esta enfermedad, y tan extremadamente lento su progreso que rara vez sucede que el paciente pueda recordar el período preciso de su comienzo. Por lo tanto, si se asume que una de las manos y los brazos es atacada primero, la otra, en este período, se ve afectada de manera similar. Después de algunos meses más, se descubre que el paciente es menos estricto de lo habitual en cuanto a mantener una postura erguida: esto se observa más al caminar, pero a veces al sentarse o al estar de pie. Algún tiempo después de la aparición de este síntoma, y durante su lento incremento, se descubre que una de las piernas tiembla ligeramente, y también se observa que sufre fatiga antes que la pierna del otro lado: y en unos pocos meses esta se agita con temblores similares y sufre una pérdida parecida de fuerza. Hasta ahora, el paciente habrá experimentado pocas molestias y, gracias a la fuerte influencia de la resistencia habitual, quizá rara vez piense que es objeto de una enfermedad, excepto cuando se lo recuerda la inestabilidad de su mano mientras escribe o se dedica a cualquier otra acción más delicada. Pero, a medida que avanza la enfermedad, se realizan actividades similares con considerable dificultad, pues la mano no responde con precisión a los dictados de la voluntad. Caminar se convierte en una tarea que no se puede realizar sin una atención considerable. Las piernas no se elevan a la altura ni con la prontitud que indica la voluntad, de modo que es necesario el máximo cuidado para evitar caídas frecuentes. En este período, el paciente experimenta muchas molestias que, desgraciadamente, aumentan día a día. El sometimiento de los miembros a las

indicaciones de la voluntad es difícil de conseguir en el desempeño de las tareas más ordinarias de la vida. Los dedos no pueden disponerse en las direcciones propuestas, ni usarse con seguridad en alguna labor deseada. A medida que pasa el tiempo van aumentando las dificultades en la enfermedad: ya no se puede escribir con facilidad y, debido al temblor, leer no resulta fácil. Durante las comidas el tenedor, al no estar bien orientado, con frecuencia no consigue levantar el bocado del plato; y cuando se logra agarrarlo, se lleva con mucha dificultad a la boca. En este período el paciente rara vez experimenta una desaparición de la agitación de sus extremidades. Si comienza, por ejemplo, en un brazo, la molesta agitación se aguanta hasta más allá de lo soportable, cuando al cambiar repentinamente la postura se detiene por un tiempo en esa extremidad, para comenzar, generalmente, en menos de un minuto en una de las piernas o en el brazo del otro lado. Acosado por este tormentoso ciclo, el paciente recurre a caminar, que es una forma de ejercitarse que prefieren los que padecen esta enfermedad, debido a que su atención se desvía un poco de sus sentimientos desagradables, por el necesario cuidado y la precaución que deben tener para asegurar su adecuada ejecución. Pero, a medida que la enfermedad avanza, incluso se pierde este alivio temporal del sufrimiento causado por la agitación de los miembros. La propensión a inclinarse hacia adelante se vuelve invencible y el paciente se ve obligado a apoyarse en las puntas y la parte delantera de los pies, mientras que la parte superior del cuerpo se inclina hacia adelante tanto que le resulta difícil evitar caer de bruces. En algunos casos, cuando se llega a este estado de la enfermedad, el paciente ya no puede ejercitarse caminando como de costumbre, sino que se ve arrojado sobre las puntas de los pies y la parte delantera de los mismos, viéndose al mismo tiempo irresistiblemente impulsado a dar pasos mucho más rápidos y cortos, y por lo tanto a adoptar contra su voluntad un ritmo de carrera. En algunos casos se hace necesario sustituir totalmente la carrera por la marcha, ya que de lo contrario el paciente, al avanzar solo unos pocos pasos, caería inevitablemente. En esta etapa, el sueño se altera mucho. El movimiento tembloroso de los miembros se produce durante el sueño y aumenta hasta despertar al paciente, de manera frecuente, con agitación y alarmado. La capacidad de llevar el alimento a la boca está finalmente tan impedida que se ve obligado a consentir que otros lo alimenten. Los intestinos, que habían estado siempre entumecidos, ahora, en la mayoría de los casos, requieren de medicamentos de gran poder catártico; la expulsión de las heces del recto requiere a veces ayuda mecánica. A medida que la enfermedad avanza hacia su última etapa, el tronco está casi permanentemente arqueado, la fuerza muscular está muy disminuida y la agitación trémula se vuelve violenta. El paciente camina ahora con gran dificultad, e incapaz de sostenerse más con su bastón, no se atreve a aventurarse en este ejercicio, a menos que sea asistido por un acompañante, quien, caminando hacia atrás al frente de él, evita que se caiga hacia adelante, sosteniendo con las manos la parte delantera de sus hombros. Sus palabras se tornan difícilmente inteligibles, y no solo ya no es capaz de alimentarse por sí mismo, sino que cuando la comida llega a la boca, las acciones de los músculos de la lengua, faringe, etc., se ven tan impedidas por las alteraciones y la agitación continua que la comida es retenida con dificultad en la boca hasta que se mastica, y luego se ingiere con igual dificultad. Ahora bien, por la misma causa, se produce otro hecho muy desagradable: la saliva no consigue dirigirse a la parte posterior de las fauces y, por tanto, sale continuamente de la boca mezclada con partículas de comida que él ya no puede expulsar del interior de la boca. A medida que la debilidad aumenta y se desvanece la influencia de la voluntad sobre los músculos, la agitación trémula se hace más vehemente. Ahora, rara vez lo abandona; pero, incluso, cuando agotado tiene un breve momento de sueño, el movimiento se

> vuelve tan violento que no solo sacude las sábanas de la cama, sino incluso el piso y las ventanas de la habitación. El mentón ahora está casi inmóvil y doblado hacia abajo sobre el esternón. Los caldos con los que intentan alimentarlo, junto con la saliva, le gotean continuamente de la boca. Pierde la capacidad de articular palabras. La orina y las mucosidades se expulsan involuntariamente; y, por último, aparece una somnolencia constante, con un ligero delirio y otras señales de agotamiento extremo, que anuncian la ansiada liberación. (Parkinson, 1817: 3-9)

Entre los médicos clínicos españoles destacados que impulsaron la mentalidad anatomoclínica están, entre otros, Antonio Hernández Morejón (1773-1836), Francisco Javier Laso de la Vega (1785-1936), Francisco Juanich y March (1798-1868), José Gardoqui y Paino Valladares (1807-1857), Manuel José de Porto (1792-1860), Antonio Gracia Álvarez (¿-1865), Federico Rubio y Galí (1827-1902), Rafael Ariza Espejo (1826-1887), Carlos Silóniz Ortiz (1815-1898) y Antonio Mendoza Rueda (1811-1872), quien fue también un gran cirujano (López Piñero, 1960; 1973, 1992; Peset, 1963; del Rio, 2014).

Refiere Knud Faber —en su clásico libro *Nosography in Modern Internal Medicine* (1923)— que la clínica francesa fue incorporada a la clínica alemana fisiológica y al diagnóstico funcional de la última fracción del siglo XIX. Los descubrimientos de fisiología experimental y la invención de aparatos que ya analizamos fueron definitivos en integrar las ciencias básicas y la clínica. Clínicos y fisiólogos fueron Adolf Kussmaul (1822-1902), quien describió en detalle las manifestaciones clínicas del coma diabético y relacionó la presencia de acetona, el cuadro acidótico y el tipo de respiración característica; Carl von Ewald (1845-1915) y las pruebas alimenticias en el estudio de la función gástrica; Ottomar Rosenbach (1851-1907) que estableció el concepto funcional de la «dilatación ventricular cardiaca», en lugar del anatómico de «insuficiencia»; James Mackenzie (1853-1925) y sus pioneros experimentos fisiológico-clínicos de las arritmias cardiacas; Friedrich von Müller (1858-1941) y su investigación acerca de las secreciones internas de la tiroides; Bernard Naunyn (1839-1925) y la primera aproximación certera al metabolismo de la diabetes mellitus, que lo llevó a escribir una terapéutica para diabéticos en 1898 y sus recomendaciones dietéticas tuvieron influencia en toda la medicina europea durante casi veinte años; los experimentos de Oscar Minkowski (1858-1931) y Joseph Freiher von Mering (1849-1908) con perros, que les permitió asociar la diabetes mellitus a un daño pancreático. Es conclusión, el modelo anatomoclínico se entremezcló con una comprensión fisiopatológica renovada por los avances de la fisiología experimental.

Por otro lado, se fueron diferenciando las distintas áreas de la medicina interna general y surgieron las especializaciones como la neurología, la venereología, la dermatología, la pediatría, la oftalmología, la otología y la rinolaringología. Además, con el descubrimiento de los gérmenes surgió el modelo etiopatogénico y la clínica bacteriológica.

La terapéutica tuvo en este siglo una etapa de transición. Por un lado, la herencia de la terapéutica humoral estaba ya anacrónica y moribunda, pero con otras explicaciones siguió viviendo en fenómenos exitosos como las teorías de Brown y de Broussais. Las investigaciones farmacológicas de Orfila (toxicología), Von Liebig (alcaloides) y Wöler (benzaldehído), entre otros, crearon las bases químicas y técnicas para la explosión farmacológica del siglo XX. Ahora bien, a los mejores clínicos, que tenían ya un conocimiento profundo de las ciencias básicas, se les hizo imposible continuar con la vieja terapéutica y tomaron la actitud del «nihilismo terapéutico» o retornaron a la fuente hipocrática de la prevención y el naturismo. Este último movimiento se expresó en el fortalecimiento de la homeopatía, la hidroterapia y el termalismo. Por supuesto, el descubrimiento de la anestesia, la microbiología y las vacunas abrirían un nuevo horizonte en la terapéutica científica.

26
Jean-Martin Charcot y el Hospital de Salpêtrière

> Su curiosidad científica quedó tempranamente orientada hacia el rico material que ofrecían los fenómenos neuropatológicos, inexplorados por entonces. Cuando en calidad de interno del hospital, y muy joven aún, visitaba con el médico propietario alguna de las salas de la Salpêtrière, observando los intrincados cuadros sintomáticos —parálisis, contracturas, convulsiones, etc.— para los cuales no se halló por más de cuarenta años nombre ni comprensión algunos, solía decir: «Faudrait y retourner et y rester», y supo cumplir su palabra. Nombrado *médecin des hopitaux*, gestionó enseguida ser destinado a una de aquellas salas de la Salpêtrière dedicadas a las enfermedades nerviosas y, conseguido su deseo, permaneció en dicho puesto, sin hacer jamás uso del derecho concedido a los médicos de su clase de cambiar por riguroso turno, de hospital y de sala, y con ello de especialidad. Así pues, sus primeras impresiones profesionales, y el propósito que las mismas hicieron surgir, fueron decisivas para su desarrollo científico ulterior. El hecho de tener a su alcance en la Salpêtrière un amplio material de enfermas nerviosas crónicas le permitió emplear a fondo sus particulares dotes. No era Charcot un pensador, sino una naturaleza de dotes artísticas, o, como él mismo decía, un «visual».
>
> Sigmund Freud, «Charcot»,
> nota necrológica, 1893 (1981)

Charcot nació en París el 19 de noviembre de 1825 y murió en Lac de Settons el 6 de agosto de 1893, mientras disfrutaba de unas vacaciones a las cuales había sido obligado a ir por su señora Marie Thérèse Durvis, una viuda joven acaudalada con quien tuvo dos hijos: Jeanne Marie y Jean-Baptiste, médico y explorador de la Antártida. En los últimos tres años de su vida sufría de una enfermedad anginosa y falleció de un infarto fulminante. Surgió de una familia modesta —artesanos que decoraban carruajes—, y su conocimiento y personalidad lo encumbraron a la cúspide científica, pero también tuvo grandes enemigos que festejaron su muerte. Estudió medicina en la Universidad de París y se graduó de médico en 1853. Hizo su internado en el hospital de Salpêtrière cuando era tan solo un asilo que albergaba alrededor de 5000 pacientes —distribuidos en 45 edificios— en los que la mayoría eran indigentes, pobres, epilépticos, o con diversas enfermedades crónicas reumáticas, mentales y neurológicas. En realidad, ellos estaban abandonados y esperaban la muerte como la solución a sus problemas. Charcot fue nombrado allí como médico clínico en el mismo año de su graduación, en 1862 fue director general, y, cuando murió cuarenta años después, había transformado el hospital en un centro de investigación y enseñanza clínica de reputación mundial. El sitio de práctica de miles de estudiantes y médicos extranjeros que iban a recibir sus lecciones de clínica, neurología, neuropatología y psiquiatría. Además, su respaldo académico estuvo sustentado en su cátedra de Anatomía Patológica (1872) y luego en la creación de la primera cátedra europea de «enfermedades del sistema nervioso» en 1882. Fue profesor emérito de la Escuela de Medicina de París y transformó al Hospital de Salpêtrière en un modelo de institución académica y científica (Guillain, 1955; Michale, 1985; Bogousslavsky, 2011).

El merecimiento esencial de Charcot para ser reconocido en la historia de la medicina se puede sintetizar así: llevó el método de diagnóstico anatomoclínico a la madurez conceptual y al éxito práctico, al ser el creador de la neurología moderna. La exacta y asombrosa correlación entre las manifestaciones clínicas y los sitios anatómicos de la lesión en las estructuras cerebrales y medulares alcanzó un grado de perfección inédita. Además, el uso del microscopio dotó de un sólido sustento histológico y de laboratorio a las lesiones macroscópicas encontradas. Su «ojo clínico» fue legendario y se basó en una observación atenta y repetida de los signos clínicos comunes a muchas pacientes con entidades similares. Esto le permitió establecer lo que denominó las «formas completas» de una patología y también las formas incompletas que denominó «frustras». Además, atento a nuevas formas de presentación clínicas, descubrió patologías desconocidas en la tradición médica. Sus principales aportes clínicos generales fueron los siguientes: diferenciación semiológica entre la artritis reumatoidea y la gota; gota debida a la intoxicación plúmbica; correlación entre la artritis gotosa y los niveles séricos de ácido úrico; uso de la colchicina en gotosos; alteraciones en la columna, en la rodilla y en el pie en los enfermos con tabes dorsal y ataxia motora (artropatía y pie de Charcot); neuropatía en diabéticos con afectación de los pies (pie diabético de Charcot); temblor y nerviosismo en el bocio exoftálmico y su origen tiroideo; identificación de cristales en el esputo de asmáticos y en las heces de enfermos con colitis ulcerativa (cristales de Charcot-Leyden y Charcot-Neumann); encontró alteraciones microscópicas en las adrenales de enfermos con insuficiencia suprarrenal, las cuales se ven normales macroscópicamente; descripción de la claudicación intermitente en las extremidades inferiores por obstrucción arterial (iliaca primitiva); identificación del síncope vasovagal y el síncope por tos; signos de la colangitis: dolor en hipocondrio derecho, ictericia fluctuante y fiebre intermitente (triada II de Charcot). Señaló la asociación entre el daño retiniano por trombosis de la arteria central de la retina y los pacientes con insuficiencia renal crónica; descripción del daño valvular tricúspideo en la fiebre tifoidea; reconocimiento de la melanemia sanguínea en la malaria. Se le considera como el padre de la geriatría moderna con la publicación de su obra *Leçons Cliniques sur les Maladies des Vieillards et les*

Maladies Chroniques (1874) (Thorburn, 1967; Lellouch, 1992; Sanders, 2002; Teive, 2007; Camargo, 2023).

Sus descubrimientos más trascendentales están en el campo de la neuropatología y la neurología clínica, acompañado en varias ocasiones de los brillantes discípulos que formó. Sus hallazgos fundamentales son aneurismas en las arteriolas intracerebrales asociados a los accidentes cerebrovasculares hemorrágicos (aneurismas de Charcot-Boulard); correlación entre lesiones cerebrales localizadas y semiología de los diversos accidentes cerebro-vasculares; estudios pioneros de la afasia y descripción de los circuitos del habla; identificación de la mielopatía sifilítica motora y sensitiva —tabes dorsal espasmódica— (parálisis de Erb-Charcot); estableció con Vulpian la correlación exacta entre los daños en los cordones posteriores de la médula y las manifestaciones clínicas de la tabes dorsal con su pérdida de la sensibilidad y su ataxia locomotora; parálisis del nervio oculomotor en los pacientes con migraña clásica; aparición de tremor en las enfermedades neurodegenerativas, la intoxicación por mercurio, la histeria, y su diagnóstico clínico diferencial; reconocimiento de una rara forma de mielopatía cervical denominada paquimeningitis hipertrófica cervical (síndrome de Charcot-Joffroy); señaló la elevación del párpado en la parálisis facial periférica (signo de Charcot); describió un paciente que luego de la trombosis de la arteria cerebral posterior fue incapaz de reproducir las imágenes de los sueños cuando despertaba (síndrome de Charcot-Wilbrand); identificación de la neuropatía periférica hereditaria sensorial y motora (enfermedad de Charcot-Marie-Tooth); describió el primer caso de un estado epiléptico no convulsivo en un cartero de 37 años, y contribuyó a la diferenciación entre formas epilépticas funcionales u orgánicas; descubrió el «geomorfismo cutáneo», una variante de la progeria de Hutchinson-Gilford, que se caracteriza por piel suelta, brillante y seca, atrofia subcutánea, hábito eunucoide y deficiencia intelectual (geroderma de Souques-Charcot) (Goetz, 1995; 1996; 2010; Finger, 2005; Wickens, 2015).

Ahora bien, sus dos contribuciones más significativas fueron la plena identificación de la esclerosis múltiple y la descripción de una nueva enfermedad: la esclerosis lateral amiotrófica. A la primera entidad la denominó «esclerosis en placas diseminadas» y enumeró su presentación clínica típica: lenguaje espasmódico, nistagmus y temblor intencional (triada I de Charcot). Además, la diferenció de la «parálisis agitante» descrita por James Parkinson y, de hecho, corrigió algunos de los errores en su descripción, como la presencia de bradicinesia, ausencia de parálisis, e identificó signos no motores. Charcot junto con Vulpian fueron los que acuñaron el término «enfermedad de Parkinson». Charcot También identificó los trastornos emocionales que presentaban los enfermos con esclerosis (trastornos del sueño, depresión, ansiedad). La primera descripción de la entidad la hizo en 1868, y en la primera serie de su famoso libro *Leçons sur les maladies du système nerveux faites à la salpêtrière* (1877) (*Conferencias sobre las enfermedades del sistema nervioso, dictadas en La Salpêtrière*) dedica dos capítulos extensos y detallados a la Esclerosis Múltiple (Murray, 2005;Tauil, 2019).

En la lección VI refiere los hallazgos anatomopatológicos de la entidad y en la lección VII señala su sintomatología. Vale la pena traducir un fragmento de este último capítulo:

Lectura VII

Esclerosis diseminada: su sintomatología

> Si se preguntan por qué se ha demorado tanto el reconocimiento de la esclerosis diseminada y su admisión en los cuadros nosológicos, donde debería ocupar un lugar junto a otras formas más conocidas de esclerosis primaria de los centros nerviosos, es apropiado señalar la diversidad de aspectos bajo los cuales se la puede encontrar en los hospitales. Se trata, de hecho, de una afección eminentemente polimórfica. Nuestros estudios anatomopatológicos debían haberle hecho prever que así sería. Ustedes recuerdan que las placas o islotes de la esclerosis ocupan a veces exclusivamente

la médula espinal, que en otros casos predominan en los hemisferios cerebrales y en el bulbo raquídeo, y que, finalmente, hay casos en que se encuentran dispersos en todos los departamentos de los centros nerviosos. Estas variedades de posición nos indujeron a reconocer, desde el punto de vista anatómico, las tres formas siguientes: 1) la forma cefálica, 2) la forma espinal y 3) la forma mixta o cefalorraquídea. [...] Era fácil prever que cada una de estas formas estaría representada por un grupo de síntomas que le era propio. Centremos primero, si son tan amables, nuestra atención en la forma cerebroespinal. Es, en verdad, la más interesante en todos los aspectos y la que ustedes tendrá ocasión de observar con más frecuencia en la práctica. Ahora bien, incluso cuando se la considera en este tipo, la enfermedad puede asumir una variedad de máscaras. Permítanme, en apoyo de esta afirmación, mencionar una anécdota que uno de mis colegas me contó recientemente.

Un médico muy distinguido, que no conocía muy bien la sintomatología de la esclerosis diseminada, había venido a visitar a mi amigo en el departamento clínico que él preside. Para rendirle homenaje, mi colega le presentó un caso de la nueva enfermedad, un caso muy diciente del tipo cerebroespinal. El paciente, al levantarse de la cama, dio un pequeño paseo por la sala. «Es un atáxico», dijo el visitante. «Quizás», respondió mi colega, «pero ¿qué piensa usted de los movimientos rítmicos con los que se sacuden la mano y las extremidades superiores?». «Es cierto», dijo el visitante, «también sufre de corea, o tal vez de parálisis agitante». Entonces se interrogó al paciente. Respondió, pero al hacerlo mostró una marcada dificultad de pronunciación; escandía las sílabas de una manera muy peculiar; y la pronunciación de una palabra a menudo iba precedida de un ligero temblor de los labios. «Comprendo», dijo el médico, «que usted quiso confundirme presentándome un caso sumamente complicado. Aquí hay síntomas que corresponden a una parálisis general. Por favor, no siga adelante; su paciente probablemente sea un compendio viviente de toda la patología nerviosa». Ahora bien, señores, lo repito, se trataba simplemente de un caso, aunque muy completo, de la forma cerebroespinal de esclerosis diseminada.

La parálisis agitante es la enfermedad con la que se ha confundido más persistentemente esta forma de esclerosis y con la que, sin duda, sigue siendo la más frecuentemente confundida. Fue a causa de esta confusión que, cuando nos esforzamos por distinguir la esclerosis diseminada del caos de las afecciones mielíticas crónicas, exhortamos a M. Ordenstein, entonces uno de nuestros estudiantes, a que tabulara en columnas paralelas los caracteres opuestos que separan esta enfermedad de la parálisis agitante, para una mejor comprensión del contraste. Ustedes saben cómo M. Ordenstein cumplió con esta tarea y no dudo en declarar que su tesis marca un serio progreso en la historia clínica de las enfermedades crónicas del sistema nervioso.

Hace poco, el señor Baerwinkel, un distinguido médico de Leipzig, después de haber relatado un caso muy interesante de esclerosis cerebroespinal que, sin embargo, no presentaba temblores (como sucede a veces), parece insinuar que el señor Ordenstein se complacía en crear dificultades que no existían realmente, para darse la fácil satisfacción de superarlas. Según él, no hay analogía alguna entre las dos enfermedades. Sin duda, el doctor Baerwinkel debe haber olvidado que en el «Canstatt's Jahresbericht» dio, hace unos diez años, el análisis de un caso observado bajo el cuidado de Skoda; en ese caso, se había diagnosticado parálisis agitante en vida, mientras que, en la autopsia, se encontraron parches de esclerosis diseminada en todas las partes del eje cerebroespinal. El caso parece haber sido anotado con la mayor fidelidad. Se dice, y este punto merece mención, que el temblor, contrariamente a lo que ocurre en los casos ordinarios de parálisis agitante, solo se manifestaba cuando se hacían movimientos voluntarios y desaparecía cuando el paciente estaba en reposo. El señor Baerwinkel no puede haber pasado

> por alto el caso que el señor Zenker relata en la *Revista de Henle*. En este caso, la existencia de una esclerosis multilocular solo se reveló en la autopsia. En vida, el profesor Hasse había diagnosticado una parálisis agitante y, sin embargo, en la descripción sintomática se hace hincapié en la naturaleza del temblor, que solo se manifestaba bajo la influencia de la emoción o con ocasión de movimientos voluntarios.
>
> Estos ejemplos bastan, supongo, para demostrar que, a pesar de la opinión del señor Baerwinkel, es posible confundir las dos enfermedades, ya que tal confusión ha sido cometida por observadores clínicos cuya habilidad está fuera de toda duda.
>
> Una vez establecido esto, estoy dispuesto a admitir que los diferentes disfraces que asume la esclerosis diseminada son máscaras burdas y que hoy, cuando los trabajos recientes han iluminado el campo del diagnóstico, es casi inadmisible caer en la trampa. Pero ya es tiempo, señores, de poneros en condiciones de distinguir los caracteres mediante los cuales se puede separar la esclerosis diseminada cerebroespinal de aquellas enfermedades que se le parecen más o menos. (Charcot, 1877: 221-225)

La cima de su método de diagnóstico anatomoclínico en neurología se debe al descubrimiento de la «esclerosis lateral amiotrófica» (Goetz, 2000). En 1865 presentó un informe de caso ante la sociedad médica del Hospital de París, de una mujer joven diagnosticada de histérica, que había desarrollado una profunda debilidad y mostraba un tono muscular aumentado, con contracturas en todas las extremidades que se fueron incrementando durante su vida. Su intelecto estaba preservado, no tenía anomalías sensoriales y su control de esfínteres urinario y fecal eran normales. Al morir, Charcot encontró una degeneración específica y aislada de la columna lateral en la médula espinal:

> Al examinar con atención la superficie de la médula espinal, a ambos lados, en las zonas laterales, se

> observan dos estrías de color gris parduzco, producidas por cambios escleróticos. Estas bandas grisáceas comienzan fuera de la línea de inserción de las raíces posteriores y se acercan a su borde anterior, pero no incluyen la zona de entrada de las raíces anteriores. Son visibles en toda la región torácica y continúan, aunque adelgazándose, hasta el punto del ensanchamiento de la médula cervical. Por debajo, son apenas visibles en la región torácico-lumbar. Cortes transversales tomados a diferentes niveles permiten ver que las columnas laterales tienen, en sus regiones más superficiales y posteriores, un aspecto gris, semitransparente, más bien gelatinoso. En ningún punto el tejido enfermo penetra en la materia gris que permanece inalterada. (Charcot, 1865: 30-31)

Con esta nueva patología, Charcot sugirió que ciertos signos clínicos específicos se presentaban de manera predecible cuando ciertas lesiones de la médula espinal estaban presentes. Estableció por primera vez un paradigma médico para una relación directa entre una lesión neurológica y el problema clínico de un paciente. Al abrir los horizontes para el estudio de las relaciones directas entre los estados clínicos y anatómicamente patológicos, Charcot presentó el concepto revolucionario de que se podía hacer un diagnóstico anatómico preciso antes de la muerte. Sus conclusiones se convirtieron en los fundamentos anatomoclínicos de la neurología moderna: cuando se dañan los núcleos motores de la materia gris, la debilidad se asocia con atrofia muscular en las áreas del cuerpo irrigadas por esas células; cuando se produce daño en la columna lateral blanca, la debilidad se asocia con contracturas progresivas y espasticidad. El término «esclerosis lateral amiotrófica» lo propuso Charcot en 1874 en las lecciones que dictó en el hospital de La Salpêtrière. Se publicaron en la segunda serie de sus *Conferencias sobre las enfermedades del sistema nervioso*, en dos lecciones: la doce y la trece. La primera se tituló «Deuteropatias amiotróficas espinales. Esclerosis lateral amiotrófica», y la segunda,

«Esclerosis lateral amiotrófica: sintomatología». Traducimos —por primera vez al español— la lección trece completa en el anexo de este capítulo.

No obstante, el período vital más famoso de Charcot fue cuando tuvo a cargo el pabellón de «histéricas y epilépticas». Por razones administrativas le fueron transferidas a su servicio alrededor de 150 mujeres. En 1872 inició, en profundidad, sus investigaciones y experimentaciones con estas personas. En 1878 instauró las sesiones de los viernes, en las que más de 400 espectadores (estudiantes, médicos y ciudadanos curiosos) lo veían desencadenar en las mujeres síntomas y signos mediante la sugestión hipnótica. Además, se hizo un registro fotográfico detallado de sus poses y contorsiones, que fue publicado en tres tomos en la obra *Iconographie photographique de la Salpêtrière* (Fig. 15). Charcot aplicó el mismo método anatomoclínico al estudio de la histeria y concluyó que sus manifestaciones semiológicas no tenían una correlación anatómica y por tanto era una entidad funcional (Buzzi, 2017, Brigo, 2021).

Charcot —con su honradez indiscutible por lo que creía la realidad de los hechos— puso en crisis la consistencia de la correlación clínica y anatómica. Pretendió organizar el caos semiológico que reflejaban las histéricas y propuso la existencia de una forma completa de «gran histeria» que tenía cuatro etapas: ataques epileptoides, contorsiones y posiciones acrobáticas, trastornos de verbalización emocional y un delirio final. En el estado latente de la patología aparecían «cinco estigmas»: hemianestesia sensitiva, el fenómeno ovárico (ataque histérico por presión en un ovario), existencia de puntos histerogénicos (otras partes del cuerpo que desencadenaban el ataque), hemiplejía y parálisis parapléjica. También describió la histeria en hombres, con parálisis de miembros superiores, y la relacionó con traumas físicos como desencadenantes iniciales (Charcot, 1889).

Las críticas no se hicieron esperar y el médico Hippolyte Bernhaim —de la escuela médica de Nancy— publicó su famoso estudio *Sobre la sugestión y sus aplicaciones terapéuticas* (1886) en donde refuta la existencia de los hallazgos clínicos de Charcot y niega que la hipnosis sea un método que solo funciona en las histéricas. Además, la teoría hereditaria de la histeria y otras neuropatías que defendió con ahínco Charcot fue perdiendo credibilidad y prestigio en el mundo académico europeo. Como si fuera poco, trascendió que algunos discípulos del maestro enseñaban a las mujeres rotuladas de histéricas a repetir las etapas clínicas en las sesiones públicas de los viernes (Makati, 2008; Didi-Huberman, 2015; Pérez-Rincón, 2015).

De todos modos, Charcot abrió un nuevo horizonte a las enfermedades nerviosas funcionales y a la interacción entre neurología clínica y psiquiatría (White, 1997). Sin duda, su aproximación clínica con las histéricas fue esencial para que Sigmund Freud concibiera y desarrollara más adelante la teoría del psicoanálisis. Jean-Martin Charcot fue un hombre culto y refinado, gran lector de Shakespeare y conocedor del arte occidental. De allí que también fue un pionero del «artscience» fundado en el siglo XX por el internista colombiano Carlos Espinel, el cual consiste en el análisis clínico, semiológico y nosológico de las obras de arte (Espinel, 1998; Mejía Rivera, 2019a). Ahí están para corroborar esta faceta sus libros *Les Démoniaques Dans l'Art* (1887) y *Les difformes et les malades dans l'art* (1889), escritos con Paul Richer. Las *Obras completas* de Charcot se publicaron en nueve volúmenes, entre 1885 y 1890: *Leçons sur les maladies du système nerveux* (tomos 1, 2, 3 y 4); *Maladies des poumons et du système vasculaire* (tomo 5); *Leçons sur les maladies du foie et des reins* (tomo 6); *Maladies des vieillards: goutte et rhumatisme* (tomo 7); *Maladies infectieuses, affections de la peau, kystes hydatiques, estomac et rate, thérapeutique* (tomo 8) y *Hémorragie et ramollissement du cerveau, métallothérapie et hypnotisme, électrothérapie* (tomo 9).

Anexo 4
Lectura XIII. Esclerosis lateral amiotrófica: sintomatología

I

Después de describir los cambios necroscópicos peculiares de la esclerosis amiotrófica lateral, ahora nos corresponde animar el cuadro mostrándoles la serie de síntomas que, durante la vida, se correlacionan con estas lesiones. Confío, señores, en establecer que este grupo sintomático es lo suficientemente llamativo y característico como para distinguirlo fácilmente del que depende de la alteración circunscrita en la sustancia gris espinal anterior. También me resultará fácil, creo, después trazar una línea de demarcación clara entre la esclerosis amiotrófica lateral y las otras formas de atrofia muscular espinal deuteropática. 1. Debo señalar, en primer lugar, que las observaciones que servirán de base a mi descripción no son todavía numerosas, sino solo unas veinte como máximo. Pero cabe añadir que lo mismo ocurrió en una ocasión anterior, en relación con una ataxia locomotora progresiva. Y, sin embargo, el cuadro clínico trazado por Duchenne (de Boulogne) con la ayuda de algunos hechos, hace unos veinte años, no ha perdido su vigencia con el tiempo. Sigue siendo, en el momento actual, tal como era en todos los detalles esenciales, sin haber sufrido modificaciones importantes. ¡Ojalá la descripción que voy a ofrecerles de la esclerosis lateral amiotrófica corra la misma suerte!

La mayor parte de los datos en cuya ayuda puedo confiar han sido recogidos por mí o por mis alumnos en el Hospital de la Salpêtrière. Al principio, las observaciones se anotaban principalmente desde el punto de vista de la anatomía patológica. Sin embargo, los síntomas casi siempre habían sido descritos con cierto cuidado. Así, en un momento dado, al comparar las diferentes observaciones, fue posible percibir cierto número de características fundamentales que luego nos permitieron reconocer la enfermedad durante la vida. Tal ha sido también la historia de la esclerosis diseminada; durante mucho tiempo, solo conocíamos las lesiones singulares que la caracterizan anatómicamente. Hoy, ocupa un lugar destacado en la práctica clínica general.

Mencionaré, en primer lugar, entre los hechos de este grupo, los casos II y IV de la excelente Memoria, publicada en 1867 por M. Duménil (de Ruen), sobre la atrofia muscular progresiva, en la *Gazette hebdomadaire*. Luego, me referiré a tres observaciones relatadas por Leyden. Se han publicado, como ejemplos de parálisis bulbar, en el *Archiv fur Psychiatrie*, editado por H. Westphall. También debo mencionar un caso insertado por H. Otto Barth en la *Revista de Wunderlich*, bajo el título de *Atrophia musculorum lipomatosa*. El autor, poco cuidadoso con las reglas nosográficas, parece creer que tenía ante sí un ejemplo de parálisis pseudohipertrófica, tal como la entendía M. Duchenne (de Boulogne). En realidad, la autopsia, que fue hecha con mucho cuidado, proporciona evidencias superabundantes de que la enfermedad en cuestión era una esclerosis simétrica primaria de las columnas laterales con lesiones concomitantes de la sustancia gris anterior. Un caso, registrado por el Dr. Hun, otro publicado por el Sr. S. Wilks, en *Guy's Hospital Reports*, son también, a mi juicio, ejemplos de esclerosis lateral amiotrófica. Finalmente, incluiría también, en la misma categoría, dos observaciones publicadas recientemente por los Drs. Lockhart Clarke y E. Maier, de Friburgo. Para terminar esta reseña de artículos corroborativos, debo mencionar, señores, que M. Duchenne, de Boulogne, en la nueva edición de su libro, ha abierto, bajo el título de *Parálisis espinal general difusa subaguda*, un capítulo en el que aparece uno de los casos observados en mis salas de la Salpêtrière en relación con la esclerosis lateral amiotrófica. Este capítulo contiene también un gran número de elementos heterogéneos que no podrían clasificarse en otro lugar. La mayor parte de las amiotrofias espinales crónicas deuteropáticas se agrupan bajo la misma denominación.

Evidentemente, este solo podría ser un capítulo provisional, una especie de *caput mortuum,* que requiere ser remodelado por completo. A aquellos de ustedes que deseen examinar de *visu* los síntomas de la esclerosis lateral amiotrófica, quisiera mencionar que existe en este momento, en la Charité, bajo el cuidado del Dr. Woillez, un pobre albañil, de 44 años, que presenta, al menos en mi opinión, todos los caracteres clínicos fundamentales de esta afección.

II

1. Uno de los primeros rasgos distintivos que, por sí solo, separa radicalmente la esclerosis lateral amiotrófica de la atrofia muscular primaria es la relativa rapidez de su evolución, considerada desde la invasión del primer síntoma hasta el final fatal. Esto no suele demorarse, en promedio, más de tres años y puede sobrevenir mucho antes, al cabo de un año, por ejemplo; mientras que los pacientes afectados por atrofia muscular espinal progresiva protopática pueden sobrevivir, como ustedes saben, durante ocho o diez, e incluso quince y veinte años.

2. Durante este período relativamente corto, la regla es que las cuatro extremidades se vean sucesivamente, y en un breve espacio de tiempo, afectadas por parálisis acompañadas de atrofia, o por parálisis solo en los miembros inferiores. Al cabo de algunos meses, uno o dos años, tres años como máximo, el paciente está confinado en cama y más o menos completamente privado del uso de sus miembros. Pero, además, a juzgar al menos por todos los casos que he reunido, encontramos regularmente que la enfermedad se extiende al bulbo, y casi siempre es a la parálisis de los nervios bulbares, más especialmente del hipogloso y del neumogástrico, a la que se deben atribuir los fenómenos que determinan la muerte. Esto contrasta con lo que sabemos sobre la atrofia muscular progresiva común, ya que aquí, según las estadísticas proporcionadas por el Dr. Duchenne, la atrofia de los

músculos animados por los nervios bulbares se ha encontrado que aparece solo trece veces en 159 casos.

3. Los datos obtenidos del estudio de las influencias etiológicas no tienen una importancia notable, hasta donde hemos llegado hasta ahora, pero esto se comprende fácilmente por el pequeño número de detalles que se pueden tabular. Me limitaré a las siguientes observaciones: en nuestros casos no se ha mencionado la influencia hereditaria. En cuanto a la edad, la enfermedad hace su aparición a edades que varían de 26 a 50 años. Las mujeres son afectadas con mayor frecuencia que los hombres, lo que es contrario a lo que se observa en los casos de atrofia protopática; pero es necesario notar que la mayoría de los casos de esclerosis lateral amiotrófica se han observado en la Salpêtrière, es decir, en un asilo al que solo se admiten mujeres. Tal vez un tercio de los pacientes atribuyen el desarrollo de la enfermedad a la influencia del frío y la humedad, a los que los exponía su trabajo. El albañil, en la Charité, con razón o sin ella, atribuye la culpa a una caída que sufrió dos o tres meses antes de la aparición de los primeros síntomas, cuyo resultado inmediato fue una fractura de clavícula. No me detendré más en el aspecto etiológico de la cuestión, que solo podrá considerarse con provecho en un futuro más o menos lejano. La etiología se basa sobre todo en una amplia base de cifras, y todavía estamos lejos de poder proporcionarlas.

4. Ahora es tiempo, señores, de pasar al análisis de los síntomas. Estos síntomas son de dos órdenes: algunos son comunes tanto a la amiotrofia progresiva como a la amiotrofia por esclerosis lateral; son a) atrofia progresiva que invade las masas musculares; b) contracciones fibrilares que se ven especialmente en el período activo de la atrofia; c) conservación de la contractilidad faradaica que los músculos en atrofia presentan hasta el último momento. Otros síntomas son completamente ajenos a la amiotrofia espinal protopática; en primer lugar, se presenta una impotencia motora, que se

desarrolla rápidamente y que, si bien no siempre precede a la atrofia, a menudo se manifiesta de manera llamativa incluso cuando esta última no está aún muy marcada. En general, podemos decir que, en la amiotrofia protopática, la impotencia motora depende en gran medida de la atrofia de las masas musculares, mientras que, en la esclerosis lateral, la parálisis domina ciertamente la escena; la atrofia de los músculos es entonces a menudo un fenómeno consecutivo o incluso accesorio. Aquí también hay un nuevo rasgo distintivo. Las extremidades, más o menos privadas de sus movimientos naturales, están generalmente afectadas en la esclerosis lateral por una rigidez habitual, resultante de lo que se llama contractura espasmódica permanente. Este fenómeno es absolutamente extraño a la atrofia primaria. Por último, en esta última enfermedad, la ausencia de trastornos sensoriales es la regla, mientras que en la primera es bastante común que los pacientes experimenten, o hayan experimentado, en los miembros afectados: dolores espontáneos más o menos agudos, entumecimiento u hormigueo en los miembros afectados; y también dolores provocados por la presión o tracción de las masas musculares. Hago hincapié en este último fenómeno que, hasta ahora, no he observado en la amiotrofia progresiva protopática.

III

Pero las características reales de la forma patológica, cuya descripción nos llama la atención, se hacen especialmente evidentes cuando consideramos el modo de distribución, de concatenación y de evolución de los síntomas. A) La enfermedad comienza, en la gran mayoría de los casos, por las extremidades superiores, sin fiebre, la mayoría de las veces sin ninguna indisposición perceptible, a veces después de sensaciones de hormigueo y entumecimiento. Desde el principio, la queja es una disminución de la fuerza motora y, cuando esto atrae seriamente la atención del paciente, los músculos de los miembros afectados generalmente presentan, incluso en este período, un cierto grado de emaciación. Pero ni esto último ni la paresia generalmente se limitan a una región circunscrita del miembro, a algunos músculos de la mano o del antebrazo, por ejemplo; se extiende un poco por todas partes, de manera uniforme, por así decirlo, desde la extremidad del miembro hasta su raíz. Ya no observamos, aquí, esa atrofia individual de los músculos, que notamos en relación con la atrofia muscular común; por el contrario, vemos una especie de emaciación general, de atrofia en masa. No alcanza nunca, en un principio, un grado de intensidad suficiente para explicar, por sí misma, la impotencia motora. En resumen, se trata, en este caso, de una verdadera parálisis acompañada, o más bien seguida, de una atrofia, más o menos rápida y más o menos generalizada, de toda la extremidad. Además, los músculos atrofiados son estimulados por movimientos fibrilares, que a menudo son muy marcados, y, como en la atrofia simple, conservan la contractilidad faradaica casi intacta, mientras la atrofia no haya alcanzado su límite extremo. B) Además de la emaciación de los músculos, los miembros paralizados y atrofiados se convierten pronto en el foco de deformaciones o desviaciones más o menos marcadas. Las deformaciones dependen, sin duda, en parte, de la acción predominante de ciertos músculos menos intensamente afectados que el resto (deformaciones paralíticas). Pero no es así en lo que respecta a la mayoría de ellos; las desviaciones se deben, por regla general, a la contracción espasmódica de ciertos músculos, a una verdadera contractura que vuelve rígidas un gran número de articulaciones. Así pues, para hablar primero solo de la extremidad superior, he aquí la actitud que presenta habitualmente. El brazo se extiende junto al cuerpo y los músculos del hombro resisten cualquier esfuerzo que se haga para moverlo de esa posición. El antebrazo está semiflexionado y también pronado; es imposible supinarlo y extenderlo sin usar fuerza y provocar dolor. Lo mismo ocurre con la muñeca, que también está frecuentemente en semiflexión, mientras que los dedos están doblados hacia adentro sobre la palma de la mano. Estas actitudes forzadas y el dolor causado por cualquier esfuerzo para cambiarlas, tomadas en relación con la emaciación casi general y uniforme de los músculos que sobreviene en unos pocos meses, bastarían en cierto modo para demostrar que, en tales casos, no estamos ante una atrofia muscular espinal primaria. No debo olvidar mencionar otra peculiaridad. A veces, en la esclerosis lateral, las extremidades superiores paréticas, contracturadas y atrofiadas, han conservado, sin embargo, cierta capacidad de movimiento. Pues bien, al hacer este movimiento, por ejemplo, al levantar todo el brazo, vemos que el miembro se mueve con un temblor que recuerda el que se observa en la esclerosis diseminada y también en ciertos pacientes que, consecutivamente a una lesión cerebral por coágulo sanguíneo, sufren hemiplejia y contractura. Este temblor, en los dos últimos casos, como en el primero, me parece que depende de la esclerosis lateral, rasgo común a los tres.

No está de más observar que, cuando la enfermedad está muy avanzada, la emaciación puede llegar a su clímax; las eminencias tenar e hipotenar se atrofian por completo, la palma de la mano se ahueca, el antebrazo y el brazo quedan reducidos casi a un esqueleto. Entonces, por lo general, la rigidez espasmódica se hace menos marcada, aunque los miembros tienden a conservar la actitud habitual que han conservado durante tanto tiempo. Algunos pacientes tienen la cabeza en una posición fija, debido a la rigidez de los músculos del cuello; no pueden, sin esfuerzo y dolor, flexionarla o extenderla, o girarla hacia la mano derecha o hacia la izquierda. En un caso, que observé recientemente, los músculos que elevan el maxilar inferior estaban contracturados hasta tal punto que la boca solo podía abrirse en una extensión extremadamente limitada. Como en la amiotrofia progresiva común, la emaciación muscular a veces está enmascarada, en la esclerosis amiotrófica, por una lipomatosis exuberante, que pone de relieve los músculos debilitados, como lo demuestra, por ejemplo, el caso informado por H. Otto Barth.

IV

La forma de parálisis amiotrófica que estamos estudiando se manifiesta con mayor frecuencia primero en una de las extremidades superiores, y luego se extiende a la otra hasta presentar pronto el aspecto de lo que se llama paraplejía cervical. Aunque la enfermedad puede haber durado solo cuatro, cinco o seis meses, o un año a lo sumo, la emaciación ya ha alcanzado un grado que solo se observa en la atrofia muscular protopática en un período avanzado, digamos dos o tres años después de la invasión. Las cosas pueden permanecer en este estado durante dos, seis o nueve meses, raramente más tiempo. Después de este lapso, se toman las extremidades inferiores, a su vez, y, por regla general, se afectan, como pronto verá, de una manera diferente a los miembros superiores.

Al principio se percibe paresia, aquí también, precedida y acompañada durante algún tiempo por hormigueo y entumecimiento del miembro. Pero, aquí, la paresia presenta esta importante peculiaridad, a saber: no induce necesariamente, como la anterior, atrofia muscular. Los músculos, por el contrario, pueden, hasta el último período de la enfermedad, conservar una consistencia y prominencia que formarán un contraste singular con el estado de las extremidades superiores. La paraplejía presenta esta primera característica particular, a saber: no se complica con ninguna parálisis de la vejiga o del recto, y no hay tendencia a la formación de escaras. También se caracteriza, como se puede observar, por otros rasgos importantes. La dificultad de movimiento de las extremidades inferiores progresa rápidamente. El paciente siente que sus piernas son pesadas y difíciles de levantar del suelo. Pronto ya no puede caminar, excepto con la ayuda de dos asistentes. Finalmente, se le hace imposible permanecer de pie, y por lo tanto está casi postrado en cama o reducido a pasar el día sentado en un sillón. Cuando las cosas han llegado a esta etapa, ya se ha manifestado, en términos generales, un fenómeno interesante. Me refiero a la rigidez temporal o permanente, o, en otras palabras, a la contractura espasmódica de los músculos privados de movimiento voluntario. Ya hace algún tiempo, el paciente ha notado que, estando en cama o sentado, sus miembros inferiores se estiraban o se flexionaban a pesar de él, y conservaban por algunos instantes la actitud que habían asumido involuntariamente. La extensión es lo que ocurre generalmente en esta clase de ataque; puede incluso llegarse a determinar una rigidez casi tetánica que hace que los miembros inferiores parezcan barras rígidas que se pueden levantar de una sola pieza. También, a veces, se ven sacudidos por un temblor convulsivo.

La rigidez se acentúa cuando el paciente, ayudado por dos asistentes, trata de levantarse y caminar. Entonces las extremidades inferiores se vuelven excesivamente rígidas en extensión y aducción, mientras que los pies asumen la actitud del pie equino varo. Esta rigidez, que es frecuentemente extrema, pero a veces solo leve,[54] afecta todas las articulaciones del miembro por la acción espasmódica de los músculos, junto con el temblor que, por lo general, pronto se agrega, hacen imposible estar de pie y caminar por igual. Lo que, al principio, no es más que un fenómeno pasajero, se transforma después de un tiempo en un síntoma permanente. La rigidez muscular persiste entonces, sin cesar ni descansar, tanto en los flexores como en los extensores, aunque predomina en estos últimos. Es difícil flexionar con fuerza los miembros extendidos, y difícil también extender las extremidades flexionadas. Por lo general, en esta época, si se flexiona con la mano la extremidad del pie extendido, se produce un temblor más o menos duradero en todo el miembro. Así pues, señores, la impotencia motora depende menos de un debilitamiento de la inervación que del estado espasmódico de los músculos. Cabe observar que la nutrición muscular continúa

54 No puedo decir por qué en ciertos casos la rigidez de las extremidades superiores o inferiores es poco marcada, mientras que en otros, por el contrario, es un fenómeno predominante. Hasta ahora, no he encontrado nada en las condiciones anatomopatológicas que pueda explicar tales diferencias.

durante mucho tiempo de manera normal. Solo a largo plazo se observa que se ven afectados por movimientos fibrilares y que se atrofian en general como las extremidades superiores. Por lo general, cuando esta atrofia ha llegado a cierto punto, la rigidez disminuye, pero nunca desaparece por completo.

La invasión temprana de las extremidades inferiores y la naturaleza de los fenómenos que las afectan forman un rasgo que contrasta con lo que sabemos sobre la amiotrofia espinal primaria, en la que, como recordarán, estos miembros solo son invadidos en los períodos posteriores. Constituyen, por así decirlo, el carácter de un segundo período; el tercero está marcado, como veremos, por la aparición de fenómenos bulbares.

V

La aparición de los síntomas posteriores es, en cierto modo, un acompañamiento obligatorio; nunca, hasta el presente, ha faltado. Son estos fenómenos que, por su unión, componen el síndrome designado con el término de parálisis labio-gloso-laríngea. Solo mencionaremos, de pasada, esta fase de la enfermedad, porque es un tema al que debemos volver de nuevo, al tratar de las parálisis de origen bulbar, en particular. Mencionaré los síntomas siguientes, simplemente para que no se omita por completo una de las partes más curiosas del cuadro.

1. Parálisis de la lengua que induce dificultad para deglutir y una dificultad en la articulación de las palabras que puede resultar en pérdida completa del habla. La lengua paralizada, por lo general, presenta pronto un cierto grado de atrofia; se encoge, se arruga y se agita con los movimientos vermiculares. 2. Parálisis del velo del paladar, que hace que la voz sea nasal (nasonnée) y que, junto con la parálisis lingual, crea dificultad para la deglución. 3. Parálisis del orbicular de los labios, cuyo principal resultado es alterar la apariencia de los rasgos. La boca está considerablemente agrandada, transversalmente, debido a la acción predominante de los músculos faciales no afectados. Los surcos nasolabiales están

profundamente marcados. Estos diversos síntomas dan un aspecto lacrimoso a la cara. A veces, después de reír o llorar especialmente, la boca permanece medio abierta de manera permanente y permite que fluya continuamente cierta cantidad de saliva viscosa. 4. Por último, debido a la invasión de los núcleos de donde se originan los nervios neumogástricos, sobrevienen graves trastornos de la respiración y de la circulación que provocan la muerte del paciente, cuyas fuerzas han disminuido durante mucho tiempo por una nutrición insuficiente.

Intentaré, señores, resumir, en unas pocas líneas, los caracteres sintomáticos de la esclerosis lateral amiotrófica, considerada en lo que puede llamarse sus condiciones normales.

1. Paresia, sin anestesia, de las extremidades superiores, acompañada de un rápido adelgazamiento de las masas musculares y precedida a menudo de entumecimiento y hormigueo. Una rigidez espasmódica se apodera, en un período dado, de los músculos paralizados y atrofiados y determina deformaciones permanentes por contractura.

2. Las extremidades inferiores son invadidas a su vez. En el primer caso, aparece una paresia, sin anestesia, que, al avanzar rápidamente, hace que permanecer de pie y caminar sean, en poco tiempo, imposibles. A estos síntomas se añade una rigidez espasmódica que al principio es intermitente, luego se vuelve permanente y a veces se complica con una epilepsia espinal tónica. Los músculos de los miembros paralizados solo se atrofian con el transcurso del tiempo, y nunca en la misma medida que los de los miembros superiores. La vejiga y el recto no se ven afectados; no hay tendencia a la formación de escaras.

3. Un tercer período está constituido por la agravación de los síntomas anteriores y por la aparición de síntomas bulbares.

Estas tres fases se suceden en un breve espacio de tiempo. Seis meses o un año después de la invasión, todos los síntomas se han acumulado y se han hecho más o menos intensos.

La muerte sobreviene al cabo de dos o tres años, por término medio, a causa de los síntomas bulbares. Tal es la regla; pero el capítulo de las anomalías, como se sabe, también existe. Sin embargo, estas últimas son pocas en número y no cambian nada esencial en el cuadro que acabo de trazar. Así, en ciertos casos, la enfermedad comienza por las extremidades inferiores; también puede limitarse, al principio, a una extremidad superior o inferior; a veces, permanece limitada, durante algún tiempo, a un lado del cuerpo, bajo una forma hemipléjica. Finalmente, en dos casos, comenzó por síntomas bulbares. Pero, repito, estos son solo modificaciones secundarias. El grupo de síntomas característicos no deja de formarse pronto. El pronóstico, hasta el momento, es de los más sombríos. No existe, que yo sepa, un solo ejemplo de un caso en el que, habiendo existido el conjunto de síntomas que acabo de describir, se haya producido una curación. ¿Es esta una fatalidad definitiva? Solo el futuro puede decidirlo.

VI

Ahora me queda, señores, comparar las lesiones con los síntomas y buscar, en un breve ensayo de fisiología patológica, el vínculo que las une.

1. La paresia que aparece al principio y las contracturas permanentes que la suceden después de un breve período dependen, sin duda, de la esclerosis simétrica y lateral. Les recuerdo que, dondequiera que se encuentre la esclerosis lateral, la contractura aparece tarde o temprano de manera más o menos marcada. Así, a) en la esclerosis diseminada; b) en la hemiplejia cerebral con esclerosis descendente consecutiva; c) en la mielitis transversa, ya sea por compresión o espontánea, cuando resulta una degeneración lateral descendente; d) por último, en la esclerosis primaria de las columnas laterales sin atrofia muscular.

2. La paresia y la contractura preceden a la atrofia, lo cual es clínicamente comprobado. Por lo tanto, hay razón para

admitir que la esclerosis lateral, a la que se deben, se produce antes de la lesión de la sustancia gris anterior, con la que la amiotrofia está indudablemente relacionada. ¿A través de qué mecanismo la lesión de la sustancia gris se combina con la lesión de las columnas blancas? ¿Se produce por simple propagación, extendiéndose gradualmente a través de la neuroglia? Es mucho más probable que la propagación se efectúe por medio de los filamentos nerviosos que, como ustedes saben, establecen normalmente una comunicación entre las columnas laterales y los cuernos anteriores. El sistema de las columnas laterales tiende a ser afectado en su totalidad y muy rápidamente. Pero la lesión no lo invade, de un solo golpe, por completo. Por lo tanto, hasta donde podemos juzgar por las revelaciones clínicas, afecta primero a la parte que está en relación fisiológica con los movimientos de las extremidades superiores. Más tarde, alcanza la parte que está conectada con las extremidades inferiores; por último, el grupo de los fascículos cerebrobulbares es invadido a su vez.

Es notable que las alteraciones, de las que son sede las regiones primera y tercera, alcancen muy rápidamente las partes correspondientes de la sustancia gris. En efecto, los músculos de la lengua, y sobre todo los de las extremidades superiores, comienzan a debilitarse poco tiempo después de la aparición de los síntomas paréticos. No sucede lo mismo con el sistema de fascículos relativo a las extremidades inferiores; en este último caso, la parálisis y la contractura persisten durante mucho tiempo sin que se añada amiotrofia. Son particularidades que solo podemos señalar, sin intentar por ahora ofrecer una explicación plausible. (Charcot, 1884: 249-266)

27

El dolor y el nacimiento de la anestesia

> I drank of poppy and cold mandrake juice,
> and being asleep, belike they thought me dead,
> and threw me o'er the walls.
>
> (Bebí jugo de adormidera y mandrágora fría,
> y, mientras dormía, creyeron que estaba muerto,
> y me arrojaron por encima de las murallas.)
>
> CHRISTOPHER MARLOWE, *El judío de Malta* (1589)

La palabra *dolor* (de la raíz indoeuropea *delh-*, que significa «pinchar» o «penetrar») tiene en inglés otra raíz: *pain* (del latín *poena* cuyo significado es «castigo»). Los médicos sumerios, egipcios, hindúes y griegos descubrieron los efectos analgésicos e hipnóticos del cáñamo, la mandrágora, el beleño, el opio, la cicuta y el alcohol. El control del dolor era una prioridad de la medicina pagana y fue asumida con entusiasmo por los romanos. De hecho, Escribonio Largo (f. 47) fue el primero en describir y usar el extracto de opio (papaverina) para el dolor. Dioscórides (40-90) sugirió el efecto anestésico de la mandrágora. El primer anestésico auténtico, usado por inhalación, fue la «esponja soporífera» atribuida al cirujano andalusí Albucasis (963-1013) y aparece referida en el manuscrito *De Innumeris Remedorium Utilitatibus* (siglo XI) indicada para «aquellos que van a ser sometidos a una cirugía, de modo que uno puede cortar sin causar dolor» (Mejía Rivera, 2022: 353). Se maceraba, por partes iguales, opio tebano, cicuta, mandrágora y beleño. Luego se mezclaba con agua y se empapaba una esponja que se dejaba secando al sol. Cuando se iba a realizar la cirugía, se volvía a mojar con agua caliente y se ponía la esponja en las fosas nasales del paciente para que inhalara. Para despertarlo se le daba a oler otra esponja mojada en vinagre. La efectividad anestésica fue declarada por los cirujanos medievales Rogelio Frugardi, Teodorico y el gran Guy de Chauliac, quien en su famoso tratado *Chirugia Magna* (1363) le agregó jugo de belladona a los otros ingredientes de la esponja y dio cuenta de su gran efectividad en la mayoría de los casos, siempre y cuando la cirugía no fuera muy prolongada.

> Cuando el triunfo científico de esta práctica anestésica parecía asegurado y la crueldad de la cirugía con dolor comenzaba a ser un asunto del pasado, el papa Pablo V condenó a la hoguera, en 1578, al botánico Juan Bautista de La Porta, quien en su obra *Magiae Naturalis* había vuelto a defender los beneficios anestésicos de la esponja soporífera de Chauliac. Las consecuencias fueron aterradoras: durante los siglos XVII y XVIII nadie más se atrevió a reproducir la fórmula y se retornó a la práctica de las cirugías cruentas, con el paciente despierto, maniatado y gritando con desesperación. Los médicos del siglo XIX olvidaron la existencia de la «esponja soporífera». [...] Algunos autores del siglo XX (Baur, Infusino, Raper) trataron de desconocer la efectividad de los ingredientes de la esponja y dijeron que al reproducir sus componentes y experimentar con ratones y conejos obtuvieron fracasos rotundos. Sin embargo, ninguno de ellos sabía la cantidad exacta de los ingredientes y la dosis usada por los médicos antiguos. De hecho, cuando se analizan los principios activos de las cuatro sustancias originales, existe una explicación racional para su efectividad: del opio se extrae la morfina y la codeína, potentes analgésicos. La cicuta tiene la conicina que produce parálisis y pérdida de la sensación. El beleño y la mandrágora contienen alcaloides poderosos como la hiosciamina, la hioscina y la escopolamina, que ocasionan sedación y depresión del sistema nervioso parasimpático. (Mejía Rivera, 2022: 354)

La Edad Media occidental —dominada por los valores del cristianismo católico y el poder papal— reivindicó el «dolor» humano en la Tierra como la consecuencia del pecado «original» e inventó para los grandes pecadores no solo el castigo corporal extremo (hoguera, desmembramientos, ahogamiento, potros de tortura, etc.), sino la condenación del «alma» y, por ello, aceptó donar el «cuerpo» de los asesinos y herejes a los primeros anatomistas de las escuelas de medicina italianas (Bolonia, Padua, Salerno). Incluso, las gentes del común aceptaban sus agonías dolorosas con valentía y con satisfacción, porque los manuales del «Arte del buen morir» enfatizaban en que el «sufrimiento» del cuerpo disminuía el «tiempo» del alma en el purgatorio (Mejía Rivera, 2018). En el Renacimiento afloró la individualidad, y la reforma protestante reivindicó el derecho a morir sin dolor, porque el Purgatorio era una invención de la Iglesia católica. Por ejemplo, Paracelso (1493-1544) produjo el láudano (tintura de opio, vino blanco y azafrán) y lo usó como analgésico. Además, conoció el vitriolo (ácido sulfúrico y alcohol caliente) y experimentó con gallinas a las que les generó un sueño profundo. Pero no lo empleó como anestésico en las cirugías.

En los siglos XVII y XVIII, las guerras habituales alcanzaron las cimas de la crueldad. El dolor tuvo un sentido secular y político: la tortura como arma bélica y disuasiva. El terror de la Revolución francesa tiene un extraño correlato con el inicio de la experimentación con animales y sus prácticas de vivisección, justificadas en sus inicios por la teoría cartesiana de los animales como máquinas insensibles. Al igual que con el descubrimiento del dolor como placer sexual (la obra del Marqués de Sade).

En la medicina se genera un movimiento simultáneo y contradictorio: aparecen teorías fisiológicas y terapéuticas que le dan al dolor un estatuto semiológico (diagnóstico topográfico) y terapéutico (abrasivos, cauterización, moxa), pero también se descubren nuevas sustancias que lo alivian. Joseph Priestley, por ejemplo, descubrió el óxido nitroso en

1776 y lo usó inhalado para tratar un dolor de muela en 1798. Asimismo, Michael Faraday publicó en 1818, en *The Quarterly Journal of Science and Arts*, que la inhalación del vapor del éter sulfúrico generaba efectos similares al óxido nitroso.

Entonces se inicia la investigación experimental de las vías nerviosas y estructuras cerebrales vinculadas a las sensaciones dolorosas; Malpighi y Magendi son precursores de ello. En el siglo XIX sobresalen los nombres de Johannes Müller (1801-1858) y su discípulo Maximilian von Frey (1852-1932), quienes trabajaron dentro del marco de la «teoría de la especificidad» propuesta por Müller y seguida por Von Frey, que veía el dolor como una sensación independiente con su propio aparato sensorial. Müller concluyó que dentro de la fibra nerviosa existían energías específicas y que los caminos de las fibras nerviosas estaban ordenados con rigurosidad. Esta investigación lo llevó a concluir que había fibras específicas para el dolor o receptores (neurorreceptores) para las sensaciones dolorosas. Este hallazgo fue un gran avance en la comprensión de la transmisión del dolor y le permitió formular la ley de las energías nerviosas específicas. Utilizó amputados en su investigación, ya que todas las fibras primitivas se encontraban a nivel del muñón, y el tronco nervioso permanecía intacto. Examinó los efectos de un estímulo que se aplicó a un área restringida de las ramas de los nervios que se encontraban debajo del punto de estimulación y encontró que las sensaciones recibidas por el cerebro eran las mismas que con el muñón intacto. Luego propuso un modelo en el que cada ganglio de la raíz posterior funcionaría como un semiconductor de la sensación. Este modelo representó el primer paso hacia el concepto de una «compuerta», que se desarrollaría en el siglo XX.

Por su parte, Von Frey (1852-1932) profundizó en el trabajo de Müller, con implicaciones distintas. Intentó identificar puntos particulares en la piel que respondieran específicamente a una de las cuatro sensaciones cutáneas: tacto, calor, frío y dolor. Además, él creía que el dolor se percibía cuando el estímulo superaba un cierto umbral, y esto lo llevó a concluir que el dolor era el resultado de la estimulación de órganos especiales. Su teoría se basó en los mecanismos del dolor que, según él, dependían de un aparato neuronal específico. En la actualidad su hipótesis se considera inadecuada, pero contribuyó a la comprensión de los receptores sensoriales y a la medición de la insensibilidad de los estímulos y los umbrales sensoriales. Es decir, identificó las terminaciones nerviosas para las sensaciones dolorosas (Rey, 1993; Perl, 2007; Chen, 2011).

La mayor comprensión fisiológica del dolor en el siglo XIX genera esperanzas racionales y científicas para controlarlo. Los símbolos religiosos o metafísicos para justificar el sufrimiento desaparecen —casi por completo— en la población general. Aunque los ritos religiosos siguen existiendo de manera evidente en Occidente, se inicia también un proceso de silenciosa y progresiva secularización interior de sus ciudadanos. Solo una minoría de personas creerán en el dolor propio como una vía de expiación espiritual.[55] Entonces, la conquista del dolor derivado de los actos quirúrgicos se convirtió en un objetivo de la medicina. Por ejemplo, Humphry Davy (1778-1829), químico inglés, publicó en 1800 *Researches Chemical and Philosophical: Chiefly Concerning Nitrous Oxide or Dephlogisticated Nitrous Air and its Respiration*, donde afirmó que «El óxido nitroso en sus amplias acciones parece capaz de suprimir el dolor físico y probablemente podría emplearse de manera eficaz durante las operaciones

55 Comparto aquí una experiencia personal: ejercí el cuidado paliativo entre 1991 y 2004. Durante la primera década era casi el único médico dedicado a ello en mi ciudad y el número de enfermos fue muy grande. Solo el 1 % de los pacientes —todos ellos en etapa de ancianidad— se negó a recibir medicamentos contra el dolor con la creencia de que atenuarían la pena de su alma en el purgatorio. Por supuesto, se respetaba la decisión de cada uno de ellos; se hablaba con su familia para que entendieran y acataran la voluntad del enfermo, pero también dejaba siempre abierta la posibilidad de que recibieran la terapia si ellos cambiaban de opinión. A medida que los dolores se incrementaban, alrededor del 70 % aceptaba el tratamiento paliativo. Pero en ningún momento se les cuestionó sus creencias. El cuidado paliativo se basa, como piedra fundacional conceptual, en aceptar sin cuestionamientos y *a priori* las decisiones personales del enfermo que conserva su autonomía.

quirúrgicas en las que no hubiese gran pérdida de sangre» (Davy, 1800: 556). También acuñó el nombre *laughing gas* (gas hilarante) porque sabía que producía desenfado, risa incontrolada y embriaguez en los que lo inhalaban. Otro caso es el de Crawford W. Long (1815-1878), médico rural del pueblo de Jefferson, que anestesió con éter al paciente James M. Venable para operarlo el 30 de marzo de 1842 de un tumor del cuello y este no sintió ningún dolor. Realizó tres cirugías indoloras más con éter; la idea le surgió de las «fiestas de éter» que eran costumbre en la juventud del pueblo. Publicó sus hallazgos en 1849 en *The Southern Medical and Surgical Journal* con el título de «An account of the First Use of Sulphuric Eter by inhalation as an Anaesthetic in Surgical Operations» (Magruder, 1917; West, 2013; Gillman, 2019).

Horace Wells (1815-1848), dentista de Hartford, fue a ver el 10 de diciembre de 1844 un espectáculo de «gas hilarante» organizado por el químico Colton. Allí él mismo experimentó los efectos del óxido nitroso y observó también que un ciudadano de nombre Samuel Cooley se había golpeado y herido en las espinillas, pero no sentía ningún dolor. Al otro día convenció a Colton de que le diera el gas y su amigo el cirujano Riggs le extrajo una muela cordal. Al despertar refirió que no sintió ningún dolor. Los siguientes meses se dedicó a la extracción dentaria en quince pacientes que recibieron la inhalación de óxido nitroso y no manifestaron dolor. Seguro de la eficacia y seguridad de su método anestésico contactó en Boston a su exdiscípulo William T. Morton (1819-1868) y a su amigo Charles T. Jackson (1805-1880), médico y químico, y logró que le aceptaran una demostración en el Hospital General de Massachusetts, pero el paciente despertó en mitad del procedimiento y se agitó. No se pudo recuperar de su fracaso y, aunque volvió a su pueblo y siguió realizando extracciones dentarias con óxido nitroso, y luego con cloroformo, se volvió adicto y se suicidó en la cárcel tras ser arrestado por arrojar ácido a una prostituta. No alcanzó a recibir la comunicación de la Sociedad de Medicina de París donde se le reconocía «haber descubierto y aplicado con éxito por primera vez los vapores o gases mediante los cuales se pueden practicar sin dolor operaciones quirúrgicas» (Jacobsohn,1995; Gamsjäger, 2013; Haridas, 2013).

Su exdiscípulo William T. Morton siguió usando por su cuenta el óxido nitroso para extraer muelas sin dolor y luego decidió usar éter por sugerencia de Charles Jackson (Fig. 14). El 16 de octubre de 1846 hizo una demostración pública en el mismo Hospital de Massachusetts. Anestesió con éxito al paciente Gilbert Abott que fue operado de un tumor vascular en la mandíbula por el cirujano John Collins Warren. Sin embargo, Morton no reveló que era éter y luego patentó el Letheon que no era más que el éter y un agregado de sustancias odoríferas y colorantes. Se inició así la «controversia del éter» entre Morton y Jackson, así como el origen de la práctica anestésica que Wells trató de reivindicar para él mismo. En el fondo, el estímulo de 100 000 dólares (que ganó Morton) sacó lo peor de ellos y la mezquindad, la avaricia y la rabia predominaron en los tres científicos (Alper, 1964; Westhorpe, 1996; Haridas, 2013a).

De hecho, existió un cuarto personaje en esta disputa, invalidado *a priori* por la mayoría de historiadores, que merece una mención. Se trata del inglés Robert Hallham Collyer (1814-1891), mesmerista, frenólogo, inventor y médico, que emigró a los Estados Unidos y conoció a Edgar Allan Poe, a quien le escribió contándole que había tenido experiencias con el mesmerismo, similares al personaje de su cuento *La verdad sobre el caso del señor Valdemar*. El sábado 7 de enero de 1847 salió publicada en la revista *The Lancet* esta carta al editor:

> Señor: He visto, por la comunicación en *The Lancet* de la semana pasada, que el Sr. Listen ha realizado recientemente una operación en una persona que quedó inconsciente por la inhalación de vapores narcóticos y estimulantes. El mérito del descubrimiento corresponde al Dr. Morton, de Boston, EE. UU. A principios

> del año 1843, publiqué un trabajo en Boston, EE. UU., en el que, en la página veintiséis, declaro claramente que «se puede inducir un estado congestivo o inconsciente mediante la inhalación de vapores narcóticos o estimulantes». Hice el experimento en unas veinte personas y descubrí que la condición inducida era difícil de controlar. Estoy seguro de que incluirá esta inserción para que, si se descubre que la aplicación de vapores estimulantes a través de los órganos respiratorios produce el mayor beneficio humano, el alivio del dolor, yo pueda al menos disfrutar del crédito de haber sido el primero en sugerir la idea al mundo. Su obediente servidor, Robert H. Coityer, M.D. St. Helier's, Jersey, diciembre de 1846. (Collyer, 1847: 50-51)

Varios años después —en otro editorial del *The Lancet* que analizaba la polémica del descubrimiento de la anestesia— se refieren a Collyer y a la dificultad de valorar la importancia de sus lecturas públicas y sus escritos en la génesis del hallazgo anestésico, pero en un párrafo afirman: «es una extraña coincidencia que el desarrollo de los procedimientos anestésicos por inhalación surgieran luego de las exhibiciones públicas de Collyer, y en los lugares en los que sus lecturas se realizaron» (*The Lancet*, 1870: 802). De hecho, él siguió insistiendo de su primacía en el descubrimiento de la anestesia y volvió a ser publicado en la revista en 1771, con un extenso alegato mencionándose en tercera persona:

> Abril de 1843. El Dr. R. H. Collyer le extrajo un diente a la señorita Allen, en el Museo de Filadelfia, con la ayuda del Dr. Hare, profesor de química de la Universidad de Pensilvania, ya que la paciente había quedado inconsciente por la inhalación de vapores alcohólicos y narcóticos. Mayo de 1843. El Dr. R. H. Collyer publicó una obra en Filadelfia, cuyos derechos de autor registró en ese momento, en la que en las páginas 20, 27, 28 y 29 afirma de manera clara e inequívoca que la inhalación de vapores narcóticos y estimulantes produce un estado anestésico o de inconsciencia e

insensibilidad. Durante treinta y nueve años, es decir, desde la fecha de la sugerencia de Sir Humphry Davy en 1800 hasta 1839, nadie había pensado en la necesidad, o supuesto que era posible, de producir un estado de insensibilidad inconsciente (estado anestésico) por inhalación; o, como afirma *The Lancet*, «durante ese tiempo, el camino fue bordeado y examinado, e incluso retozado por alegres filósofos y sus discípulos una vez al año. Al final, algunos hombres comenzaron a usarlo en serio, y se convirtió en un camino elevado que sería declarado bendecido por millones de personas que encontrarían en él un escape a la agonía física. Describiremos qué pioneros exploraron el camino, lo declararon abierto y condujeron a la humanidad retorcida hacia él, como al Elíseo». El lapso de treinta y nueve años, es decir, de 1800 a 1839, fue el período inmediatamente después del cual el Dr. Collyer redujo la dislocación del negro Bob en un estado anestésico, producida por la inhalación de vapores alcohólicos, lo que constituye la primera operación quirúrgica registrada durante un estado anestésico a partir de la inhalación de vapores. [...] En lo que se refiere al descubrimiento de la anestesia, nadie, en verdad o con justicia, puede pretender que el honor del descubrimiento no pertenezca al Dr. Collyer; él fue el primero que produjo un estado inconsciente o anestésico por inhalación. La evidencia que existe de este hecho es innegable; solo a él se le debe el mérito de haber establecido y publicado el hecho, con años de anticipación a todos los demás, de que «la inhalación de vapores narcóticos y estimulantes» produjo este estado insensible del cerebro. [...] Cuando el autor de *The Lancet* dice: «El Dr. Collyer, después de lanzar una excelente sugerencia, prácticamente la abandonó él mismo, como si no viera por sí mismo toda su extensa aplicación e importancia», no hay palabras más contrarias a los hechos del caso. Ya en 1839 encontramos al Dr. Collyer reduciendo una dislocación de la articulación de la cadera durante un estado anestésico, inducido por la inhalación de vapores alcohólicos.

En 1841 produce un estado anestésico en un niño de solo veintidós meses de edad, de modo que un hongo que afectaba el globo ocular pudiera ser extirpado sin dolor. El mes siguiente, asiste a la amputación del muslo y, en diciembre de 1841, extirpa toda la mama, incluidas las glándulas axilares. Todo el año 1842 se emplea en difundir, mediante conferencias públicas, folletos, etc., la necesidad de producir un estado anestésico para que las operaciones quirúrgicas pudieran realizarse sin dolor. En todas las ocasiones, cuando era posible, se extraían dientes en público. Estos hechos tuvieron lugar en la ciudad de Boston, Estados Unidos, y en otros lugares. En 1848 encontramos al Dr. Collyer dando una conferencia en Filadelfia. En una de estas conferencias experimentales, fue asistido por el Dr. Hare, profesor de química en la Universidad de Pensilvania: una joven quedó inconsciente mediante la inhalación de vapores narcóticos y estimulantes, y durante este estado se le extrajo un diente sin dolor. En el verano de 1843, el Dr. Collyer visitó New Brunswick y Nueva Escocia, y en octubre del mismo año impartió una serie de conferencias en Liverpool que tuvieron mucho éxito. Tenemos ante nosotros ejemplares del *Standard and Mail* de esa ciudad, en los que el Dr. Collyer aboga por la inhalación de vapores estimulantes y narcóticos para producir un estado anestésico; sus conferencias van acompañadas de experimentos que demuestran los hechos. En 1840 lo encontramos todavía defendiendo el mismo principio. Después de siete años de trabajo constante y de los esfuerzos más infatigables en la defensa de un gran descubrimiento, se nos dice que «prácticamente lo abandonó». Sería difícil concebir una adhesión más persistente o la adopción de un método más esforzado y eficaz para darlo a conocer al mundo. [...] ¿Cómo es posible que, si prácticamente abandoné la bella sugerencia, la profesión médica haya confirmado desde entonces mis descubrimientos publicados? 1.º que el estado anestésico del cerebro era el de la congestión nerviosa; 2.º ¿que todos los vapores estimulantes, al

> ser inhalados, provocan el estado anestésico? El Dr. Collyer, en 1842, declaró que la condición anormal del cerebro durante el estado anestésico era la de una congestión nerviosa, que «solo investigaciones recientes» han confirmado. Parece más que extraño que, si el Dr. Collyer no hubiera hecho experimentos, hubiera llegado a una conclusión tan singularmente correcta; en resumen, cuanto más imparcialmente se examina al sujeto, más positiva es la evidencia de su prioridad. Si el autor se hubiera tomado las molestias más simples, nunca habría escrito con tanta ligereza y desenvoltura sobre un tema de tan grave magnitud, que afectaba a la reputación de alguien que dedicó tanto tiempo con éxito al desarrollo de un gran principio o ley de la economía animal. Como se ha demostrado, el reconocimiento, en el momento, de las pretensiones de un descubridor no es un criterio para determinar sus méritos. (Collyer, 1871: 10-15)

En 1877 amplió su alegato con la publicación del libro *Early History of the Anaesthetic Discovery*. Lo cierto es que nunca fue refutado en las aseveraciones que hizo con lujo de detalles y en la bibliografía que citó. El obstetra inglés James Young Simpson (1811-1870) dio anestesia general con cloroformo en 1847. John Snow (1813-1858) atendió el parto de la reina Victoria de Inglaterra usando cloroformo el 7 de abril de 1853. En los siguientes años aparecieron diversos gases anestésicos: tetracloruro de metano, etileno, amileno, etilnitrato y carbono bisulfídico. De acuerdo con los efectos adversos se iban retirando o continuando su uso. Karl Koller introdujo en 1884 el uso de la cocaína como anestésico local en las cirugías oftalmológicas. William Halsted la empleó para anestesiar el plexo nervioso braquial, y Leonard Corning, en una anestesia espinal (Raper, 1955; Pernick, 1985; Caton, 1999; Ortega, 2011).

Aunque la universalización de la anestesia en la cirugía fue rápida y aceptada, también se debe mencionar que durante la segunda mitad del siglo XIX una minoría de ciudadanos e, incluso, de médicos la rechazó. Temían a las complicaciones de la anestesia, incluida la muerte. La timidez también impidió que las mujeres aceptaran la inconsciencia durante la cirugía, en la que muchos hombres estarían presentes. Los pasajes bíblicos que afirmaban que ellas darían a luz con dolor se utilizaron para disuadirlas de buscar analgésicos durante el parto. Algunos médicos creían que el dolor era beneficioso para la progresión satisfactoria del parto y la recuperación de la cirugía. Otros pensaban que la influencia de la anestesia aniquilaría la capacidad de defensa y participación de los pacientes en la toma de decisiones durante los procedimientos. El uso recreativo temprano del óxido nitroso y el éter, la comercialización con patentes de Letheon y la lucha por el reconocimiento del descubrimiento de la anestesia sugerían un comportamiento poco profesional y tenían un aire de charlatanismo. Por último, el riesgo de abuso sexual en mujeres desnudas e inconscientes también fue un argumento que tuvo algún peso en la sociedad victoriana de la época (Moscucci, 1990; Moscoso, 2011; Yeniyurt, 2013; Meyer, 2015).

28
La transformación de la cirugía

En la primera mitad del siglo XIX la cirugía consolida los logros de la ilustración y obtiene otros nuevos, pero dentro del estrecho marco de las limitaciones del dolor del paciente en los procedimientos y el alto índice de infecciones postoperatorias: entre la gangrena y la septicemia llevaban a una mortalidad que oscilaba del 40 % al 60 % en las cirugías mayores. Los cirujanos logran un estatus científico, intelectual y económico importantes. La desigual división entre la medicina y la cirugía desaparece. Su experticia en anatomía y la adopción de una orientación anatomoclínica al diagnosticar les permite mejorar su técnica operatoria y establecer, con claridad, cuándo una patología tiene un manejo conservador o agresivo. Las operaciones quirúrgicas son regladas y se integran a un canon de técnicas que se universalizan. Los mejores de ellos dependen de la destreza y velocidad de sus intervenciones. Se perfecciona, poco a poco, el manejo de las hernias, la amputación por heridas de bala, los procedimientos vasculares y ortopédicos, y reaparece la cirugía plástica. Las escuelas francesa, inglesa, irlandesa y escocesa marcan la pauta quirúrgica, pero también sobresalen cirujanos norteamericanos, españoles y alemanes.

Los principales cirujanos son, entre otros, Jean Dominique Larrey (1766-1842) —jefe de cirugía militar de Napoleón Bonaparte—, quien mejoró las técnicas de amputación temprana (método circular) de las extremidades y aumentó la sobrevivencia de los heridos; manejó las fracturas craneales con trepanación para evitar lesiones cerebrales por fragmentos óseos; además, diseñó e implementó las «ambulancias volantes» que prefiguraron los carros ambulancia de la Primera Guerra Mundial. En sus *Memoires de Chirurgie Militaire et Campagnes* (1812) se reveló un buen escritor y un médico ético de espíritu hipocrático que atendía a los soldados enemigos con igual diligencia y respeto.

También destaca Guillaume Dupuytren (1777-1835), el gran cirujano del Hôtel-Dieu de París, quien fue inmortalizado por Balzac al encarnar a su personaje el doctor Desplein de su saga novelística *La comedia humana*. Sus innovaciones fueron la descripción y el manejo de la fractura del tobillo (fractura bimaleolar, con diastasis tibioperonea por ruptura de la sindesmosis) que tiene su epónimo; descripción de la contractura de la aponeurosis palmar (la contractura de Dupuytren es una afección que hace que uno o más dedos se doblen hacia la palma de la mano y no se puedan estirar por completo) y de la luxación congénita de cadera; invención del enterotomo para el tratamiento del ano artificial, resección de la mandíbula inferior y del cuello del cérvix en cáncer, colostomías, ligadura de la arteria subclavia y de la arteria iliaca externa, descripción de la subluxación de la muñeca por el radio curvo, ablación de pólipos nasales, miotomía del músculo esternocleidomastoideo para tratar una tortícolis crónica y grave, cirugía de cataratas y de hernias inguinales. Su obra más famosa fue *Leçons orales de clinique chirurgicale* (1832) (Elliot, 1999; Vayre, 2004; Remba, 2010; Holzer, 2013).

Otro cirujano importante fue Jacques-Mathieu Delpech (1777-1832), profesor de Cirugía de la Escuela de Montpellier y uno de los pioneros de la cirugía ortopédica moderna. Realizó el primero colgajo frontal en Francia para una rinoplastia reconstructiva en un paciente sifilítico; primer cirujano que operó un pie zambo mediante la sección del tendón de Aquiles subcutáneo (tenotomía); estableció la «ley» que lleva su nombre: la desaceleración del crecimiento óseo en áreas de alta presión y su aceleración en zonas de baja presión; se interesó en el manejo de la escoliosis y la longitud desigual de las extremidades, proponiendo el uso de dispositivos elásticos y gimnasia correctiva en lugar de los corsés de compresión. Su obra fundamental es *L'Orthomorphie* (1828). Murió asesinado a tiros por un paciente insatisfecho que lo acusó de haberlo dejado impotente luego de operarle un varicocele. Por otro lado, Jacques Lisfranc (1790-1847), cirujano del hospital de La Pitté, inventó la técnica de la amputación parcial del pie en la articulación tarso-metatarsiana, la cual publicó con el título de *Nouvelle Méthode Operatoire* (1815); y modificó el método de la desarticulación del hombro. En 1830, fue el primero en realizar la ablación de un carcinoma de recto y perfeccionó la técnica de la resección del cuello del útero. Describió lo que se conoce como «lesión de Lisfranc»: una lesión inicial en la que uno o más de los metatarsianos se desplazan del tarso, pero abarca un amplio espectro de lesiones, que pueden ser puramente ligamentosas o afectar las estructuras óseas y articulares. No pudo convertirse en profesor de la Facultad de Medicina de París debido a su enemistad con Dupuytren. Sin embargo, en su práctica quirúrgica prefería el manejo conservador al intervencionista. En su tumba, a manera de epitafio, está gravada su máxima favorita en vida: «La cirugía es brillante cuando opera, pero es aún más brillante cuando no hay sangre ni mutilaciones y, sin embargo, conduce a la curación del paciente».

Por su parte, Auguste Nélaton (1807-1873), cirujano del hospital St. Louis de París, inventó el famoso catéter urinario de goma blanda y flexible, que inmortalizó su apellido, en 1860. Además, ideó un número considerable de cirugías y procedimientos originales, siendo el primero en proponer la ligadura de ambos extremos de las arterias en hemorragias primarias y secundarias, y fue pionero de la ovariectomía en Francia. También describió por primera vez el hematocele pélvico, en el *libro Leçons sur l'hématocèle retro-utérin* (1851). Mejoró los métodos quirúrgicos de la litotomía y codificó la técnica de la ileostomía. En 1848 perfeccionó la técnica quirúrgica de extirpar grandes pólipos nasales, pero también tumores de la cavidad nasal, después de separar el paladar blando, con extensión de la separación al paladar duro; mejoró significativamente el tratamiento de los tumores nasofaríngeos. Sus métodos quirúrgicos para la corrección quirúrgica y la reconstrucción del labio hendido unilateral revelan su gran habilidad manual; reintrodujo la técnica de reducción de la luxación mandibular con la conocida maniobra hipocrática, como se describe en el libro de Hipócrates *Sobre las articulaciones*; aunque apoyó la opinión, junto con el cirujano Louis Hubert Farabeuf,[56] de que la luxación del cóndilo mandibular siempre va acompañada de un desgarro en la cápsula de la articulación temporomandibular, apartándose del concepto hipocrático. Su obra más notable es *Eléments de Pathologie Chirurgicale* (1844-1859), en cinco volúmenes (Labat, 1834; Glicenstein, 2012; Welck, 2014; Mylonas, 2021).

Uno de los padres de la neurocirugía moderna fue el cirujano y antropólogo Paul Broca (1824-1880). Su brillo intelectual fue reconocido con la tesis de grado médico en la que demostró en 1847 —mediante microscopía— la extensión metastásica del cáncer a través de los vasos sanguíneos. En 1861 identificó a dos pacientes del hospital de Bicêtre que no eran capaces de hablar, pero entendían el lenguaje de señas. Al realizarles la autopsia encontró una lesión similar en la tercera circunvolución frontal izquierda y planteó que esta región era el centro del lenguaje. Tituló el artículo de su hallazgo *Remarques sur le siège de la faculté du langage articulé, suivies d'une observation d'aphémie* y fue publicado en el boletín de la Sociedad Anatómica de París. Con ello demostró la realidad de la localización cerebral funcional —más allá de la desprestigiada frenología— y la dominancia hemisférica del lenguaje, que ratificó con otros doce casos en su nuevo artículo *Du siége de la faculté du langage articulé dans l'hémisphère gauche du cerveau* (1865). Además, se anticipó a

56 Louis Hubert Farabeuf (1841-1910) fue tomado como personaje central en la extraña y fascinante novela breve del mexicano Salvador Elizondo titulada *Farabeuf o la crónica de un instante* (1965).

postular la existencia de un lóbulo cerebral límbico (1878) que estaría relacionado con el sentido del olfato. Solo hasta 1937 James Papez demostró la existencia del sistema límbico y su relación con las emociones. Fue el primero en realizar una trepanación para drenar un absceso localizado e inventó varios instrumentos para medir el cráneo. Su término *afemia* fue modificado por Trousseau al de *afasia*. El centro anatómico de la «afasia motora» de Broca fue reconfirmado en 1980 por tomografía cerebral (Greenblatt, 1984; Signoret, 1984; Clower, 2002; Holloway, 2018).

También destaca el cirujano del Guy's Hospital de Londres, Astley Pastor Cooper (1768-1841), quien ligó la carótida primitiva, la iliaca externa y la aorta abdominal (primer caso exitoso conocido) en el manejo de aneurismas; además, realizó una amputación de la articulación de la cadera e innovó en una técnica para la hernia inguinal. Abraham Colles (1773-1843), cirujano de Dublín, es famoso por la descripción de la fractura inferior del radio, común en los niños, y lleva su nombre. William Fergusson (1808-1877), cirujano de Edimburgo y de Londres, inventó una nueva técnica para la corrección del labio leporino y la perforación del paladar, logrando exitosos superiores al 90 %.

Robert Liston —profesor de Cirugía del Colegio de Londres— innovó en la amputación de extremidades mediante el método de colgajos y fue uno de los pioneros de la laringoscopia. Tuvo gran éxito editorial con sus textos *Elements of Surgery* (1831) y *Practical Surgery* (1837). Bernard von Langebeck (1810-1877), el gran cirujano alemán de su época, ideó 21 técnicas quirúrgicas novedosas entre las que sobresalen la resección subperióstica de distintas articulaciones —tibio-tarsiana, de rodilla, cadera y hombro— en heridas de bala; la introducción del primer dispositivo de osteosíntesis en un paciente que sufría de pseudoartrosis; el abordaje posterior para la estabilización de fracturas de la pared posterior del fémur proximal y el acetábulo; la osteosíntesis en víctimas de fracturas; y la primera técnica quirúrgica para tratar la parálisis facial irreversible. Considerado como el padre de la palatoplastia moderna, debido a sus primeros informes, que detallaban las técnicas de cierre del paladar mediante la elevación del colgajo mucoperióstico. Además, fue el fundador de los *Archiv Fur Chirurgie*, que continúan publicándose hasta hoy. También se encuentra Nikolai Ivanovich Pirogoff (1810-1881), profesor de Cirugía en la Academia Médico-Quirúrgica de San Petersburgo, que llevó la cirugía moderna a su nación (Singal, 2011; Telichkin, 2013; Tolhurst, 2015; Romero-Reverón, 2019; Bhattacharya, 2022).

En la segunda mitad del siglo XIX se descubre la anestesia general y se implementa la antisepsia en los actos quirúrgicos. Estos dos acontecimientos trascendentales implican la transformación profunda de la cirugía moderna. El campo quirúrgico —libre del dolor del enfermo y controlada la infección posquirúrgica— penetra a las estructuras y espacios vedados del cuerpo humano: los órganos abdominales y su cavidad profunda, las vértebras, la articulación de la rodilla, la cavidad torácica, el interior del corazón y las glándulas, los hemisferios cerebrales, el intrincado paquete vascular del cuello, las profundidades activas e ignotas de las arquitecturas oculares y otológicas. Es decir, por primera vez en la humanidad se penetró en aquellas regiones inexploradas del cuerpo, que se conocían con la expresión latina metafórica del *Noli me tangere* (no me toques).

Uno de los cirujanos que se encargó de esto fue el microscopista Joseph Lister (1827-1912) (Fig. 16), quien nació en un hogar de cuáqueros (en Upton, Essex), tuvo un padre rico comerciante en vinos, el cual fue un investigador autodidacta, cuyo genio le permitió perfeccionar los lentes del microscopio y ello le valió su nombramiento como miembro de la Royal Society. Cirujano del Colegio de Londres, hizo sus primeras publicaciones en el campo de la fisiología, al publicar sus investigaciones acerca de musculatura funcional del iris y de las fibras musculares y piloerectoras de la piel (1855).

Profesor de Cirugía en Glasgow (1860), Edimburgo (1856) y en el King's College de Londres (1877). Discípulo y yerno del famoso cirujano James Syme, se obsesionó con dilucidar el grave problema de la gangrena y la sepsis posquirúrgica. Realizó investigaciones sobre las etapas de la inflamación en patas de rana y estableció que las heridas de los enfermos que se gangrenaban presentaban siempre putrefacción y esta era la causa de la infección y el pus. ¿Por qué se generaba la putrefacción? Inmerso en el modelo miasmático, aceptaba a regañadientes que se debía al aire enrarecido, pero las evidencias eran contradictorias y pensó que debía existir otra razón.

A comienzos de 1865, su colega académico Thomas Anderson, profesor de Química en la Universidad de Glasgow, le llevó un artículo de Louis Pasteur titulado *Recherches sur la putréfaction* y publicado en la revista *Comptes Rendus Hebdomaires*, de junio de 1863. Allí leyó que los procesos de la fermentación y la putrefacción se debían a la existencia de pequeños organismos vivos que eran transportados por el aire. De manera inmediata, lo asoció con las heridas gangrenadas de los enfermos y, al conocer que existía el ácido fénico usado en descontaminar alcantarillas, decidió operar en marzo de ese mismo año al adolescente James Greenless que presentaba una fractura complicada y expuesta en una pierna, limpiando y protegiendo la herida con la sustancia. El paciente logró curarse y nunca presentó la temida gangrena. Fue el inicio de su método de antisepsia que fue perfeccionando, poco a poco, por ensayo y error (ácido fénico cristalizado, irrigación fenicada, pulverizador de fenol, gasa de cianuro doble) y que lo llevaría a publicar seis artículos fundamentales —entre 1867 y 1871— mostrando los resultados de su propia experiencia con pacientes que tenían fracturas expuestas, abscesos y otros que fueron amputados. En este último grupo evidenció que con el uso de la antisepsia disminuyó las tasas de mortalidad previas del 45,7 % al 15 % (Godlee, 1924; Cartwright, 1963; Worboys, 2013; Schlich, 2013).

Sus dos artículos más significativos para la historia de la medicina son *A New Method of Treating Compound Fractures, Abscess, &c., with Observations on the Conditions of Suppuration*, publicado en *The Lancet* el 16 de marzo de 1867; y *The Antiseptic Principle in the Practice of Surgery*, publicado en el *British Medical Journal* el 21 de septiembre de 1867 y también en *The Lancet*. Al comienzo, Lister tuvo adversarios agresivos y poderosos, en especial sus colegas cirujanos de Londres; pero la evidencia del éxito de su método, comprobado por reconocidos cirujanos como el francés Lucas Championneière, el danés Mathias Hieronymus Saxtorph y los alemanes Karl Thiersch, Richard von Volkmann y Johann von Nusbaum, le dieron el respaldo final y universal. La toxicidad del ácido fénico o carbólico, el olor molesto en las salas de cirugía y diversos inconvenientes prácticos generaron la búsqueda de otros métodos de control de las infecciones quirúrgicas y llevarían la cirugía «antiséptica» (desinfección para aniquilar los microorganismos) al concepto más amplio de la «asepsia»: prevención de la aparición de las infecciones. No obstante, fueron Lister y su intervención pionera los que causaron el origen revolucionario de la nueva cirugía.

El representante más paradigmático de esta revolución quirúrgica es el alemán Theodor Billroth (1826-1894) (Fig. 17). Pianista, patólogo, brillante cirujano, discípulo de Von Langebeck, conquistador de la cavidad y los órganos abdominales, realizó más de 61 000 autopsias. Sus principales aportes fueron en el campo del manejo quirúrgico del cáncer; entre estos se encuentran la resección completa del esófago y supervivencia del paciente durante algunas semanas; la escisión de la laringe y uso posterior de prótesis; la primera resección del estómago —en una mujer con cáncer gástrico avanzado— que logró sobrevivir después durante ochenta y cuatro días.

Luego sistematizó todos esos procedimientos y se universalizaron con los términos de «Billroth I» y «Billroth II». El primero consistía en la extirpación de los dos tercios distales del estómago, con nueva anastomosis del remanente de estómago a la primera porción duodenal. El segundo era la anastomosis latero-lateral del estómago con el duodeno (gastroduodenostomía) o el yeyuno (gastroyeyunostomía), tras la realización de una gastrectomía parcial que incluía la resección del píloro. En vida publicó 156 artículos científicos. Sus obras principales fueron, entre otras, el texto *Die allgemeine chirurgische Pathologie und Therapie in fünfzig Vorlesungen* (1863) (*Patología y terapia quirúrgica general en cincuenta conferencias*), que alcanzó más de 16 ediciones y traducciones a todos los idiomas modernos; y sus *Chirurgische Klinik* (1869-1879), en cuatro volúmenes. También hizo aportes en el área de la nosología: acumulación de líquido cefalorraquídeo bajo el cuero cabelludo en los niños, secundario a fracturas de cráneo (enfermedad de Billroth I); el linfoma maligno (enfermedad de Billroth II); y la endarteritis obliterante (enfermedad de Billroth-Winiwarter). Fue uno de los mejores amigos del compositor Johannes Brahms y autor de un tratado sobre la música. De hecho, Brahms le dedicaría sus dos primeros cuartetos de cuerda Opus 51 (Barkan, 1954; Weir, 1973; Absolon, 1979; Lewis, 2001; Kazi, 2004; Favara, 2014).

Otros cirujanos destacados de este período son James Paget (1814-1899), quien describió un trastorno óseo crónico generalizado y una variante del cáncer de mama que afecta el pezón. Jonathan Hutchinson (1828-1913) caracterizó la sífilis congénita —dientes en forma de clavija con muescas en media luna— y la denominada triada clínica que lleva su nombre: laberintitis, queratitis intersticial y los dientes mencionados; además inventó el espirómetro. Charles McBurney (1845-1913) contribuyó a la semiología quirúrgica de la apendicitis al establecer el «punto de McBurney» (corresponde a la unión del 1/3 externo con los 2/3 internos de una línea trazada entre la espina iliaca antero-superior derecha hasta el ombligo) que es un criterio para la intervención quirúrgica de la patología. William Steward Halsted (1852-1922) fue el primero en ligar de manera exitosa la arteria subclavia en su primera porción, invención de una operación supraclavicular para el cáncer del pecho, extirpación, por cáncer, de la ampolla de Vater (el lugar donde el conducto biliar y el conducto pancreático se unen), introdujo los guantes de goma en el acto quirúrgico. Los hermanos Charles (1861-1939) y William James (1865-1939) fueron los fundadores de la famosa Clínica Mayo de Rochester, que se convirtió en el centro científico y académico más importante de la cirugía mundial. Theodor Kocher (184-1917), maestro y renovador de la cirugía de la glándula tiroides. También sobresalieron en este período los cirujanos españoles José Ribera y Sans (1852-1912), Salvador Cardenal (1852-1927) y Eulogio Cervera (1855-1916). En el último tercio del siglo se inició el acelerado desarrollo de las especialidades quirúrgicas (neurocirugía, oftalmología, otología, cirugía vascular, cirugía plástica, cirugía oncológica, cirugía torácica, urología, ortopedia) que llegarían a su madurez científica durante el siglo XX (García del Real, 1921; Buchanan, 1996; Joo, 2003; Yale, 2005; Osborne, 2007; Anaya-Prado, 2007; Young, 2010; Bumbasirevic, 2013).

29
El movimiento sanitario y la revolución industrial

¿Qué significa la frase «Estalló la revolución industrial»? Significa que un día entre 1780 y 1790, y por primera vez en la historia humana, se liberó de sus cadenas al poder productivo de las sociedades humanas, que desde entonces se hicieron capaces de una constante, rápida y hasta el presente ilimitada multiplicación de hombres, bienes y servicios.

Eric Hobsbawm, *Las revoluciones burguesas* (1962)

El empleo de niños pequeños en cualquier trabajo está mal. [...] Ninguna persona humanitaria puede reflexionar sin desasosiego sobre el estado de miles de niños, muchos entre los seis y los diez años de edad, sacados de sus camas en la madrugada, llevados apresuradamente a las fábricas y mantenidos allí con un intervalo de solo 40 minutos hasta altas horas de la noche; y lo que es peor, en una atmósfera malsana no solo como el aire de la ciudad, no solo tan insuficiente en cuanto a la ventilación, sino, además, cargada de polvo tóxico. ¿No se toma en cuenta la salud, la limpieza y el desarrollo mental? Y no estamos hablando de recreación. Apenas se deja tiempo para las comidas. A menudo incluso se disminuyen las horas de sueño, tan necesario para los niños. No solo eso, sino que a veces en la noche tienen que trabajar los niños. El tiempo de trabajo en las fábricas de lino es generalmente excesivo. Cuando se publicó la primera edición de esta obra, la gente trabajaba desde las seis y media de la mañana hasta las ocho de la noche, y en todo ese tiempo se les permitía un intervalo de tan solo cuarenta minutos. La máquina se detenía solo al mediodía, y los trabajadores se veían obligados a tomar el desayuno y «beber» mientras continuaban con su trabajo, uno cuidando la maquinaria del otro mientras este último tomaba su comida apresurada. A veces los niños no tenían la oportunidad de comer hasta las nueve o diez de la mañana, aunque habían estado en la fábrica desde las cinco y media y debían haberse levantado de sus camas media o tres cuartos de hora antes.

Charles Turner Thackrah, *The Effects of the Principal Arts...*, 1832

Defiendo la hipótesis de que con el capitalismo no se pasó de una medicina colectiva a una medicina privada, sino ocurrió precisamente lo contrario; el capitalismo que se desarrolló a finales del siglo XVIII y comienzos del XIX, socializó un primer objeto, que fue el cuerpo, en función de la fuerza productiva, de la fuerza de trabajo. El control de la sociedad sobre los individuos no se operó simplemente a través de la conciencia o de la ideología, sino que se ejerció en el cuerpo, y con el cuerpo. Para la sociedad capitalista lo más importante era lo biopolítico, lo somático, lo corporal. El cuerpo es una realidad biopolítica; la medicina es una estrategia biopolítica.

Michael Foucault, *Nacimiento de la medicina social* (1977)

La medicina es una ciencia social y la política no es más que la medicina en gran escala.

Rudolf Virchow, *Die medizinisch Reform* (1849)

En el siglo XIX, la velocidad de los cambios sociales se incrementó. La máquina de vapor en las fábricas textileras, las lámparas de gas que iluminaron las noches de las ciudades, el teléfono que permitió hablar a distancia, el gran símbolo del ruido del ferrocarril conquistando la tierra con sus rieles de acero. Se inicia la migración acelerada del campo a la ciudad. París, Berlín, Viena, Londres, Madrid, Barcelona triplican o cuadriplican su población. En sus calles se acumulan los pobres y nacen los obreros, pero también aumentan los indigentes y los menesterosos. En 1832 apareció la primera gran epidemia de cólera y la mortandad se cebó en los miserables. De igual manera, las epidemias recurrentes de tifo y fiebre tifoidea fueron una constante amenaza y la tuberculosis surgió como la patología que mataba a los hacinados en los inquilinatos de los barriadas populares, pero también empezó a generar víctimas en los burgueses y en la aristocracia. Los campesinos transformados en obreros redujeron su promedio de vida de los cuarenta años en los campos a los veinticinco años en las fábricas. Era usual que los niños trabajadores murieran a los catorce o quince años. Entonces, se percibió una paradójica situación social: la prosperidad burguesa y la pobreza de los trabajadores, y en el medio las epidemias que asustaban a todos (Sigerist, 1981; Rosen, 1993; Porter, 1999).

Ante este panorama, se pueden identificar tres orientaciones. La primera orientación satanizó a los pobres y, apoyada en una tendencia eugenista derivada de la influencia del darwinismo social (Malthus, Spencer, Galton), asumió que ellos se enfermaban y morían por su desidia y costumbres malsanas e inmorales. Estas «muertes» hacían parte de las duras leyes evolutivas que privilegiaban a los más aptos y lo importante para el «mercado laboral» era que podían ser reemplazados con facilidad por otra legión de «obreros miserables». Las leyes y normas filantrópicas de caridad, protección y sustento de los pobres que provenían del Renacimiento y el siglo XVII fueron abolidas. Las revistas satíricas, como la londinense *Punch,* caricaturizaron la desigualdad y el cinismo: obesos hombres ricos, vestidos con finos paños y fumando puros, con los dedos repletos de diamantes y un *whisky* en la mano, juegan al póker sentados y sonrientes sobre las espaldas de famélicos y humillados jóvenes obreros, mujeres y niños, que están arrodillados y se transforman en poltronas vivientes de carne y huesos. En ese mismo contexto, Dickens denuncia en sus novelas la explotación de los indigentes y el terrible negocio de los niños pordioseros y los prestamistas. Incluso, el *Drácula* de Stoker ha tenido una interpretación alegórica: el vampiro como símbolo del capitalismo que se alimenta a expensas de la sangre de los marginados (Makati, 2008; Carpenter, 2010; Shihada, 2017, Macleod, 2021).

La segunda orientación es la revaloración anticontagionista de la teoría miasmática de las enfermedades epidémicas. Surge con gran fuerza lo que se inició a finales del siglo XVIII: la necesidad de combatir la suciedad y el hedor de las ciudades. Aparecen las grandes transformaciones arquitectónicas y sanitarias: se derrumban casas y edificios para que el aire circule, se crean prohibiciones para que las basuras no se acumulen y deban ser desechadas, se comienza la construcción de alcantarillados que resuelvan el grave problema de las aguas contaminadas de excretas de los pozos y fuentes, se construyen los acueductos con aguas límpidas provenientes de los ríos cercanos, se estimula y conmina a la «higiene» personal, se busca cerrar los inquilinatos que fomentaban el hacinamiento y las «costumbres inmorales» de los pobres. Entre la policía médica y la convicción higiénica nace en Gran Bretaña el *sanitary movement* (movimiento sanitario), que busca mejorar y resolver la problemática social de los menesterosos, la grave situación de salubridad de los obreros en las fábricas y la amenaza de las epidemias en las ciudades.

En 1839, el gobierno inglés encargó a la Comisión de la Ley de Pobres —creada en 1832— que examinara la salud de la población trabajadora en Inglaterra y Gales; su encuesta se extendió más tarde a Escocia. Durante tres años, sus miembros recopilaron una gran cantidad de información que proporcionó la base para el famoso informe del abogado Edwin Chadwick (1800-1890). En julio de 1842 se publicó con el extenso título de *Report to Her Majesty's Principal Secretary of State for the Home Department from the Poor Law Commissioners, on an Inquiry into the Sanitary Condition of the Labouring Population of Great Britain: with Appendices* (*Informe al Secretario Principal de Estado de Su Majestad para el Departamento del*

Interior de los Comisionados de la Ley de Pobres, acerca una investigación sobre las condiciones sanitarias de la población trabajadora de Gran Bretaña: con apéndices). Chadwick era discípulo del pensador Jeremy Bentham, defensor y promulgador de la filosofía utilitarista, cuyo lema central era «la búsqueda de la mayor felicidad posible para la mayoría de personas». El informe se clasificó inicialmente como una «investigación sobre la fiebre» originada en un brote de tifo en el pauperizado barrio de East End de Londres. La gran novedad del texto fue el uso de la estadística sanitaria para intentar contrarrestar la numerosa evidencia descriptiva que destacaba las variaciones de la esperanza de vida causadas por la clase social y el lugar de residencia. Esta acusación condenatoria de la sociedad fue causa de un gran debate y seis años más tarde se aprobó la ley de salud pública: Acta de Salud Pública de 1848. El informe proporcionó un argumento convincente de que las enfermedades entre la clase trabajadora estaban relacionadas con las condiciones ambientales de suciedad, causadas por la falta de suministro de agua, drenaje y alcantarillas, y la ausencia de métodos eficaces para eliminar la basura, el mal olor y los desechos de las casas y las calles. Se declaró, entonces, que el problema de la salud pública era en gran medida un problema ambiental más que médico.

IX. RECAPITULACIÓN DE CONCLUSIONES

> En primer lugar, en cuanto al alcance y el funcionamiento de los males que son objeto de la investigación: Que las diversas formas de enfermedades epidémicas, endémicas y otras causadas, agravadas o propagadas principalmente entre las clases trabajadoras por las impurezas atmosféricas producidas por la descomposición de sustancias animales y vegetales, por la humedad y la suciedad, y por las viviendas estrechas y superpobladas, prevalecen entre la población en todas partes del reino, ya vivan en casas separadas, en aldeas rurales, en pueblos pequeños, en las ciudades más grandes, como se ha descubierto que prevalecen en los distritos más

bajos de la metrópoli. Que tales enfermedades, dondequiera que sus ataques sean frecuentes, siempre se encuentran en conexión con las circunstancias físicas antes especificadas, y que cuando esas circunstancias se eliminan mediante el drenaje, la limpieza adecuada, una mejor ventilación y otros medios de disminuir la impureza atmosférica, la frecuencia e intensidad de tales enfermedades disminuyen; y donde la eliminación de los agentes nocivos parece ser completa, tales enfermedades desaparecen casi por completo. Que la gran prosperidad en materia de empleo y salarios, y la variedad y abundancia de alimentos no han permitido que las clases trabajadoras estén exentas de ataques de enfermedades epidémicas, que han sido tan frecuentes y fatales en períodos de prosperidad comercial e industrial como en cualquier otro. Que la formación de hábitos de limpieza se ve obstaculizada por suministros deficientes de agua. Que la pérdida anual de vidas por suciedad y mala ventilación es mayor que la pérdida por muerte o heridas en cualquier guerra en la que el país haya estado involucrado en los tiempos modernos. Que de los 43 000 casos de viudez y 112 000 casos de orfandad indigente que se aliviaron con las tasas para pobres en Inglaterra y Gales solamente, parece que la mayor proporción de muertes de cabezas de familia se produjo por las causas antes especificadas y otras causas eliminables; que sus edades eran inferiores a 45 años; es decir, 13 años por debajo de las probabilidades naturales de vida, como lo demuestra la experiencia de toda la población de Suecia. Que la pérdida pública por las muertes prematuras de los cabezas de familia es mayor de lo que puede representarse mediante cualquier enumeración de las cargas pecuniarias consecuentes con su enfermedad y muerte. Que, midiendo la pérdida de capacidad de trabajo entre las grandes clases por los ejemplos de ganancia, incluso por arreglos incompletos para la eliminación de influencias nocivas de los lugares de trabajo o de las viviendas, que esta pérdida no puede ser inferior a ocho o diez años. Que los estragos de las epidemias y otras enfermedades

> no disminuyen sino que tienden a aumentar la presión demográfica. Que en los distritos donde la mortalidad es mayor, los 370 nacimientos no solo son suficientes para reemplazar a los números eliminados por la muerte, sino para aumentar la población. Que la población más joven, criada bajo agentes físicos nocivos, es inferior en organización física y salud general a una población preservada de la presencia de tales agentes. Que la población así expuesta es menos susceptible a las influencias morales, y los efectos de la educación son más transitorios que en una población sana. Que estas circunstancias adversas tienden a producir una población adulta de corta vida, imprevisora, temeraria e intemperante, y con una avidez habitual de gratificaciones sensuales. Que estos hábitos conducen al abandono de todas las comodidades y decencias de la vida, y especialmente conducen al hacinamiento en sus hogares, lo que es destructivo para la moralidad y la salud de grandes clases de ambos sexos. Que la limpieza deficiente de las ciudades fomenta hábitos de la más abyecta degradación y tiende a la desmoralización de grandes cantidades de seres humanos, que subsisten gracias a lo que encuentran entre la suciedad nociva acumulada en calles y lugares abandonados. Que los gastos de las obras públicas locales son en general evaluados de manera desigual e injusta, recaudados de manera opresiva y antieconómica mediante colectas separadas, gastados despilfarradoramente en operaciones separadas e ineficientes por funcionarios no calificados y prácticamente irresponsables. (Chadwick, 1842: 368-370)

Ahora bien, al negar Chadwick que la mayor mortalidad en los pobres y en los obreros se debiera a la miseria y a las terribles condiciones de explotación laboral, preservaba el modelo del liberalismo económico que estaba sustentado en Ricardo y en Adam Smith. De hecho, él se atrevió a justificar que los obreros tenían un pago justo y suficiente y que caían, a veces, en la miseria por sus inmoralidades y vicios: alcoholismo y desorden en sus hábitos sexuales. La metáfora de la «mano invisible» de Smith —que lograría que la riqueza de los privilegiados terminara llegando también a los obreros y menesterosos— servía como un espejo distorsionado de la profunda desigualdad social. Por ello, los alivios laborales fueron pocos y tan solo se logró prohibir el trabajo de los niños menores de trece años y reducir la jornada laboral a trece horas diarias a partir de 1850.

Incluso, como ha demostrado el brillante libro de Christopher Hamlin titulado *Public Health and Social Justice in the Age of Chadwick. Britain, 1800-1854* (2008), Chadwick manipuló los documentos y escondió los múltiples informes que establecían la relación directa entre la miseria y la enfermedad. De ahí que médicos como William Pulteney Alison y William Farr polemizaron con él y lo acusaron de esconder las muertes debidas a la inanición para justificar el fracaso de la «nueva ley de pobres». A propósito, Chadwick fue obligado a renunciar de su cargo en 1854 porque se le vinculó de manera directa al brote de cólera de ese año, que generó un hedor insoportable en toda la ciudad de Londres y se atribuyó a las medidas ordenadas por él en los años precedentes, de verter más de treinta mil fosas sépticas al río Támesis (Lewis, 1952; Price, 1984; Johnson, 2006).

La tercera orientación fue la contagionista, y vinculó de manera directa la miseria y la aparición y gravedad de las enfermedades, estableciendo una relación causal entre la desnutrición de los pobres y la disminución de sus defensas orgánicas para resistir los contagios de persona a persona o mediante fómites. Esta visión, herencia de Frank, fue defendida en su mayoría por los médicos y se aprecia desde los higienistas franceses Villerme y Parent-Duchâtelet hasta el médico inglés Charles Turner Thackrah (1795-1833), llegando a los alemanes Rudolf Virchow, Salomón Neumann y Max von Pettenkofer, quien fue el primero en denominar a la «higiene» como «medicina social» (La Berge, 1992; Rosen, 2005). Todos ellos, con menor o mayor énfasis, realizaron una crítica profunda de la desigualdad social, la perversión de las condiciones laborales de los obreros que los acercaba a una nueva forma de esclavitud, y los privilegios políticos y económicos inaceptables de la alta burguesía y la aristocracia. La revolución fracasada de 1848 en la mayor parte de Europa estuvo vinculada a la exasperación del pueblo con hambre y a una minoría de médicos y pensadores que vinculaban la alta mortalidad de sus menesterosos y trabajadores a la injusta estructura social dominante. No en vano Karl Marx y Friedrich Engels publicaron ese año su famoso *Manifiesto comunista* que inicia con estas palabras: «Un fantasma ronda por Europa: el fantasma del Comunismo. Todas las potencias de la vieja Europa se han confabulado en santa jauría contra este fantasma: el Papa y el Zar, Metternich y Guizot, los radicales franceses y los policías germanos» (Marx, 1948: 1).

La respuesta nerviosa de los gobernantes imperiales, o de las repúblicas liberales y capitalistas, ante la inminencia de una insurrección masiva del pueblo fue aliviar y mejorar las condiciones laborales y de salud. En el campo de la medicina social se tradujo en la creación del sistema de seguridad social —seguros de accidentes, enfermedad, invalidez y vejez— por parte del alemán Bismarck en 1883. También se mejoró la asistencia sanitaria, y la medicina laboral comenzó a controlar los abusos que generaban las enfermedades en las fábricas. En Rusia, el Estado asumió la responsabilidad de la atención médica a través de los *zemstvo*, locales que crearon pequeños hospitales en todas las regiones, atendidos por médicos pagados con los impuestos tributados por los dueños de las empresas. De igual manera, la policía médica intervino en el control de la vacunación, el registro obligatorio de las enfermedades de las personas más pobres, las primeras prohibiciones del consumo de alcohol y sustancias alucinógenas, la vigilancia a la «higiene» personal de los obreros, y la exigencia a los menesterosos de conductas de moralidad intachable, para poder recibir las ayudas del gobierno.

Entonces, tiene razón Foucault en que la mejoría de la salud pública también implicó el simultáneo ejercicio del control biopolítico. Por último, la mayoría de los defensores médicos del contagionismo y de la profunda relación causal existente entre la miseria y las epidemias no aceptaron de manera concluyente, o incluso rechazaron, los primeros descubrimientos de los gérmenes como los causantes primordiales de las enfermedades. Virchow guardó silencio ante la revelación de Koch de la existencia del bacilo tuberculoso, y luego expresó que albergar el germen de la tuberculosis no significaba desarrollar la tuberculosis, a no ser que el enfermo viviera en medio del hacinamiento y estuviera desnutrido por la miseria material. Al igual que el famoso acto casi circense de Pettenkofer, que bebió un jarro de agua contaminada de cólera para negar que el *Vibrio comma* descubierto por Koch en 1884 fuera el agente etiológico crucial en la aparición de la patología (Ledermann, 2003). La razón fundamental de estas dos actitudes es que aparecía una nueva tensión conceptual entre el contagionismo entremezclado de higienismo social y la incipiente teoría del germen. El primero implicaba el reconocimiento de la multicausalidad en el surgimiento de las enfermedades, y el segundo, la especificidad unicausal entre la existencia del germen y la patología. Virchow nunca negó la existencia de gérmenes patógenos y de hecho descubrió la *Trichinella spiralis*, que producía la triquinosis, e identificó con su colaborador Obermeier, en 1868, la bacteria espirilla, generadora de la fiebre recurrente. Lo que rechazó fue que estos microorganismos fuesen la causa exclusiva del desarrollo de las patologías. Ahora bien, el descubrimiento masivo de los gérmenes patógenos generaría un nuevo camino en la salud pública y en la medicina científica, que agregaría al diagnóstico fisiopatológico y a la mentalidad anatomoclínica que predominó en el siglo XIX un novedoso enfoque preventivo y curativo que se denominaría el modelo etiopatológico.

En España el «higienismo» decimonónico tuvo como sus máximos representantes a los médicos Mateo Seoane (1791-1870), Pedro Felipe Monlau y Roca (1808-1871) y Francisco Méndez Álvaro (1806-1871). Los tres siguieron la orientación del «movimiento sanitario» inglés propuesto por Edwin Chadwick, pero en el caso de Monlau también aceptó, en parte, la relación causal entre la alta mortalidad de las epidemias y la miseria del pueblo y los trabajadores. La principal publicación de Soane —fuera de su papel de editor y curador del reconocido *Diccionario de las lenguas española e inglesa de Newman y Baretti*— fue su artículo *Consideraciones generales sobre la estadística médica* (1838); la de Méndez Álvaro, su libro *De la actividad humana en sus relaciones con la salud y el gobierno de los pueblos* (1864); y las de Monlau, *Elementos de Higiene pública* (1847), que tuvo tres ediciones en dos décadas, y la memoria *Remedios contra el pauperismo* (1845) (Granjel, 1983; Jutglar, 1984; López Piñero, 1984; Ocaña, 2005; Ramos Gorostiza, 2014).

30
Gregor Mendel (1822-1884) y la aparición de las leyes genéticas

Un 6 de agosto de 1884, a las dos de la madrugada, murió en sus habitaciones privadas el abad del monasterio agustino de Santo Tomás, ubicado en las cercanías de la ciudad de Brünn. Tenía sesenta y dos años de edad. En el último año su estado de salud era precario y, debido a la dificultad para respirar, su obesidad, la hinchazón de sus pies y una melancolía evidente, permanecía la mayor parte de su tiempo en su estudio anexo al jardín, leyendo tratados de apicultura, jugando ajedrez con su sobrino Ferdinand, y contemplando por el ventanal los hermosos manzanos y perales que le habían merecido un reconocimiento de la sociedad pomológica de Austria; la cual le otorgó, en 1883, una medalla honorífica por la «producción de nuevos tipos de manzanas y peras».

En la esquela fúnebre publicada en un periódico local, a los ocho días de su entierro, se resalta su trayectoria administrativa («presidente emérito del consejo de administración del banco hipotecario de Moravia»), sus aficiones científicas («miembro y uno de los fundadores de la sociedad meteorológica de Austria y varias otras útiles y eruditas organizaciones») y sus títulos honoríficos («Abad, Prelado mitrado, Caballero de la Real e Imperial Orden de Francisco José»). Su sucesor y antiguo rival Anselmo Rambouseck desocupó sus habitaciones, el estudio, y quemó en el mismo jardín, al lado de las plantas cultivadas por el recién fallecido abad, sus cuadernos de apuntes, sus objetos personales y varios tomos de cuentas matemáticas que no tenían que ver con la contabilidad del monasterio.

A los veinte años de su muerte, el nombre de Gregor Johann Mendel solo era recordado en Brünn por su hermana, sus sobrinos y algunos monjes que todavía vivían y lo conocieron. De su paso por el mundo quedaron como testimonio menos de setenta páginas impresas: tres artículos publicados en revistas académicas en 1854, 1866 y 1871 (con una primera versión en 1869). Además, se conocieron después otros manuscritos: algunas poesías de adolescencia, una breve autobiografía escrita a los 28 años, ocho cartas enviadas al famoso botánico muniqués Karl von Nägeli y otras comunicaciones personales a su hermana Teresa y a sus tres sobrinos Johann, Ferdinand y Alois Schindler Mendel.

La historia clásica refiere que su artículo clave *Experimentos de hibridación en plantas*, publicado en 1866 en la revista *Actas de la Sociedad para el Estudio de las Ciencias Naturales* de Brünn, fue redescubierto en el año 1900 y sacado del olvido absoluto, de manera simultánea e independiente, por tres investigadores: Karl Correns, Hugo de Vries y Erich von Tschermak. Luego, en menos de una década, le llegó la gloria póstuma y apoteósica: Mendel fue reconocido como el fundador y padre de la nueva ciencia de la genética, bautizada con este nombre en 1906 por William Bateson.

Gregor Johann Mendel fue hijo, nieto, bisnieto y tataranieto de campesinos pobres de origen suabo. Su padre fue un granjero arrendatario, que fue soldado en la guerra napoleónica, y su madre, la hija de un jardinero. Tuvo tres hermanas, dos de ellas murieron en la infancia, y las primeras letras las recibió de su maestro Thomas Makitta en la escuelita de su aldea natal Heinzendorf. La mayoría de estos niños solo aprendían los rudimentos de los números y las letras, y ahí terminaba su ciclo de estudiantes. Pero Makitta recomendó a los padres de Mendel que lo mandaran a la escuela parroquial de Leipnik. Durante un año, el niño caminó al día veinte kilómetros de ida y otros tantos de vuelta.

Luego, el padre decidió hipotecar todas sus pertenencias y lo mandó a la escuela secundaria superior de Troppau (cerca de la frontera con Polonia) donde estuvo de 1834 a 1840. Su profesor de Física Friedrich Franz recomendó que Gregor debería seguir con los estudios universitarios. Su hermana Teresa cedió su dote familiar y así su hermano pudo ir al Instituto de Filosofía de Olmutz, como una preparación para ingresar a la universidad. Allí estuvo de 1840 a 1843. Sin embargo, la situación se hizo crítica: su padre quedó casi inválido luego de que un árbol que talara le cayera encima. La crisis económica de la familia se tornó insostenible y el joven Mendel tuvo su primera depresión severa que lo obligó a salir unos meses del instituto y tirarse en la cama de su hogar, sin hablar, sin moverse, casi sin comer.

Mendel recordará luego, en tercera persona, esta época: «durante estos primeros años llenos de contrariedades penosas se dio cuenta de que la vida es seria y que un hombre tiene que trabajar» (Marantz, 2001: 27). Entonces se paró de la cama y buscó la ayuda de su querido profesor Franz. Este lo recomendó a Cyrill Napp, abad del monasterio de Santo Tomás, e ingresó a la orden agustiniana el 8 de octubre de 1843 con el nombre de Gregorius. Acababa de cumplir los 21 años de edad. Como ha referido su primer y mejor biógrafo, Hugo Iltis, esta comunidad era muy especial; Napp lideraba a un grupo selecto de monjes eruditos, científicos, compositores y literatos, que se habían tomado muy en serio el lema de la Orden religiosa: *Per scientiam ad sapientiam* (por el conocimiento a la sabiduría).

Entonces, Mendel estudió teología los siguientes cuatro años y esta formación la combinó con intensas lecturas autodidactas de ciencias naturales, que encontró en la sólida y actualizada biblioteca del monasterio. Fue asignado a funciones de párroco y labores de asistencia en el hospital de Santa Ana, pero de nuevo presentó conductas depresivas y Napp se vio obligado a trasladarlo como profesor suplente de la escuela superior de Znaim. Allí enseñó latín, griego, alemán y matemáticas. Su aptitud como profesor fue reconocida por colegas y alumnos, y este éxito lo motivó a presentar los exámenes ante un jurado de la Universidad de Viena, con el objeto de ser reconocido como profesor oficial (Iltis, 1932).

La prueba constaba de un examen escrito y de disertaciones orales sobre geología, física y ciencias naturales. Los resultados fueron muy poco convincentes y, tal vez, el nerviosismo llevó a Mendel a escribir, ante una pregunta sobre la utilidad de los animales para los seres humanos, simplezas como «el elefante es una espléndida bestia de carga»; y una evidente equivocación geográfica: «la llama, muy utilizada en México como bestia de carga para llevar pesos ligeros, de uno o dos quintales».

Gregor fue reprobado por unanimidad. Pero uno de los jurados, el profesor Kner, envío al abad Napp un informe de su protegido donde al final decía:

> Era evidente que el candidato no carecía de talento ni de aplicación. Parece que le faltó la oportunidad de adquirir un conocimiento amplio del tema y no tuvo acceso a los medios necesarios de estudio, por lo que aún no puede ser suficientemente competente como profesor. Sin embargo, puede esperarse que, si se le da la posibilidad de un estudio más amplio, junto con el acceso a mejores fuentes de información, rápidamente sería capaz de encajar en el trabajo de un profesor, al menos en la escuela elemental. (Crew, 1968: 24)

Le debemos a la paciencia y a la comprensión de Napp el que haya tomado el informe de Kner en su aspecto positivo, porque, si analizamos entre líneas las palabras del evaluador, estaba insinuando que Mendel tenía más disciplina que ingenio, y que su competencia académica no correspondía al nivel de bachillerato donde era docente suplente, sino tal vez al de profesor de primaria. De nuevo, Gregor tuvo una recaída de su enfermedad depresiva y pasó las siguientes semanas acostado en su celda de monje.

A los 28 años de edad y con este fracaso académico, pienso que ni el mismo Mendel, ni nadie, podía imaginarse que el destino de este hombre era la inmortalidad histórica y que estábamos ante la presencia de un genio de dimensiones intelectuales gigantescas. Incluso, las notas del profesor Kner tienen más bien un tono de bondadosa solidaridad con un monje campesino, que luchaba por persistir en el único campo donde no había fracasado de manera rotunda: la enseñanza básica a los jóvenes.

Sin embargo, el abad Napp no perdió la fe en las cualidades de su pupilo y decidió enviarlo a la Universidad de Viena, financiado por el monasterio, para que estudiara matemáticas e historia natural. Allí estuvo Mendel solo tres años, de 1851 a 1853, y jamás volvería a recibir otra formación universitaria. Pero contó con la suerte de conocer y recibir clases de algunos profesores de alta categoría intelectual e investigativa. Los dos principales fueron Andreas von Ettingshausen y Franz Unger. El primero fue su profesor de Física y desarrolló la denominada «teoría de la combinación», que consistía en un método matemático para establecer las ordenaciones posibles de cualquier conjunto de cosas. El segundo fue su docente de botánica fisiológica, y gracias a él conoció los principales trabajos de investigación sobre la hibridación de plantas, como los hallazgos más novedosos de la incipiente teoría celular de Schwann y Schleiden.

Regresó al monasterio en 1854 y fue nombrado profesor sustituto de Física e Historia natural de la escuela secundaria superior de Brünn. Además, inicia sus investigaciones con las distintas variedades del *Pisum sativum* o guisante, y con la autorización de su mentor Napp se le permite utilizar una porción del jardín del monasterio. De hecho, ese año publica el primero de sus tres artículos: una comunicación corta, aparecida en la revista *Proccedings of the viennese zoogical and botanical society*, donde habla del gorgojo del guisante, llamado *Bruchus pisorum*. Al parecer se dedica durante los siguientes dos años a estudiar en detalle más de 38 variedades de guisantes, y selecciona 22 de ellas con las que iniciaría su famosa experimentación de híbridos en 1856.

Quizá, por iniciativa de Napp, decide volver a presentar el examen de certificación para profesor oficial, y en plena evaluación tiene otro episodio depresivo y se retira de manera abrupta. Nunca más lo intentaría y en su currículo docente siempre fue un profesor suplente que daría clases, en el bachillerato de Brünn, hasta 1868, año en el que fue nombrado abad y sucesor del hombre que más creyó en él.

Los famosos trabajos experimentales con híbridos del guisante iniciaron en 1856 y concluyeron en 1863. Fue una labor solitaria y constante, aunque Mendel tuvo la ayuda, en la ejecución de los procedimientos, de los monjes Winkelmeyer, Lindentahl y del jardinero Josef Maresch. Entre 1864 y 1865 redactó el resultado de sus investigaciones. El 8 de febrero y el 8 de marzo de 1865 leyó su trabajo ante cuarenta miembros de la Sociedad para el Estudio de las Ciencias Naturales de Brünn. Al año siguiente, se publicó el artículo, de 44 páginas, en la revista de dicha Sociedad.

La expectativa de Mendel era grande. Luego de ocho años de intensa labor, donde debió contar más de 10 000 plantas, 40 000 flores y 300 000 guisantes, estaba convencido de haber encontrado la explicación de la transmisión de la herencia de los híbridos. Al parecer, el silencio acompañó las dos sesiones de su lectura. Nadie preguntó o hizo algún comentario. Los aplausos, al finalizar sus intervenciones, fueron de mera cortesía. Sin embargo, aguardó con ansiedad la publicación de su artículo y cuando salió la revista solicitó 40 separatas del trabajo y él mismo las mandó a los científicos más prestigiosos de toda Europa.

Hoy se conocen los nombres de doce de ellos, aunque ejemplares de la revista se han encontrado en 115 bibliotecas universitarias y en institutos de investigación. Andrés Galera (2000) menciona que se encontró una separata con las hojas selladas en la biblioteca personal de Charles Darwin. De igual manera, otros historiadores de la ciencia han encontrado separatas y ejemplares de la revista que jamás fueron abiertos y leídos.

Pero volvamos a 1866. Gregor Mendel, que había engordado y ya le era difícil caminar, salía todas las mañanas al encuentro del cartero. A los meses, el 27 de febrero de 1867, recibió la primera y única respuesta que obtuvo en vida. Era una carta lacónica y escéptica del botánico y profesor universitario Karl von Nägeli, que lo trata como un aficionado a la botánica y le insinúa que no debería tomarse muy en serio las constantes numéricas de sus hallazgos con los híbridos del guisante. Le recomienda que investigue más bien con otras plantas, por ejemplo, con los híbridos del *Hieracium* o vellocina (hierba del halcón). Mendel, por ingenuidad o desespero, le contesta a Nägeli y le vuelve a explicar las conclusiones de su investigación, pero el profesor no le responde. Entonces, tal vez con dudas sobre sí mismo y sus resultados, decide hacerle caso al botánico de Múnich e inicia una nueva experimentación con los híbridos del *Hieracium*, buscando reproducir las constantes numéricas encontradas en los híbridos del guisante.

En 1871 publica, en la misma revista donde salió su anterior trabajo, los resultados con la vellocina. En efecto, Nägeli parecía tener razón. Mendel no fue capaz de encontrar las mismas constantes numéricas que obtuvo con los guisantes. No manda ninguna separata a nadie. Luego, abandona, en apariencia, su interés por los experimentos con híbridos de plantas. Se ocupa de sus labores administrativas de abad. Pelea con el gobierno de Moravia por un impuesto que quiere cobrar a las comunidades religiosas. No vuelve a defender sus resultados numéricos con los guisantes ni en público, ni en privado. Se dedica a los injertos de frutales, a las plantas ornamentales y sus coloraciones, a las abejas, a jugar ajedrez, a comer en exceso, a responsabilizarse por la educación de sus sobrinos, a fumar más de veinte cigarrillos al día. Se torna huraño y colérico. No obstante, ayuda a los pobres de su región, disfruta con el coro del monasterio y selecciona a un joven que le parece talentoso para la música: Janecek.

En los últimos diez años de su vida le aparecieron signos y síntomas de una enfermedad renal que se complicó con una insuficiencia de su corazón agravada por la obesidad y el consumo de cigarrillos. Los estados depresivos se hicieron frecuentes y prolongados. Todo indica que murió desengañado de sí mismo y del valor científico de sus experimentos. Aunque, quizá, volvió a recordar su poesía de adolescente escrita en homenaje a Gutenberg, y tuvo la esperanza, o la premonición, de que ese destino invocado en la última estrofa fuera, en realidad, para él: «Ojalá el poder del destino me conceda / el éxtasis supremo de la alegría terrenal, / el máximo objetivo del éxtasis terrenal; / el de ver, cuando me alce de la tumba, / mi arte prosperando apaciblemente / entre los que vendrán detrás de mí» (Marantz, 2001: 23). De hecho, años después de su muerte, cuando Mendel ya era reconocido por la posteridad y su «arte prosperaba», pero con ímpetu, su amigo el naturalista Gustav von Niessl le contó a Iltis que el abad les decía a sus íntimos, en tono de complicidad: «Ya llegará mi hora». Su «hora» le llegó en el siglo XX. Pero ¿por qué no obtuvo su reconocimiento antes?

El tema de la fecundación y los mecanismos hereditarios de los híbridos, en el reino vegetal, era una problemática vigente desde finales del siglo XVII en la ciencia moderna. Además, existían los estímulos de los comerciantes de flores y los horticultores, que buscaban comprender mejor la forma de producir nuevas especies de plantas ornamentales.

Los hallazgos, en 1767, del holandés Leeuwenhoek, gracias al microscopio, de los espermatozoides en el líquido seminal de mamíferos y del ser humano, estimularon las investigaciones de los botánicos. Nehemiah Grew propuso, en su libro *Anatomía de las plantas* (1882), la teoría de que el pistilo era el órgano femenino de las plantas con flores, que el estambre era el órgano masculino y que el polen tenía la misma función de los espermatozoides en los animales. El alemán Camerarius, profesor de Botánica en la Universidad de Tubinga, ya había comprobado esta teoría, con antelación, mediante experimentos de campo que dejó registrados en su *Carta sobre el sexo de las plantas* (1788); Mendel conocía muy bien la obra de Camerarius. Sin embargo, los hallazgos del autodidacta microscopista Leeuwenhoek fueron rechazados, y luego olvidados, por la corriente predominante de la ciencia. Incluso, Cuvier clasificó, en 1817, los espermatozoides humanos como larvas similares a los gusanos del género *Cercaria*. La teoría de la generación espontánea continuaba con fieles y poderosos seguidores.

Durante la primera mitad del siglo XVIII los ingleses, los alemanes y los franceses sobresalieron en los trabajos de campo con híbridos. Se le debe al inglés Thomas Knight, cuyos experimentos duraron de 1783 a 1823, el perfeccionamiento de la fecundación de híbridos del guisante y la descripción del fenómeno de la separación de los híbridos, y de la dominancia y recesividad de los caracteres, aunque no los llamó así. Todos estos hallazgos fueron publicados en varios artículos, en revistas inglesas de horticultura, y estaban más dirigidos a hombres prácticos, que a científicos teóricos (Knight, 1799; 1824). Mendel no conoció los hallazgos de Knight, entre otras razones, porque no dominaba el idioma inglés. En cambio, sí conoció y estudió, gracias al profesor Unger, los experimentos de Kolreuter, Gartner, Herbert, Lecoq y Wichura, entre otros. Todos ellos hicieron descripciones similares a las de Mendel. Incluso, en 1864 el francés Charles Naudin publicó un ensayo teórico titulado *Recherches sur l`hybridite*, donde postula conclusiones casi idénticas al trabajo que publicó Mendel en 1866.

Entonces, ¿cuál fue la novedad de la investigación de Mendel? Se puede dividir en dos aspectos: por un lado, en la aplicación de un método matemático y algebraico, que nadie había desarrollado, sobre los resultados encontrados en los híbridos. Por otra parte, en una interpretación de esos resultados que implicó una ruptura con el paradigma científico acerca de la herencia, que dominaba el ámbito académico del siglo XIX. A continuación, esquematizamos de manera sucinta el trabajo de Mendel.

1. Luego de dos años de experimentos obtuvo 22 formas puras y estables de *Pisum sativum*. Seleccionó siete caracteres definidos y diferenciados en su presentación para realizar los experimentos:
   - Forma de la semilla: angulosa rugosa o redonda lisa
   - Color de la semilla: verde o amarilla
   - Color de la cubierta translúcida de la semilla: blanca o gris
   - Forma de la vaina madura: inflada o encogida
   - Color de la vaina inmadura: verde o amarilla
   - Posición de las flores: terminales o axiales
   - Altura de las plantas: alta o enana
2. Fue clave que decidiera estudiar primero cada carácter, de manera específica, y no todos al tiempo, como lo hicieron varios de sus antecesores. Esto le permitió comprender que cada característica física de la planta estaba determinada por un par de caracteres, que denominó como dominante y recesivo. Por ejemplo, estableció que los caracteres dominantes eran la forma redonda y el color amarillo de la semilla en los dos primeros casos.
3. El orden metodológico que estableció para investigar cada carácter fue el siguiente:
   - Cruzó la forma pura de semillas verdes con la forma pura de semillas amarillas. A estas las llamó generación parenteral.
   - Las plantas resultantes las denominó primera generación filial (F1) y todas ellas mostraron semillas amarillas. Ese carácter dominante se expresaba independiente de si el progenitor había dado la semilla o el polen.
   - Entrecruzó plantas pertenecientes a F1 y obtuvo la segunda generación filial (F2). Estas plantas mostraron semillas amarillas y semillas verdes en una proporción de 3 a 1. No encontró formas de

transición y demostró con la reaparición del color verde (el recesivo) que ninguno de los caracteres de los padres se pierde.

- Entrecruzó plantas F2 que expresaron el carácter recesivo (semilla verde) y el resultado fue una tercera generación filial (F3) que permaneció constante en relación con las F2 recesivas. Luego entrecruzó plantas F2 que expresaron el carácter dominante (semilla amarilla) y el resultado fue una tercera generación filial (F3) que repitió la proporción de 3 a 1. Es decir, por cada cuatro semillas, tres eran amarillas y una era verde.
- Entonces el mismo Mendel concluyó que «Se hace evidente que los híbridos forman semillas que llevan uno u otro de los dos caracteres diferenciales y, de estas, la mitad origina de nuevo la forma híbrida, mientras que la otra mitad permanece constante y recibe el carácter dominante o recesivo en partes iguales» (en 1900 Correns llamó a esta conclusión «la primera ley mendeliana de la herencia» o «ley de la segregación»). Esta primera fase de su investigación la realizó con los siete caracteres escogidos al principio y en todos ellos obtuvo idénticos resultados.

4. Tomó dos caracteres a la vez (color y forma de la semilla) y diseñó una nomenclatura luminosa para orientarse: A (amarillo-dominante), a (verde-recesivo), B (redonda-lisa-dominante) y b (angulosa-rugosa-recesivo). Repitió el orden metodológico de la primera fase y encontró otra proporción constante en F2: nueve amarillas y lisas (AB), tres amarillas y rugosas (Ab), tres verdes y lisas (aB), una verde y rugosa (ab). Es decir: 9:3:3:1. Estas combinaciones las repitió con otros pares de caracteres y concluyó: «No existe duda de que a todos los caracteres que se tuvieron en cuenta en los experimentos se les puede aplicar el principio de la

descendencia de los híbridos, en los que se combinan varios caracteres esenciales diferentes, corresponde a los términos de una serie de combinaciones, que resulta de la reunión de las series correspondientes a cada pareja de caracteres diferenciales. Se demuestra también que cada pareja de caracteres diferenciales segrega independientemente de las otras diferencias que presentan las dos cepas parenterales originales» (Correns la denominó como «segunda ley mendeliana de la herencia» o «ley de distribución independiente»).

5. En la parte final de su trabajo, y gracias a sus conocimientos de la teoría celular y de los trabajos de Camerarius, pudo establecer un mecanismo claro para la fecundación: «Por tanto, se confirma experimentalmente la teoría de que los híbridos forman células huevo y de polen, que en su constitución representan en igual número todas las formas constantes que resultan de la combinación de los caracteres que se han unido en la fecundación».

¿Qué pasó entonces? ¿Por qué no fue entendido? ¿Será cierto que nadie lo leyó hasta 1900? El contexto epistemológico, e histórico, nos da algunas respuestas que ayudan a clarificar estos enigmas. En primer lugar, está la novedad de usar una metodología matemática y estadística que Mendel aprendió de la teoría combinatoria de Ettingshausen. Los investigadores en el campo de la botánica y de las ciencias de la vida no tenían conocimientos matemáticos profundos, ni se usaba el análisis numérico expresado en proporciones para los experimentos de campo. Lo único que se utilizaba eran los porcentajes en los resultados y estos no habían permitido a los precursores de Mendel obtener ninguna deducción general, además porque no la buscaron. De hecho, este punto explica la respuesta epistolar que le dio Nägeli cuando le dijo: «debería usted considerar que las expresiones numéricas son solo empíricas, porque no se puede demostrar que sean racionales» (Marantz, 2001: 156). Nägeli fue el primero en sospechar de la autenticidad de las perfectas y constantes proporciones matemáticas del trabajo del monje, y al parecer varios lectores de la época pensaron que Mendel creía en la numerología mística y mágica de origen pitagórico.

En segundo lugar, el paradigma predominante de la herencia, en la ciencia del siglo XIX era la teoría de la herencia fusionada que consistía en pensar que los caracteres del padre y de la madre se mezclaban en la descendencia y nunca volvían a reaparecer de manera pura. De hecho, esta hipótesis provenía, a su vez, de la teoría hipocrática de la pangénesis en la que se creía que cada órgano y estructura del cuerpo producía una gémula o semilla que iba por vía sanguínea a los gametos. Cada gémula reproducía una parte específica del cuerpo y podía transmitir a la descendencia los caracteres adquiridos por los padres. Es decir, no existía una diferenciación entre las células somáticas y las células germinales. Esta teoría tuvo una influencia directa en el propio Charles Darwin y él la defendió y reelaboró en su libro *The Variation of Animals and Plants Under Domestication* (1868).

Por el contrario, la teoría implícita y explícita del trabajo de Mendel es el de la herencia particulada, donde los caracteres transmitidos por los padres están vinculados a «factores» independientes que no se mezclan, ni se diluyen, ni se modifican por mecanismos externos. Es clave entender que Mendel no solo conocía la teoría celular, sino que poseía un microscopio y sabía que la herencia dependía solo de los gametos y no se dejó influir por la teoría pangénica de su época. Su experimento demuestra que tenía gran claridad en la diferencia funcional entre las células somáticas y germinales. Entonces, los resultados de su experimentación con guisantes no fueron olvidados o desechados, por no haber sido leído, sino porque estaba —para decirlo en el contexto kuhniano— inmerso en un paradigma científico distinto al predominante, y los que lo leyeron no lo comprendieron. Además, hoy existen las pruebas historiográficas que demuestran que el artículo del monje sí tuvo una circulación significativa en el ámbito científico de ese tiempo.

Posner y Skutil han encontrado tres referencias tempranas: la de Hoffmann en 1869; la de Schmalhausen en su monografía *About Plant Hybrids: Observations on the Petesburg Flora* (1874); y la del médico Wilhem Olbers Focke en su famoso libro *Plantas híbridas* (1881), quien comentó: «las numerosas pruebas de hibridación de Mendel presentan resultados similares a Knight, pero Mendel creyó que había encontrado una razón constante numérica en los distintos tipos de híbridos» (Posner, 1968).

La importancia de la referencia de Focke, en la historia de la ciencia, radica en que Darwin tenía una copia de la obra, leída y subrayada, y se la mandó a Romanes que había sido elegido para escribir el capítulo sobre hibridación, en la edición de 1881 de la *Enciclopedia Británica.* ¿Leyó Darwin a Mendel? Probablemente no. Pero, si lo hubiese leído, quizá lo habría rechazado por estar muy alejado de su propio paradigma de la herencia. Aunque también es posible, que la teoría sintética (1930) (leyes mendelianas de la genética y teoría darwiniana de la evolución) hubiese nacido desde finales del siglo XIX.

Por último, quizá otros investigadores hayan tratado de reproducir los experimentos de Mendel con plantas diversas y no obtuvieron las constantes numéricas señaladas en su artículo. Esto debió incrementar el escepticismo y las sospechas ante la supuesta seriedad y rigor científico del «botánico aficionado» de Brünn. Recordemos que el propio Gregor fracasó con las hibridaciones de la vellocina, planta recomendada por Nägeli tal vez con doble intención, y él mismo dudó del valor real de su experimento previo con los guisantes. Hoy sabemos que la vellocina tiene patrones de herencia intermedia y que utiliza el mecanismo de la apomixis (partenogénesis vegetal). Incluso, la elección del *Pisum sativum* fue lo que permitió que Mendel lograra su impecable investigación, porque esta planta posee siete cromosomas y cada carácter escogido está dado por un gen de cada cromosoma, sin que existan ligaciones entre ellos. Es decir, la elección del guisante fue definitiva y afortunada.

La figura de Gregor Johann Mendel y su artículo han tenido en el siglo XX, y en este siglo XXI, múltiples lecturas e interpretaciones. Mendel se ha transformado en un espejo donde los genetistas contemplan sus propios sueños e ideologías. Las cuarenta y cuatro páginas que contienen los *Experimentos de hibridación en plantas* han sido releídas como una especie de fragmento talmúdico y R. A. Fisher ha dicho con causticidad que «cada generación, quizá, encuentra en el texto de Mendel solo aquello que espera; y cada generación ignora lo que no confirma sus propias expectativas» (Olby, 2017).

Es decir, el texto del monje es un clásico en el sentido que le dio Borges. Un escrito que «las generaciones de los hombres, urgidas por diversas razones, leen con previo fervor y con una misteriosa lealtad» (Borges, 1994: 150). El artículo se ha convertido en un clásico, y el mundo se ha transformado en el jardín de Mendel. La genética es la nueva tierra simbólica de Occidente y comenzamos a ser vistos y tratados, a veces, como variedades de guisantes donde nuestros genes lo son todo. Sin embargo, la genética puede ser leída, también, como un clásico literario de estirpe borgeana, y no como las «sagradas escrituras» de un Calvino y un Lutero. El primer modelo acepta la falibilidad potencial de cualquier teoría científica. El segundo modelo transforma a la ciencia en una ideología. Aquí radica la diferencia entre comprender o dominar.[57]

57 Sobre esto se profundizará en el próximo volumen de esta serie: *Historia cultural de la medicina. Vol. 5. Medicina contemporánea. De William Osler a la covid-19.*

31
El descubrimiento de los gérmenes y la mentalidad etiopatológica

El siglo XIX es —para explicarlo en términos khunianos—[58] la pugna entre el predominio del viejo paradigma miasmático-atmosférico y la emergencia de un nuevo paradigma del contagio a través de seres vivos. Es decir, la teoría del germen o teoría microbiana de la enfermedad. De igual manera, ya vimos que en el medio estuvo presente también un modelo de contagio higienista-social en el cual el hallazgo de gérmenes patógenos no significó su única causa etiológica. La fuerza conceptual del modelo miasmático explica que los descubrimientos de la primera mitad del siglo no hayan sido reconocidos de manera contundente o, incluso, la evidencia

58 Thomas Kuhn, en su obra *La Estructura de las revoluciones científicas* (1961), mostró cómo la historia de las ciencias y de la investigación científica no era el producto exclusivo de una sumatoria ascendente del progreso racional, sino, también, la consecuencia de rupturas epistemológicas profundas por parte de los científicos, con relación al sentido y los objetivos que pretendían con el conocimiento de la realidad. Denominó con el término *paradigmas* a «Las realizaciones científicas universalmente reconocidas que, durante cierto tiempo, proporcionan modelos de problemas y soluciones a una comunidad científica» (Kuhn, 1991: 13). Por lo tanto, los paradigmas nacen de modelos mentales determinados históricamente, que predominan en el interior de una disciplina científica específica. Todo aquello que se aparte de los principios del paradigma aceptados por la mayoría de los científicos es negado como un hecho real o un hecho científicamente válido. En cierta forma los paradigmas científicos son estructuras mentales de los investigadores que, en un momento dado, se tardan más en transformarse que los mismos resultados que producen en cuanto a su significado social, económico, político o incluso científico-técnico. Pero, si los paradigmas son estructuras mentales, se explica, también, que en un mismo tiempo cronológico ciencias diferentes posean modelos científicos en tiempos históricos distintos; e, igualmente, que un paradigma científico termine modificando al paradigma predominante de otra ciencia. La comprensión de esta ruptura epistemológica al interior de las ciencias es fundamental para un mejor entendimiento crítico de la historia de la medicina. Sobre esta temática se puede consultar el ensayo epistemológico «El problema de la noción de progreso científico» (Mejía Rivera, 2002).

fue negada de forma inexplicable para la lógica científica contemporánea. Entonces, solo cuando los descubrimientos de los microrganismos se aceptaron inmersos en el novedoso modelo de la teoría del germen —lo cual sucedió gracias al carisma personal, la dimensión intelectual y la experimentación inobjetable y original de Pasteur y de Koch—, nació el diagnóstico etiopatológico: la especificidad etiológica entre el hallazgo de un germen y la aparición de una enfermedad. El impulso de este nuevo modelo nosológico llevó con rapidez a la consolidación de una mentalidad etiopatológica y esta se desbordó al principio de su reconocimiento. Se explica así el afán de una legión de investigadores y médicos clínicos por encontrar los gérmenes en todas las patologías humanas conocidas. Los postulados de especificidad causal de Koch surgieron, precisamente, para intentar regular estas asociaciones débiles o espurias.

El agrónomo Agostino Bassi demostró en 1834 la existencia de un hongo implicado en la enfermedad de la muscardina del gusano de seda. Aunque Giovanni Cosimo Bonomo (1663-1696) estableció en 1687 el hallazgo del ácaro y su relación con la sarna, fue Simon François Renucci (1794-1888), siendo estudiante de medicina, quien lo redescubrió en los túneles excavados de un paciente diabético del Hospital de San Luis de París, y luego se dedicó a investigar más casos; publicó en 1835 su tesis de grado con el título de *Thése inaugurale sur la decouverte de l'insecte qui produit la contagion de la gale, du prurigo et du phlyzacia*. Por su parte, Johann Lukas Schönlein (1793-1864) describió el hongo de la tiña fávica en 1839; y David Gruby (1810-1898) señaló en 1841 su contagio entre personas, y además identificó los hongos causantes de las aftas, la tiña del cuero cabelludo y la sicosis de la barba.

No obstante, una parte importante de la comunidad médica asumió que estos microorganismos no eran la causa de dichas patologías, sino el resultado de la suciedad asociada casi siempre a estas lesiones. Es decir, todavía sobrevivían las ideas provenientes del siglo XVII en las que médicos y ciudadanos creían que los piojos y las pulgas «nacían» por generación espontánea del interior de los cuerpos humanos, a partir del exceso y la putrefacción de los humores y se le sumaba en este siglo la condición de la suciedad externa como un factor exacerbado o, a veces, desencadenante. De hecho, la teoría de la generación espontánea seguía muy viva en pleno siglo XIX y fue necesario que Pasteur la sepultara para que la teoría del germen alcanzara el reconocimiento (Karamanou, 2012; Carlsson, 2024).

Incluso, el contagio directo en la temible y mortal fiebre puerperal en las mujeres hospitalizadas que habían sido atendidas en sus partos por médicos ya había sido advertida por Charles White (1728-1833) en *Treatise on the Management of Pregnant and Lying-In Women* (1773); Alexander Gordon (1752-1799) en *A Treatise on the Epidemic Puerperal Fever of Aberdeen* (1795); Oliver Wendell Holmes (1809-1894) en *On the Contagiousness of Puerperal Fever* (1842); y, en especial, por Ignaz Semmelweis (1818-1865), quien demostró —con estadísticas y grupos de control— el inobjetable contagio de los médicos a las parturientas en su texto *Die aetiologie, der begriff und die prophylaxis des kindbettfiebers* (1861) (*De la etiología, el concepto y la profilaxis de la fiebre puerperal*).[59] Sin embargo, la ciencia médica siguió negando la evidencia y persistiendo con terquedad en su origen miasmático (Céline, 2014; Obenchain, 2016).

Por otro lado, Pierre Bretonneau (1771-1862) en su obra *Des inflammations spéciales du tissu muqueux, et en particulier de la diphtérite* (1826) señaló la diferencia entre la fiebre tifoidea y la difteria y propuso la doctrina de la «especificidad etiológica». Asimismo, Jacob Henle, maestro de Robert Koch, publicó en su obra *Pathologische Untersuchungen* (1840) un extenso capítulo titulado «Sobre los miasmas y el contagio», en el que divide las enfermedades endémicas y epidémicas

59 Sobre la trágica historia del médico húngaro Ignacio Semmelweis (1818-1865), véase Mejía Rivera, 2022b: 77-80.

en tres categorías: miasmáticas sin contagio (paludismo), miasmática-contagiosas (tifo, sarampión, viruela, influenza, el cólera, la peste bubónica) y contagiosas no miasmáticas (sarna, tiña, sífilis) (Henle, 1938). Aunque la influencia no fue rotunda en su época, sin duda el reconocimiento de la contagiosidad microbiana[60] que hizo un médico de gran prestigio como él, terminaría modificando la actitud del gremio médico y, de manera directa, Henle dejó su huella conceptual en el pensamiento de Robert Koch. De hecho, como ha analizado en profundidad Schickore (2022), Henle no solo anticipó los «postulados» de Koch, sino que lo influyó en la concepción novedosa que inventó para abordar la investigación de los gérmenes patógenos. Su frase «Lo que se transmite no es la enfermedad, sino su causa» era conocida por sus alumnos (Rosen, 1937).

Para la mitad del siglo, las propiedades patogénicas de las bacterias y un mayor conocimiento de su morfología —Ferdinand Cohn (1828-1898) las clasificó en su texto pionero titulado *Untersuchungen ueber Bacterien*— permitió el inicio de investigaciones y experimentos de gran solidez científica. Casimir Davaine (1812-1882) y Pierre Rayer (1793-1867) encontraron el bacilo del ántrax al estudiar la sangre de un cordero enfermo y reprodujeron la patología en otros animales al inocularles la sangre infectada. Estas observaciones las publicaron en 1850 en la revista de la Sociedad de Biología de París. Franz Aloys Antoine Pollender (1800-1879) identificó de manera más detallada los «bastoncillos» en la sangre de cinco vacas que murieron por el ántrax, pero no relacionó con claridad su presencia con la enfermedad. En 1864 el mismo Davaine encontró los «bastoncillos» en la «pústula maligna» de los seres humanos. Sin embargo, ninguno de los tres investigadores fueron enfáticos en proponer que los

60 El término *microbio* fue acuñado por el médico francés Charles Sédillot (1804-1883) en 1849; la palabra proviene del griego *mikros*, «pequeño», y *bios*, «vida». Luego lo hizo popular en su ensayo «De l'influence des découvertes de M. Pasteur sur les progrès de la chirurgie» (1878). Véase Billmann (2012).

«bastoncillos» hallados en la sangre eran los causantes directos de la patología (Magner, 2009).

Louis Pasteur (1822-1895), doctor en química de la École Normale Supérieure de París, fue profesor universitario en Estrasburgo, Lille y París. Hijo de un curtidor, antiguo sargento del ejército de Napoleón Bonaparte, y de una ama de casa. El segundo hijo de un hogar con tres hermanas más. Desde su juventud demostró disciplina de estudio, talento creativo y una voluntad de hierro para intentar cumplir sus metas científicas y resistir las adversidades. En principio, la oposición feroz de los médicos a sus descubrimientos, la muerte temprana de tres de sus hijos, dos de ellos por fiebre tifoidea (se casó con Marie Laurent y tuvieron cinco hijos) y luego el episodio sufrido a los 46 años de una hemiplejia izquierda completa, sin daño cognitivo, que ha sido interpretada por Zarranz Imirizaldu (2020) como un posible «síndrome capsular de alarma». Inició su cadena de descubrimientos con la separación de las formas levógiras y dextrógiras del ácido tartárico (dismetría molecular) y las investigaciones sobre las fermentaciones láctica, butírica, acética y alcohólica, que lo llevaron a demostrar que no eran procesos químicos mediados por enzimas, sino debidos a microrganismos vivos. La aparición inesperada del mundo de estos seres vivos invisibles al ojo desnudo, lo condujo a sus experimentos para rebatir la teoría de la generación espontánea, que científicos respetados como Félix Pouchet y Henry Bastion seguían defendiendo. Usando caldos con filtros y diseñando matraces con cuello de cisne, demostró de manera impecable que en ellos no surgían las bacterias ni se daban los fenómenos de la putrefacción. Al quitar los filtros y emplear matraces normales estos se contaminaban y crecían siempre los microrganismos. Esto le valió un premio de la Academia Francesa de las Ciencias en 1862 (Vallery-Radot, 1962; Dubos, 1984; Berche, 2012; Martínez Báez, 2023).

Luego llegaron sus investigaciones directas que le permitieron postular con gran claridad la teoría del germen:

las enfermedades se producían por microrganismos con propiedades patogénicas que provenían del exterior, al igual que los procesos de la fermentación estaban generados por seres vivos microscópicos. Su visión de la ciencia era que tenía que solucionar problemas prácticos de la sociedad. De allí su interés en comprender y resolver patologías como la pebrina del gusano de seda, el ántrax de las ovejas y las vacas, y el cólera de las gallinas. En esta última patología tuvo una inesperada y afortunada serendipia clásica:[61] inoculaba a las gallinas cultivos frescos del germen y todas morían. Sin embargo, acumularon —con sus ayudantes Chamberland y Roux— tantos cultivos que inocularon a dos de ellas con un cultivo envejecido y luego de tener síntomas leves quedaron vivas y recuperadas. Esto coincidió con las vacaciones y cuando regresaron habían olvidado la existencia de las gallinas sobrevivientes. Al reanudar la inoculación mortífera quedaban cuatro gallinas: dos nuevas y las inoculadas antes de vacaciones. Al otro día vieron que las dos nuevas estaban muertas y las dos antiguas estaban sanas. De manera inmediata, Pasteur comprendió que los cultivos envejecidos atenuaban la virulencia de los microrganismos, no eran mortales y daban inmunidad a los animales inoculados con ellos. Había nacido el método para la creación de vacunas efectivas y protectoras. Lo que vino fue la apoteosis mundial para él: la vacuna contra el ántrax (1881) y luego la vacuna contra la rabia y su comprobada efectividad en un ser humano (1885). Otras investigaciones exitosas de Pasteur que reafirmaron la solidez científica de la teoría del germen fueron el hallazgo de los estafilocos como causa de la forunculosis y la osteomielitis, los neumocos asociados a ciertas patologías respiratorias, y los estreptocos como agentes vinculados a las fiebres puerperales. En 1888 se fundó el Instituto Pasteur y sus discípulos continuaron sus logros en la microbiología y la inmunología. La famosa frase que dio Pasteur en un

61 Para profundizar en esta temática véase Mejía Rivera (2004).

discurso de grado estudiantil en la Facultad de Ciencias de Lille sintetiza bien su actitud de experimentador: «En el campo de la investigación el azar no favorece más que a las mentes preparadas» (Pasteur, 1939). Las obras completas de Pasteur fueron compiladas por su nieto Vallery-Radot en siete volúmenes: *Dissymétrie moléculaire* (1923); *Fermentations et générations dites spontanées* (1923); *Etudes sur le vinaigre et sur le vin* (1924); *Etudes sur les maladies des vers à soie* (1926); *Etudes sur la bière, avec une théorie nouvelle de la fermentation* (1928); *Maladies virulentes, virus-vaccins et prophylaxie de la rage* (1935); y *Mélanges scientifiques et littéraires* (1939). Además, su *Correspondance* fue publicada, con la edición crítica de Vallery-Radot, en cuatro volúmenes por la Editorial Flammarion (1951).

En el anexo de este capítulo, traduzco un fragmento extenso del famoso artículo *Méthode pour prévenir la rage après morsure*, publicado por primera vez en las *Comptes rendus de L'Académie des sciences*, el 26 de octubre de 1885. En él se relata la primera vacunación contra la rabia en un ser humano (Fig. 18).

Robert Koch (1843-1910) nació en Clausthal, cerca de Hannover, y se graduó de medicina en la Universidad de Gotinga en 1866. Fue médico militar en la guerra franco-prusiana (1870-1871) y luego ejerció como clínico general en la pequeña ciudad de Wollstein y se dedicó a investigar —gracias a un microscopio regalado por su esposa— las infecciones de las heridas, y luego las distintas patologías epidémicas de la región. Es decir, aunque su maestro en el pregrado fue Henle, él nunca siguió una educación investigativa posdoctoral. Fue un auténtico pionero y autodidacta en la invención de técnicas de cultivo y tinturas de las bacterias, y en este don creativo está el secreto de sus descubrimientos. En 1876 viajó a Breslau y mostró su trabajo a Ferdinand Cohn. Gracias a ello, en 1880, terminó siendo nombrado en Berlín para continuar sus investigaciones en el Departamento Imperial de

Sanidad y tuvo a su disposición un laboratorio bien dotado y ayudantes calificados.

Sus principales descubrimientos fueron, entre otros, la identificación plena del bacilo del ántrax y su ciclo vital (1879); el aislamiento del germen (*mycobacterium tuberculosis*) causante de la tuberculosis (1882); el aislamiento y reconocimiento del vibrión como el agente etiológico del cólera (1883) (Fig. 19). Además, en 1890, descubrió y presentó ante la comunidad científica la «tuberculina» como la panacea que curaría la enfermedad tuberculosa. El fracaso de su efecto terapéutico le generó críticas y desprestigio, pero luego se descubrió su valor en el diagnóstico (Brock, 1988; Sakula, 1982; Gradmann, 2001; Tan, 2008a; Akkermans, 2014).

Ahora bien, el gran aporte de Koch a la consolidación de la teoría del germen no solo fueron sus descubrimientos de los agentes causales de estas patologías, sino la incorporación a la investigación bacteriológica de un método experimental riguroso y de allí su propuesta de los «postulados» para establecer una asociación causal auténtica entre los gérmenes hallados y las patologías específicas. Koch los planteó en tres momentos distintos: al publicar sus investigaciones sobre el ántrax (1876 y 1881), en sus textos sobre las heridas infectadas (1878) y, en especial, en sus famosos artículos titulados *Die Aetiologie der Tuberkulose* (1882, 1884) (*Sobre la etiología de la tuberculosis*). En el artículo de 1884, publicado en el segundo volumen de los *Mittheilungen aus dem Kaiserlichen Gesundheitsamt* (*Informes de la Oficina de Salud Imperial*), refiere:

> Primero es necesario determinar si los órganos enfermos contienen elementos que no están constituidos por el cuerpo o no están compuestos de dichos constituyentes en su distribución en el cuerpo, su aparición en los diversos estados de la enfermedad, etcétera. Tales consideraciones permiten concluir que probablemente existe una conexión causal entre los gérmenes hallados y la enfermedad. Los organismos pueden no ser la causa, sino solo un concomitante de

> la enfermedad. Muchas veces esta objeción tiene cierta justicia y, por tanto, establecer la coincidencia de la enfermedad y el parásito no es concluyente. Además, se requiere una prueba directa de que el parásito es la causa real. Esto solo se puede lograr separando completamente los parásitos del organismo enfermo y de todos los productos de la enfermedad que podrían ser causalmente significativos. Si los parásitos aislados se introducen luego en animales sanos, deben causar la enfermedad con todas sus características. (Koch, 1884: 469)

Estos postulados se pueden sintetizar y enumerar de la siguiente manera:

- El germen debe encontrarse en cada caso de la enfermedad.
- No debe ser hallado en otras enfermedades.
- Debe ser aislado en todos los casos de la enfermedad.
- Debe ser cultivado en todos los casos de la enfermedad.
- Si es inoculado en un animal sano, debe producirse la misma enfermedad.
- El germen debe ser aislado y cultivado del animal que sufrió la enfermedad por la inoculación. Por supuesto que en la actualidad los «postulados» tienen diversas excepciones y han sufrido mutaciones conceptuales,[62] pero en su momento fueron fundamentales para que la «especificidad» causal de la teoría microbiana tuviese unos parámetros de rigurosidad que podían ser contrastados y evaluados por la comunidad científica. Por ello, Louis

62 En el libro *En el jardín de Mendel*, he sostenido que los postulados de Koch «fueron claves para orientar la lógica clínica y la investigación médica del siglo XX. De allí que la "selección causal" sea el vínculo ideal que se desea encontrar en la explicación de todas las patologías humanas. Las llamadas enfermedades monogenéticas, en las que se ha establecido que un gen defectuoso único produce una enfermedad específica, son las pruebas más sólidas que ofrecen los investigadores para justificar las expectativas optimistas ante el Proyecto Genoma Humano. De hecho, existe una fuerte analogía histórica entre la comprensión y situación de las enfermedades bacterianas a finales del siglo XIX y comienzos del XX, y las enfermedades monogenéticas a finales del siglo XX y en este siglo XXI» (Mejía Rivera, 2010: 17). Véase también Evans (1976, 1978), Binek (2011) y Bach (2019).

Pasteur y Robert Koch, con formaciones y concepciones diferentes, pero complementarias, deben considerarse los padres intelectuales de la teoría del germen y los que lograron imponerla como un nuevo paradigma de las enfermedades contagiosas, sepultando para siempre el modelo miasmático-atmosférico.

El éxito rotundo de la teoría microbiana se puede demostrar en los hallazgos frecuentes y exponenciales de los gérmenes etiológicos de las distintas patologías durante la segunda mitad del siglo XIX: en 1871, el bacilo de la lepra (Gerhard Henrick Armauer Hansen, 1841-1912); en 1879, la bacteria de la blenorragia (Albert Neisser, 1855-1916); en 1880, el plasmodio de la malaria (Charles Louis Alphonse Laveran, 1845-1922), y el bacilo de la fiebre tifoidea (Carl Joseph Eberth, 1835-1926; Georg Theodor August Gaffky, 1850-1918); en 1882, el bacilo de la difteria (Friedrich August Johannes Loeffler, 1852-1915); en 1883, la bacteria de la neumonía (Carl Friedländer, 1847-1887), y el estreptoco de la erisipela y la faringitis (Friedrich Fehleisen, 1854-1924); en 1885, el bacilo del tétanos (Arthur Nicolaier, 1862-1942), y la bacteria de la disentería (Theodor Escherich, 1857-1911); en 1886, la bacteria de las infecciones respiratorias (Albert Fraenkel, 1848-1916); en 1887, la bacteria (meningoco) de la meningitis epidémica (Anton Weichselbaum, 1845-1920); en 1889, la bacteria de la fiebre ondulante (brucelosis) (David Bruce, 1855-1931); en 1891, el bacilo de la influenza (Richard Friedrich Johannes Pfeiffer, 1858-1945); en 1895, el bacilo del botulismo (Émile Pierre-Marie van Ermengem, 1851-1932); y en 1898, el bacilo de la disentería (Kiyoshi Shiga, 1871-1957).

El afán por los descubrimientos bacteriológicos llevaron a una intensa competencia que a veces se hizo malsana. En especial, entre la escuela francesa de Pasteur y la alemana de Koch. La rivalidad entre ellos dos se trasladó a sus discípulos: del lado francés, a Roux, Chamberland, Thuillier, Calmette y Yersin; y del lado alemán, a Klebs, Eberth, Cohnheim, Friedländer, Loeffler y Kitasato. Basta referirnos a un solo episodio de esta «guerra fría» entre las dos escuelas. En 1894 se desencadenó una gran epidemia de peste en la ciudad de Hong Kong que ocasionó 40 000 muertos. El suizo Alexander Yersin (1863-1943) —de la escuela francesa— y el japonés Shibasaburō Kitasato (1853-1931) —de la escuela alemana— viajaron de forma independiente a la ciudad afectada, resueltos a descubrir cada uno de ellos el desconocido agente etiológico de la temible peste bubónica. Kitasato arribó el 12 de junio en compañía del patólogo Tanemichi Aoyama y de una delegación de estudiantes de medicina. Además, recibió todo el apoyo institucional y logístico del inglés James A. Lowson, superintendente del Hospital Civil Gubernamental. Este le proporcionó los laboratorios del hospital y cadáveres de los apestados para la toma de muestras de tejidos y sangre. Por su parte, Yersin llegó solo a Hong Kong el 15 de junio, con su microscopio y un autoclave. La rivalidad de Francia e Inglaterra por las colonias orientales ocasionó que no solo no fuera ayudado, sino incluso se le prohibió obtener cadáveres. Él alquiló un pequeño laboratorio privado y pagó a marinos nativos para conseguir de contrabando algunos muertos del cementerio. El 20 de junio, Yersin reportó el hallazgo del bacilo de la peste y lo describió de manera detallada, además de provocar la enfermedad en ratas y conejillos de Indias. El informe salió publicado el 31 de julio en la revista de la Academia de Ciencias de París. El 11 de julio se publicó un editorial en *The Lancet,* firmado por Lowson, en el que daba cuenta del descubrimiento del bacilo por parte de Kitasato. Dos semanas después se publicó un artículo del propio autor describiendo el bacilo tomado de los bubones y de la sangre. En principio se aceptó el codescubrimiento independiente de Yersin y Kitasato de lo que ahora se conoce como la *Pasterella pestis.* Pero se criticó que se le denominara *Yersinia pestis,* quitándole méritos a Kitasato. Sin embargo, la profunda y detallada investigación de Chen y Bibel (1976) demostró que en realidad Kitasato no describió el bacilo causante de la peste, sino un estreptococo contaminante, y de allí su comentario de que en sangre mutaba y se convertía en un germen Gram positivo. De hecho, el mismo patólogo Aoyama había escrito en 1895 que el hallazgo de su colega Kitasato no era el bacilo descrito por Yersin. El silencio cómplice y la manipulación que hizo la escuela alemana ante este hecho obedeció a la rivalidad bélica entre las dos escuelas.

El avance de la teoría del germen condujo también a la comprensión de los ciclos vitales de los agentes infecciosos, al reconocimiento de la existencia de portadores asintomáticos y de los vectores y huéspedes intermedios. De allí los fundamentales descubrimientos de Patrick Manson (1844-1922) del mosquito que albergaba la *Filaria bancrofti* (1897); de Ronald Ross (1857-1932) y el reconocimiento del plasmodio malárico encontrado en ciertos mosquitos (1897), que luego Grassi identificó como el *Anopheles* (1899); de Theobald Smith (1859-1934) y Fred Lucius Kilborne (1858-1934), que demostraron que la garrapata era el vector infectante del parásito protozoo que causaba la fiebre de Texas.

Por otro lado, el médico cubano Carlos Juan Finlay y Barrés (1833-1915) propuso en 1881 que la hembra del mosquito *Aedes aegypti* transmitía el germen que producía la fiebre amarilla y lo sustentó en los resultados de la inoculación, por picadura del mosquito infectado, en cinco sujetos de un conjunto de 20 personas sanas.[63] A pesar de la incredulidad y la burla de los médicos de su época continuó sus experimentos entre 1882 y 1895 e inoculó en total a 104 personas más (Fig. 20). Los experimentos con estos individuos voluntarios —aunque fueron contradictorios— fortalecieron su teoría. Estos trabajos fueron conocidos y escondidos a propósito por el doctor Walter Reed y los médicos militares James Caroll, Jesse W. Lazear y Arístides Agramonte, quienes los repitieron

63 En un artículo reciente, Ballesteros (2023) reanaliza los resultados de los primeros experimentos de Finley a la luz de técnicas estadísticas contemporáneas (el test exacto de Fisher, el factor de Bayes y la diferencia de riesgos, el riesgo relativo y el *odds ratio* de la asociación) y concluye: «Los resultados de Finlay resultaron robustos, y se ajustaron a los criterios de causalidad para explicar la transmisión de la fiebre amarilla por el mosquito».

con una variación del diseño metodológico (usando huevos de mosquito proporcionados por el propio Finlay) y comprobaron en 1901 que era cierto el rol de vector del *Aedes*, pero lo presentaron como si fuese un descubrimiento original surgido de sus investigaciones en la ciudad de La Habana. Aunque es verdad que luego de ser nominado al Premio Nobel de Medicina y Fisiología en 1902, Reed reconoció, antes de morir a finales de ese mismo año, la originalidad de Finlay en proponer que el vector intermediario de la enfermedad era el *Aedes aegypti* (Neghme, 1962; Finlay, 1965; López Sánchez, 1987; Tan, 2008; Espinosa, 2009; Reid-Henry, 2010; Liebowitz, 2012; Ferreira Moreno, 2016).

La demostración de Emil Behring (1854-1917) y de Kitasato de las toxinas del tétanos y de la difteria y la elaboración de un suero antitoxínico en 1890 inauguraron la terapia sérica y el grandioso campo diagnóstico y terapéutico de la inmunología, que tendría un impensable desarrollo en el siglo siguiente. El descubrimiento de los gérmenes se acompañó de un optimismo científico desbordado y se pensó, incluso, que desaparecerían en un futuro cercano las enfermedades infecciosas al desarrollar tratamientos específicos contra cada microrganismo. La invención de los antibióticos en las primeras décadas del siglo XX exacerbó el entusiasmo, pero luego apareció el grave problema de la resistencia bacteriana y surgieron las pandemias virales emergentes. Entonces, la teoría del germen ha tenido que dar un incipiente y progresivo paso al reconocimiento que nunca se hizo en el siglo XIX de la teoría evolutiva, para adaptarla a las complejidades tecnológicas y a los retos epistemológicos de una nueva teoría microbiana que está en construcción en pleno siglo XXI.

Anexo 5
Método para prevenir la rabia después de la mordedura

La profilaxis de la rabia, como la he explicado en mi nombre y en el de mis colaboradores, en las Notas anteriores, constituyó ciertamente un verdadero progreso en el estudio de esta enfermedad, aunque fue más científico que práctico. Su aplicación se exponía a accidentes. De 20 perros tratados, no podría decir que más de 15 o 16 serían refractarios a la rabia. Fue útil, por otra parte, terminar el tratamiento con una inoculación final muy virulenta, la inoculación de un virus control, para confirmar y reforzar el estado refractario. Además, la prudencia exigía mantener a los perros bajo vigilancia durante un tiempo superior al de la incubación de la enfermedad producida por la inoculación directa de este último virus. A partir de entonces, a veces hacía falta no menos de tres o cuatro meses para estar seguros del estado refractario a la rabia. Tales requisitos habrían limitado en gran medida la aplicación del método. Por último, el método difícilmente se habría prestado a una aplicación inmediata, condición que sin embargo exige lo que es accidental e imprevisto en las mordeduras de rabia.

Por tanto, era necesario llegar, si fuera posible, a un método más rápido y capaz de proporcionar, me atrevería a decir, una seguridad perfecta a los perros. ¿Y cómo, además, antes de que se lograra este progreso, atreverse a permitir cualquier tipo de prueba en humanos? Después de hacer experimentos, por así decirlo innumerables, he descubierto un método profiláctico, práctico y rápido, cuyo éxito en los perros es ya numeroso y lo suficientemente seguro como para tener confianza en la generalidad de su aplicación a todos los animales y al hombre mismo. Este método se basa esencialmente en los siguientes hechos:

La inoculación de la médula espinal infectada de un perro atacado de rabia común bajo la duramadre de un conejo siempre produce la rabia en estos animales, después de un período medio de incubación de aproximadamente quince días. Si inoculamos el virus de este primer conejo a un segundo, y de este a un tercero, y así sucesivamente, pronto se manifiesta una tendencia cada vez más marcada a la reducción del período de incubación de la rabia en los conejos sucesivamente inoculados. Después de veinte a veinticinco inoculaciones de conejo a conejo, nos encontramos con períodos de incubación de ocho días, que se mantienen durante un período adicional de otras veinte a veinticinco inoculaciones más. Luego llegamos a un período de incubación de siete días, que encontramos con sorprendente regularidad durante una nueva serie de inoculaciones que llegan hasta las noventa. Al menos esa es la cifra que tengo en estos momentos y apenas se observa una tendencia hacia un período de incubación de algo menos de siete días. Estos experimentos, iniciados en noviembre de 1882, han durado ya tres años, sin que la serie se haya interrumpido nunca y sin tener que recurrir a ningún otro virus que el de los conejos que murieron sucesivamente de rabia. Nada podría ser más fácil, por tanto, que tener constantemente a nuestra disposición, durante intervalos de tiempo considerables, un virus de la rabia de perfecta pureza, siempre idéntico a él o casi idéntico. Este es el punto práctico del método.

Las médulas de estos conejos contienen en toda su extensión el virus de la rabia en un grado constante de virulencia. Si de estas médulas se extraen trozos de unos pocos centímetros de longitud, tomando todas las precauciones posibles para preservar su pureza, la virulencia desaparece lentamente de ellas hasta extinguirse por completo. La duración de la desaparición de la virulencia varía algo en relación con el espesor de los trozos de médula, pero especialmente según esté la temperatura exterior. Cuanto más baja es la temperatura, más duradera es la conservación de la virulencia. Estos resultados constituyen el punto científico del método.

Una vez establecidos estos hechos, he aquí la manera de hacer que un perro sea refractario a la rabia, en un tiempo relativamente corto: Cada día se suspenden trozos de médula fresca de un conejo muerto de rabia desarrollada luego de un período de incubación de siete días, en una serie de botellas cuyo aire se mantiene seco mediante fragmentos de potasa ubicados en el fondo de la botella. También cada día se inocula un perro debajo de la piel con una jeringa de Pravaz llena de caldo esterilizado, en el que se ha desmenuzado un pequeño fragmento de una de estas médulas, empezando por una médula lo bastante lejana al día en que operamos, como para estar seguro de que esta médula ha perdido por completo su virulencia. Los días siguientes se opera de la misma manera con médulas más recientes, separadas entre sí por un intervalo de dos días, hasta usar una última médula muy virulenta, que solo ha estado embotellada durante uno o dos días. Entonces, el perro se vuelve refractario a la rabia. El virus de la rabia puede inocularse debajo de la piel, o incluso en la superficie del cerebro mediante trepanación sin que se desarrolle la rabia.

Aplicando este método, logré tener cincuenta perros de todas las edades y razas, refractarios a la rabia, sin haber encontrado un solo caso fallido, cuando, inesperadamente, se presentaron en mi laboratorio el lunes 6 de julio pasado, tres personas que llegaban de Alsacia. Théodore Vone, comerciante de comestibles en Meissengott, cerca de Schlestadt, fue mordido en el brazo el 4 de julio por su propio perro, que se había vuelto rabioso. Joseph Meister, de nueve años, también fue mordido el 4 de julio a las 8 de la mañana por el mismo perro. Este niño, derribado por el perro, sufrió numerosas mordeduras en las manos, las piernas y los muslos, algunas de ellas tan profundas que le dificultaban incluso caminar. La mordedura más grave había sido cauterizada con ácido fénico, solo doce horas después del accidente, por el doctor Weber, de Villé, a las 8 de la noche. La tercera persona, que no había sido mordida, era la madre del pequeño Joseph Meister. En la autopsia del perro, muerto por su amo, se le encontró el estómago lleno de heno, paja y virutas. El perro estaba sin duda rabioso. Joseph Meister había sido sacado de debajo del animal cubierto de sangre y espuma. El señor Vone tenía graves hematomas en el brazo, pero me aseguró que los colmillos del perro no habían atravesado su camisa. Como no había nada que temer, le dije que podía partir hacia Alsacia ese mismo día, y así lo hizo. Pero hice quedarse conmigo al pequeño Meister y a su madre.

La reunión semanal de la Academia de Ciencias tuvo lugar precisamente el 6 de julio; allí vi a nuestro colega, el Sr. Dr. Vulpian, a quien le conté lo que acababa de suceder. El Sr. Vulpian, así como el Dr. Grancher, profesor de la Facultad de Medicina, tuvieron la amabilidad de venir inmediatamente a ver al pequeño Joseph Meister y comprobar el estado en que se hallaba y el número de sus heridas. Tenía no menos de catorce. La opinión de nuestro erudito colega y del Dr. Grancher fue que, por la gravedad y el número de las mordeduras, era casi seguro que Joseph Meister contraería la rabia. Luego comuniqué al señor Vulpian y al señor Grancher los nuevos resultados que había obtenido en el estudio de la enfermedad, después de la lectura que había dado en Copenhague un año atrás.

Como la muerte de este niño parecía inevitable, decidí, no sin viva y dolorosa preocupación, como se supondrá, probar con Joseph Meister el método que siempre había tenido éxito con los perros. Es cierto que mis cincuenta perros no habían sido mordidos antes de determinar su estado refractario a la rabia, pero sabía que esta circunstancia podía descartarse de mis preocupaciones, porque ya había obtenido el estado refractario a la rabia en muchos de ellos después de la mordedura. Este año hice que los miembros de la Comisión contra la Rabia fueran testigos de este nuevo e importante progreso. En consecuencia, el 6 de julio, a las ocho de la noche, es decir, sesenta horas después de las mordeduras del 4 de julio, y en presencia de los doctores Vulpian y Grancher, inoculamos, bajo un repliegue practicado en la piel del hipocondrio derecho, al pequeño Meister con una jeringa de Pravaz llena hasta la mitad de médula de un conejo que había muerto de rabia el 21 de junio. Esta médula había sido conservada, desde entonces, en una botella de aire seco durante quince días. Los siguientes días se realizaron nuevas inoculaciones, siempre en los hipocondrios [...]

Así aumenté el número de inoculaciones a 13 y prolongué el tratamiento durante diez días. Más adelante diré que un número menor de las vacunas hubieran sido suficientes. Pero se entiende que en este primer intento tuve que actuar con especial cautela [...]. Por lo tanto, en los últimos días había inoculado a Joseph Meister con el virus de la rabia más virulento, el de los perros, reforzado por una multitud de inoculaciones de conejo a conejo, un virus que transmite la rabia a estos animales después de siete días de incubación y después de ocho o diez días a los perros. Me autorizaba en esta aventura lo sucedido con los cincuenta perros de que hablé. Así, pues, Joseph Meister no solo ha escapado de la rabia que le hubiesen causado las mordeduras que recibió, sino también de la que yo le inoculé, para probar la inmunidad producida por el tratamiento, rabia más virulenta que la rabia canina ordinaria.

La inoculación final, muy virulenta, tiene además la ventaja de poner término a los temores que se pueden tener sobre las consecuencias de las mordeduras. Si la rabia se hubiera presentado, habría aparecido de manera más rápida por un virus más virulento, que después del virus de las mordeduras. A mediados de agosto adquirí la confianza de que la salud de Joseph Meister se preservaría en el futuro. Incluso hoy, transcurridos tres meses y tres semanas a partir del accidente, su salud no deja nada que desear.

[...]

¿La inoculación de un virus, siempre idéntico en la virulencia, sería capaz de provocar el estado refractario a la rabia, procediendo a su uso en cantidades muy pequeñas, pero cada día mayores? Es una interpretación de los hechos y el método que seguiré estudiando desde un punto de vista experimental. (Pasteur, 1935: 603-608)

Bibliografía

ABSOLON, K. B.: «Theodor Billroth's Formative Years (1829-1894), a Study in Memory of the Subject's 150th Birthday», en: *Am J Surg*, 137, 1979, pp. 394-407.

ACKERKNECHT, E.: *Rudolf Virchow: Doctor, Statesman, Anthropologist*, Madison, University of Wisconsin Press, 1953.

—: *Medicine at the Paris Hospital 1794-1848*, Baltimore, The Johns Hopkins Press, 1967.

—: *A short History of Medicine*, Baltimore, The Johns Hopkins University Press, 1982.

ACOSTA, A.: «Conjectures and Speculations Jean Astruc, Obstetrics, and Biblical Criticism in Eighteenth-Century France», en: *Eighteenth-Century Studies*, 35, 2, 2001, pp. 256-266.

ADDISON, T. *On the constitutional and local effects of disease of the supra-renal capsules*. London, Samuel Highley, 1855. [Digitalizado por Wellcome History Library, 2015].

ADELMANN, H.: *Marcello Malpighi and the Evolution of Embryology*, 5 vols., Ithaca, Cornell University Press, 1967.

AFEK, A.; *et al.*: «Dr. Tulp's Anatomy Lesson by Rembrandt: the Third Day Hypothesis», en: *Isr Med Assoc J.*, 11(7), 2009, pp. 389-392.

AGNEW, R.: «The achievement of Dominic John Corrigan», en: *Med Hist*, 9, 1965, pp. 230-240.

AKKERMANS, R.: «Robert Heinrich Herman Koch», en: *Lancet Respir Med*, 2014, pp. 264-265.

ALBARRÍN TEULÓN, A.: «Syndenham», en: *Historia universal de la medicina. Tomo 4. Medicina moderna*, dirigida por Pedro Laín Entralgo, Barcelona, Salvat Editores, 1981, pp. 297-307.

—: *La teoría celular. Historia de un paradigma*, Madrid, Alianza Editorial, 1983.

—: *La teoría celular en el siglo XIX*, Madrid, Akal, 1992.

ALBURY, W.: «Experiment and Explanation in the Physiology of Bichat and Magendie», en: *Stud Hist Biol*, 1, 1977, pp. 47-131.

ALDERSEY-WILLIAMS, H.: *Anatomies. A Cultural History of The Human Body*, New York, Norton & Company, 2013.

ALFANI, G.: «Plague in Seventeenth-Century Europe and the Decline of Italy: an Epidemiological Hypothesis», en: *European Review of Economical History*, 17, 4, 2013, pp. 412-413.

ALFANI, G; MURPHY, T.: «Plague and Lethal Epidemics in the Pre-Industrial World», en: *The Journal of Economic History*, 77, 1, 2017, pp. 314-343.

ALPER, M.: «The Eter Controversy Revisited», en: *Anesthesiology*, 23, 4, 1964, pp. 560-563.

AMBROSE, Ch.: «Immunology's first priority dispute—An account of the 17th-century Rudbeck–Bartholin feud», en: *Cellular Immunology*, 242, 2006, pp 1-8.

AMINOFF, M. J.: «The Life and Legacy of Brown-Séquard», en: *Brain*, 140, 2017, pp. 1525-1532.

ANAYA-PRADO, R; GODÍNEZ, J.: «William and Charles Mayo: Their Influence on American Medicine», en: *Journal of Investigative Surgery*, 20, 2007, pp. 325-329.

ANDROUTSOS, G.: «Rudolf Virchow (1821-1902): Founder of Cellular Pathology and Pioneer of Oncology», en: *Journal of BUON*, 9, 2004, pp. 331-336.

—: «Giovanni-Battista Morgagni (1682-1773): Creator of Pathological Anatomy», en: *Journal of Buon*, 11, 2006, pp. 95-101.

ANIYATHODIYIL, P. U.: «Von Hebra-Legend in Dermatology», en: *J Skin Sex Transm Dis*, 2, 1, 2020, pp. 35-36.

ANKUM, W. M., *et al.*: «Reinier De Graaf (1641-1673) and the Fallopian Tube», en: *Hum Reprod Update*, 2(4), 1996, pp. 365-369.

APPLEBY, A.: «The Disappearance of Plague: A Continuing Puzzle», en: *The Economic History Review*, 33, 2, 1980, pp. 161-173.

—: «Epidemics and Famine in the Little Ice Age», en: *Climate and history*, Rotberg & Rabb (Ed.), New Jersey, Princenton University Press, 1981, pp. 65-83.

Aréchiga, V.: «La teoría de la materia de la Naturphilosophie», en: *Revista de Filosofía e Historia de la Ciencia,* 5, 1, 2014, pp. 7-20.

Arráez-Aybar, L. A.: «Thomas Willis, a pioneer in translational research in anatomy (on the 350th anniversary of Cerebri anatome)» en: *J. Anat.,* 226, 2015, pp. 289-300.

Aselli, G.: *De lactibus sive lacteis venis quarto vasorum mesaraicorum genere novo invento... dissertatio,* Milan, Giovanni Battista Bidelli, 1627. [Digitalizado por Wellcome Library, 2016].

Asorey-García, A.; *et al.*: «La ceguera de Galileo Galilei», en: *Arch Soc Esp Oftalmol,* 88,12, 2013, pp. e84-e87.

Astruc, P.: *Les biographies médicales n.° 8. Auguste-François Chomel (1788-1858),* Paris, Librairie J-B. Baillière et fils, 1936.

Aubrey, J.: *«Brief lives», chiefly of contemporaries, Set Down By John Aubrey, Between The Years 1669-1696,* 2 vol., Oxford, Clarendon Press, 1898.

Aucante, V.: *La philosophie médicale de Descartes,* Paris, Presses Universitaires de France, 2006.

Auenbrugger, L.: *Inventum novum ex percussione thoracis humani ut signo abtrusos interni pectoris morbos detegendi, Vindovone,* Typis Joannis Thomas Trattner. Cas Reg Majest. Aula Typographi, 1761. [Digitalizado por Harvard University, 2017].

Babinski, J.: «Sur le réflexe cutané plantaire dans certaines affections organiques du système nerveux central», en: *C. R. Soc. Biol.,* 48, 1896, pp. 207-208.

—: «Du phénomène des orteils et de sa valeur sémiologique», en: *Semaine Medicale,* 18, 1898, pp. 321-322.

—: «De l'asynergie cérébelleuse», en: *Rev. Neurol,* 7, 1899, pp. 806-816.

—: «Diagnostic différentiel de l'hémiplégie organique et de l'hémiplégique hystérique», en: *Gazette des Hopitaux,* 5-8 mai 1900.

—: «Sur le rôle du cervelet dans les actes volitionnels nécessitant une succession rapide de mouvements (Diadococinésie)», en: *Rev. Neurol,* 10, 1902, pp. 1013-1015.

—: «De l'abduction des orteils (signe de l'éventail)», en: *Rev. Neurol,* 11, 1903, pp. 728-729.

—: *Exposé des travaux scientifiques du Dr J. Babinski*, Paris, Masson, 1913.

BACH, J. F.: «Causality in medicine», en: *C. R. Biologies*, 342, 2019, pp. 55-57.

BACON, F.: *The Works of Francis Bacon in Ten Volumes*, volume II, London, printed for J. Johnson and J. Richardson, 1803.

—: *El avance del saber*, María Luisa Balseiro (trad.), Madrid, Alianza Editorial, 1988.

—: *Instauro Magna*, Novum Organum, Nueva Atlántida, México, Editorial Porrúa, 1991.

BAILLIE, M.: *The Morbid Anatomy of some of the most important parts of the Human Body*, London, printed for J. Johnson, sr. Paul's church-yard; and G. Nicol Pall-Malls, 1793. [Digitalizado por Wellcome History Library, 2020].

BAILLY, J.: *Rapport des commissaires chargés par le Roi, de l'examen du magnétisme animal*, Paris, de l'Imprimerie royale, 1784. [Digitalizado por Gallica (Biblioteca Nacional de Francia), 2018].

BAKER, J.: *The cell theory: a restatement, history, and critique*, New York, Garland, 1988.

BALAGUER, E. P.: *La introducción del modelo físico-matemático en la medicina moderna: Análisis de la obra de G. A. Borelli (1608-1679): De Motu Animalium*, Valencia, Cuadernos hispánicos de historia de la medicina y de la ciencia, 1974.

BALAGUER PERIGÜEL, E.; BALLESTER AÑON, R.: *En el nombre de los Niños. Real Expedición Filantrópica de la Vacuna, 1803-1806* [libro en línea], Asociación Española de Pediatría, 2003. Colección Monografías de la AEP, n.º 2. En: https://www.aeped.es

BALDASSARRI, F. (ed.).: *Descartes and Medicine: Problems, Responses and Survival of a Cartesian Discipline*, Turnhout, Brepols, 2023.

BALDINI, U.: «Giovanni Alfonso Borelli e la rivoluzione scientifica», en: *Physis. Riv. Internaz. Storia Sci.*, 16 (2), 1974, pp. 97-128.

BAL, M.: *Reading «Rembrandt»-Beyond the Word-Image Opposition*, Cambridge, Cambridge University Press, 1991.

BALJET, B.: «The painted Amsterdam The Painted Amsterdam Anatomy Lessons: Anatomy Performances in Dissecting Rooms?», en: *Ann Anat*, 182, 2000, pp. 3-11.

BALLESTEROS, J.: «Reanálisis del estudio de Carlos J. Finlay acerca del mosquito como vector de la fiebre amarilla», en: *Revista Cubana de Higiene y Epidemiología*, 60, 2023, pp. e1385.

BANCROFT, W.: «Helmholtz and Nernst», en: *The Journal of Physical Chemistry*, 42, 5, 1937, pp. 687-691.

BARBENSI, G.: *Borelli*, Trieste, Zigiotti Editore, 1947.

BARBOUR, R.: *Sir Thomas Browne. A Life*, Oxford, Oxford University Press, 2016.

BARKAN, H.: *Johannes Brahms and Theodor Billroth, Letters from a Musical Friendship*, Oklahoma, University of Oklahoma Press, 1954.

BARON, J.: *The Life of Edward Jenner. In two volumes*, London, Henry Colburn Publisher, 1827.

—: «Medical Police and the Nanny State: Public Health Versus Private Autonomy», en: *Mt Sinai J Med.*, 73, 4, 2006, pp. 708-715.

BASSIRI, N.: «The Brain and the Unconscious Soul in Eighteenth-Century Nervous Physiology: Robert Whytt's Sensorium Commune», en: *Journal of the History of Ideas*, 74, 2013, pp. 425-448.

BAUMGARTNER, L; RAMSEY, E.: «Johann Peter Frank and His "System einer vollständigen medicinischen Polizey"», en: *Annals of Medical History*, 5, 1933, pp. 525-532.

—: «Johann Peter Frank and His "System einer vollständigen medicinischen Polizey"», en: *Annals of Medical History*, 6, 1934, pp. 69-90.

BEHBEHANI, A.: «The Smallpox Story: Life and Death of an Old Disease», en: *Microbiol Rev*, 47, 4, 1983, pp. 455-509.

BELLINGHIERI, G.: «The management of renal stones in Ratio medendi in nosocomio practico (1773) of Anton De Haen (1704-1776)», en: *G Ital Nefrol*, 35 (Supplement 70), 2018, pp. 1-4.

BELTRÁN, A.: *Talento y poder. Historia de las relaciones entre Galileo y la Iglesia católica*, Pamplona, Laetoli, 2007.

BELTRÁN, R.: «La "tuera" como fruto amargo de sufrimiento amoroso: entre el *Cancionero General* (1511) y *El rayo que no cesa* de Miguel Hernández (1936)», en: *Revista de Cancioneros Impresos y Manuscritos*, 10, 2021, pp. 100-140.

Benavente, T.: *Historia de los indios de la Nueva España. Edición, estudio y notas de Mercedes Serna Arnaiz y Bernat Castany Prado*, Madrid, Real Academia Española, 2014.

Bennett, J.: «A Note on Religio Medici and Some of Its Critics», en: *Studies in the Renaissance*, 3, 1956, pp. 175-184.

Bentata, Y.: *Un médecin anatomiste du XVIIe siècle. Thèse de Médecine*, Paris, Université de Paris, 1932.

Bentivoglio, M.: «1896-1996: The Centennial of the Axon», en: *Brain Research Bulletin*, 41, 6, 1996, pp.319-325.

Berche, P.: «Louis Pasteur, from crystals of life to vaccination», en: *Clinical microbiology and infection*, 18, 5, 2012, pp. 1-6.

Bernard, C.: *Principes de médicine expérimentale*, Paris, PUF, 1947.

—: *Introducción al estudio de la medicina experimental*, Buenos Aires, El Ateneo, 1959.

—: *Introduction a l'étude de la médecine expérimentale*, Paris, Flammarion, 1984.

Berry, D.: «Pierre-Francois Olive Rayer: Biography», en: *Medical History*, 49(S24), 2005, pp. 7-13.

Bertolini, D. M.: «Authorship and Teamwork around the Cimento Academy: Mathematics, Anatomy, Experimental Philosophy», en: *Early Science and Medicine*, 6, 2, 2001, pp. 65-95.

—: «The Collaboration between Anatomists and Mathematicians in the mid-Seventeenth Century with a Study of Images as Experiments and Galileo's Role in Steno's Myology», en: *Early Science and Medicine*, 13, 2008, pp. 665-709.

—: *Mechanism, Experiment, Disease: Marcello Malpighi and Seventeenth-Century Anatomy*, Baltimore, Johns Hopkins University Press, 2011.

—: «Machines of the Body in the Seventeenth Century», en: *Early Modern Medicine and Natural Philosophy*, Peter Distelzweig, Benjamin Goldberg, Evan R. Ragland (ed.), Dordrecht, Springer, 2015, pp. 91-116.

Bessen, H.: «Therapeutic and Toxic Effects of Digitalis: William Withering, 1785», en: *J Emerg Med*, 4, 1986, pp. 243-248.

BEST, M; *et al.*: «Pierre Charles Alexandre Louis: Master of the Spirit of Mathematical Clinical Science», en: *Qual Saf Health Care*, 14, 2005, pp. 462-464.

BEUKERS, H.: «Acid Spirits and Alkaline Salts: The iatrochemistry of Franciscus dele Boë, Sylvius», en: *Sartoniana*, 12, 1999, pp. 39-59.

BHATTACHARYYA, K.: *Eminent Neuroscientists: Their Lives and Works*, Kolkata, Academic Publishers, 2011.

BHATTACHARYA, K.; *et al.*: «Robert Liston-"The Surgeon with the Fastest Knife"», en: *Indian Journal of Surgery*, 84, 2022. 10.1007/s12262-021-03272-5.

BIBEL, D.; CHEN, T.: «Diagnosis of Plague: an Analysis of the Yersin-Kitasato Controversy», en: *Bacteriological Reviews*, 40, 3, 1976, pp. 633-651.

BICHAT, X.: *Tratado de las membranas en general y de diversas membranas en particular*, N.N.N. (trad.), Madrid, Imprenta de D. Pedro Sanz, 1826.

—: *Traité des membranes général et de diverses membranes en particulier*, Paris, Méquicnon-Marvis, libraire pour la partie de médicine, Rue du jardinet, n.º 13, 1827. [Digitalizado por University of Toronto, 2011].

—: *Investigaciones fisiológicas sobre la vida y la muerte. Tomo 1*, Juan Manuel González y Agustín Recio (trad.), Madrid, Imprenta que fue de García, 1827.

—: *Anatomía general aplicada a la fisiología y la medicina*, Ramón Trujillo (trad.), Tomo 1, Madrid, Imprenta de D. Norberto Llorencil, 1831.

BIGOTTI, F.: «Mathematica Medica. Santorio and the Quest for Certainty in Medicine», en: *Journal of Healthcare Communications*, l, 4, 2016, pp. 1-8.

—: «Introduction», en: *Santorio Santori and the Emergence of Quantified Medicine, 1614-1790: Corpuscularianism, Technology and Experimentation*, Barry, J.; Bigotti, F. (eds.), London, Palgrave Macmillan, 2022, pp. 1-63,

BILLMANN, F.: «A Pioneer in Medicine and Surgery: Charles Sédillot (1804-1883)», en: *Int J Surg*, 10, 9, 2012, pp. 542-546.

Billroth, T.: *La patología quirúrgica general y su terapéutica, en 50 lecciones. Manual para alumnos y profesores*, L. Góngora y L. Turrón (trad.), 3 ed., Barcelona, Imprenta de la Reinaixensa, 1877.

Binek, M.: «From Koch's postulates to sociomicrobiology», en: *Medycyna Weterynaryjna*, 67, 2011, pp. 151-156.

Blake, W.: *Ver un mundo en un grano de arena (poesía)*, edición bilingüe de Jordi Doce, Madrid, Visor, 2009.

Bloch, M.: *Los reyes taumaturgos*, México, FCE, 2006.

Blom, P.: *El motín de la naturaleza*, Barcelona, Anagrama, 2023.

Boerhaave, H.: *Atrocis, nec descripti prius, morbi historia. Secundum medicae artis leges*, Lugduni Batavorum, Ex Officina Boutesteniana, 1724. [Digitalizado por Wellcome History Library, 2018].

Boë, F.: *Opera Medica*, Geneva, Apud Samuelem de Tournes, 1681. [Digitalizado por Wellcome Library, 2018].

Bogousslavsky, J.: *Following Charcot: A Forgotten History of Neurology and Psychiatry (Frontiers of Neurology and Neuroscience)*, Basel, Karger, 2011.

Bohórquez, J.: «De la sangre en circulación: Descartes y Harvey», en: *Discusiones Filosóficas*, 20(34), 2019, pp. 113-129.

Bondeson J.: *Buried alive: the terrible history of our most primal fear*, London, W. W. Norton and Company, 2001.

Bonner, T. N.: *Becoming a Physician: Medical Education in Great Britain, France, Germany, and the United States, 1750-1945*, New York, Oxford Academic, 1996.

Bordeu, T. de: *Recherches anatomiques sur la position des glandes et sur leur action*, Paris, Brosson, Libraire, rue Pierre- Sarrasin, n.º 7, 1799.

Borel, P.: *Historiarum, et observationum medicophysicarum, centuriae IV. In quibus non solum multa utilia, sed & rara, stupenda ac inaudita continentur*, Parisiis, Apud Joannem Billaine et viduam Mathurini Dupuis, 1653. [Digitalizado por Wellcome Library, 2022].

—: *Observationum microscopicarum centuria. En: De vero telescopii inventore, cum breve omnium conspiciliorum historia,* The Hague, ex typographia Adriani Vlacq, 1656. [Digitalizado por la Universidad Complutense de Madrid, 2018].

Borelli, G. A.: *De motu animalium / Io. Alphonsi Borelli... Opus Posthumum; pars altera,* Romae, ex Typographia Angeli Bernabò, 1681. [Digitalizado por Ministerio de Cultura de España, 2009].

—: *On the Movement of Animals,* Paul Maquet (trad.), Berlin, Springer, 1989.

Borges, J. L.: «Sobre los clásicos», en: *Otras inquisiciones. Obras completas. Volumen II,* Buenos Aires, Emecé, 1994, pp. 150-151.

Borkens, Y.; *et al.*: «Homeopathy-A lively relic of the prescientific era», en: *Wien klin wochenschr,* 136, 2024, pp. 177-184.

Bortoft, H.: *La naturaleza como totalidad. La visión científica de Goethe,* Antonio Rivas (trad.), Girona, Atalanta, 2020.

Bouillaud, J. B.: *Recherches cliniques propres et démonstrer que le sens du langage articulé et le principe coordinateur des mouvements de la parole résident dans les lobules antérieurs du cerveau,* Paris, Baillière, 1848.

Bourke, C.: «Immune Dysfunction as a Cause and Consequence of Malnutrition», en: *Trends in Immunology,* 37, 6, 2016, pp. 386-398.

Bowman, I.: «Jean-Baptiste Sénac and his treatise on the heart», en: *Tex Heart Inst J,* 14, 1, 1987, pp. 5-11.

Boyle, R.: *The works of the Honourable Robert Boyle. In six volumes. Vol. 5,* T. Birch (ed.), London, J. Rivington, 1772. [Digitalizado por la Universidad de California, 2011].

Boylston, A.: «The origins of vaccination: myths and reality», en: *Journal of the Royal Society of Medicine,* 106, 9, 2013, pp. 351-354.

—: «The Myth of the Milkmaid», en: *New England Journal of Medicine,* 378, 5, 2018, pp. 414-415.

Brazier, M.: «The history of the electrical activity of the brain as a method for localizing sensory function», en: *Med Hist,* 7, 1963, pp. 199-211.

BREE, E.; *et al.*: «The Contribution of Petrus Camper to the Anatomy and Aetiology of Inguinal Hernias», en: *Hellenic Journal of Surgery*, 92, 2020, pp. 126-132.

BRESADOLA, M.: «Medicine and Science in the Life of Luigi Galvani», en: *Brain Research Bulletin*, 46, 5, 1998, pp. 367-380.

—: «A Physician and a Man of Science: Patients, Physicians, and Diseases in Marcello Malpighi's Medical Practice», en: *Bull. Hist. Med*, 85, 2011, pp. 193-221.

BRIGHT, R.: *Reports of medical cases, selected with a view of illustrating the symptoms and cure of diseases by a reference to morbid anatomy. (In three volumes)*, London, Longmans, 1827-1831.

BRIGO, F.: «Jean-Martin Charcot (1825-1893) and his second thoughts about hysteria», en: *Arq Neuropsiquiatr*, 79, 2, 2021, pp. 173-174.

BROCA, P.: «Nouvelle observation d'aphémie produite par un lésion de la moitié postérieure des deuxième et troisième circonvolutions frontales gauches», en: *Bulletin de la Société Anatomique*, 36, 1861, pp. 398-407.

BROCK, T. D.: *Robert Koch: A Life in Medicine and Bacteriology*,. Madison, Science Tech Publishers. 1988.

BRONZA, B.: «Impact of Gerard van Swieten on the development of Austrian medicine throughout the 18th century», en: *Scr Med*, 52, 1, 2021, pp. 59-68.

BROOKS, J.: «Revising the conquest of Mexico: Smallpox, Sources, and Populations», en: *Journal of Interdisciplinary History*, XXIV, I, 1993, pp. 1-29.

BROWN, J.: *Locke and Sydenham*, Edinburgh, Edmonston and Douglas, 1886.

BROWN, P.: «The vendors of medicines advertised in eighteenth-century Bath newspapers», en: *Medical History*, 19, 4, 1975, pp. 352-369.

BROWN, S; *et al.*: «Stephen Hales and the Practice of Science», en: *Medical Physiology Online*, 2011.

BROWN-SÉQUARD, C.: «Recherches expérimentales sur la physiologie et la pathologie des capsules surrénales», en: *C R Acad Sci*, 43, 1856, pp. 422-425.

—: «Note on the effects produced on man by subcutaneus injections of a liquid obtained from the testicles of animals», en: *The Lancet*, 20, 1889, pp. 105-107.

—: «Des effets produits chez l'homme par des injections sous-cutané es d'un liquide retiré des testicules frais de cobaye et de chien», en: *C R Soc Biol*, 41, 1889a, pp. 415-419.

—: «On a new therapeutic method consisting in the use of organic liquids extracted from glands and other organs», en: *BMJ*, 1, 1893, pp. 1145-1147; 1212-1214.

—: «Remarques à propos des recherches du Dr. F.W. Mott sur les effets de la section d'une moitié latérale de la moelle e épinière», en: *Arch Physiol Norm Pathol*, 6, 1894, pp. 195-198.

BROWNE, T.: *Sir Thomas Browne's Works. Including his life and Correspondence*, Simon Wilkin (ed.), Volume IV, London, William Pickering, Norwich, Josiah Fletcher, 1835.

—: *La religión de un médico y El enterramiento en urnas*, Javier Marías (trad.), Barcelona, Reino de Redonda, 2002.

BRUNNER, J. C.: *Glandulae duodeni seu pancreas secundarium, in intestino duodeno hominis primùm Frankofurti; Heidelbergae: Apud Joh. Maximilian. à Sande*, 1715. [Digitalizado por Wellcome Library, 2016].

BRUNO, E.; HORACIO, S. M.; YOLANDA, E.; GUILLERMO, G. R.: «The articles of Babinski on his sign and the paper of 1898», *Neurol India*, 55, 2007, pp. 328-332.

BRUNO, M.; *et al.*: «Spontaneous Laceration and Rupture of Oesophagus and Stomach», en: *Arch Intern Med*, 112, 1963, pp. 574-83.

BUCHANAN, W.: «The contribution of Sir James Paget (1814-1894) to the study of rheumatic disease», en: *Clin Rheumatol*, 15, 1996, pp. 461-472.

BUESS, H.: «Albrecht von Haller and his Elementa Physiologiue as the beginning of pathological physiology», en: *Med Hist*, 3, 1959, pp. 123-131.

—: «Theóphil Bonet (1620-1689) und die grundsatzliche Bedeutung seines "Sepulchretum in der Geschichte der Pathologistchen Anatomie», en: *Gesnerus*, 8, 1951, pp. 32-52.

—: «William Harvey and the Foundation of Modern Haemodynamics by Albrecht von Haller», en: *Med Hist*, 14(2), 1970, pp. 175-182.

Bumbasirevic, M.; *et al.*: «Emil Theodor Kocher (1841-1917): Orthopaedic surgeon and the first surgeon Nobel Prize winner», en: *Acta chirurgica Iugoslavica*, 60, 2013, pp. 7-11.

Buranelli, V.: *The wizard from Vienna: Franz Anton Mesmer*, New York, Coward McCann & Geoghegan, 1975.

Buret, F.: *Syphilis in ancient and prehistoric times*, Philadelphia, F. A. Davis Publisher, 1891.

Burton, R.: *The Anatomy of Melancholia*, Oxford, printed by John Lindfield and James Shozt, 1624. [Digitalizado por Wellcome History Library, 2016].

—: *The Anatomy of Melancholia. Vol 2*, Philadelphia, E. Claxton & Company, 1883.

—: *Anatomía de la melancolía I*, Ana Sáez Hidalgo (trad.), Madrid, Asociación Española de Neuropsiquiatría, 1997.

—: *Anatomía de la melancolía II*, Raquel Álvarez Peláez (trad.), Madrid, Asociación Española de Neuropsiquiatría, 1998.

—: *Anatomía de la melancolía III*, Cristina Corredor (trad.), Madrid, Asociación Española de Neuropsiquiatría, 2002.

Burton, W.: *An account of the life and writings of Herman Boerhaave*, London, Henry Lintots, 1743. [Digitalizado por Google Books, 2018].

Buzzi, A.; *et al.*: «La dinastía Monro», en: *ALMA Cultura y Medicina*, 2, 2, 2016, pp. 26-54.

Buzzi, A.: «La lección clínica de Charcot en La Salpêtrière», en: *ALMA Cultura y Medicina - Edición Especial: Psico-Neurociencias*, año 2, vol. 2, núm. 3, 2017.

Cabanis, J. G.: *Compendio histórico de las revoluciones y reforma de la medicina*, D.S.M. (trad.), Madrid, Imprenta de Repullés, 1820.

CALASSO, R.: *Los jeroglíficos de Sir Thomas Browne*, México, FCE, 2010.

CALDERA DE HEREDIA, G.: *De Pulvere febrifugo Occidentalis Indiae (1663) y la introducción de la quina en Europa*, José María López Piñero y Francisco Calero (eds.), Valencia, Universidad de Valencia, 1992.

CAMARGO, C. H; *et al.*: «Jean-Martin Charcot: the polymath», en: *Arq. Neurosiquiatr*, 81, 2023, pp. 1098-1111.

CAMERON, J. S.: «Milk or albumin? The history of proteinuria before Richard Bright», en: *Nephrol Dial Transplant*, 18, 2003, pp. 1281-1285.

CANGUILHEM, G.: *El conocimiento de la vida*, Felipe Cid (trad.), Barcelona, Anagrama, 1976.

—: *Estudios de historia y de filosofía de las ciencias*, Buenos Aires, Amorrortu Editores, 2009.

CAPANNA, E.: «Lazzaro Spallanzani: at the roots of modern biology», en: *J Exper Zool*, 285, 3, 1999, pp. 178-196.

CAPONI, G.: «Claude Bernard and his Concept of Physiological function», en: *Revista de Filosofía, Natal*, 26, 50, 2019, pp. 66-85.

CARLSSON, F.; *et al.*: «The germ theory revisited: A noncentric view on infection outcome», en: *PNAS*, 121, 17, 2024. e2319605121

CARPENTER, M.: *Health, medicine, and society in Victorian England*, Santa Barbara, ABC-CLIO, 2010.

CARROLL, D; *et al.*: «Chasing Jenner's vaccine: revisiting cowpox virus classification», en: *PLoS One*, 6, 8, 2011, pp. e23086.

CARTER, R.: *Descartes' Medical philosophy: The Organic Solution to the Mind-Body Problem*, Baltimore, The Johns Hopkins University Press, 1983.

CARTWRIGHT, F.: *Joseph Lister: the man who made surgery safe*, London, Weidenfeld & Nicolson, 1963.

CASAL, G.: *Mal de la Rosa. Su historia-Causa-Casos-Curación*, Marcial Olivar (trad.), Barcelona, Tipografía de los laboratorios del Norte de España S. A., 1936.

CASTIGLIONI, A.: *La vita e l'opera di Santorio Santorio*, Bologna, Capelli, 1920.

—: «G. B. Morgagni and the Anatomico-Pathological Conception of the Clinic», en: *Procedings of the Royal Society of Medicine,* XXVIII, 1934, pp. 375-378.

—: «Galileo Galilei and His Influence on the Evolution of Medical Thought», en: *Bulletin of the History of Medicine,* 12, 1942, pp. 226-241.

Casserio, G.: *Nova anatomia continens accuratam organorum sensilium, tam humanorum quam animalium brutorum et delinealionem et descriptionem,* Frankfort, impensis J. Treudel, 1622. [Digitalizado por Wellcome Library, 2014].

Caton, D.: *What a Blessing She Had Chloroform: The medical and social response to the pain of childbirth from 1800 to the present,* New Haven, Yale University Press, 1999.

Cawadias, A.: «Theophile de Bordeu: An Eighteenth Century Pioneer in Endocrinology», en: *Procedings of the Royal Society of Medicine,* XLIII, 93, 1949, pp. 93-98.

Celestin, L. C.: *Charles-Edouard Brown-Séquard. The Biography of a Tormented Genius,* London, Springer, 2014.

Céline, L. F.: *Semmelweis,* Ramon Vilà Vernis (trad.), Barcelona, Marbot, 2014.

Cervantes, M.: *Novelas ejemplares,* edición de Jorge García López, Barcelona, Galaxia Gutenberg-Círculo de Lectores, 2005.

—: *Viaje al Parnaso y otras poesías,* edición de Laura Fernández García, Barcelona, Penguin Clásicos, 2016.

Chadwick, E.: *Report to Her Majesty's Principal Secretary of State for the Home Department from the Poor Law Commissioners, on an Inquiry into the sanitary condition of the labouring population of Great Britain: with appendices,* London, W. Clowes and Sons, 1842. [Digitalizado por Wellcome History library, 2019].

Chalmers, G.: «True Scientist», en: *Osiris,* 2, 1936, pp. 28-79.

Chang, K.: «Motus Tonicus: Georg Ernst Stahl's Formulation of Tonic Motion and Early Modern Medical Thought», en: *Bull. Hist. Med,* 78, 2004, pp. 767-803.

CHARCOT, J. M.: «Sclérose des cordons latéraux de la moelle épiniére chez une femme hystérique atteinte de contracture permanente des quatre membres», en: *Bull de la Société Méd des Hôpit de Paris*, 2, 1865, pp. 24-35.

—: *Leçons sur les maladies du système nerveux faites à la salpêtrière. Vol 1*, Paris, Delahaye et Lecrosnier, 1877. [Digitalizado por Google Books, 2015].

—: *Leçons sur les maladies du système nerveux faites à la salpêtrière. Vol 2*, Paris, Delahaye et Lecrosnier, 1884. [Digitalizado por Google Books, 2015].

—: *Leçons du Mardi à la Salpêtrière (1887-1889). Notes de Cours de MM. Blin, Charcot et Colin*, Paris, Bureau du Progrès Médical, 1889. [Digitalizado por Google Books, 2019].

CHEN, J.: «History of Pain Theories», en: *Neurosci Bull*, 27, 5, 2011, pp. 343-350.

CHIN-YEE, B.; *et al.*: «Blood Transfusion and the Body in Early Modern France», en: *Can Bull Med Hist*, 33, 1, 2016, pp. 82-102.

CHIKLY, B.: «Who discovered the lymphatic system», en: *Lymphology*, 30(4), 1997, pp. 186-193.

CHOMEL, A. F.: *Essai sur le rhumatisme*, Paris, Th. Méd, 1813. [Digitalizado por Google Books, 2018].

—: *Éléments de pathologie générale*, Paris, Crochard, 1817. [Digitalizado por Google Books, 2017].

—: *Leçons de clinique médicale faites à l'Hôtel-Dieu de Paris*, Paris, G. Baillière, 1834-1840. [Digitalizado por Google Books, 2018].

CIPOLLA, C.: *Fighting the Plague in Seventeenth Century Italy*, Madison, University of Wisconsin Press, 1981.

—: *Contra un enemigo mortal e invisible*, Barcelona, Crítica, 1993.

CLERICUZIO, A.: «Chemical and mechanical theories of digestion in early modern medicine», en: *Studies in history and philosophy of biological and biomedical sciences*, 43, 2, 2012, pp. 329-337.

—: «Thomas Willis' iatrochemistry and the activity of matter», en: *The Royal Society Journal of The History of Science*, 77, 4, 2023, pp. 717-732.

Clower, W.; Finger, S.: «Discovering Trepanation: The Contribution of Paul Broca», en: *Neurosurgery*, 49, 2002, pp. 1417-1425.

Cobb, M.: «Reading and Writing The Book of Nature: Jan Swammerdam (1637-1680)», en: *Endeavour*, 24, 3, 2000, pp. 122-128.

Cohen, B.: *Revolución en la ciencia*, Barcelona, Gedisa, 2002.

Cohen, S.: «A Guide to the History of Biochemistry», *Isis*, 91, 1, 2000, pp. 120-124.

Coleman, W.; Holmes, F. L. (eds.): *The investigative enterprise: experimental physiology in nineteenth-century medicine*, Berkeley, University of California Press, 1988.

Collinge, P.: «'I swim like a frog that has lost the use of its hind legs': The Pursuit of Health and Leisure in Buxton, 1781-90», en: *Journal for Eighteenth-Century Studies*, 40, 3, 2017, pp. 381-398.

Collyer, R.: «Carta al editor del *Lancet*», *The Lancet*, january 9, 1847.

—: *Review of the «Lancet's» Article on the History of Anaesthetic Discovery: by the original discoverer, Robert H. Collyer, M. D.*, London, Plackett & Co, 1871. [Digitalizado por Wellcome History Library, 2017].

—: *Early history of the anaesthetic discovery*, London, H. Vickers, 1877. [Digitalizado por Wellcome history library, 2017].

Colombier, J.: *Instruction sur la manière de gouverner les insensés, et de travailler à leur guérison dans les asyles qui leur sont destinés*, París, De Imprimerie Royale, 1785. [Digitalizado por la Biblioteca Nacional de Francia (BNF), 2017].

Comte, A.: *Curso de Filosofía Positiva. Discurso sobre el Espíritu Positivo*, Barcelona, Orbis, S. A., 1980.

Conklin, E. G.: «Predecessors of Schleiden and Schwann», en: *American Naturalist*, 73, 1939, pp. 538-546.

Conti, B.: «Sir Thomas Browne's Annotated Copy of His 1642 Religio Medici», *The Princeton University Library Chronicle*, 67, 3, 2006, pp. 595-610.

Cook, H.: «Thomas Wharton's Adenographia, first published in London in 1656 Reviewed», en: *Med Hist.*, 42(3), 1998, pp. 411-412.

—: «Boerhaave and the flight from reason in medicine», en: *Bulletin of the History of Medicine*, 74,2, 2010, pp. 221-240.

CORBIN, A.: *El perfume o el miasma «El olfato y lo imaginario social. Siglos XVIII y XIX»*, México, FCE, 2021.

CORRIGAN, D. J.: «On permanent patency of the mouth of the aorta, or inadequacy of the aortic valves», en: *Edinb. Med. Surg. J.*, 37, 1832, pp. 225-245.

—: «On cirrhosis of the lung», en: *Dublin J. Med. Sci.*, 13, 1838, pp. 266-286.

COUES, W. P.: «Pierre Fidele Bretonneau, 1778-1862», en: *New Engl J*, 194, 10, 1926, pp. 440-443.

COWEN, D.: «Comments on Dr. Romanell's article on Locke and Sydenham», en: *Bulletin History of Medicine*, 33, 2, 1959, pp. 173-180.

COX-MAKSIMOV, D. «Burton's Anatomy of Melancholy: Philosophically, Medically and Historically: Part 1», en: *History of Psychiatry*, 7, 6, 1996, pp. 201-224.

—: «Burton's Anatomy of Melancholy: Philosophically, Medically and Historically: Part 2», en: *History of Psychiatry*, 7, 9, 1996a, pp. 343-359.

CRANEFIELD, P.: *The way in and the way out: Francois Magendie, Charles Bell and the roots of the spinal nerves: with a facsim of Charles Bell's annotated copy of his Ideas of a new anatomy of the brain*, Mount Kisco, Futura Pub. Co, 1974.

CRAWFURD, R.: *The King's Evil*, Oxford, The Clarendon Press, 1911.

CRELLIN, J.: «Anton Storck (1731-1803) and British Therapeutics», en: *Clio Medica*, 9, 2, 1974, pp. 103-108.

CREW, F.: *Fundamentos de genética*, Madrid, Editorial Alambra, 1968.

CRISSEY, J. T.; PARISH, L. C.: «Ferdinand hebra: A reexamination of his contributions to dermatology», en: *Int J Dermatol*, 19, 1980, pp. 585-588.

CROSBY, A.: «Conquistador y Pestilencia: The First New World Pandemic and the Fall of the Great Indian Empires», en: *Hispanic American Historical Review*, XLVII, 1967, pp. 321-343

—: «Virgin Soil Epidemics as a Factor in the Aboriginal Depopulation in America», en: *William and Mary Quarterly*, XXXIII, 1976, pp. 289-290.

Crosby, W.: «Paroxysmal nocturnal hemoglobinuria; a classic description by Paul Strübling in 1882, and a bibliography of the disease», en: *Blood*, 6, 3, 1951, pp. 270-284.

Cruveilhier, J.: *Anatomie pathologique du corps humain ou description avec figures lithographiées et coloriées des diverses altérations morbides dont le corps humain est susceptible*, Paris, Baillière, 1829-1842. [Digitalizado por Google Books, 2016].

Cunningham, A.: *The anatomist anatomis'd: an experimental discipline in Enlightenment Europe*, New York, Routledge, 2010.

Daniel, D.: «Hermann von Helmholtz 1821-1894», en: *Philosophy Now*, 129, 2018. https://philosophynow.org/issues/129/Hermann_von_Helmholtz_1821-1894.

Daremberg, C.: *Historie des sciences medicalis. Vol. 2*, Paris, Bailliere, 1870.

Daszkiewicz, P.: «René Antoine Ferchault de Réaumur (1683-1757), a naturalist and pioneer of acarology and his contacts with Poland», en: *Biological Letters*, 53, 2016, pp. 9-17.

Davis, I.: «"Round, red globules floating in a crystalline fluid" - Antoni van Leeuwenhoek's observations of red blood cells and hemocytes», en: *Micron*, 157, 2022, 103249.

Davy, H.: *Researches chemical and philosophical: chiefly concerning nitrous oxide or dephlogisticated nitrous air and its respiration*, London, Printed for J. Johnson, 1800. [Digitalizado por Wellcome History Library, 2016].

Debus, A.: «Sir Thomas Browne and the Study of Colour Indicators», en: *Ambix*, 10, 1962, pp. 29-36.

—: «Harvey and Fludd: The irrational factor in the rational science of the seventeenth century», en: *J Hist Biol*, 3, 1979, pp. 81-105.

—: *The Chemical Philosophy*, New York, Dover Publications, 2002.

Del Río, E.: «Los comienzos de la dermatopatología y de la microbiología dermatológica en España», en: *Actas Dermosifiliogr*, 105, 2, 2014, pp. 135-149.

Delhoume, L.: *L'École de Dupuytren: Jean Cruveilhier*, Paris, Baillière, 1937.

Delpech, J. M.: *De l'orthomorphie par rapport à l'espèce humaine*, Paris, Gabon, 1828. [Digitalizado por Google Books, 2016].

Desaive, J.: *Médecins, climat et épidémies à la fin du XVIIIe siècle*, Paris, Mouton, 1972.

Descartes, R.: *Meditaciones metafísicas*, Barcelona, Orbis, 1986.

—: *Obras*, Madrid, Gredos, 2011.

Des Chene, D.: *Spirits and Clocks: Machine and Organism in Descartes*, London, Cornell University Press, 2001.

De Graaf, R.: *De virorum organis generationi inservientibus, de clysteribus et de usu siphonis in anatomia*, Ex officina Hackiana, Lugd. Batav. et Roterod, 1668. [Digitalizado por Wellcome Library, 2022].

—: *De mulierum organis generationi inservientibus trac- tatus novus*, Ex officina Hackiana, Lugd. Batav., 1672. [Digitalizado por Wellcome Library, 2022].

De Graaf, R.; Ocelyn, H. D.; Setchell, B. P.: *Renier De Graaf on the human reproductive organs. An annotated translation of tractatus de vivorum organis generationi inservientibus (1668) and de mulierum generationi inservientibus tractatus novus (1672)*, J Reprod Fertil, 1972; Suppl. 17:2.

De Santo, N.; *et al.*: «Pierre-Joseph Desault (1738-1795)-A forerunner of modern medical teaching», en: *J Nephrol*, 16, 2003, pp. 742-753.

De Vega, L.: *Obras de Lope de Vega. Volumen 4*, Emilio Cotarelo y Mori (ed.), Madrid, Imprenta Real Academia Española, 1917.

Didi-Huberman, G.: *La invención de la histeria, Charcot y la iconografía fotográfica de la la Salpêtrière*, Madrid, Cátedra, 2015.

Diomedi, A.: «La guerra biológica en la conquista del Nuevo Mundo. Una revisión histórica y sistemática de la literatura», en: *Revista Chilena de Infectología*, 20, 1, 2003, pp. 19-25.

Dixon, C.: *Smallpox*, London, J. & A. Churchill, 1962.

DI LEVA, A; *et al.*: «Liquor cotunnii: The history of cerebrospinal fluid in Domenico Cotugnos work», en: *Neurosurgery,* 63, 2, 2008, pp. 352-358.

DOBELL, C.: *Anthony van Leeuwenhoek and his little animals,* New York, Harcourt, Brace and Company, 1932.

DOBO, N.: *Bichat. La vie fulgurante d'un génie,* Paris, Perrin, 1989.

DONNE, J.: *The Variorum Edition of the Poetry of John Donne, Volume 6: The Anniversaries and the Epicedes and Obsequies,* Indiana, Indiana University Press, 1995.

DOWNIE, A.: «The immunological relationships of the virus of spontaneous cowpox to vaccinia virus», en: *Br J Exp Pathol,* 1939, pp.158-176.

DOYLE, D.: «Eponymous doctors associated with Edinburgh-Thomas Addison, Richard Bright, Dominic Corrigan, Thomas Addis, and Thomas Hodgkin», en: *J R Coll Physicians Edinb,* 36, 2006, pp. 271-277.

DREIFUS, C.: *Some Milestones in the History of Haematology,* New York, Grune & Stratton, 1957.

DRÖSCHER, A.: *Mohl, Hugo von,* 2015. DOI: 10.1002/9780470015902.a002942.

DUBOS, R.: *Pasteur,* 2 tomos, Barcelona, Salvat Ediciones, 1984.

DUBHASHI, S. P.; CHOUDHARY, S.: «Armand Trousseau», en: *Arch Med Health Sci,* 4, 2016, pp. 149-150.

DUCCESCHI, V.: «I manoscritti di Gaspare Aselli (1581-1625)», en: *Archivio di storia della scienza,* 3, 1922, pp. 125-134.

DUFFIN, J. M.: «Why does cirrhosis belong to Laennec?», en: *Can Med Assoc J,* 137, 1987, pp. 393-396.

DUMONT, M.: «Nicolas Puzos: un accoucheur du XVIIIe siècle. De la chirurgie de guerre à l'obstétrique et de la fièvre de lait au placenta praevia», en: *J Gynecol Obstet Biol Reprod,* 17, 4, 1988, pp. 431-437.

DUNN, P.: «Bartholomew Mosse (1712-1759), Sir Fielding Ould (1710-1789), and the Rotunda Hospital, Dublin», en: *Arch Dis Child Fetal Neonatal Ed,* 81, 1999, pp. F74-F76.

—: «Jean-Louis Baudelocque (1746-1810) of Paris and L'art des accouchemens», en: *Arch Dis Child Fetal Neonatal Ed*, 89, 2004, pp. F370-F372.

Dupont, J.: «Pre-Kantian Revival of Epigenesis: Caspar Friedrich Wolff's De formatione intestinorum (1768-1769)» En: *Understanding Purpose: Kant and the Philosophy of Biology. North American Kant Society Studies in Philosophy*, Huneman P. (ed.), New York, Boydell & Brewer, 2007, pp 37-50.

Dupuytren, G.: *Leçons orales de clinique chirurgicale faites à l'Hôtel- Dieu de Paris. Recueillies et publiées par une société de médecins*, Paris, Baillière, 1832. [Digitalizado por Wellcome History Library, 2019].

Edelstein, L.: «Sydenham and Cervantes», en: *Bulletin of the History of Medicine*, 3, supl, 1944, pp. 55-61.

Editor: *The Lancet*, June 11, 1870.

Edouard, L.: «Brown-Séquard, Father of Endocrinology», en: *African Journal of Reproductive Health*, 23, 4, 2019, pp. 16-18.

Eitzen, E.; Tkafuji, E.: «Historical overview of biological warfare». En: *Medical Aspects of Chemical and Biological Warfare. Textbook of Military Medicine*, Texas, Published by the Office of The Surgeon General Borden Institute, 1997.

Ellenberger, H.: *El descubrimiento del inconsciente. Historia y evolución de la psiquiatría dinámica*, Pedro López Onega (trad.), Madrid, Gredos, 1976.

Elliot, D.: «The early history of Dupuytren's disease», en: *Hand Clin*, 15, 1, 1999, pp. 1-19.

Emerton, N.: *The Scientific Reinterpretation of Form*, Ithaca, Cornell University Press, 1984.

Engelhardt, E.: «Brown-Séquard, a restless mind», en: *Arq Neuropsiquiatr*, 72, 1, 2014, pp. 78-80.

Eriksen, C.: «Magnifying the First Points of Life: Harvey and Descartes on Generation and Scale», en: *History of Science*, 60, 4, 2022, pp. 524-545.

Erlam, H.: *Alexander Monro, primus* (Reprinted), Edimburgh, University of Edinburgh, 1954.

ESPARZA, J.; *et al.*: «Investigations on the Historical Origin and Evolution of the Smallpox Vaccine», en: *Gac Med Caracas*, 128 (Supl 1), 2020, pp. 88-97.

ESPINEL, C.: «Art and Neuroscience: how the brain sees Vermeer's Woman Holding a Balance», en: *Lancet*, 352, 1998, pp. 2007-2009.

ESPINOSA, M.: *Epidemic Invasions: Yellow Fever and the Limits of Cuban Independence, 1878-1930*, Chicago, The University of Chicago Press, 2009.

ESQUIROL, E.: *Des maladies mentales: considérées sous les rapports médical, hygiénique et médico-légal. Vol 1 y 2*, Paris, J. B. Bailliére, 1838. [Digitalizado por Gallica, 2017].

—: *Tratado completo de las enagenaciones mentales, consideradas bajo su aspecto médico, higiénico y médico-legal*, Raimundo de Monasterio y Correa (trad.), Madrid, Imprenta del Colegio de sordomudos, 1847, Facsímil, Valladolid, Editorial Maxtor, 2011.

EVANS, A.: «Causation and Disease: The Henle-Koch Postulates Revisited», en: *Yale J. Biol. Med.*, 49, 1976, pp. 175-195.

—: «Causation and Disease: A Chronological Journey. The Thomas Parran Lecture», en: *Am J Epidemiol*, 108, 4, 1978, pp. 249-258.

EVANS, C.: «John Hunter and the Origins of Modern Orthopaedic Research», en: *Journal of Orthopaedic Reseach*, 2007, pp. 556-560.

FABER, K.: *Nosography in Modern Internal medicine*, New York, Paul B. Hoeber, 1923.

FAVARA, D.: «Theodor Billroth: A Surgeon for the 21st Century», en: *The American Surgeon*, 80, 2014. DOI: 10.1177/000313481408001218.

FAVINO, F.: «Borelli reloaded: contexts and networks in 17th-century Italy», en: *Physis*, 57, 2, 2022, pp. 289-297.

FELICIANO, D. V.; DUBOSE, J. J.: «Robert James Graves (1796-1853), The Irish School of Medicine, and Graves' Disease», en: *The American Surgeon TM*, 89, 12, 2023, pp. 6282-6283.

FENNER, F.; *et al.*: *Smallpox and Its Eradication*, Geneva, World Health Organization, 1988.

Ferrandez, J. C.; Theys, S.: «Jean Pecquet: de la citerne au drainage du canal thoracique», en: *Kinesither Rev*, 54, 2006, pp. 41-46.

Ferrandis, J.; *et al.*: «Theophile de Bordeu, un homme d'esprit, de connaissances éclectiques et sachant séduire», en: *Histoire des sciences médicales*, LXI, 3, 2007, pp. 255-262.

Ferreira Moreno, V.: «Evocación al Dr. Carlos J. Finlay Barrés en el centenario de su fallecimiento», en: *Colomb. Med.* 47, 1, 2016, pp. 63-66.

Fiddes, P.; Komesaroff, P.: «Herman Boerhaave's Clinical Teaching: A Story of Partial Historiography», en: *Journal of Bioethical Inquiry*, 20, 2, 2023, pp. 295-313.

Findlen, P. (ed.): *Athanasius Kircher. The Last Man Who Knew Everything*, New York, Routledge, 2004.

Findlen, P.: «Microscopic musings: Athanasius Kircher and the Roman plague of 1656-57», en: *Harvard Library Bulletin*, 2022. Disponible en: https://harvardlibrarybulletin.org/microscopic-musings-athanasius-kircher-and-roman-plague.

Finger, S.: *Origins of Neuroscience: A History of Explorations into Brain Function*, New York, Oxford University Press, 1994.

—: *Minds behind the brain. A history of the pioneers and their discoveries*, New York, Oxford University Press, 2005.

Finlay, C. J.: «El mosquito hipotéticamente considerado como agente de transmisión de la fiebre amarilla», en: *An Real Acad Cienc Médicas Físicas Nat Habana*, XVIII, 1882, pp. 147-169.

—: *Obras completas*, 2 volúmenes, La Habana, Academia de Ciencias de Cuba, 1965.

Finochiaro, M.: *Retrying Galileo*, Berkeley, University of California Press, 2005.

Finot, A.: «Louis Becquey. Le "découvrer" de Laennec», en: *Hist Sci Med*, 4, 1970, pp. 167-173.

Fischer, L. P.: «Jacques Lisfranc de Saint-Martin (1787-1847)», en: *Hist Sci Med*, 39, 1, 2005, pp. 17-34.

Flamm, E. S.: «The neurology of Jean Cruveilhier», en: *Medical History*, 17, 4, 1973, pp. 343-355.

FLAXMAN, N.: «History of aortic insufficiency», en: *Bull. Hist. Med*, 7, 1939, pp. 192-209.

FLINN, M.: *The European Demographic System, 1500-1820*, Brighton, Harvester Press, 1981.

FLOURENS, *M. J. P.: Recherches expérimentales sur les propriétés et les fonctions du système 9 nerveux, dans les animaux vertébrés*, Paris, Chez Crevot, 1824. [Digitalizado por Google Books, 2020].

FOGAZZI, G. B. «The Description of the Renal Glomeruli by Marcello Malpighi», en: *Nephrol Dial Transplant*, 12(10), 1997, pp. 2191-2192.

FOMINYKH, T.; *et al.*: «Jean Pecquet (1622-1674). To the 400th anniversary of the birth», en: *Acta Biomedica Scientifica*, 8(3), 2023, pp. 224-231.

FORD, B.: «On Intelligence in Cells: The Case for Whole Cell Biology», en: *Interdisciplinary Science Reviews*, 34, 4, 2009, pp. 350-365.

—: «The Cell as Secret Agent-Autonomy and Intelligence of the Living Cell: Driving Force of Development», en: *Academ Biol*, 2023, pp. 1-11.

FORSTER, F.: «Dr. William Smellie and His Contribution to Obstetrics», en: *Aust. N. Z. J. Obstet. Gyñaec*, 3, 1963, pp. 132-134.

FOSTER, K.: *Lectures of the history of physiology during the sixteenth, seventeenth and eighteenth centuries*, Cambridge, Cambridge University Press, 1903.

FOTHERGILL, J.: *The works of John Fothergill, M.D. With some account of his life. By John Coakley Lettsom*, London, Printed for Charles Dilly, 1784. [Digitalizado por Internet Archive, 2023].

FOUCAULT, M.: *Saber y verdad*, Julia Varela y Fernando Álvarez-Uría (trad.), Madrid, Ediciones la Piqueta, 1991.

—:«Nacimiento de la medicina social» En: *Estrategias de poder. Obras esenciales. Vol II*, Barcelona, Paidós, 1999, pp. 363-384.

—: *Historia de la locura en la época clásica. Vol. 1*, México, FCE, 2004.

—: *Nacimiento de la biopolítica*, Buenos Aires, FCE, 2007.

—: *El nacimiento de la clínica. Una arqueología de la mirada médica*, México, Siglo XXI Editores, 2012.

FOURNIER, M.: «The Book of Nature: Jan Swammerdam's Microscopical Investigations», en: *Tractrix*, 2, 1990, pp. 1-24.

FRAGOU, G.; *et al.*: «Auguste François Chomel (1788-1858) and his Work on Rheumatism: Introducing Rheumatic Heart», en: *Mediterr J Rheumatol*, 35, 1, 2024, pp. 199-201.

FRANCA, T.: «Impact of Malnutrition on Immunity and Infection», en: *J. Venom. Anim. Toxins incl. Trop.*, 15, 3, 2009, pp. 374-390.

FRANCO, G.: «Ramazzini's "De Morbis Artificum Diatriba" and Society, Culture, and the Human Condition in the Seventeenth Century», en: *International Journal Of Occupational And Environmental Health*, 6, 2, 2000, pp. 80-85.

—: «Ramazzini: De Morbis Artificum Diatriba», en: *Am J Public Health*, 91, 9, 2001, pp. 1380-1382.

FRANK, J. P.: «The People's Misery: Mother of Diseases. An Address, Delivered in 1790», en: *Bull. Hist Med*, 9, 1941, pp. 81-100.

—: «Biography of Dr. Johann Peter Frank, written by himself», Georg Rosen (trad.), en: *Journal of the History of Medicine*, 1948, pp. 1-46.

—: *A system of complete medical police*, Baltimore, The Johns Hopkins University Press, 1976.

FREDERIKS, J.: «Gerard van Swieten (1700-1772). A celebrated and faithful disciple of Boerhaave», en: *Gewina*, 23, 2000, pp. 140-150.

FREUD, S.: *Primeras publicaciones psicoanalíticas (1893-1899) Obras Completas. Volumen III*, Buenos Aires, Amorrortu, 1981.

FRISCHNECHT, F.: «The History of Biological Warfare», en: *EMBO Reports*, 4, 2003, pp. 47-52.

FUCH, T.: *The Mechanization of the Heart: Harvey and Descartes*, New York, University of Rochester Press, 2001.

FUGHELLI, P.; *et al.*: «Marcello Malpighi (1628-1694). The Revolution in Medicine», en: *Circulation Reseach*, 124, 2019, pp. 1430-1432.

—: «Antonio Maria Valsalva (1666-1723) The Smooth Revolution Made by a Gentleman», en: *Circ Res.*, 124, 2019a, pp. 1704-1706.

FULTON, J.: «History of medical education», en: *Br Med J*, 29, 2, 4834, 1953, pp. 457-461.

FULTON, J. F.: «The early history of the lymphatics with particular reference to Bartholin, Rudbeck and Joylive», en: *Bull. Hennepin Co. Med. Soc*, 9, 1938, pp. 5-10.

FYE, W.: «Albrecht von Haller», en: *Clin. Cardiol.*, 18, 1995, pp. 291-292.

—: «Marshall Hall», en: *Clin. Cardiol.*, 20, 1997, pp. 904-905.

GABBAY, J.: «Clinical medicine in revolution:1-New elements in the old regime», en: *BMJ*, 299, 1989, pp. 106-109.

GAIZO, M.: «Giovanni Alfonso Borrelli e la sua opera De motu animalium, discorse», en: *Atti della R. Accademia medico-chirurgica di Napoli*, 62, 1908, pp. 147-169.

GALERA, A.: «Los guisantes mágicos de Darwin y Mendel», en: *Asclepio LII*, 2, 2000, pp. 213-222.

GALILEI, G.: *Opere*, vol. XII, Florence, G Barbera, 1902.

—: *El ensayador*, José Manuel Revuelta (trad.), Buenos Aires, Aguilar, 1981.

—: *Diálogo sobre los dos máximos sistemas del mundo ptolemaico copernicano*, Antonio Beltán (ed.), Madrid, Alianza Editorial, 1995.

—: *La gaceta sideral*, Carlos Solís (trad.), Madrid, Alianza Editorial, 2007.

GAMSJÄGER, T.: *Horace Wells On Nitrous Oxide*, New York, CreateSpace Independent Publishing, 2013.

GARCÍA, J. J.: *Beneficencia y sanidad en el siglo XVIII: el hospital de San Juan de Dios de Murcia*, Murcia, Universidad de Murcia, 1996.

GARCIA, R.; GONZALEZ RECIO, J. L.: «Francois Magendie: from Dogmatica Empiricism to the Practice of Experimental Reasoning», 2015. Disponible en: https://www.researchgate.net/publication/280662403.

GARCÍA CÁCERES, U.: «La implantación de la viruela en los Andes. La historia de un Holocausto», en: *Rev. Peru Med Exp Salud Pública*, 20, 1, 2003, pp. 41-50.

García del Real, E.: *Historia de la medicina en España,* Madrid, Editorial Reus, 1921.

García-Molina, A.; *et al.*: «Jean-Baptiste Bouillaud y el dogma de la tercera circunvolución frontal izquierda», en: *Neurosciences and History,* 11, 1, 2023, pp. 33-43.

Garrison, F.: *Introducción a la Historia de la Medicina. Tomo 1,* Eduardo García del Real (trad.), Madrid, Calpe, 1921.

Gassendi, P.: *The Mirrour of True Nobility and Gentility,* London, J. Streater, 1657, Reprint Haverford, Infinity Publ, 2003.

Gazola, J.: *El mundo engañado por los falsos medicos: discursos del Dr. Joseph Gazola, Veronès; obra póstuma, traducida fielmente del toscano por Gregorio Mayáns y Siscar; va añadido un diálogo del magnífico cavallero Pedro Megìa,* Valencia, por Salvador Faulì, mercader de libros, 1745. [Digitalizado por la Universidad de Granada, 2017].

Gest, H.: «The Remarkable Vision of Robert Hooke (1635-1703): First Observer of the Microbial World», en: *Perspectives in Biology and Medicine,* 48, 2, 2005, pp. 266-272.

Ghosh, S.: «Giovanni Battista Morgagni (1682-1771): Father of Pathologic Anatomy and Pioneer of Modern Medicine», en: *Anat Sci Int,* 92, 2017, pp. 305-312.

Ghosh, S.; *et al.*: «Remembering William Hunter (1718-1783) the Pioneer in Obstetrics: A Prelude to Sestercentennial Anniversary of Anatomia uteri humani gravidi», en: The *Journal of Obstetrics and Gynecology of India,* 2019. https://doi.org/10.1007/s13224-019-01283-7.

Ghosh, S. K.; *et al.*: «Marcello Malpighi (1628-1694): Pioneer of microscopic anatomy and exponent of the scientific revolution of the 17th Century», en: *Eur. J. Anat,* 22, 5, 2018, pp. 433-439.

Gierer, A.: «Organisms-Mechanisms: Stahl, Wolff, and the Case against Reductionist Exclusion», en: *Science in Context,* 9, 4, 1996, pp. 511-528.

Gillman, M. A.: «Mini-Review: A Brief History of Nitrous Oxide (N2O) Use in Neuropsychiatry» en: *Curr Drug Res Rev.,* 11, 1, 2019, pp. 12-20.

Giménez, J.; Escobar, A.; Del Valle, E.; Giambattista M. (1682-1771). *Una mirada a los orígenes del pensamiento anatomoclínico. Incluye texto y traducción anotada del prefacio del De sedibus et causis morborum per anatomen indagatis (1761)*, Madrid, Sociedad Española de Anatomía Patológica, 2013.

Girardot, J.: «Le chirurgien Pierre Joseph Desault», en: *Bull. de t'Association SHAARL*, 1981, pp. 1-21.

Glicenstein, J.: «Jacques Mathieu Delpech et l'École de Montpellier: 1ère partie Jacques Mathieu Delpech (1777-1832)», en: *Annales de Chirurgie Plastique Esthétique*, 57, 2012, pp. 185-191.

Godlee, J. R.: *Lord Lister*, Oxford, Clarendon Press, 1924.

Godonnéche, J.: «Théophile de Bordeu vitaliste», en: *Bull. Hist. Sc. Méd*, 8, 1974, pp. 143-146.

Goethe, J. W.: *Obras Completas. Cuatro tomos*, Rafael Cansinos Asséns (trad.), México, Aguilar, 1991.

—: *La metamorfosis de las plantas*, Isabel Hernández (trad.), Girona, Atalanta, 2020.

Goetz, C. G.; Bonduelle, M.; Gelfand, T.: *Constructing Neurology: Jean-Martin Charcot*, New York, Oxford University Press, 1995.

—: «Charcot and aphasia», en: *J Hist Neurosci*, 5, 1996, pp. 108-116.

Goetz, C. G.: «Amyotrophic lateral sclerosis: early contributions of Jean-Martin Charcot», en: *Muscle Nerve*, 23, 2000, pp. 336-343.

—: «Jean-Martin Charcot and the anatomo-clinical method of neurology», en: *Handbook of Clinical Neurology*, vol. 95 (3rd series), History of Neurology, S. Finger, F. Boller, K. L. Tyler (eds.), Elsevier, 2010, cap 15, pp 203-212..

Goldcher, A.: *Jean-Noël Hallé-Médecin des pauvres, de Napoléon Ier, du Roi Louis XVIII et du futur Charles X. Professeur d'hygiène et Savant*, Paris, Editions L'Harmattan. 2023.

Goldemberg, R.: «Serendipity. (Interesting results of dermatologie research)», en: *Drug # Cosmetic Industry*, 146, 5, 1990, pp. 456-457.

Goldwyn, R. M. «Nicolaas Tulp (1593-1674)», en: *Med Hist*, 5, 1961, pp. 270-276.

Goldstein, J.: *Console and Classify. The French Psychiatric Profession in the Nineteenth Century,* Chicago, Chicago University Press. 1987.

Gómez de Liaño, I.: *Athanasius Kircher. Itinerario del éxtasis o las imágenes de un saber universal.* Madrid, Siruela, 2019.

Gómez-Morán, M. C.: *Gaspar Casal hoy. Un precursor de la epidemiología contemporánea,* Madrid, Fundación Gaspar Casal, 2012.

Góngora, L.: *Poesías,* IX, Madrid, Imprenta Nacional, 1820.

Gorham, G.: «Mind-Body Dualism and the Harvey-Descartes Controversy», en: *J Hist Ideas,* 55(2), 1994, pp. 211-234.

Gosse, E.: *Sir Thomas Browne,* London, Macmillan Co, 1905.

Gourevitch, M.: «Esquirol y la nosografía», en: Postel, J.; Quetel, C., *Nueva historia de la psiquiatría,* México, FCE, 2000, pp. 165-170.

Gradmann, C.: «Robert Koch and the Pressures of Scientific Research:Tuberculosis and Tuberculin», en: *Medical History,* 45, 2001, pp. 1-32.

Graham, H.: *Historia de la cirugía,* Eduardo García del Real (trad.), Barcelona, Iberia-Joaquín Gil Editor, 1942.

Granjel, M.: *Pedro Felipe Monlau y la higiene española del siglo* xix, Salamanca, Europa Artes Gráficas, 1983.

Graves, R. J.: *Clinical Lectures on the Practice of Medicine,* London, New Sydenham Society, 1884.

—: *Studies in Physiology and Medicine,* London, J. Churchill and Sons, 1863.

Gregory, A.: «Harvey, Aristotle and the Weather Cycle», en: *Studies in History and Philosophy of Biological & Biomedical Sciences,* 32, 1, 2001, pp. 153-168.

Green, J.: «Marshall Hall (1790-1857): A Biographical Study», en: *Med Hist,* 2, 1958, pp. 120-133.

Greenblatt, S.: «The Multiple Roles of Broca's Discovery in the Development of the Modem Neurosciences», en: *Brain and Cognition,* 3, 1984, pp. 249-258.

Grell, P.; Cunningham, A. (eds.): *Health Care and Poor Relief in Eighteenth and Nineteenth Century Northern Europe,* New York, Routledge, 2017.

GROSS, M.: «The Lessened Locus of Feelings: a Transformation in French Physiology in the Early Nineteenth Century», en: *J Hist Biol*, 12, 1979, pp. 231-271.

GROSS, C.: «Malpighi's cortical glands», en: *Cortex*, 47(8), 2011, pp. 903-904.

GROVE, J.: *Little Ice Ages*, Londres, Routlege, 2013.

GRZYBOWSKI, A; et al.: «Antonio Scarpa (1752–1832)», en: *J Neurol*, 260, 2013, pp. 695-696.

GUERRA, F.: «The introduction of Cinchona in the Treatment of Malaria, Pts. I y II», en: *Journal of Tropical Medicine and Hygiene*, 80, 6, 1977, pp. 112-118, 135-140.

GUILLAIN, G.: *J. M. Charcot. Sa vie-son oeuvre*, Paris, Masson, 1955.

GUPTA, K.; MAMIDI, P.: «Novel insights into the concepts of Masurika in Madhava Nidana», en: *J Integr Health Sci*, 10, 2022, pp. 102-110.

HAAS, L. F.: «Pierre Fidèle Bretonneau 1778-1862», en: *J Neurol Neurosurg Psiquiatria*, 57, 4, 1994, pp. 403-412.

HAEHL, R.: *Samuel Hahnemann. His life and work. Vol 1 y vol 2*, Marie Wheeler (trad.), London, Homeophatic Publishing Company. 1922.

HAGGIS, A.: «Fundamental errors in the early history of Cinchona: Part I», en: *Bulletin of the History of Medicine*, 10, 3, 1941, pp. 417-459.

HAHNEMANN, S.: *The Lesser Writings*, R. E. Dudgeon (trad.), New York, William Radde, 322, Broadway, 1852.

—: *Esposición de la doctrina médica homeopática: Organon del arte del curar*, D. Valero (trad.), Madrid, Imprenta de Julián Peña, Editor, calle de San Bernardino, N 18, 1853.

HALE, N.: *Pontiac's war: The great Indian uprising against the English in 1763*, Wynnewood, Hale House, 1973.

HALL, M.: «Of the Principles of Investigation in Physiology», en: *Circulation*, XLVIII, 1973, pp. 651-654.

HALL, T. S.: *History of general physiology, 600 B.C. to A.D. 1900*, vol. 2, Chicago, Chicago University Press, 1969.

Hallé, J.: *Recherches sur la nature et les effets du méphitisme des fosses d'aisance*, Paris, de l'imprimerie de Ph. D. Pierres, Imprimeur Ordinaire du Roi, de la Police, & c., 1785. [Digitalizado por Google Books, 2017].

Haller, A.: *Primae Lineae Physiologiae*, Goettingae, Ap. Vid. AB, Vandernhoeck, 1765. [Digitalizado por Google Books, 2019].

Hamlin, C.: *Public Health and Social Justice in the Age of Chadwick. Britain, 1800-1854*, Cambridge, Cambridge University Press, 2008.

Hannaway, C.: «Vicq d'Azyr, Anatomy and a Vision of Medicine», en: *Clio Med*, 25, 1994, pp. 280-295.

Hansen, J.: «Resurrecting Death: Anatomical Art in the Cabinet of Dr. Frederik Ruysch», en: *Art Bulletin*, 78(4), 1996, pp. 663-679.

Haridas, R. P.: «Photographs of Early Ether Anesthesia in Boston: The Daguerreotypes of Albert Southworth and Josiah Hawes», en: *Anesthesiology*, 7, 113, 2010, pp. 13-26.

—: «Horace wells' demonstration of nitrous oxide in Boston», en: *Anesthesiology*, 119, 5, 2013, pp. 1014-1022.

Haridas, R. P.; Bause, G. S.: «Correspondence by Charles T. Jackson containing the earliest known illustrations of a Morton ether inhaler», en: *Anesth Analg.*, 117, 5, 2013a, pp. 1236-1240.

Harms, E.: «Historical Notes; Georg Ernest Stahl (1660-1734)», en: *American Journal of Psychiatry*, 117, 4, 1960, pp. 366-367.

Harris, H.: *The Birth of the Cell*, New Haven, Yale University Press, 2000.

Harvey, W.: *The works of William Harvey*, Robert Willis (trad.), London, Sydenham Society, 1847.

—: *Harvey. Vol 1. Ejercitación anatómica sobre el movimiento del corazón y de la sangre en los animales*, María Araujo (trad.), Laín Entralgo (introducción), Madrid, Ediciones El Centauro, 1948.

—: *The Anatomical Lectures of William Harvey; Prelectiones Anatomie Universalis*, De Musculis, Gweneth Whitteridge (Ed. y Trad.), London, Royal College of Physicians by E. & S. Livingstone, 1964.

HAWGOOD, J.: «Abbé Felice Fontana (1730-1805): founder of modern toxinology», en: *J Toxicon*, 3, 5, 1995, pp. 591-601.

HEBERDEN, W.: *Commentaries on the history and cure of diseases*, Boston, Printed by Wells and Lilly, 1818. [Digitalizado por National Library of Medicine (U.S.), 2020].

HECKSCHER, W.: *Rembrandt's Anatomy of Dr. Nicolaas Tulp*, New York, New York University Press, 1958.

HELLMAN, S.: «A brief consideration of Thomas Hodgkin and his times». En: Mauch, P. M.; Armitage, J. O.; Diehl, V.; Hoppe, R. T.; Weiss, L. M. (eds.), *Hodgkin's Disease*, Philadelphia, Lippincott, Williams & Wilkins, 1999, pp. 3-7.

HELMHOLTZ, H.: *Wissenschaftliche Abhandlungen, zweiter Band, erste Abtheilung*, Leipzig, Johann Ambrosius Barth, 1882.

—: *Autobiography*, En: *Popular Lectures on Scientific subjects. Second Series*, E. Atkinson (trad.), New York, Longmans, Green and Co, 1908.

HELMHOLTZ, H.; SOUTHALL, J. P. C.: *Treatise on physiological optics translated from the third German edition (Vols. I, II and III)*, New York, Dover Publications, 1985.

HENDERSON, J.; PELOQUIN, A.: «Boerhaave Revisited: Spontaneous Esophageal Perforation as a Diagnostic Masquerader», en: *Am J Med*, 86, 1989, pp. 559-567.

HENLE, J.: *On Miasmata and Contagie*, George Rosen (trad.), Baltimore, Johns Hopkins University Press, 1938.

HENSCHEN, F.: «Le "syndrome de Morgagni" (hyperostose frontale interne, virilisme, adipose», en: *Ann. d'anat. path.*, 13, 1936, pp. 943-960.

HIERONS, R.; MEYER, A.: «Observations on the history of the 'circle of Willis'.» en: *Med Hist*, 6, 1962, pp. 119-130.

HILDEBRAND, R. «Attic perfection in anatomy: Bernhard Siegfried Albinus (1697-1770) and Samuel Thomas Soemmerring (1755-1830)», en: *Annals of Anatomy - Anatomischer Anzeiger*, 187, 5-6, 2005, pp. 555-573.

HOBSBAWM, E.: *Las revoluciones burguesas*, José Luis Barreiro (trad.), Madrid, Ediciones Guadarrama, 1962.

HODGKIN, T.: «On Some Morbid Appearances of the Absorbent Glands and Spleen», en: *Med Chir Trans,* 17, 1832, pp. 69-97.

HOERNI, B.: *Henri-François Le Dran (1685-1770) et la chirurgie des Lumières,* Paris, Glyphe, 2014.

—: «Henri-François Le Dran et la propagation des cancers», en: *Oncologie,* 16, 2014a, pp. 462-464.

HOLMES, L.: «Claude Bernard, The 'Milieu Intérieur', and Regulatory Physiology», en: *History and Philosophy of the Life Sciences,* 8, 1, 1986, pp. 3-25.

HOLLERBACH, T.: *Sanctorius Sanctorius and the Origins of Health Measurement,* London, Springer Nature, 2023.

HOLLOWAY, R.: «Broca, Paul Pierre», en: *The International Encyclopedia of Biological Anthropology,* Wenda Trevathan (ed.), London, John Wiley & Sons, Inc., 2018.

HOLZER, L.: «Guillaume Dupuytren: His Life and Surgical Contributions», en: *J Hand Surg,* 38a, 2013, pp. 1994-1998.

HOOKE, R.: *Micrografía o algunas descripciones fisiológicas de los cuerpos diminutos realizadas mediante cristales de aumento con observaciones y disquisiciones sobre ellas,* prólogo, traducción y notas de Carlos Solís, Madrid, Alfaguara, 1989.

HOPKINS, D.: *Princes and peasants: smallpox in history,* Chicago, The University of Chicago Press, 1983.

HOUTZAGER, H.: «Reinier De Graaf and his contribution to reproductive biology», en: *European Journal of Obstetrics & Gynecology and Reproductive Biology,* 90, 2000, pp. 125-127.

HUARD, P.: «André Levret (1705-1780)», en: *Concours Med,* 84, 1962, pp. 2035-2044.

HUGHES, E.; *et al.*: «William Smellie and the Macabre Side of Obstetrical Science», en: *J Obstet Gynaecol Can,* 36, 6, 2014, p. 560.

HUGHES, J. T.: *Thomas Willis 1621–1675: His Life and Work,* London, Royal Society of Medicine Service, 1991.

—: «The Medical Education of Sir Thomas Browne, a Seventeenth-Century Student at Montpellier, Padua, and Leiden», en: *Journal of Medical Biography,* 9(2), 2001, pp. 70-76.

HULL, G.: «The influence of Herman Boerhaave», en: *J R Soc Med*, 90, 1997, pp. 512-514.

HUNEMAN, P.: «Writing the Case-Pinel as Psychiatrist», en: *Republics of Letters: A Journal for the Study of Knowledge, Politics, and the Arts*, 3, 2, 2014, pp. 1-28.

HUNTER, G.: *Vital Forces: The Discovery of the Molecular Basis of Life*, San Diego CA, Academic Press, 2000.

HUNTER, J.: *The natural history of the human teeth, explaining their structure, use, formation, growth and diseases*, London, J. Johnson, 1771. [Digitalizado por Google Books, 2017].

—: *A practical treatise on the diseases of the teeth, intended as a supplement to the natural history of those parts*, London, J. Johnson, 1778. [Digitalizado por Google Books, 2017].

—: *A treatise on the venereal disease*, London, G. Nicol, 1788. [Digitalizado por Google Books, 2020].

—: *Treatise on the blood, inflammation and gunshot wounds*, London, G. Nicol, 1794. [Digitalizado por Google Books, 2018].

HUNTER, W.: *Anatomia uteri humani gravidi tabulis illustrata*, Birmingham, John Baskerville, 1774. Digitalizado por Google Books, 2019].

HURVITZ, B.: «Urban Observation and Sentiment in James Parkinson's Essay on the Shaking Palsy (1817)», en: *Literature and Medicine*, 32, 1, 2014, pp. 74-104.

HUTCHINS, B.: «Descartes, corpuscles and reductionism: Mechanism and systems in Descartes's physiology», en: *The Philosophical Quarterly*, 65, 261, 2015, pp. 669-689.

IJPMA, F.; *et al.*: «Nicolaes Tulp by Rembrandt (1632): a comparison of the painting with a dissected left forearm of a Dutch male cadaver», en: *J. Hand Surg*, 31, 2006, pp. 882-891.

ILCIC, A. A.: «El peso de la herencia: Bichat, Bernard y el "Nuevo" Mecanicismo», en: *Epistemología e Historia de la Ciencia*, 2, 2, 2018, pp. 51-69.

ILTIS, H.: *Life of Mendel*, New York, W.W. Norton & Company, Inc., 1932.

Imbault-Huart, M. J.: «Bayle, Laennec et la méthode anatomoclinique», en: *Revue du Palais de la Découverte*, 2, 1981, pp. 79-90.

Inwood, S.: *Man Who Knew Too Much: The Strange & Inventive Life of Robert Hooke 1635-1703*, New York, Macmillan, 2002.

Irons, E.: ««Theóphile Bonet 1620-1689», en: Bulletin of The *History of Medicine*, 12, 1932, pp. 623-664.

Jackson, S.: *Historia de la melancolía y la depresión. Desde los tiempos hipocráticos a la época moderna*, Madrid, Ediciones Turner, 1986.

—: «Robert Burton and Psychological Healing», en: *Journal of The History of Medicine and Allied Sciences*, 44, 1989, pp. 160-178.

Jacobsohn, P.: «Horace Wells: Discoverer of Anesthesia», en: *Anesth Prog*, 42, 1995, pp.73-75.

Janjua, K.: «Boerhaave's syndrome», en: *Post grad Med J*, 73, 1997, pp. 265-270.

Jardine, L.: *The Curious Life of Robert Hooke: The Man who Measured London*, New York, Harper Perennial, 2004.

Jay, V.: «The Extraordinary Career of Dr Purkinje», en: *Arch Pathol Lab Me*, 124, 2000, pp. 662-664.

Jenner, E.: *An inquiry into the causes and effects of the variolæ vaccinæ, a disease discovered in some of the western counties of England, particularly Gloucestershire, and known by the name of the cow pox*, London, Printed for the author, by Sampson Low and sold by Law and Murray and Highley, 1798. [Digitalizado por Wellcome History Library, 2018].

Jenner, E.: *Las tres memorias originales sobre la vacunación antivariólica*, Raquel Navarro Viola (trad.), Buenos Aires, Emecé, 1946.

Johnson, S.: *El mapa fantasma. La historia real de la epidemia más terrorífica vivida en Londres*, Madrid, Ediciones Kantolla SL, 2006.

Johnston, E.: «Sir Percival Pott», en: *Ann R Coll Surg Engl*, 93 (Suppl), 2011, pp. 66-67.

Joo, K.: «William Stewart Halsted in the History of American Surgery», en: *Korean J Med Hist*, 12, 2003, pp. 66-87.

Jordan-Smith, P.: *Bibliographia Burtoniana,* Stanford, Stanford University Press, 1931.

Jori, G.: *Salud pública e higiene urbana en España durante el siglo xviii. Una perspectiva geográfica,* Universitat de Barcelona, 2012. Tesis doctoral. Versión digital. En: http://hdl.handle.net/2445/42014.

—: «La política de la salud en el pensamiento ilustrado español. Principales aportaciones teóricas», en: *Scripta Nova. Revista Electrónica de Geografía y Ciencias Sociales,* vol. 16, 2012: Independencias y construcción de estados nacionales: poder, territorialización y socialización, siglos xix-xx.

Jutglar, A. (ed.): *Condiciones de vida y trabajo obrero en España a mediados del siglo xix,* Barcelona, Anthropos, 1984.

Kant, I.: *Correspondencia,* Mercedes Torrevejano (ed. y trad.), Zaragoza, Instituto Fernando el Católico, 2005.

Kapp, K.; *et al.*: «John Hunter, the father of scientific surgery», en: *Bulletin of the History and Archives Committee,* 2017, pp. 34-41.

Karamanou, M.; Lykouras, E.; Papadimitriou, G. N.; Demetriou, T.; Androutsos, G.: «The oncologic conceptions of the great clinician, phtisiologist, pathologist and statistician Gaspard-Laurent Bayle (1774-1816)», en: *J BUON,* 16, 2, 2011, pp. 378-380.

Karamanou, M.; *et al.*: «From Miasmas to Germs: a Historical Approach to Theories of Infectious Disease Transmission», en: *Infez Med,* 20, 1, 2012, pp. 58-62.

—: «Antoine-Laurent de Lavoisier (1743-1794) and the birth of respiratory physiology», en: *Thorax,* 68, 10, 2013, pp. 978-979.

—: «Jean-Baptiste de Sénac's (1693-1770) Important Work on Cardiology and Valvular Disorders», en: *Current pharmaceutical design,* 2015. DOI: 22.10.2174/1381612822666151208120832.

Karamanou, M.: «André Levret (1703-1780): the eminent obstetrician of the 18th century and his innovative approach to the treatment of uterine polyps», en: *JBUON,* 22, 2, 2017, pp. 562-565.

Kaya, Y.; *et al.*: «John Hunter (1728-1793) and his legacy to science», en: *Childs Nerv Syst,* 32, 2016, pp. 1015-1017.

KAZI, R. A.; Peter, R. E.: «Christian Albert Theodor Billroth: Master of surgery», en: *J Postgrad Med,* 50, 2004, pp. 82-83.

KEEL, O.: *L'avénement de la médecine clinique moderne en Europe (1750-1815),* Monttréal, Les Presses de l'Université de Montréal, 2001.

—: «Marie-François-Xavier Bichat (1771-1802)», en: *Ars Medica. Revista de Humanidades,* 1, 2003, pp. 151-153.

KEELE, D.: *William Harvey: The Man, the Physician, and the Scientist,* London, Nelson, 1965.

KEELE, K.: «The Sydenham-Boyle Theory of Morbific Particles», en: *Medical History,* 18, 3, 1974, pp. 240-248.

KELLETT, C.: «Sir Thomas Browne and the Disease Called the Morgellons», en: *Annals of Medical History,* 7,1935, pp. 467-479.

KELLY, L.: *Irish Medical Education and Student Culture, c.1850-1950. Reappraisals in Irish History,* Liverpool, Liverpool University Press, 2017.

KENDLER, K. S.: «Phillipe Pinel and the Foundations of Modern Psychiatric Nosology», en: *Psychological Medicine,* 2020, pp. 1-6.

KERNER, J.: *Franz Anton Mesmer aus Schwaben, Entdecker des thierischen Magnetismus Erinnerungen an denselben, nebst Nachrichten von d. letzten Jahren seines Lebens zu Meersburg am Bodensee,* Frankfurt, Literarische Anstalt, 1856. [Digitalizado por Münchener Digitalisierungs Zentrum, 2022].

KERVRAN, R.: *Laennec, his life and times,* D. C. Abrahams-Curiel (trad.), Oxford, Pergamon Press, 1960.

KEYNES, G.: *The Life of William Harvey,* Oxford, Clarendon Press, 1966.

—: «Tercentenary of Blood Transfusion», *British Medical Journal,* 4, 1967, pp. 410-411.

KHIGHT, T.: «An Account of Some Experiments on the Fecundation of Vegetables», en: *Phil. Trans. Roy. Soc.,* 89, 1799, pp. 195-204.

—: «Some Remarks on the Supposed Influence of the Pollen in Cross-Breeding», en: *Trans. Hort. Soc.,* 5, 1824, pp. 377-380.

KHUN, T.: *La estructura de las revoluciones científicas,* México, FCE, 1991.

KILGOUR, F. G.: «Harvey's use of Galen's findings in his discovery of the Circulation of the blood», en: *J Hist Med Allied Sci*, 12, 1957, pp. 232-234.

KING, L.: *The medical world of the eighteenth century*, Chicago, University of Chicago Press, 1958.

KINNE-SAFFRAN, E.; KINNE, R. K.: «Jacob Henle: the Kidney and Beyond», en: *Am J Nephrol*, 14, 4-6, 1994, pp. 355-360.

KIRCHER, A.: *Athanasii Kircheri Scrutinium physico-medicum contagiosae luis quae dicitur pestis. Lipsiae, sumptibus haered*, Schurerianor & Joh Fritzschii: typis Johannis Baueri, 1671. [Digitalizado por la Universidad de Granada, 2021].

KLEIN, U.: «Experimental History and Herman Boerhaave's Chemistry of Plants», en: *Studies in History and Philosophy of Science Part C: Studies in History and Philosophy of Biological and Biomedical Sciences*, 34, 2003, pp. 533-567.

KLOTZ, O.: «Albrecht Von Haller (1708-77)», en: *Ann Med Hist*, 8, 1, 1936, pp. 10-26.

KNOTT, J.: «Medicine and Witchcraft in the Days of Sir Thomas Browne», en: *Br Med J*, 2, 2337, 1905, pp. 957-961.

KOCH, R. «Die Aetiologie der Tuberculos», en: *Mittheilungen aus dem Kaiserlichen Gesundheitsamt*, 2, 1884, pp. 1-88. [Digitalizado por Robert Koch Institut, 2015].

KOEHLER, J.; KEYSER, A.: «Tremor in Latin Texts of Dutch Physicians: 16th-18th Centuries», en: *Movement Disorders*, 12, 1997, pp. 798-806.

KOPPERMAN, P.: «"Venerate the Lancet": Benjamin Rush's Yellow Fever Therapy in Context», en: *Bulletin of the History of Medicine*, 78, 3, 2004, pp. 539-574.

KOYRÉ, A.: *Estudios de historia del pensamiento científico*, México, Siglo XXI Editores, 1977.

—: *Estudios galileanos*, México, Siglo XXI Editores, 1980.

KNOEFEL, P.: *Felice Fontana. Life and Works*, Trento, Società di Studi Trentini di Scienze Storiche, 1984.

KNOEFF, R: *Herman Boerhaave (1668-1738) Calvinist chemist and physician*, Amsterdam, Royal Netherlands Academy of Arts and Sciences, 2002.

KRIKLER, D.: «The foxglove, "The old woman from Shropshire" and William Withering», en: J. *Am. Coll. Cardiol*, 5, 1985, pp. 3A-9A.

KUMAR, C.: «Protein-Energy Malnutrition and Immunological Responses», en: *The Journal of Nutrition*, 122, 3, 1992, pp. 597-600.

KUMAR, S. G.: «Thomas Bartholin (1616-1680): Danish anatomist and his cardinal contributions towards the discovery of the lymphatic system», en: *Eur. J. Anat*, 21, 4, 2017, pp. 261-268.

LA BERGE, A.: *Mission and Method. The Early Nineteenth-Century French Public Health Movement*, Cambridge, Cambridge University Press, 1992.

LABAT, L.: *La rhinoplastie, art de restaurer ou de refaire complètement le nez*, Paris, Imprimerie de Ducessois, 1834. [Digitalizado por Wellcome History library, 2020].

LAMB, H.: *Climate, History and the Modern World*, Londres, Routledge, 2002.

LAËNNEC, R.: «Anatomie pathologique», En: *Dictionaire des sciences médicales*, Vol. 2, Paris, G.L.F. Panckoucke éditeur, 1812, pp. 46-61. [Digitalizado por Google Books, 2018].

—: *De l'auscultation médiate ou Traité du diagnostic des maladies des poumons et du coeur, fondé principalement sur ce nouveau moyen d'exploration*, Paris, Brosson & Chaudé, 1819. [Digitalizado por Wellcome History Library, 2015].

—: *Tratado de la auscultación mediata (primera parte y segunda parte parcial)*, Silverio Palafox (trad.), estudio preliminar de Pedro Laín Entralgo, Madrid, Instituto Arnaldo de Vilanova, 1954.

LAÍN ENTRALGO, P.: *La historia clínica. Historia y teoría del relato patográfico*, Barcelona, Salvat Editores, 1959.

—: *Grandes médicos*, Barcelona, Salvat Editores, 1961.

—: *El diagnóstico clínico. Historia y teoría*, Barcelona, Salvat Editores, 1982.

LAMBRICHS, L.: *La vérité médicale: Claude Bernard, Louis Pasteur, Sigmund Freud, légendes et réalités de notre Médecine*, Paris, R. Laffont, 1993.

LARSELL, O.: «Olof Rudbeck the elder», en: *Ann. Med. Hist*, 10, 1928, pp. 301-313.

LAUNOIS, P.: *Xavier Bichat. Sa Vie-Son Influence sur les Sciences biologiques*, París, C. Naud, éditeur, 1902.

LAWSON, I.: «What Did Hooke Want from the Microscope? Magnification, Matter Theory and Mechanism», en: *Early Science and Medicine*, 25, 6, 2020, pp. 640-664.

LE CLÉZIO, J.: *El sueño mexicano o el pensamiento interrumpido*, México, FCE. [Primera edición electrónica, 2010].

LEAROYD, P.: «The History of Blood Transfusion Prior to the 20th Century-Part 1», *Transfusion Medicine*, 22(5), 2012, pp. 308-314; part. 2, pp. 372-376.

LEDERMANN, D.: «A propósito del cólera: Max von Pettenkofer y su Experimentum crucis», en: *Rev Chil Infect*, edición aniversario, 2003, pp. 84-85.

LEEUWENHOEK, A.: *Arcana naturae detecta. Delft, Apud Henricum a Kroonevel*, 1695. [Digitalizado por Getty Research Institute, 2012].

LEIBNIZ, G.: *Nuevos ensayos sobre el entendimiento humano*, Madrid, Editora Nacional, 1977.

LELLOUCH, A.: *Jean Martin Charcot et les Origines de la Gériatrie*, Paris, Payot, 1992.

LENHOFF, H.; *et al.*: «Challenge to the Specialist: Abraham Trembley's Approach to Research on the Organism-1744 and Today», en: *American Zoologist*, 29, 3, 1989, pp. 1105-1117.

LESKY, E.: *The Vienna Medical School of the 19th Century*, Baltimore, The Johns Hopkins University Press, 1976.

LEVIT, G.; *et al.*: «Goethe's "Comparirte Anatomy" as a foundation for the growth of theoretical and applied biomedical sciences in Jena», en: *Theory in Biosciences*, 2015. DOI: 10.1007/s12064-015-0208-4.

LEWIS, J. M.; *et al.*: «Theodor Billroth: Surgeon and musician», en: *Am Surg*, 67, 2001, pp. 605-606.

LEWIS, R. A.: *Edwin Chadwick and the Public Health Movement, 1832-1854*, London, Longmans, Green and Co., 1952.

LI, Y.; *et al.*: «On the Origin of Smallpox: Correlating Variola Phylogenics with Historical Smallpox Records», en: *Proc. Natl. Acad. Sci.*, 104, 40, 2007, pp. 15787-15792.

LIEBOWITZ, D.: «Carlos Finlay, Walter Reed, and the Politics of the Imperialism in Early Tropical Medicine», en: *The Pharos of Alpha Omega Alpha-Honor Medical Society*, 75, 1, 2012, pp. 16-22.

LIN, T. Y.; SEAL, A.: «Theodor Billroth: Surgeon, Musician, and Composer», en: *Am Surg*, 87, 4, 2021, pp. 507-510.

LINDEBOOM, G.: *Herman Boerhaave: The man and his work*, London, Methuen, 1968.

—: «Boerhaave: Author and Editor», en: *Bull. Med. Libr. Assoc*, 62, 2, 1974, pp. 137-148.

LINDEMANN, M.: *Medicina y sociedad en la Europa moderna, 1500-1800*, Madrid, Siglo XXI de España, 2001.

LINDROTH, S.: «Harvey, Descartes, and Young Olaus Rudbeck», en: *Journal of the History of Medicine and Allied Sciences*, 12, 2, 1957, pp. 209-219.

LISTER, J.: «On the Antiseptic Principle in the Practice of Surgery», en: *Br Med J*, 2, 1867, pp. 353-356.

—: «On a New Method of Treating Compound Fracture, Abscess, &c., with Observations on the Conditions of Suppuration», *Lancet.*, 1: 326-329, 357-359, 387-389, 507-509 y 2: 95-96, 1867.

—: *The collected papers of Joseph, Baron Lister*, 2 vol., Oxford, Clarendon Press, 1909.

LITTLE, E.: «The History of the Recognition of Tuberculosis as a factor in Bone and Joint Surgery», en: *Proc R Soc Med*, 25, 5, 1932, pp. 627-633.

LIVINGSTON, F.: «Thomas Browne and the Metaphor of the Circle», en: *Journal of de History of Ideas*, 14, 3, 1953, pp. 353-364.

LLOYD, J.: «Dr. Guillotin's Idea», en: *Ann Med Hist.*, 5, 2, 1933, pp. 129-134.

LOCKE, J.: *Ensayo sobre el entendimiento humano*, Edmundo O'Gorman (trad.), Santa Fe de Bogotá, FCE, 1994.

Long, E.: *History of Pathology*, New York, Dover Publications, 1965.

López Piñero, J.; Morales Meseguer, J.: *Neurosis y psicoterapia: un análisis histórico*, Madrid, Espasa Calpe, 1970.

López Piñero, J. M.: *Mateo Seoane. La introducción en España del sistema sanitario liberal (1791-1870)*, Madrid, Ministerio de Sanidad y Consumo, 1984.

—: «Las ciencias médicas en la España del siglo xix», en: *AYER*, 7, 1992, pp. 193-240.

—: «Juan de Cabriada y el movimiento novator de finales del siglo xvii. Reconsideración después de 30 años», en: *Asclepio*, 45(1), 1993, pp. 3-53.

—: «Juan Bautista Juanini: análisis químico de la contaminación del aire en Madrid (1679)», en: *Rev Esp Salud Pública*, 80, 2006, pp. 201-204.

—: «Los orígenes de los estudios de la Salud pública en la España Renacentista», en: *Rev Esp. Salud Pública*, 80, 2006, pp. 445-456.

López Sánchez, J.: *Finlay. El hombre y la verdad científica*, La Habana, Editorial Científico-Técnica, 1987.

Lorandi, G.: «Les dynamiques d'une célébrité transnationale: Théodore Tronchin et l'inoculation de l'infant Ferdinand de Parme en 1764», en: *Gesnerus*, 74, 2, 2017, pp. 240-267.

Lorch, M.: «The roots of biochemistry», en: *Biochemistry: A Very Short Introduction* (Oxford, 2021; online). DOI: https://doi.org/10.1093/actrade/9780198833871.003.0001,

Louis, P. C. A.: «Recherche sur les effects de la saigné e dans plusieurs maladies inflammatoires», en: *Archives Générales de Médecine*, 18, 1828, pp. 321-336.

—: *Recherches sur les effects de la saignée dans quelques maladies inflammatoires et sur l'action de l'émétique et des vésicatoires dans la pneumonie*, Paris, Librairie de l'Académie Royale de Médecine, 1835. [Digitalizado por Wellcome History Library, 2019].

Loukas, M.; *et al.*: «The lymphatic system: A historical perspective», en: *Clin Anat*, 24, 2011, pp. 807-816.

LUND, M. A.: *Melancholy, Medicine and Religion in Early Modern England: Reading the Anatomy of Melancholy,* New York, Cambridge University Press, 2013.

LÜTHY, C.: «Atomism, Lynceus, and the fate of seventeenth-century microscopy», en: *Early Science and medicine,* 1(1), 1996, pp. 1-27.

LUZZATTI, C.; *et al.*: «Jean-Baptiste Bouillaud, Claude-Francois Lallemand, and the Role of the Frontal Lobe. Location and Mislocation of Language in the Early 19th Century», en: *Arch Neurol,* 58, 2001, pp. 1157-1162

MACKINTOSH, A. F.: *Rethinking Georgian healthcare: the patent medicines industry in England,* 1760-1830. Thesis, University of Leeds, 2015. En: http://etheses.whiterose.ac.uk/11533/.

MACLEOD, J.: «Dracula's other modernity: liberalism and 'Life' at the fin de siècle», en: *Continuum,* 35, 2021, pp. 1-13.

MACFARLANE, I. A.: «Mathew Dobson of Liverpool (1735-1784) and the history of diabetes», en: *Practical Diabetes,* 7, 6, 1990, pp. 246-248.

MAEHLE, A. H.: «Drugs on Trial: Experimental Pharmacology and Therapeutic Innovation in the Eighteenth Century», en: *Atlanta, Rodopi,* 1999. (The Wellcome Institute Series in the History of Medicine; Clio Medica, 53).

MAGENDIE, F.: *Précis Elémentaire de Physiologie,* Paris, Méquignon-Marvis, 1817. [Digitalizado por Wellcome Library, 2019].

—: *An elementary treatise on human physiology: on the basis of the Précis élémentaire de physiologie,* New York, Harper & Bros, 1844. [Digitalizado por Google Books, 2019].

—: «Remarques de M. Magendie à l'occasion de la note de Mr. Flourens», en: *C. R. Acad. Sci,* 24, 1847, pp. 319-320.

MAGNER, L.: *A history of Infectious Diseases and The Microbial World,* Westport, Praeger, 2009.

MAGRUDER, E. M.: «Crawford Williamsong Long and Ether», en: *Journal Record of Medicine,* 1917, pp. 233-252.

MAJOR, R.: «Don Gasper Casal, Francois Thiery and pellagra», en: *Bull Hist Med,* 16, 1944, pp. 351-361.

MAJOR, R. H.: «Santorio Santorio», en: *Ann Med History*, 10, 1938, pp. 369-381.

—: «Athanasius Kircher», en: *Ann Med Hist*, 1, 2, 1939, pp.105-120.

MAKARI, G.: *Revolución en mente. La creación del psicoanálisis*, Barcelona, Sexto Piso, 2012.

MAKATI, P.: *A critical study of Charles Dickens' representation of the socially disadvantaged*, Doctoral dissertation, Eastern Cape, University of Fort Hare, 2008.

MALONE, J.: «Thomas Young: Physicist and Physician (1773-1829)», en: *APSM Bulletin*, 5, 1985, pp. 12-15.

MALUF, N.: «History of Blood Transfusion», en: *The Journal of Medicine and Allied Sciences*, 9, 1954, pp. 59-107.

MALPIGHI, M.: *De Pulmonibus Observationes anatomicae*, Bolognia, 1661. [Digitalizado por Google Books, 2014].

—: *De viscerum structura exercitatio anatómica*, Bologna, Giacomo Monti, 1666. [Digitalizado por Google Books, 2016].

—: *De renibus*, en: *De Viscerum Structura Exercitatio Anatomica*, Amsterdam, Apud Petrus le Grand, 1669, pp. 71-100.

—: *Opera Posthuma: figuris aeneis illustrata, quibus praefixa est ejusdem vita a seipso scripta*, Londini, Churchill, 1697. [Digitalizado por Biodiversity Heritage Library, 2009].

—: *Opera Posthuma*, Amsterdam, Apud Donatum Donati, 1700. [Digitalizado por Google Books, 2016].

MANGUEL, A.: «Prólogo», en: Burton, R., *Anatomía de la melancolía*, Madrid, Alianza Editorial, 2006, pp 7-16.

MANNI, E.; *et al.*: «Domenico Cotugno, a pioneer in neurosciences», en: *J Hist Neurosci*, 6, 1997, pp. 124-132.

MANOIM, N.; *et al.*: «Gangliformis Intumescentia and Beyond: Antonio Scarpa and His Core Contribution to Neuroanatomy, Neurosurgery, and Otoneurosurgery», en: *World Neurosurgery*, 151, 2021, pp. 39-43.

MARANTZ, H. R.: *El monje en el huerto. La vida y el genio de Gregor Mendel, padre de la genética*, Barcelona, Debate, 2001.

MARAÑÓN, G.: *Las ideas biológicas del P. Feijóo*, Madrid, Espasa-Calpe, 1954.

Maravall, J. A.: *Estado moderno y mentalidad social. Siglos* xv *a* xvii, 2 vol., Madrid, Revista de Occidente, 1972.

Marby, D. J.: *Colonial Latin America*, Coral Springs, Llumina Press, 2002.

Markatos, K.; *et al.*: «Jean-Louis Petit (1674-1750): a pioneer anatomist and surgeon and his contribution to orthopaedic surgery and trauma surgery», en: *International Orthopaedics*, 2018. DOI: https://doi.org/10.1007/s00264-018-3978-8.

Martínez- Báez, M.: *Pasteur, vida y obra*, México, FCE, 2023.

Marx, K.; Engels, F.: *Manifiesto comunista*, Mauricio Amster (trad.), Santiago de Chile, Babel, 1948.

Mathews, J. R.: *Quantification and the quest for medical certainty*, New York, Princeton University Press, 1995.

Maurette, P.: «La religion del médico. El legado de Sir Thomas Browne», estudio introductorio, en: *Religio Medici. La religión de un médico*, Ángela Signorini (trad.), México, FCE, 2016, pp. 9-39.

—: «A Certain Melancholy Vanity: Sir Thomas Browne in Borges's "El Aleph"», en: *Variaciones Borges*, 51, 2021, pp. 59-78.

Maza Zorrilla, E.: *Pobreza y asistencia social en España, siglos* xvi *al* xx. *Aproximación histórica*, Valladolid, Universidad de Valladolid, 1987.

Mazurak, M. «Jan Evangelista Purkinje: A Passion for Discovery», en: *Tex Heart Inst J*, 45, 1, 2018, pp. 23-26.

Mazzarello, P.: *L'intrigo Spallanzani*, Torino, Bollati Boringhieri, 2021.

McAlister, N.: «John Hunter and the Irish giant», en: *CMA*, 3, 111, 1974, pp. 256-257.

McCulloch, N. A.; *et al.*: «William Hunter's Gravid Uterus: The Specimens and Plates», en: *Clin Anat*, 15, 2002, pp. 253-262.

McLuhan, M.: *La galaxia Gutenberg*, Barcelona, Planeta-Agostini, 1985.

Medina-De la Garza; *et al.*: «Johann Peter Frank y la medicina social», en: *Medicina Universitaria*, 13, 52, 2011, pp. 163-168.

Mee, C.: *Rembrandt's Portrait: A Biography*, New York, Simon and Schuster, 1988.

Mehndiratta, M. M.; *et al.*: «Babinski the great: Failure did not deter him», en: *Ann Indian Acad Neurol*, 17, 2014, pp. 7-9.

Meirelles, R. C.; *et al.*: «Antonio Maria Valsalva-Biographical Profile of a Pioneer on Otology», en: *Intl. Arch. Otorhinolaryngol*, 12(2), 2008, pp. 274-279.

Mejía Rivera, O.: «El problema de la noción de progreso científico», en: *Discusiones Filosóficas*, 3, 5-6, 2002, pp. 149-165.

—: *Los descubrimientos serendípicos: aproximaciones epistemológicas al contexto del descubrimiento científico*, Manizales, Centro Editorial Universidad de Caldas, 2004.

—: *En el jardín de Mendel. Bioética, genética humana y sociedad*, Medellín, Editorial Universidad de Antioquia, 2010.

—: *La biblioteca del dragón. Lecturas inolvidables*, Medellín, Editorial Universidad de Antioquia, 2012.

—: *Historia de la medicina en el eje cafetero (1865-1965)*, Manizales, Editorial Universidad de Caldas, 2016.

—: *La muerte y sus símbolos. Muerte, tecnocracia y postmodernidad*, Medellin, Editorial de la Universidad de Antioquia, 2018.

—: *El desorden de Fleming y otros ensayos patobiográficos*, Medellín, Eafit y U. Pontificia Bolivariana, 2019.

—: *Historia de la medicina en el eje cafetero. 1865-1965*, Manizales, Editorial Universidad de Caldas, 2019a.

—: *Historia cultural de la medicina. Vol. 3. Medicina Renacentista. De Leonardo da Vinci a la sífilis*, Madrid, Punto de Vista Editores, 2022.

—: *Historia cultural de la medicina. Vol. 2. Medicina Antigua. De Homero a la peste negra*, Madrid, Punto de Vista Editores, 2022a.

—: *Historia cultural de la medicina. Vol. 1. Medicina Arcaica. De las enfermedades prehistóricas a los papiros médicos del antiguo Egipto*, Madrid, Punto de Vista Editores, 2022b.

—: «Salud y prácticas higiénicas en el Quijote: el baño corporal, el aseo personal, la limpieza y los olores», en: *Salud UIS*, 2023; 55: e23025. doi: https://doi.org/10.18273/saluduis.55.e:23025

—: «Brief History of Diabetes Mellitus - From Sushruta to Banting –», en: *J Diabet Res Rev Rep*, 5(2), 2023a, pp. 1-7.

Mendel, G.: *Experimentos sobre híbridos en las plantas*, en: F. Salamanca, *El olvidado monje del huerto. Gregor Johann Mendel*, Bogotá, Pangea Editores, Conciencias, 2001.

Mendelsohn, E.: «Physical Models and Physiological Concepts: Explanation in Nineteenth-Century Biology», en: *The British Journal for the History of Science*, 2, 3, 1965, pp. 201-219.

Merton, E. S.: *Science and Imagination in Sir Thomas Browne*, New York, Columbia University Press, 1949.

—: «Sir Thomas Browne's Theories of Respiration and Combustion», en: *Osiris*, 10, 1952, pp. 206-223.

—: «The Botany of Sir Thomas Browne», en *Isis*, 47, 1956, pp. 161-171.

—: «Old and New Physiology in Sir Thomas Browne: Digestion and Some Other Functions», en: *Isis*, 57(2), 1966, pp. 249-259.

Mesmer, F.: *Magnetismo animal*, Pablo Ires (trad.), Buenos Aires, Editorial Cactus, 2023.

Mévergnies, P.: *Jean-Bapatiste van Helmont. Philosophe par le feu*, Paris, Libraire E. Droz, 1935.

Meyer, A.: «Essays on the History of Embryology: Part VI», en: *Cal West Med*, 36, 5, 1932, pp. 341-343.

—: «Leeuwenhoek as Experimental Biologist», en: *Osiris*, 3, 1937, pp. 103-122.

—: «Marcello Malpighi and the dawn of neurohistology», en: *J Neurol Sci*, 4(2) 1967, pp. 185-193.

Meyer, R.: «Accepting Pain Over Comfort: Resistance to the Use of Anesthesia in the Mid-19th Century», en: *Journal of Anesthesia History*, 1, 2015, pp. 115-121.

Meynell, G.: *Materials for a Biography of Dr. Thomas Sydenham, 1624-1689: A New Survey of Public and Private Archives*, London, Winterdown Books, 1988.

Michale, M. S.: «The Salpêtriére in the Age of Charcot: an Institutional Perspective on Medical History in the Nineteenth Century», en: *J Contemp His*, 20, 1985, pp. 703-731.

Michaleas, S.; *et al.*: «William Cheselden (1688-1752): 18th-Century Pioneer of Lateral Lithotomy and Iridectomy», en: *Surgical Innovation*, 0, 0, 2020, pp. 1-6.

Middleton, W.: «The Medical Aspect of Robert Hooke», en: *Ann Med Hist*, 9, 3, 1927, pp. 227-243.

Molière: *Teatro II*, Mauro Armiño (ed.), Barcelona, Penguin Random House, 2021.

Monardes, N.: *Historia medicinal de las cosas que se traen de nuestras Indias occidentales que sirven en medicina*, Sevilla, En casa de Fernando Díaz, 1580. [Digitalizado por Biblioteca Digital Real Jardín Botánico, 2018].

Morabia, A.: «PCA Louis and the Birth of Clinical Epidemiology», en: *J Clin Epidemiol*, 49, 1997, pp. 1327-1333.

Morens, D.; Folkers, G.; Fauci, A.: «Emerging Infections: a Perpetual Challenge», en: *Lancet Infect Dis*, 8, 2008, pp.710-719.

Morgagni, J. B.: A*dversaria Anatomica Omnia*, Lugduvini Batavorum, Apud Johannem Arnoldum Langerak, 1719. [Digitalizado por la Boston Medical Library, 2016].

—: *De sedibus et causis morborum per anatomen indagatis*, Tomus Primus, Venetiis, 1761. [Digitalizado por Wellcome History Library, 2018].

—: *De sedibus et causis morborum per anatomen indagatis*, Tomus Secundus, Venetiis, 1761a. [Digitalizado por Wellcome History Library, 2018].

—: *De sedibus et causis morborum per anatomen indagatis*, Tomus Tertius. Venetiis, 1761b. [Digitalizado por Wellcome History Library, 2018].

—: *The seats and causes diseases investigated by anatomys in five books. In three volumes*, Benjamin Alexander (trad.), London, Printed for A. Millar y T. Cadell, 1769.

—: *The Clinical Consultation of Giambattista Morgagni. The edition of Enrico Benassi (1935)*, Saul Jarcho (trad.), Boston, Published by The Francis A. Countway Library of Medicine, 1984.

Moscoso, J.: *Historia cultural del dolor*, Madrid, Taurus, 2011.

Moscucci, O.: *The Science of Woman: Gynecology and Gender in England, 1800-1929*, Cambridge, Cambridge University Press, 1990.

Mukherjee, S.: *La armonía de las células. Una exploración de la medicina y del nuevo ser humano*, Pilar Alba, Rosa Pérez (trad.), Barcelona, Debate, 2023.

Murray, T. J.: *Multiple sclerosis: the history of a disease*, New York, Demos Medical, 2005.

Musso, P.: *La scienza e l'idea di ragione. Scienza, filosofia e religione da Galileo ai buchi neri e oltre*, Milano, Mimesis, 2022.

Mylonas, A. «Auguste Nélaton: The well-known for his homonymous urinary catheter eminent surgeon, but almost unknown for his contribution to Oral and Maxillofacial Surgery», en: *Hellenic Archives of Oral & Maxillofacial Surgery*, 3, 2021, pp. 207-212.

Nas, E.; *et al.*: «The Medical Lineage of the Monro Family: the Clinical Contributions of Alexander Monro Secundus», en: *Child's Nervous System*, 40, 2024, pp. 1-6.

Natale, G.; *et al.*: «Scholars and scientists in the history of the lymphatic system», en: *J. Anat*, 4, 2017, pp. 1-13.

Navas, J.: *Elementos del arte de partear*, Madrid, Imprenta Real, 1795. [Digitalizado por Google Books, 2021].

Needham, J.; Lu, G.: *Science and civilisation in China. Volume 6, Biology and biologicial technology. Part VI, Medicine*, Cambridge, Cambridge University Press, 2004.

Neghme, A.: *La vida y obra de Carlos J. Finlay*, Santiago de Chile, Universidad de Chile, 1962.

Newton, G.: «Infant Mortality Variations, Feeding Practices and Social Status in London Between 1550 and 1750», en: *Social History of Medicine*, 24, 2011, pp. 260-280.

Nguyen, C.; *et al.*: «Hermann von Helmholtz: The Ophthalmoscope and Some of His Other Contributions to Ophthalmology» en: *Hist Ophthal Intern*, 1, 2015, pp. 165-177.

Nicholas, R.: «The Goddess Sitala and Epidemic Smallpox in Bengal», en: *Journal of Asian Studies*, XLI, 1, 19, 1981, pp. 21-44.

NICHOLSON, D. «Biological atomism and cell theory», en: *Studies in History and Philosophy of Biological and Biomedical Sciences*, 41, 2010, pp. 202-211.

NICOL, W. «Roberts Burton's Anatomy of Melancholy», en: *Post Graduate Medical Journal*, 4, 1948, pp. 199-206.

NULAND, S.: *Doctors. The biography of Medicine*, New York, Vintage Books, 1995.

O'BRIEN, E. «Dublin Masters of Clinical Expression: V. Robert Graves (1796-1853)», en: *J Irish Colleges Physicians & Surg*, 4, 1975, pp. 161-163.

—: «William Stokes 1804-78: the Development of a Doctor», en: *BMJ*, 9, 1978, pp. 749-750.

O'LEARLY, M.: *Dr. Thomas Addison. Agitating the Whole Medical World*, Blomington, Iuniverse, 2013.

OBENCHAIN, T.: *Genius Belabored. Childbed Fever and the Tragic Life of Ignaz Semmelweis*, Tuscaloosa, The University of Alabama Press, 2016.

OCAÑA, E.: *Salud pública en España. Ciencia, profesión y política, siglos XVIII-XX*, Granada, Universidad de Granada, 2005.

OLBY, R. C.: *Mendel, Mendelism and Genetics*, en: www.mendelweb.com. Consultado el 22 de octubre de 2017.

OLIVE RAYER, P.-F.: *The History of Albuminous Nephritis*, Campbell Mackenzie, Diana Berry, Stewart Cameron, Michael Booker (eds.), London, Wellcome Trust Centre for the History of Medicine, 2005.

OLMEDILLA Y PUIG, J.: *Estudio histórico de la vida y escritos del sabio médico español del siglo XVI Nicolás Monardes*, Madrid, Imprenta H. de M. Hernández, 1897.

OLMSTED, J.: *Claude Bernard, physiologist*, New York, Harper, 1938.

—: *Francois Magendie: pioneer in experimental physiology and scientific medicine in XIX century France*, New York, Henry Schuman, 1944.

—: *Charles-Édouard Brown-Séquard: A Nineteenth Century Neurologist and Endocrinologist*, Baltimore, Johns Hopkins Press, 1946.

OLSCHKI, L.: «Galileo's Philosophy of Science», en: *The Philosophical Review*, 52, 4, 1943, pp. 349-365.

O'NEAL, J. C.: «Understanding and Interpreting Confusion: Philippe Pinel and the Invention of Psychiatry», en: *Lumen*, 26, 2007, pp. 243-258.

OPITZ, J. M.: «Goethe's Bone and the Beginnings of Morphology», en: *Am J Med Genet A*, 1, 126A, 2004, pp. 1-8.

ORTEGA, R. A.; MAI, C.: «History of anesthesia», en: Vacanti, C.; Segal, S.; Sikka, P.; Urman, R. (eds.), *Essential Clinical Anesthesia*, Cambridge, Cambridge University Press, 2011, pp. 1-6.

ORTIGOSA, A.: «Philippe Pinel en contexto. El origen del alienismo desde la antropología filosófica», en: *Naturaleza y Libertad*, 17, 2023, pp. 163-187.

ORTIZ-HIDALGO, C.: «The Professor and the Seamstress: an Episode in the Life of Jacob Henle», en: *Gac Med Mex*, 151, 2015, pp. 762-769.

—: «Carl von Rokitansky, the Linné of pathological anatomy», en: *Gaceta médica de México*, 156, 2021, pp. 584-591.

OSBORNE, M.: «William Stewart Halsted: his life and contributions to surgery», en: *The Lancet Oncology*, 8, 3, 2007, pp. 256-265.

OSLER, W.: *Religio Medici. An Address Delivered at Guy's Hospital*, London, The Chiswick Press, 1906.

—: «Robert Burton-The Man, His Book, His Library», en: *Oxford Bibliographical Society Proceedings & papers Vol. I, Part III*, 1926, pp. 163-190.

—: *The evolution of Modern Medicine*, New York, Kaplan Publishing, 2009.

OTIS, L.: *Muller's Lab*, Oxford, Oxford University Press, 2007.

OUTRAM, D.: *The body and the French Revolution: sex, class and political culture*, London, Yale University Press, 1989.

PAGEL, W.: «William Harvey. Some neglected aspects of Medical History», en: *J. Courtauld and Warburg Instit.*, 7, 1944, pp. 144-153.

—: «William Harvey and the Purpose of Circulation», en: *Isis*, 42(127), 1951, pp. 22-38.

—: *New Light on William Harvey*, Basel, S. Karger, 1976.

—: *Joan Baptista Van Helmont. Reformer of science and medicine*, Cambridge, Cambridge University Press, 2002.

Parent, A.: «Félix Vicq d'Azyr: Anatomy, Medicine and Revolution», en: *The Canadian Journal of Neurological Sciences*, 34, 01, 2007, pp. 30-37.

Parker, G.: *El siglo maldito. Clima, guerras y catástrofes en el siglo xvii*, Barcelona, Planeta, 2013.

—: «Herman Boerhaave: The Nearly Forgotten Father of Modern Medicine», en: *The Objective Standard*, 5, 2010, pp. 69-83.

Parkinson, J.: *An Essay on the Shaking Palsy*, London, Printed by Whittingham and Rowland, 1817. [Digitalizado por Google Books, 2014].

Parkman, F.: *The conspiracy of the Pontiac*, New York, Collier Press, 1962.

Parry, C.: *Collections from the unpublished Medical Writings*, Vol. II, London, Underwoods, Fleet-Street, 1825. [Digitalizado por King's College London, 2015].

Pascual, J.; *et al.*: «Anton de Haen (1704-1776) and his extraordinary "portentosum infundibulum" case: the futile skull cauterization of a blind patient with a craniopharyngioma», en: *Journal of neurosurgery*, 139, 2023, pp. 1-10.

Pasteur, L.: *Oeuvres. Tome I. Dissymétrie moléculaire. Réunies par Pasteur Vallery-Radot*, Paris, Masson, 1923.

—: *Oeuvres. Tome II. Fermentations et générations dites spontanées. Réunies par Pasteur Vallery-Radot*, Paris, Masson, 1923.

—: *Oeuvres. Tome III. Etudes sur le vinaigre et sur le vin. Réunies par Pasteur Vallery-Radot*, Paris, Masson, 1924.

—: *Oeuvres. Tome IV. Etudes sur les maladies des vers à soie. Réunies par Pasteur Vallery-Radot*, Paris, Masson, 1926.

—: *Oeuvres. Tome V. Etudes sur la bière, avec une théorie nouvelle de la fermentation. Réunies par Pasteur Vallery-Radot*, Paris, Masson, 1928.

—: *Oeuvres. Tome VI. Maladies virulentes, virus-vaccins et prophylaxie de la rage. Réunies par Pasteur Vallery-Radot*, Paris, Masson, 1935.

—: *Oeuvres. Tome VII: Mélanges scientifiques et littéraires. Réunies par Pasteur Vallery-Radot*, Paris, Masson, 1939.

—: *Correspondence. 4 Vol. réunie et annotée par Pasteur Vallery-Radot*, Paris, Flammarion, 1951.

PATTERSON, K.; RUNGE, T.: «Smallpox and the Native American», en: *Am J Med Sci*, 323, 4, 2002, pp. 216-222.

PATTON, L. «Helmholtz's Physiological Psychology», en: oai:philpapers.org/rec/PATHPP, 2018.

PATUZZO, S.; *et al.*: «Thomas Percival. Discussing the Foundation of Medical Ethics», en: *Acta Biomed*, 89, 3, 2018, pp. 343-348.

PAVLOVSKIĬ, L. «Haller and his contribution to the development of modern physiology as a separate discipline», en: *Lik Sprava*, 7-8, 2008, pp. 94-103.

PAYNE, F.: *Thomas Sydenham (Masters of Medicine)*, New York, Longmans, Green & Co, 1900.

PEACOCK, G.: *Life of Thomas Young*, London, John Murray, 1855.

PEARCE, J.: «Malpighi and the Discovery of Capillaries», en: *European Neurology*, 58, 2007, pp. 253-255.

—: «Marie-Jean-Pierre Flourens (1794-1867) and Cortical Localization», en: *Eur Neurol*, 61, 2009, pp. 311-314.

—: «The Ophthalmoscope: Helmholtz's Augenspiegel», en: *Eur Neurol*, 6, 1, 2009a, pp. 244-249.

PEARCE, J. M. S.: «John Fothergill: A Biographical Sketch and his Contributions to Neurology», en: *Journal of the History of the Neurosciences: Basic and Clinical Perspectives*, 22, 3, 2013, pp. 261-276.

PECQUET, J.: *Experimenta nova anatomica, quibus incognitum hactenus chyli receptaculum, et ab eo per thoracem in ramos usque subclavios vasa lactae deteguntur. Ejusdem dissertatio anatomica, de circulatione sanguinis, et chyli motu*, Amsterdam, Apud Franciscum vander Plaats, 1700. [Digitalizado por Wellcome Library, 2022].

Peirce, C.: *Deducción, inducción e hipótesis,* Juan Marti Ruiz-Werner (trad.), Buenos Aires, Aguilar, 1970.

—: *The essential Peirce. Selected philosophical writings. Vol. 2 (1893-1913),* Edited by The Peirce edition proyect, Blomington, Indiana University Press, 1998.

Pellegrino, E. D.: «Percival's Medical Ethics. The Moral Philosophy o fan 18th Century English Gentleman», en: *Archives of Internal Medicine,* 146, 1986, pp. 2265-2269.

Penna, T.: «Lazzaro Spallanzani: pioneer of artificial insemination, multidisciplinary research,and scientific dissemination», en: *History and Philosophy of Medicine,* 4, 4, 2022, pp. 27-30.

Pepper, P.: «A note on David Bylon and Dengue», en: *Annals of medical History III,* 5, 1941, pp. 363-368.

Percival, T.: *Medical Ethics,* London, Printed by S. Russell, 1803. Reprint: New York, Janssen Pharmaceutica Inc., 2002.

Perdicoyianni-Paleologou, H.: «Xavier Bichat and the renovation of the pathological anatomy», en: *Journal of Medical Biography,* 32, 1, 2024, pp. 89-96.

Pérez de Herrera, C.: *Discursos del amparo de los legítimos pobres y reducción de los fingidos,* Madrid, Por Luis Sánchez, 1598. [Digitalizado por Books.google.com, 2016].

Pérez-Rincón, H.: *El teatro de las histéricas. De cómo Charcot descubrió, entre otras cosas, que también había histéricos,* México, FCE, 2015.

Perl, E. R.: «Ideas About Pain, a Historical View», en: *Nat Rev Neurosci,* 8, 2007, pp. 71-80.

Perry, M.: «John Hunter-triumph and tragedy», en: *Journal of Vascular Surgery,* 17, 1, 1993, pp. 7-14.

Peset, R. «La introducción y repercusión de la auscultación en España», en: *Medicina Española,* 49, 1963, pp. 480-486.

Peset, J. L.: «La revolución hipocrática de Pinel», en: *Asclepio,* LV, 1, 2003, pp. 263-280.

Philippon, J.; Poirer, J.: *Joseph Babinski. A Biography,* New York, Oxford University Press, 2009.

Piccolino, M.: «Marcello Malpighi and the difficult birth of modern life science», en: *Endeavour,* 23(4), 1999, pp. 175-179.

—: «Luigi Galvani's path to animal electricity. Le cheminement de Luigi Galvani vers l'électricité animale», en: *Comptes Rendus Biologies,* 329, 5-6, 2006, pp. 303-318.

Pickstone, J. V.: «A Profession of Discovery: Physiology in Nineteenth-Century History», en: *The British Journal for the History of Science,* 23, 2, 1990, pp. 207-216.

Pinel, P.: *Nosographie Philosophique ou La méthode de l'analyse appliquée à la médecine. Tome Premier,* Paris, Chez Richard, Caille et Ravier, Libraires (an VII), 1798.

—: *Nosografia filosófica, o el método analitico aplicado a la medicina. Volumen 1,* traducido al castellano por el Dr. D. Luis Guarnerio y Allavena, Madrid, Imprenta Real, 1803. [Digitalizado por Wellcome Library, 2018].

—: *Tratado médico-filosófico de la enagenación del alma, ó manía,* traducido al castellano por el Dr. D. Luis Guarnerio y Allavena, Madrid, Imprenta Real, 1804. [Digitalizado por Wellcome Library, 2018].

—: *Nosographie Philosophique ou La méthode de l'analyse appliquée à la médecine, Tome Second,* Paris, Chez J. À. Brosson, Libraire, rue Pierre-Sarraziu, n.° 9, 1810. [Digitalizado por Wellcome Library, 2017].

—: *Nosographie Philosophique ou La méthode de l'analyse appliquée à la médecine. Tome Troiseme,* Paris, Chez J. À. Brosson, Libraire, rue Pierre-Sarraziu n.° 9, 1807. [Digitalizado por Wellcome Library, 2017].

—: *Traité médico-philosophique sur l'aliénation mentale ou La manie,* Seconde Edition, Paris, Chez J. Ant. Brosson, Libraire, rue Plerre-Sarrazin, n.° 9, 1809. [Digitalizado por Wellcome Library, 2017.]

Pope, M.: «Giovanni Alfonso Borelli-the father of biomechanics», en: *Spine,* 30, 2005, pp. 2350-5.

Porter, D.: *Health, Civilization, and the State: A History of Public Health from Ancients to Modern Times,* London, Routledge, 1999.

PORTER, R.: «Antony van Leeuwenhoek: tercentenary of his discovery of bacteria», en: *Bacteriological Reviews*, 40(2), 1976, pp. 260-269.

—: *The Greatest Benefit to Manking. A Medical History of Humanity*, New York, W. W. Norton Company, 1999.

—: *Breve historia de la locura*, Juan Carlos Rodríguez (trad.), Madrid, Turner, FCE, 2003.

POSNER, E.; SKUTIL, J. S.: «The great neglect: The fate of mendel's classic paper between 1865 and 1900», en: *Med Hist*, 12, 1968, pp. 122-136.

POSTEL, J.; QUETEL, C.: *Nueva historia de la psiquiatría*, México, FCE, 2000.

POWER, D.: *William Harvey*, London, Longmans Green, 1897.

POYNTER, F.: «John Donne and William Harvey», en: *Journal Hist. Med*, 15, 1960, pp. 233-246.

PRESCOTT, W.: *History of the Conquest of Mexico*, Vol. 1, 2, 3, Philadelphia, J. B. Lippincott Company, 1843.

PRESTON, C.: «Thomas Browne and the Writing of Early Modern Science», Cambridge, Cambridge University Press, 2005.

PRICE, E.: «The Political Economy of Sir Edwin Chadwick: An Appraisal», en: *Social Science Quarterly*, 65, 4, 1984, pp. 975-987.

PUSCHMANN, T.: *A history of medical education*, London, H. K. Lewis, 1891.

QUEVEDO, F.: *Obras en prosa*, Luis Astrana (ed.), Madrid, Aguilar, 1941.

RAMAZZINI, B.: *De Morbis Artificum Diatriba*, Mutinæ, Typis Antonii Capponi, 1700. [Digitalizado por Google Books, 2018].

—: *Tratado sobre las enfermedades de los trabajadores*, Madrid, Instituto Nacional de Seguridad e Higiene en el Trabajo (INSHT), 2012.

RAMDHAN, R.; *et al.*: «Dominique Jean Larrey (1766-1842) and His Contributions to Military Medicine and Early Neurosurgery», en: *World Neurosurgery*, 120, 2018, pp. 96-99.

RAMOS GOROSTIZA, J. L.: «Edwin Chadwick, el movimiento británico de salud pública y el higienismo español», en: *Revista de Historia Industrial*, 55, 2014, pp. 11-38.

RAPER, H.: *El hombre ante el dolor. Historia de la anestesia*, Barcelona, Salvat Editores, 1955.

RASPAIL, F. V.: «Recherches chimiques et physiologiques destinées à expliquer non seulement la structure et la développement de la feuille, du tronc, ainsi que les organes qui n'en sont qu'une transformation, mais encore la structure et le développement des tissus animaux», en: *Memoires de la socieété d'histoire naturelle de Paris*, 3, 1827, pp. 17-88, 209-313.

RAZZELL, P.: «Edward Jenner: The History of a Medical Myth», en: *Med Hist*, 9, 3, 1965, pp. 216-229.

REID-HENRY, S. M.: *The Cuban cure. Reason and resistance in global science*, Chicago, University of Chicago Press, 2010.

REINARZ, J.: «The transformation of medical education in eighteenth-century England: international developments and the West Midlands», en: *History of Education*, 37, 4, 2008, pp. 549-566.

REMBA, S. J.; *et al.*: «Dominique-Jean Larrey: The Effects of Therapeutic Hypothermia and the First Ambulance», en: *Resuscitation*, 81, 3, 2010, pp. 268-271.

RENGACHARY, S.; *et al.*: «Charles-Édouard Brown-Séquard: An exccentric genius», en: *Neurosurgery*, 62, 2008, pp. 954-964.

RENNER, C.: «The tourniquet of Jean-Louis Petit», en: *Hist Sci Med*, 48, 1, 2014, pp. 125-130.

REY, R.: *History of Pain*, Paris, Editions La Decouverte, 1993.

REYNOLDS, H. Y.: «President's address: R. T. H. Laënnec, M.D.-clinicopathologic observations using the sthetoscope, made chest Medicine more scientific», en: *Trans Am Clin Climatol Assoc*, 115, 2004, pp. 1-29.

RIBATTI, D.: «Rudolf Virchow, the founder of cellular pathology», en: *Rom J Morphol Embryol*, 60, 4, 2019, pp. 1381-1382.

RICE, G. « The Bell-Magendie-Walker controversy», en: Medical History, 31, 1987, pp. 190-200.

RICHET, G.; *et al.*: «P. J. Desault and the birth of nephrology (between 1785 and 1795)», en: *J Nephrol*, 16, 5, 2003, pp. 754-759.

RIESMAN, D.: «The rise and early history of clinical teaching», en: *Annals of Medical History*, 2, 2, 1919, pp. 136-147.

RILEY, J.: *The Eighteenth- Century Campaign to Avoid Disease*, London, Palgrave Macmillan, 1987.

RIOLAN, J.: *Opuscula nova anatomica*, Paris, M. du Puis, 1653. [Digitalizado por Wellcome Library, 2018].

RISSE, G.: «Pierre A. Piorry (1794-1879), the French "Master of Percussion"», en: *Chest*, 60, 1971, pp. 484-488.

—: *Hospital Life in Enlightenment Scotland: Care and Teaching at the Royal Infirmary of Edinburgh*, Cambridge, Cambridge University Press, 1986.

—: *Mending Bodies, Saving Souls. A history of Hospitals*, New York, Oxford University Press, 1999.

RISSE, G. B.: «Clinical instruction in hospitals: The Boerhaavian tradition in Leyden, Edinburgh, Vienna and Pavia», en: *Clinical teaching, past and present*, Beukers and Moll (ed.), Amsterdam, Rodopi, 1989, pp. 1-19.

RIVA, M.; *et al.*: «The Eclecticism in Bernardino Ramazzini: the Analysis of Non-Medical Sources of "De Morbis Artificum Diatriba"», en: *Medicina nei secoli*, 23, 2, 2011, pp. 511-526.

ROBERTSON, L.; *et al.*: *Antoni van Leeuwenhoek. Master of the Minuscule*, Leiden, Brill, 2016.

ROBERTSON, L.: «Antoni van Leeuwenhoek 1723-2023: a Review to Commemorate Van Leeuwenhoek's death, 300 years ago», en: *Springer link*, 116, 2023, pp. 919-935.

ROBINSON, A.: *The Last Man Who Knew Everything: Thomas Young*, Cambridge, Open Book Publishers, 2023.

RODRÍGUEZ OCAÑA, E.: «La anatomía patológica en la obra de Gaspard Laurent Bayle (1774-1816)», en: *Morfología Normal y Patológica, Sec. B.*, 8, 1983, pp. 225-240.

ROE, S. A.: «Rationalism and Embryology: Caspar Friedrich Wolff's Theory of Epigenesis», en: *J Hist Biol*, 12, 1979, pp. 1-43.

ROLLESTON, J.: «Jean Baptiste Bouillaud (1796-1881). A Pioneer in Cardiology and Neurology», en: *Proceedings of the Royal Society of Medicine*, 15, 1931, pp. 35-46.

ROMANELL, P.: «Locke and Sydenham: a fragment on smallpox (1670)», en: *Bulletin History of Medicine*, 32, 4, 1958, pp. 293-321.

ROMERO, R.: «Marcello Malpighi (1628-1694), founder of microanatomy», en: *Int. J. Morphol*, 29(2), 2011, pp. 399-402.

ROMERO-REVERÓN, R.: «Abraham Colles (1773-1843), Physician, Surgeon and Anatomist», en: *Journal of Orthopedic Research and Therapy*, 2019. DOI: 10.29011/2575-8241.001136.

ROSEN, G.: «Social aspects of Jacob Henle's medical thought», en: *Bull. Inst. Hist. Med.*, 5, 1937, pp. 509-537.

—: *Locura y sociedad. Sociología histórica de la enfermedad mental*, Madrid, Alianza Editorial, 1974.

—: *A history of Public Health*, Expanded Edition, Baltimore, The John Hopkins University Press, 1993.

—: *De la policía médica a la medicina social. Ensayos sobre la historia de la atención en salud*, México, Siglo XXI Editores, 2005.

ROUDINESCO, E.: *Filósofos en la tormenta*, México, FCE, 2009.

ROSSI, P.: *Francis Bacon: De la magia a la ciencia*, Madrid, Alianza Editorial, 1990.

ROUSSEAU, A: «Gaspard-Laurent Bayle (1774-1816), le théoricien de l'Ecole de Paris», en: *Clio Medica*, 3, 6, 1971, pp. 205-211.

RUEDA LÓPEZ, J. M.: «Nacimiento de la cirugía española moderna en el siglo XVIII», en: *Revista Hispanoamericana de Hernia*, 1, 3, 2013, pp. 113-116.

RUESTOW, E.: «Images and Ideas: Leeuwenhoek's Perception of the Spermatozoa», en: *Journal of the History of Biology*, 16, 2, 1983, pp. 185-224.

RUHRAH, J.: «Hezekiah Beardsley 1748-1790», en: *Am J Dis Child*, 40, 1, 1930, pp. 146-149.

RUÍZ SOMAVILLA, M.: «Los valores sociales, religiosos y morales en las respuestas higiénicas de los siglos XVI y XVII: el problema de los baños», en: *Dynamis*, 12, 1992, pp. 155-187.

RUTKOW, I. M.: «A selective history of hernia surgery in the late eighteenth century: The treatises of Percivall Pott, Jean Louis Petit, D. August Gottlieb Richter, Don Antonio de Gimbernat, and Pieter Camper», en: *Surg Clin North Am*, 83, 2003, pp.1021-1044.

SAAD, T.: «Jacob Winslow (1669-1760): The surprising legacy of an anatomist», en: *Journal of Medical Biography*, 29, 3, 2021, pp. 124-131.

SACINO, G.: «Il precursori dell`anatomia patologica morgagnana», en: *Riv. Stor. Med*, 11, 1967, pp. 2337-2342.

SAKKARAVARTHI, V.: «Ferdinand Ritter von Hebra: Founder of modern dermatology», en: *CosmoDerma*, 2, 90, 2022, pp. 1-3.

SAKULA, A.: «Pierre Adolphe Piorry (1794-1879): pioneer of percussion and pleximetry», en: *Thorax*, 34, 1979, pp. 575-581.

—: «R T H Laënnec 1781-1826 His life and work: a bicentenary appreciation», en: *Thorax*, 36, 1981, pp. 81-90.

—: «Joseph Skoda 1805-81: a centenary tribute to a pioneer of thoracic medicine», en *Thorax*, 36, 6, 1981a, pp. 404-411.

—: «Robert Koch: centenary of the discovery of the tuberclebacilus, 1882», en: *Thorax*, 37, 1982, pp. 246-251.

SANDERS, L. J.: «Jean-Martin Charcot (1825-1893). The man behind the joint disease», en: *Journal of the American Pediatric Medical Association*, 92, 7, 2002, pp. 375-380.

SANTORIO, S.: *De statica medicina et de responsione ad Staticomasticem ars aphorismorum sectionibus-octo Comprehensa*, Leyden, Ippolito Obizi, 1657. [Digitalizado por Wellcome Library, 2019].

SATRAN, R.: «Joseph Babinski in the competitive examination (agrégation) of 1892», en: *Bull N Y Acad Med*, 50, 1974, pp. 626-635.

SCHENA, F.: «Domenico Cotugno and his interest in proteinuria», en: *Am J Nephrol*, 14, 4-6, 1994, pp. 325-329.

SCHICKORE, J.: «Parasites, Pepsin, Pus, and Postulates: Jakob Henle's Essay on Miasma, Contagium, and Miasmatic-Contagious Diseases in Its Original Contexts», en: *Bull Hist Med*, 96, 4, 2022, pp. 612-638.

SCHIERBEEK, A.: *Jan Swammerdam (1637-1680). His Life and Works*, Amsterdam, Swets&Zeitlinger, 1967.

SCHIEBINGER, L.: *Plants and Empire: Colonial Bioprospecting in the Atlantic World*, Cambridge, Harvard University Press, 2004.

—: «Medical Experimentation and Race in the Eighteenth-century Atlantic World», en: *Social History of Medicine*, 26, 2013, pp. 364-382.

Schlich, T. «Farmer to industrialist: Lister's antisepsis and the making of modern surgery in Germany», *Notes Rec. R. Soc.*, 67, 2013. DOI: http://dx.doi.org/rsnr.2013.0032.

Schupbach, W.: «The paradox of Rembrandt's Anatomy of Dr. Tulp», en: *Med Hist Suppl*, 2, 1982, pp. 1-110

Schutta, H.: «Morgagni on Apoplexy in De Sedibus: A Historical Perspective», en: *Journal of the History of the Neurosciences*, 18, 2009, pp. 1-24.

Sedivy R.: «Rokitansky und die Wiener Medizinische Schule Von der Naturphilosophie zur Naturwissenschaft», en: *Wien Med Wochenschr*, 154, 19-20, 2004, pp. 443-453.

Sénac, J. B.: *Traite de la structure du coeur, de son action, et de ses maladies*, 2 vols., Paris, Jacques Vincent, 1749. [Digitalizado por Google Books, 2020].

Shackelford, J.: *William Harvey and the Mechanics of the Heart*, New York, Oxford University Press, 2003.

Shakespeare, W.: *La tragedia de Macbeth*, Luis Astrana (trad.), Madrid, Calpe, 1920.

Shihada, I.: «Capitalism in Charles Dickens's Great Expectations: A Critique», en: *Ijells*, 6, 1, 2017, pp. 42-52.

Shirilan, S.: *Robert Burton and the Transformative Powers of Melancholy*, Farnham, Ashgate, 2015.

Shoja, M.; *et al.*: «Marie-Francois Xavier Bichat (1771-1802) and his contributions to the foundations of pathological anatomy and modern medicine», en: *Ann Anat*, 190, 2008, pp. 413-420.

Siegel, R.; Poynter, N.: «Robert Talbor, Charles II, and cinchona: a contemporary document», en: *Med Hist*, 6, 1, 1962, pp. 82-85.

Sigerist, H.: *Hitos en la historia de la salud pública*, Mario Usabiaga (trad.), México, Siglo XXI Editores, 1981.

Signoret, J.; *et al.*: «Rediscovery of Leborgne's brain: Anatomical description with CT scan», en: *Brain and Language*, 22, 1984, pp. 309-319.

SINGAL, R.; *et al.*: «Sir Astley Paston Cooper: History, English Surgeon and Anatomist», en: *The Indian journal of surgery*, 73, 2011, pp. 82-84.

SINGER, C.: «Notes on the Early History of Microscopy», en: *Proc R Soc Med*, 7(Sect Hist Med), 1914, pp.247-279.

SKODA, J.: *Tratado de percusión y auscultación*, José Gutiérrez de la Vega (trad.), Madrid, Imprenta de M. Rivadeneyra, 1854. [Digitalizado por Google Books, 2016].

SLACK, P.: *The impact of plague in Tudor and Stuart England*, New York, Oxford University Press, 1990.

SLOAN, A.: «Claude Bernard's philosophy of Medical Science», en: *S Atr Med J*, 65, 1984, pp. 817-819.

SNYDER, L.: *El ojo del observador. Johannes Vermeer, Antoni van Leeuwenhoek y la reinvención de la mirada*, Barcelona, Acantilado, 2017.

SPALLANZANI, L.: *Experiencias para servir a la Historia de la Generación de animales y plantas*, Fernando Barranco Díaz (trad.), Buenos Aires, Emecé, 1945.

STAGNARO, J. C.: «Introducción: en torno al origen del primer alienismo», en: *Asclepio*, 67, 2, 2015, pp. 107-116.

STAHL, G.: *Propempticon inaugurate de differentia rationis et rationcinationis et actionum, quae per et secundum utrumque horum actuum fiunt in negotio vitali et animali*, Halle, Library of the Deutsche Akademie fur Naturforschung Leopoldina, 1701. [Digitalizado por Google Books, 2016].

—: *Theoria medica vera. Physiologiam & pathologiam, tanquam doctrinæ medicæ partes vere contemplativas,e naturæ & artis veris fundamentis, intaminata ratione, & inconcussa experientia sistens*, Halae, Literis Orphanotrophei, 1708. [Digitalizado por la National Central Library of Florence, 2014].

—: *Negotium otiosum, seu, Adversus positiones aliquas fundamentales theoria medicae verae a viro quodam celeberrimo intentata*, Halle, Literis Orphanotrophei, 1720. [Digitalizado por Google Books, 2017].

STAHNISCH, F.: «Francois Magendie (1783-1855)», en: *J Neurol*, 256, 2009, pp. 1950-1952.

STAUM, M.: *Cabanis: Enlightenment and Medical Philosophy in the French,* New Jersey, Princeton University Press, 2014.

STEARN, E. W.; *et al.*: *The Effect of Smallpox on the Destiny of the Amerindian,* Boston, Bruce Humphries, Inc., 1945.

STEINER, G.: «The cultural significance of Rembrandt's "Anatomy Lesson of Dr. Nicolaas Tulp», en: *History of European Ideas,* 36 (3), 2010, pp. 273-279.

STENGERS, I.: «The doctor and the charlatan», en: *Cultural Studies Review,* 9, 2, 2003, pp. 11-36.

STOKES, W.: *A Treatise on the Diagnosis and Treatment of Diseases of the Chest,* Revised edition, London, New Sydenham Soc, 1882.

STONE, M. J.: «Thomas Hodgkin: medical immortal and uncompromising idealist», en: *Proc (Bayl Univ Med Cent),* 18, 4, 2005, pp. 368-375.

SUSHMA, C.; *et al.*: «Moral Treatment: Philippe Pinel», en: *The International Journal of Indian Psychology,* 3, 2, 8, 2016, pp. 165-170.

SWAIN, G.: *Le Sujet de la folie. Naissance de la psychiatrie (1977),* Paris, Calman-Lévy, 1997.

SWIETEN, G.: *An account of the most common diseases incident to armies, with the method of cure,* Dublin, Printed by John Exshaw, 1766. [Digitalizado por Wellcome History Collection, 2020].

SUY, R; THOMIS, S.; FOURNEAU, I.: «The discovery of the lymphatic system in the seventeenth century. Part II: the discovery of Chyle vessels», en: *Acta Chirurgica Belgica,* 2016. DOI: 10.1080/00015458.2016.1195587

—: «The discovery of the lymphatics in the seventeenth century. Part III: the dethroning of the liver», en: *Acta Chirurgica Belgica,* 2016a. DOI: 10.1080/00015458.2016.1215952

SYDENHAM, T.: *The Works of Thomas Sydenham,* vol. 2, London, Sydenham Society, 1850.

—: *Sydenham. Observaciones médicas acerca de la historia y curación de las enfermedades agudas,* vol. 1. Estudio preliminar de Pedro Laín Entralgo y Agustín Albarracín Teulón, Madrid, Instituto Arnaldo de Vilanova, 1961.

SYDENHAM, T.; LOCKE, J.: *Ensayo sobre la anatomía,* Miguel A. Sánchez (trad.), Oviedo, KRK Ediciones, 2009.

TAN, S. Y.; SUNG, H.: «Carlos Juan Finlay (1833-1915): of mosquitoes and yellow fever», en: *Singapore Med J*, 49, 2008, pp. 370-371.

TAN, S. Y.; *et al.*: «Robert Koch (1843-1910): father of microbiology and Nobel laureate», en: *Singapore Med J*, 49, 11, 2008, pp. 854-855.

TAUIL, C.; *et al.*: «From Charcot's descriptions to the current understanding of neuropsychiatric symptoms in multiple sclerosis», en: *Arquivos de Neuro-Psiquiatria,* 77, 7, 2019, pp. 521-524.

TAYLOR, D.: «The manuscript lecture-notes of Alexander Monro primus (1697-1767)», en: *Med Hist,* 30, 4, 1986, pp. 444-467.

TEDESCHI, C. G.: «Bernardino Ramazzini (1633-1714): de morbis artificum», en: *Human Pathology,* 1, 2, 1970, pp. 315-320.

TEIVE, H.; *et al.*: «Little-known scientific contributions of J-M Charcot», en: *Clinics,* 62, 3, 2007, pp. 211-214.

TELICHKIN, I.: «Nikolay Ivanovich Pirogov (1810-1881) and Bernhard von Langenbeck (1810-1887): Similarities on the anniversary of their 200th birthdays», en: *Journal of medical biography,* 23, 2013. DOI: 10.1177/0967772013506826.

TEMKIN, O.: «The philosophical background of Magendie's physiology», en: *Bull Hist Med,* 20, 1946, pp. 10-35.

THAKUR, J.; *et al.*: «Winslow (1669-1760) and the misnomer cavernous sinus», en: *World Neurosurgery,* 81, 2014, pp. 191-197.

THIENE, G., BASSO, C.: «Galileo as a Patient», en: *The Inspiration of Astronomical Phenomena,* VI, 441, 2011, pp. 73-83.

THILLAUD, P.: «Félix Vicq d'Azyr (1748-1794). Anatomie d'une élection», en: *Hist Sci Med,* 20, 1986, pp. 229-236.

THOMPSON, J. E.: «The founding fathers», en: *Surgery,* 82, 1977, pp. 801-808.

THORBURN, A.: «Jean Martin Charcot, 1825-1893. An appreciation», en: *Brit. J. vener. Dis.,* 43, 1967, pp. 77-80.

TIMOTI, E. V.: «An account, or history, of the procuring the smallpox by incision, or inoculation; as it has for some time been practised at Constantinople», en: *Philosophical Transactions*, 29, 339, 1714, pp. 72-81. [Digilitalizado por The Royal Society Publishing, 2020].

TIZARD, B.: «Theories of brain localization from Flourens to Lashley», en: *Med Hist*, 3, 1959, pp. 132-145.

TOLHURST, D.: *Pioneers in Plastic Surgery*, London, Springer, 2015.

TONETTI, L.: «The discovery of lymphatic system as a turning point in medical knowledge: Aselli, Pecquet and the end of hepatocentrism», en: *Journal of Theoretical and Applied Vascular Research*, 2(2), 2017, pp. 67-76.

TORREY, H.: «Athanasius Kircher and the progress of medicine», en: *Osiris*, 51938, 1938, pp. 246-275.

TRAININI, J.: «Los vasos quilíferos. ¡Vete de aquí, sin hígado, caminante!», en: *Rev Argent Cardiol*, 2023; 91: 90.

TRAUTMANN, T.: *Languages and nations: the Dravidian proof in colonial Madras*, Berkeley, University of California Press, 2006.

TROHLER, U.: «William Cheselden's 1740 presentation of data on age-specific mortality after lithotomy», en: *J R Soc of Med*, 107, 4, 2014, pp. 165-166.

TROUSSEAU, A.: *Clinique médicale de l'Hôtel-Dieu de Paris*, Tome 1, París, J. B. Baillière, 1868.

TSOUCALAS, G.; *et al.*: «Hydrotherapy: Historical landmarks of a cure all remedy», en: *Archives Balkan Medical Union*, 50, 2015, pp. 430-432.

TURNER THACKRAH, C.: *The Effects of the Principal Arts, Trades, and Professions, and of Civic States and Habits of Living, on Health and Longevity: With a Particular Reference to the Trades and Manufacturers of Leeds, and Suggestions for the Removal of Many of the Agents, which Produce Diseases, and Shorten the Duration of Life*, London, Green & Longman, 1832. [Digitalizado por Google Books, 2016].

TURRELL, W.: «Three electrotherapists of the eighteenth century: John Wesley, Jean Paul Marat and James Graham», en: *Annals of Medical History*, 3, 1921, pp. 361-367.

TWIGG, G.: «Plague in London: spatial and temporal aspects of mortality», en: *Epidemic disease in London*, J. Champion (ed.), London, Centre for Metropolitan History Working Papers Series, 1993, pp. 1-17.

VALENZUELA, J.: «Supuestos metodológicos de la doctrina de la contracción cardíaca de Jean Baptiste Sénac (1693-1770)», en: *Acta Hispantca ad Medicinae Scientiarumque Historiam Illustrandam*, 5-6, 1985-1986, pp. 95-124.

VALLERY-RADOT, R.: *La vie de Pasteur*, Paris, Hachette, 1962.

VALSALVA, A. M.: *De Aure Humana Tractatus*, Bologna, Constantino Pisaro, 1704. [Digitalizado por Duke University, 2016].

VAN GIJN, J.: «The Babinski sign: the first hundred years», en: *J Neurol*, 243, 10, 1996, pp. 675-683.

VAN GIJN, J.; HART, W.: «[From the library of the Dutch Journal of Medicine: Richard Bright (1789-1858) and his 'Reports of Medical cases']», en: *Nederlands tijdschrift voor geneeskunde*, 143, 2000, pp. 2570-2575.

VAYRE, P.: *De l'art à la science en chirurgie: Trois Limousins à Paris au XIXe siècle*, Paris, Glyphe & Bioterm éditions, 2004.

VÁZQUEZ, F.: «Fiebre: aspectos históricos desde la percepción subjetiva e interpretación de sus causas hasta el desarrollo del termómetro», en: *Rev. Hosp. Ital. B.Aires*, 26, 4, 2006, pp. 152-154.

VENTURA, H.: «Giovanni Battista Morgagni and the Foundation of Modem Medicine», en: *Clin. Cardiol.*, 23, 2000, pp. 792-794.

VERSO, M. L. «Some nineteenth-century pioneers of haematology», en: *Med Hist*, 15, 1, 1971, pp. 55-67.

VESS, D. M.: *Medical revolution in France, 1789-1796*, Gainesvillc, University Press of Florida, 1975.

VIENNE, F. «Worlds Conflicting: The Cell Theories of Francois-Vincent Raspail and Theodor Schwann», en: *Historical Studies in the Natural Sciences*, 47, 5, 2017, pp. 629-652.

VIGARELLO, G.: *Lo sano y lo malsano. Historia de las prácticas de la salud desde la Edad Media hasta nuestros días*, Madrid, Abada Editores, 2006.

Virchow, R.: *La patología celular, fundada en el estudio fisiológico y patológico de los tejidos*, J. Gine y B. Robert (trads.), Madrid, Imprenta Española, Torija, 14, 1868.

—: «Morgagni and the Anatomic Concept», en: *Bulletin of the History of Medicine*, 7, 8, 1939, pp. 975-989.

—: *Disease, Life, and Man*, L. Rather (trad.), Stanford, Stanford University Press, 1958.

Vogel, S.: «Sensation of Tone, Perception of Sound, and Empiricism: Helmholtz's Physiological Acoustics», en: Cahan, D. (ed.), *Hermann von Helmholtz and the Foundations of Nineteenth-Century Science*, Berkeley, University of California Press, 1994, pp. 260-288.

Voltaire: *Cartas filosóficas*, Savater, F. (trad.), Barcelona, Ediciones Altaya, 1993.

Wade, N. J.: «Hermann von Helmholtz», en: *Perception*, 23, 1994, pp. 981-989.

Wagner, E.; Stearn, A.: *The effect of smallpox on the destiny of the Amerindians*, Boston, Bruce Humphries, 1945.

Wakeley, C.: «John Hunter and Experimental Surgery», en: *Ann R Coll Surg Engl.*, 16, 2, 1955, pp. 69-93.

Wallace Teed, R.: «The Otology of DuVerney», en: *Ann Med Hist*, 8 (5), 1936, pp. 453-455.

Walter, E.; Scott, M.: «The life and work of Rudolf Virchow 1821-1902: "Cell theory, thrombosis and the sausage duel"», en: *Journal of the Intensive Care Society*, 18, 3, 2017, pp. 234-235.

Walton, M.: «The first blood transfusion: French or English?», en: *Medical History*, 18, 1974, pp. 360-364.

Warren, M.: «Medical education during the Eighteenth Century», en: *Postgrad Med J*, 27, 309, 1951, pp. 304-311.

Watson, P. G.: «The Enigma of Galileo's Eyesight: Some Novel Observations on Galileo Galilei's Vision and His Progression to Blindness», en: *Survey of Ophthalmology*, 54, 2009, pp. 630-640.

Webster, C.: «William Harvey's conception of the heart as a pump», en: *Bull Hist Med*, 39(6), 1965, pp. 508-517.

WEINER, D.: «Francois-Vincent Raspauil: Doctor and Champion of he poor», en: *French Historical Studies*, 1, 2, 1959, pp. 149-171.

WEINER, D.: *Raspauil: Scientist and Reformer*, New York, Columbia University Press, 1968.

—: «The Apprenticeship of Phillipe Pinel: "Observations of Citizen Pussin on the Insane"», en: *Am J Psychiatry Document*, 136, 9, 1979, pp. 1128-1134.

—: *Comprender y curar. Philippe Pinel (1745-1826). La medicina de la mente*, Madrid, FCE, 2002.

WEIR, N.: «Theodore Billroth: the first laryngectomy for cancer», en: *J Laryngol Otol*, 87, 1973, pp. 1161-1169.

WELCK, M. J.; *et al.*: «Lisfranc injuries», en: *Injury*, 2014. DOI: http://dx.doi.org/10.1016/j.injury.2014.11.026

WELLS, G. A.: «Goethe and the Intermaxillary Bone», en: *The British Journal for the History of Science*, 3, 4, 1967, pp. 348-361.

WERLHOF, G.: *Opera Medica*, Pars III, Hannoverae, Impensis Fratum Helwingiorum, 1775. [Digitalizado por Google Books, 2018].

WEST, J.: «Marcello Malpighi and the discovery of the pulmonar capillaries and alveoli», en: *Am J Physiol Lung Cell Mol Physiol*, 304, 2013, pp. 383-390.

WEST, J. B.: «Stephen Hales: neglected respiratory physiologist», en: JOURNAL OF APPLIED PHYSIOLOGY, 57, 3, 1984, pp. 635-639.

WESTHORPE, R.: «William Morton and the First Successful Demonstration of Anaesthesia», en: *Anaesth Intens Care*, 24, 1996, p. 529.

WEYERS, W. «Jacob Henle-A Pioneer of Dermatopathology», en: *Am J Dermatopathol*, 31, 1, 2009, pp. 6-10.

WHARTON, T.: *Adenographia: sive Glandularum totius corporis descriptio*, Amsterdam, Johannes Ravesteinii, 1656. [Digitalizado por Wellcome Library, 2019].

—: *Thomas Wharton's Adenographia, first published in London in 1656*, translated by Stephen Freer, with an historical introduction by Andrew Cunningham, Oxford, Clarendon Press, 1996.

WHITE, M.: «Jean-Martin Charcot's contributions to the interface between neurology and psychiatry», en: *The Canadian Journal of Neurological Sciences,* 24, 3, 1997, pp. 254-259.

WICKENS, A.: *A history of the brain. From stone age to modern neuroscience,* New York, Psychological Press, 2015.

WILLIS, T.: «Of the anatomy of the brain' and 'Of the description and use of the nerves'». En: Willis, T. (Ed.), *Dr. Willis's Practice of Physick, Being the Whole Works of That Renowned and Famous Physician,* second ed. (Translated from Latin by S. Pordage). London, Printed for T. Dring, C. Harper, and J. Leigh. 1684. [Digitalizado University of Michigan Library, 2018].

WILSON, C.: *The invisible world: Early modern philosophy and the invention of the microscope,* Princeton, Princeton University Press, 1995.

WILSON, J. D.: «Charles-Edouard Brown-Séquard and the centennial of endocrinology», en: *J Clin Endocrinol Metabol,* 71, 1990, pp. 1403-1409.

WILSON, L.: «The Transformation of Ancient Concepts of Respiration in the Seventeenth Century», en: *Isis,* 51, 1960, pp. 61-172.

WILSON, W.: «Virchow's contribution to the cell theory», en: *J Hist. Med,* 2, 1947, pp. 163-178.

WITHERING, W.: *An account of the foxglove, and some of its medical uses with practical remarks on dropsy, and other diseases,* Birmingham, Printed by M. Swinney for G. G. J. and J. Robinson London, 1785. [Digitalizado por Missouri Botanical Garden, 2011].

WOOLF, J.: *Los pobres en la Europa Moderna,* Barcelona, Crítica, 1989.

WOOTTON, A.: *Chronicles of Farmacy. Vol 2,* London, Macmillan and Co, 1910.

WORBOYS, M.: «Joseph lister and the performance of antiseptic surgery», en: *Notes Rec R Soc Lond,* 67, 2013, pp. 199-209.

WRIGHT, J, L.: «Reading Rembrandt: The influence of Cartesian dualism on Dutch art», en: *History of European Ideas,* 33(3), 2007, pp. 275-291.

WRIGHT, T.: *La circulación de la sangre. La revolucionaria idea de William Harvey*, México, FCE, 2016.

WUJASTYK, D.: «A Pious Fraud': The Indian Claims for Pre-Jennerian Smallpox Vaccination», en: *Studies on Indian Medical History*, editado por Gerrit Jan Meulenbeld y Dominik Wujastyk, pp. 121-154.

YALE, S.; MUSANA, K.: «Charles Heber McBurney (1845-1913)», en: *Clin Med Res*, 3, 3, 2005, pp. 187-189.

YATES, F.: *El iluminismo Rosacruz*, Madrid, Siruela, 2008.

YENIYURT, K.: «When it hurts to look: interpreting the interior of the Victorian woman», en: *Soc Hist Med*, 27, 2013, pp. 22-40.

YOUNG, P.; *et al.*: «Hutchinson and his history», en: *Revista médica de Chile*, 138, 2010, pp. 383-387.

—: «Armand Trousseau (1801-1867), su historia y los signos de hipocalcemia», en: *Rev Med Chile*, 142, 2014, pp. 1341-1347.

YOUNG, P.: «Morgellons: ¿viejo o nuevo síndrome?», en: *Revista Fronteras en Medicina*, 4, 2018, pp. 0243-0244.

ZAMMITO, J.: *The Gestation of German Biology: Philosophy and Physiology from Stahl to Schelling*, Chicago, University of Chicago Press, 2017.

ZARRANZ IMIRIZALDU, J.: «Louis Pasteur's first stroke: a capsular warning syndrome avant la lettre», en: *Neurosciences and History*, 8, 4, 2020, pp. 120-132.

ZIMMERMAN, A.: «Anti-Semitism as Skill: Rudolf Virchow's Schulstatistik and the Racial Composition of Germany», en: *Central European History*, 32, 4, 1999, pp. 409-429.

ZWEIG, S.: *La curación por el espíritu (Mesmer, Mary Baker-Eddy, Freud)*, J. Fontcuberta (trad.), Barcelona, Acantilado, 2007.

Índice onomástico

C

G

K

L

Q

R

T

U

V

W

Y

Z

Este libro se terminó de imprimir el 1 de abril de 2025.
Gracias por el tiempo dedicado a su lectura.
Si quieres conocer otros libros publicados por
Punto de Vista Editores, visítanos en
puntodevistaeditores.com
También puedes seguirnos a través de
las redes sociales

Historia y pensamiento

1. *La España del maquis (1936-1965)* 2.ª ed.
   José Antonio Vidal Castaño

2. *Tahuantinsuyu. Historia del Imperio inca* 2.ª ed.
   María Rostworowski

3. *Historia de Occidente*
   Luis E. Íñigo

4. *El roble y la estepa. Alemania y Rusia desde el siglo XIX hasta hoy*
   Carlos Fernández Pardo y Alberto Hutschenreuter

5. *El marqués de la Ensenada. El secretario de todo* 2.ª ed.
   José Luis Gómez Urdáñez

6. *Los guardianes de la sabiduría ancestral. Su importancia en el mundo moderno* 3.ª ed.
   Wade Davis
   Traducción de Juan Fernando Merino y Juan Manuel Pombo

7. *Resplandor en las tinieblas nazis. Retratos de la resistencia judía olvidada durante el Holocausto*
   Mario Sinay

8. *Textos fundamentales para la Historia*
   Miguel Artola

9. *Rukeli. Johann Trollmann y la resistencia romaní antinazi*
   Jud Nirenberg
   Traducción de Ismael Gómez

10. *La serpiente líquida. Un viaje amazónico con los chamanes y las plantas maestras*
    Alfonso Domingo

11. *Medicina antigua. De Homero a la peste negra*
    Orlando Mejía Rivera

12. *Fernando VI y la España discreta* 2.ª ed.
    José Luis Gómez Urdáñez

13. *Mujeres silenciadas en la Edad Media* 6.ª ed.
    Sandra Ferrer

14. *Ramón Menéndez Pidal*
    José Ignacio Pérez Pascual

15. *Medicina arcaica. De las enfermedades prehistóricas a los papiros médicos del antiguo Egipto*
Orlando Mejía Rivera

16. *Víctimas del absolutismo. Paradojas del poder en la España del siglo xviii* 2.ª ed.
José Luis Gómez Urdáñez

17. *La democracia en palabras*
Joan Navarro y Miguel Ángel Simón (eds.)

18. *Inspiración y talento. Dieciséis mujeres del siglo xx*
Inmaculada de la Fuente

19. *Doña Francisca Pizarro. La ilustre hija del conquistador*
María Rostworowski

20. *Historia del Perú contemporáneo. Desde las luchas por la Independencia hasta el presente*
Carlos Contreras y Marcos Cueto

21. *Filosofía para una vida peor. Breviario del pesimismo filosófico del siglo xx* 2.ª ed.
Oriol Quintana

22. *César contra Vercingétorix*
Laurent Olivier
Traducción de Nuria Durán

23. *Pospornografía. Estética y comunicación en la era viral*
Julio Pérez Manzanares

24. *Esperando a los robots. Investigación sobre el trabajo del clic*
Antonio A. Casilli
Traducción de Juan Riveros

25. *El movimiento sofístico*
G. B. Kerferd
Traducción de Ignacio Etchart

26. *Diarios completos*
Manuel Rico

27. *Miseria y gloria de la crítica literaria*
Edición y prólogo de Constantino Bértolo

28. *Historia cultural de la medicina. Vol. 1. Medicina arcaica. De las enfermedades prehistóricas a los papiros médicos del antiguo Egipto*
Orlando Mejía Rivera

29. *Historia cultural de la medicina. Vol. 2. Medicina antigua. De Homero a la peste negra*
ORLANDO MEJÍA RIVERA

30. *Historia cultural de la medicina. Vol. 3. Medicina renacentista. De Leonardo da Vinci a la sífilis*
ORLANDO MEJÍA RIVERA

31. *La condición del hombre corriente. Ensayo sobre el humanismo de George Orwell*
ORIOL QUINTANA
TRAD. DE POL RUIZ DE GAUNA E IRENE BAUCELLS DE LA PEÑA

32. *Estética de la tragedia. La expresión de la muerte en el arte europeo del siglo XX* 2.ª ed.
GERMÁN PIQUERAS

33. *El absolutismo ilustrado y los pobres. Asistencia y represión en el Madrid del siglo XVIII*
JACQUES SOUBEYROUX

34. *Estímulo y censura. Una aproximación al sistema literario de la RDA*
IBON ZUBIAUR

35. *Leyendas de los mapas. Una lectura geopoética de la cartografía* 2.ª ed.
PEDRO GARCÍA MARTÍN
PRÓLOGO DE JULIO LLAMAZARES

36. *El laboratorio de la naturaleza. La montaña y la imagen del mundo desde el Renacimiento al Romanticismo*
PAOLA GIACOMONI
TRADUCCIÓN DE ÁLIDA ARES
PRÓLOGO DE EDUARDO MARTÍNEZ DE PISÓN

37. *Peajes de la crítica latinoamericana*
WILFRIDO H. CORRAL

38. *Sol. Mitos, historia y sociedades*
EMMA CARENINI
TRADUCCIÓN DE SALOMÉ LANDIVAR Y MELINA BLOSTEIN

39. *La memoria de Borges. Lectura, símbolos y ficción*
MIGUEL ANTÓN MORENO
PRÓLOGO DE FERNANDO CASTRO FLÓREZ

40. *Retratos con Federico*
SERGIO TÉLLEZ-PON

41. *Pensamientos*
Blaise Pascal
Edición y traducción de Mauro Armiño
Prólogo de Francesc Torralba Roselló

42. *Enemigos de Hitler. Juventud y resistencia en la Alemania nazi*
Guillermo García Domingo

43. *Al desnudo. El cuerpo griego y romano*
Caroline Vout
Traducción de Amelia Pérez de Villar

44. *Micropolítica del amor. Deseo, capitalismo y patriarcado*
Myriam Rodríguez del Real, Javier Correa Román

45. *Acoso y derribo. Pensamiento literario y disidencia política en la posguerra española*
Santos Sanz Villanueva

46. *Ilusorias. Las imágenes del poder*
Pedro García Martín
Prólogo de Carlos García Gual

47. *Bukowski. Rey del underground*
Abel Debritto

48. *El monstruo como condición humana. Antropoceno y colapso de la civilización*
Adriano Messias
Traducción de José Luis Sansáns

49. *Mujeres silenciadas en el Renacimiento. 1. La corte, la Iglesia y los límites de la ortodoxia*
Sandra Ferrer

50. *Historias bajo el mar*
Pietro Spirito
Traducción de Álida Ares

51. *Historia cultural de la medicina. Vol. 4. Medicina moderna. De William Harvey al descubrimiento de los gérmenes*
Orlando Mejía Rivera

52. *El libro en tiempos de guerra. Bibliotecas y lectores en épocas de conflicto*
Andrew Pettegree
Traducción de Amelia Pérez de Villar